*Rehabilitation For
Total Knee Arthroplasty*

人工膝関節全置換術の理学療法

明日の臨床を変える Art & Science

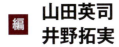
山田英司
井野拓実

文光堂

●執筆者一覧（執筆順）

山田英司	本山学園岡山専門職大学設置準備室
佐々木祐介	旭川医科大学整形外科学講座（人工関節講座）
片岡悠介	回生病院関節外科センター附属理学療法部
和泉裕己	北海道医療センター麻酔科
笹川智貴	旭川医科大学病院麻酔科蘇生科
小澤淳也	広島国際大学総合リハビリテーション学部
黒瀬智之	広島大学大学院医歯薬保健学研究科
佐々木恒平	北海道科学大学保健医療学部
三浦浩太	函館整形外科クリニックリハビリテーション部
大越康充	函館整形外科クリニック整形外科
井野拓実	北海道科学大学保健医療学部
田中友也	苑田会人工関節センター病院リハビリテーション科
小林　巧	北海道千歳リハビリテーション大学健康科学部
青芝貴夫	回生病院関節外科センター附属理学療法部
池野祐太郎	回生病院関節外科センター附属理学療法部
福田　航	回生病院関節外科センター附属理学療法部
石田和宏	えにわ病院リハビリテーション科
徳田一貫	大分岡病院総合リハビリテーション課
阿南雅也	大分大学福祉健康科学部
平川善之	福岡リハビリテーション病院リハビリテーション部
小池祐輔	えにわ病院リハビリテーション科
家入　章	えにわ病院リハビリテーション科
美﨑定也	苑田会人工関節センター病院リハビリテーション科
加藤　巧	Albert Einstein Healthcare Network, MossRehab Outpatient Center
中尾聡志	愛ほっと訪問看護ステーション愛なん
西上智彦	甲南女子大学看護リハビリテーション学部
昆　恵介	北海道科学大学保健医療学部
佐藤健斗	田村義肢製作所
池田　崇	昭和大学保健医療学部
川上翔平	回生病院関節外科センター附属理学療法部
山口英典	苑田会人工関節センター病院リハビリテーション科
前田健太郎	かわむら整形外科リハビリテーション科

序　文

　1940年代に開発された人工関節置換術は，関節鏡とともに20世紀の整形外科の歴史の中で最も輝かしい功績とされ，2013年の人工膝関節置換術の手術件数は81,300件とされている．術後の理学療法の変遷も大きく，クリニカルパスの使用により効率化が進められ，在院日数も大幅に短縮された．短期間での退院を可能にするためには，効率的な理学療法を実施することが必要不可欠である．しかし，早期退院のみを重視しすぎると本来の理学療法の目的を見失いそうになる場合もある．例えば早期から可動域練習，筋力トレーニングや起立・歩行練習を積極的に施行するが，歩行や階段昇降の可，不可，また，基本動作の可，不可の判断基準で退院を決定されることが多い．事実，一般に用いられている治療成績の判定基準や日常生活動作の評価基準もこれらの尺度で判断されており，重要な因子であることは間違いない．しかし，理学療法士としての治療のアウトカムはこれだけで良いのであろうか？　早期離床，早期歩行を実施し，歩行が可能となるという結果を出すだけであれば他職種でも可能なのではないか？　理学療法士としての責務は運動療法を用いて，機能を再構築することであり，歩けるということは理学療法を行った結果の一つなのである．短期間での結果が理学療法に求められる今，動作の可否のみでなく，外科的な運動器の構築学的な変化に対して，重力下での効率の良い姿勢，動作戦略をいかに再構築するかという質的な機能の向上も重視し，もう一度，理学療法士としての役割を再考する必要があると思われる．

　医療効率を改善し，患者満足度を向上させるためには一定レベルの医療サービスを提供することが必須であることは言うまでもない．しかし，理学療法士としては，チーム医療の標準化，均一化が重要視されすぎると，理学療法の内容もマニュアル化される傾向があり，流れ作業のようなベルトコンベア式治療に陥る危険性もある．クリニカルパスと理学療法士との関係を考える上で重要なことは，クリニカルパスは患者に提供する最低限の医療サービスを示すものであり，クリニカルパスに沿って順調に経過しているからといって理学療法士として十分に責務を果たしているとは限らないことに注意する必要がある．マニュアルどおりに動作の可，不可のみに注目し，移動能力の獲得だけを術後運動器理学療法の帰結として考えると，理学療法ではなくただの作業となってしまう可能性がある．

　本書はこのような問題点に対して，もう一度理学療法の目的を再確認し，理学療法士として何を評価し，どのような思考過程で，どのような結果を出すべきかを再考する一助として企画したものである．また，最新のエビデンスを確認し，これまでの歴史を振り返り，取捨選択し，より良い理学療法を提供することの支援となれば幸いである．

2018年12月

山田　英司

企画にあたって

　超高齢社会に突入したわが国において，高齢者の健康寿命の延伸は喫緊の課題である．本邦における大規模疫学研究（ROAD プロジェクト）によると X 線画像上変形性膝関節症（以下，膝OA）を認める症例は 2,400 万人，症状を有する症例は 800 万人と推計されており膨大な人数である．重度の膝 OA に対し人工膝関節全置換術（以下，TKA）は現時点において唯一の根本的な治療法である．近年，非常に多くの TKA が施行されており，今後ますますその数は増えるものと予想される．

　本書は TKA の理学療法に特化した書籍である．現在まで，膝 OA，TKA，高位脛骨骨切術（以下，HTO）などに関して網羅的に解説された書籍は複数存在する．しかしながら，膝 OA，TKA，HTO などは各々構造も病態も異なり，治療コンセプトも異なる．おのずと各テーマに割ける紙面には限界が生じる．本書は本邦では初めて TKA の理学療法のみに的を絞っており，このため書籍全体の主旨は一貫している．また各論の一つ一つについて十分に掘り下げて解説されているのが特徴である．

　本書の著者は，共同編集者の山田英司先生と相談し，各分野の第一線で活躍している気鋭の臨床家，研究者にお願いさせていただいた．各位には「経験のみに頼った記述とならないよう，また単なるエビデンス・レビューに終始しないよう留意しつつ，エビデンスを如何に活用するか，実践的・臨床的な内容にしてください」と，かなり我儘なお願いをさせていただいた．本書は一貫して臨床を指向し執筆されている．「明日の臨床を変える Art & Science」という副題は本書が臨床に役立つものになるようにとの願いを込めて付されたものである．第 I 章では本邦における TKA の現状を解説していただいた．第 II 章では理学療法士として知っておくべき TKA の術式や機種，麻酔科による疼痛マネジメント，更に創治癒のプロセスなどについて各々の専門家に詳述していただいた．この章は基礎的な内容も含むが，まさに理学療法士にとって不足しがちな知識であり，本書の売りのひとつである．第 III 章からは各論である．評価から治療まで各項目について十分に厚く解説されている．中には TKA 術後において挑戦的とも言える章立てが存在する．例えばスポーツ，徒手療法，足底板・装具療法，IT などである．これらの執筆は臨床事例もエビデンスも極めて限られるなかで，難題であったと拝察する．果敢に挑戦し，そして素晴らしい原稿を提出してくださった先生方に深謝したい．このような章立てをした理由は，稀ではあるが難しい要求や背景をもつ症例が存在するからである．筆者は若い頃，TKA 症例にスポーツをしたいと相談され参考にすべき情報が全く得られず大いに窮した経験がある．

本書はそのような少ないニーズや症例にも一定の知見や手段を提供しうるものになっていると自負している．また，症例検討にもこだわった．生体材料や治療技術の進歩と共に個々の症例への対応は変化する可能性があり，現在の個別事例を書籍に残すのは勇気のいる作業であったと思う．しかし患者を評価し，エビデンスを参照し，理学療法学に基づき介入するという原則はいつの時代も不変である．本書では理学療法士としての王道を示していただいた．こちらもぜひご一読いただきたい．付録のホームエクササイズや One Point Advise は，実際の診療にて適宜ご活用いただければ幸いである．

　本書は TKA を診る理学療法士にはこの 1 冊という書籍を目指した．本書を手にとっていただいた読者の皆様，忌憚のないご指摘，ご意見をいただければ幸いである．最後に，難しい要求をご快諾いただき原稿を上げてくださった著者各位，本書の企画にお誘いいただいた山田英司先生，本書の発刊まで長い間辛抱強く編集に携わっていただいた，文光堂編集企画部の中村晴彦氏，伊藤ゆふ氏に心より深謝申し上げたい．本書が明日の臨床をより良いものにする手がかりになれば望外の喜びである．

2018 年 12 月

井野　拓実

目 次

I｜総　説

TKA 後の理学療法の現状 ——— 山田英司　　002

1　在院日数の短縮化に起因する問題　003
2　クリニカルパスの功罪　003
3　外来理学療法の重要性　004
4　エビデンスと疾患のサブグループ化　005

II｜TKA とは

1　理学療法士のための TKA の基礎 ——— 佐々木祐介　　008

1　適　応　008
2　機　種　013
3　術　式　016

2　周術期・術後のペインマネジメント ——— 和泉裕己・笹川智貴　　028

1　TKA の手術侵襲を受ける領域の神経支配　028
2　TKA の術後鎮痛方法　028

3　創部の治癒過程 ——— 小澤淳也・黒瀬智之　　034

1　手術による組織侵襲　034
2　皮膚・皮下組織の構造・機能　035
3　皮膚の治癒過程　037
4　皮膚創傷のタイプ　039
5　創傷治癒が遷延する要因　039
6　創傷治癒に影響を与える要因　040

III｜理学療法実践

1　評　価

1　X 線画像—評価の基礎 ——— 佐々木恒平　　044

1　X 線とは　044
2　X 線像の形成　045

	3	X線画像読影の基礎	048
	4	変形性膝関節症の画像による分類	048

2 X線画像—評価の活用 ——— 三浦浩太・大越康充 **050**

	1	単純X線写真評価法	050
	2	X線写真に基づくリハビリテーション介入	053

3 理学療法評価 ——— 井野拓実 **058**

	1	人工膝関節の機械特性	058
	2	術後経過における治療段階	059
	3	評価各論	060

4 能力評価スケール ——— 田中友也 **080**

	1	自己記入式質問紙票	081
	2	パフォーマンステスト	082
	3	身体活動量	082

5 バイオメカニクス・動作分析 ——— 井野拓実 **085**

	1	人工膝関節に生じる負荷	085
	2	人工膝関節のバイオメカニクス	086
	3	生体膝関節と人工膝関節のバイオメカニクス	088
	4	階段昇降時のバイオメカニクス	090
	5	動作分析	091

6 EMG ——— 小林 巧 **096**

	1	EMGの測定	096
	2	TKA患者における筋電図学的研究	098

2 治 療

1 TKA後の理学療法における治療段階 ——— 山田英司 **102**

	1	術前理学療法	102
	2	術後理学療法	103
	3	術後の治療段階	104

2 合併症・リスク管理

A 深部静脈血栓症・コンパートメント症候群 ——— 青芝貴夫 **108**

	1	深部静脈血栓症とは	109
	2	DVTの診断	112
	3	理学的予防法	113

4	薬物予防法	115
5	わが国における予防法	115
6	コンパートメント症候群（区画症候群）	116

B 腓骨神経麻痺 ——— 池野祐太郎 **121**

1	腓骨神経の解剖	121
2	腓骨神経麻痺の原因	122
3	病　態	123
4	症　状	124
5	理学療法評価および診断	125
6	治療および予後	125
7	当院での取り組み	128

C 感　染 ——— 福田　航 **130**

1	TKA 後感染の疫学	130
2	感染の予防	131
3	感染後の治療	132

D 腰痛・隣接関節障害 ——— 石田和宏 **136**

1	下肢の多関節運動連鎖	136
2	股関節・骨盤・腰椎の運動連鎖	138
3	TKA における腰痛および隣接関節障害	138

3 関節可動域 ——— 徳田一貫・阿南雅也 **144**

1	TKA 前から TKA 後までの理学療法	145
2	TKA 後の理学療法	146
3	人工関節のタイプに合わせた ROM 運動	148
4	ROM の制限因子と理学療法	149

4 筋機能トレーニング ——— 阿南雅也・徳田一貫 **162**

1	筋機能	162
2	TKA 後の筋機能のエビデンス	165
3	TKA 前後の筋機能トレーニングのエビデンス	167
4	TKA 前後の病期別における筋機能トレーニング	169

5 疼痛の捉え方とその対応 ——— 平川善之 **178**

1	痛みとは	178
2	痛みの評価の流れ	183
3	痛みに対する医療のパラダイムシフト	190

6 歩行動作 ——— 井野拓実　200
1　押さえておくべき正常歩行の特徴　201
2　TKA術後の関節機能と歩行動作の診るべきポイント　207
3　歩行動作改善のための理学療法の実践　210

7 日常生活動作 ——— 小池祐輔・家入　章　216
1　起居動作の指導方法と注意点　216
2　トイレ動作の指導方法と注意点　221
3　入浴動作の指導方法と注意点　222
4　階段昇降の指導方法と注意点　224
5　家事動作の指導方法と注意点　224

8 スポーツ動作 ——— 美﨑定也　232
1　TKAとスポーツ　232
2　TKA後のスポーツ動作に必要な身体機能　234
3　TKA後のスポーツの指導　237

9 徒手療法 ——— 加藤　巧　242
1　膝OA保存療法に対する徒手療法に基づく考察　243
2　TKA術後リハビリテーションで推奨される徒手療法　246
3　TKA術後リハビリテーションでの軟部組織モビライゼーション　252

10 物理療法 ——— 中尾聡志・西上智彦　256
1　TKA後の痛み　256
2　TKA後の痛みに対する物理療法　257

11 装具療法 ——— 昆　恵介・佐藤健斗　266
1　正常歩行とスラスト膝の運動連鎖動態の違い　266
2　連鎖比の定量化の方法　269
3　足底装具の機能　271
4　短下肢装具の機能　274
5　膝装具の機能　277

12 患者満足度 ——— 池田　崇　284
1　患者が期待すること，優先していることは何か？　284
2　患者満足度に影響する要因は何か？　285
3　患者満足度をどのように評価するか？　287

13 外来での理学療法・ホームエクササイズ ——— 川上翔平　290
1　外来理学療法のゴール設定に必要な知識と決定するための評価指標　290

2	外来理学療法の重要性	296
3	ホームエクササイズ	297

14 IT技術の応用 ——— 山口英典 **300**

1	身体活動量遠隔モニタリング	300
2	遠隔リハビリテーション	300

3 症 例 ——— 前田健太郎 **302**

1	症例1 UKA術後にanterior knee painを呈した一例	302
2	症例2 stiff knee gaitに対して歩行支援ロボットを活用した一例	305
3	症例3 stiffness kneeを呈した腰椎後弯女性に対する理学療法経験	307

付 録

ホームエクササイズのパンフレット ——— 井野拓実 **316**

1	体幹のエクササイズ	316
2	膝のエクササイズ	317
3	立位のエクササイズ	320
4	ストレッチ	322

人工膝関節全置換術 Q&A — 患者からよく聞かれる質問と考え方 ——— 片岡悠介

[1]	人工膝関節はどのような材質でできているのですか？	027
[2]	いつ手術を受けるのが一番良いのでしょうか？	042
[3]	手術後，なかなか自力で脚を上げることができなかったのですが，よほど人工膝関節が重たいのでしょうか？	161
[4]	人工膝関節は10年くらいもつと聞きましたが，実際のところどのくらいもつのでしょうか？	229
[5]	手術後の日常生活動作において制限はありますか？	230
[6]	手術後，どのくらいのスポーツであれば行ってもよいのでしょうか？	240
[7]	手術後に病院や整骨院などで物理療法治療器を使用したいのですが，使用してよいものと使用できないものがわからないので教えてください．	264

索 引	325

I

総　説

TKA後の理学療法の現状

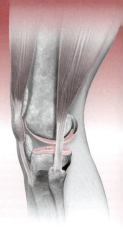

山田英司

はじめに

　変形性膝関節症（knee osteoarthritis：膝OA）は膝関節に加わる異常なメカニカルストレスによる関節軟骨の退行性疾患であるが，近年では，半月板や関節包，靱帯，筋を含む関節構成体すべての退行性変化と捉えられており[1]，単に軟骨が減少した状態ではなく，多層的な病態を特徴とする．過去には非炎症性疾患と捉えられてきたが，1990年代からの分子生物学的研究により，近年では関節構成体および組織に病態変化もしくは退行性変化をきたす炎症性疾患と捉えられるようになった．近年行われた大規模なコホート研究によると，40歳以上の日本人における膝OAの有病率は男性42.6％，女性62.4％であり，国内の患者数は2,530万人と推定される[2]．膝OAは明らかな成因を特定できない一次性関節症と，明らかな原因を持った二次性の関節症に分類される．初期の症状として，起床時や安静後の初動時の疼痛，こわばり，動き始めると軽快する疼痛，歩行や階段昇降時の疼痛，関節水腫が認められる．進行期になると，安静時や夜間の疼痛，関節運動時の軋轢音，歩行や階段昇降が困難になり，膝関節の屈曲，内反変形が認められるようになる．このような症状により，歩行動作を中心に日常生活動作（ADL）が障害され，活動量の低下，それに伴う筋萎縮，さらに歩行障害が重度となり日常生活が困難となる負のスパイラルに陥る．疼痛の原因としては，罹患軟骨下骨の骨髄内小脈のうっ血，滑膜炎，筋腱付着部炎，筋スパズム，半月板損傷の合併などが考えられ，初期は薬物療法と理学療法を主体とした保存的治療が選択されるが，進行により日常生活に影響を及ぼしてくると，関節鏡視下デブリドマン，高位脛骨骨切り術，人工膝関節全置換術（total knee arthroplasty：TKA）などの観血的治療が選択される．その中でもTKAは，安定した長期成績が獲得可能であり，高齢化社会の到来によってその試行数も年々増加し，2013年の手術件数は，約82,000件（部分置換術も含む）となっている[3]．関節鏡とともに20世紀の整形外科の歴史の中で，最も輝かしい功績とされるTKAの目的は，「末期の膝OAで高度に変形した関節を人工関節に置換し，膝関節の疼痛，機能の改善を図ること」である．そのためには，適切な手術のみでなく，理学療法を主体としたリハビリテーションの役割が非常に重要である．近年，人工膝関節や手術手技の進歩に伴い，十数年前とは比較にならないほど，早期での家庭復帰が可能となっている．しかし，在院日数の短縮化に伴うさまざまな問題も生じてきていることも事実である．よって，理学療法の現状における問題点について述べる．

1 在院日数の短縮化に起因する問題

上記したように，近年，TKA患者の入院日数は加速的に短縮され，術後数週での退院が可能となった．これは，人工膝関節，手術手技，術後管理の進歩によるところが大きい．このような短期間での退院を可能にするためには，効率的な理学療法を実施することも必要不可欠である．しかし，早期退院を重視しすぎると本来の理学療法の目的や役割を見失いそうになる場合もある（表1）．例えば，早期から膝関節可動域練習，筋力トレーニングや起立・歩行練習が積極的に施行されるが，退院の判断には歩行や階段昇降の可否，また，基本動作の可否が用いられる場合が多い．事実，一般に用いられている治療成績の判定基準やADLの評価基準もこれらの尺度で判断されており，重要な因子であることは間違いない．しかし，理学療法士（PT）が関わった結果の判断はこのような動作の可否のみで良いのであろうか？　早期離床，早期歩行を実施し，歩行が可能となるという結果を出すだけであれば他職種でも可能なのではないか？　PTとしての責務は運動療法を用いて，機能を再構築することであり，歩けるということは理学療法を行った結果の一つなのである．短期間での結果が理学療法に求められる今，もう一度，動作の可否のみでなく，いかに，外科的な運動器の構築学的な変化に対して，運動療法や物理療法を用いて，効率の良い姿勢，動作戦略を再獲得させ，社会復帰させるという本来の目的を重視し，PTとしての役割を再確認する必要があると思

表1 ◆ 在院日数の短縮化に起因する問題

・早期退院のみを重視しすぎる

・退院の判断と基準となる基本動作の可否のみを目標としてしまう

・効率の良い姿勢，動作戦略を再獲得させ，社会復帰させるという本来の目的を重視し，理学療法士としての役割を再確認することが必要

われる．

他職種との連携のとれたチーム医療も早期退院に不可欠である．その中心的存在である医師との共通言語や共通のツールを持つことは運動器疾患を扱うPTとして非常に重要であると思われる．前述した治療成績の判定基準も共通のツールとして用いることで医師との情報の共有や他施設との治療成績を比較することが可能となるが，現在用いられている判定基準ではPTとして重要な動作の質などを客観的に評価することは困難である．術後急性期に機能の再構築を目的とした理学療法を展開していくうえで，まず，質的な機能を客観的に評価できる基準とその評価方法を確立することが必須であると考えられる．動作の質的な評価は定量化することが難しく，再現性などの問題も多く含んでいる．しかし，PTがTKA術後患者に関わる意義を明確にするためには，簡便で経済的で，かつ，質的な評価が可能な評価法を早期に確立することが重要であると思われる．

2 クリニカルパスの功罪

情報の統一やチーム医療の質の向上を目的としてクリニカルパスが導入され，これを用いることにより，限られた時間に各職種が適切なタイミングで介入し，在院日数の短縮化に貢献している．また，患者も治療全体の流れを術前から把握することで，医療者側との信頼関係を形成しやすくな

り，さまざまな有益な効果が報告されている．クリニカルパスは「医療の系統的な品質の管理・向上，効率的な医療提供のための効果的なツール」として，チーム医療の実践，患者満足度の向上を目的とし，結果として平均在院日数の短縮が得られるものである．医療効率を改善し，患者満足度

TKA後の理学療法の現状　■　**3**

を向上させるためには一定レベルの医療サービスの提供を補償することが必須である．しかし，理学療法士としては，チーム医療の標準化，均一化が重要視されすぎると，理学療法の内容もマニュアル化される傾向があり，毎日の理学療法が，術後からの日数のみを基準とした流れ作業のようになってしまう危険性もある．クリニカルパスとPTとの関係を考える上で重要なことは，クリニカルパスは患者に提供する最低限の医療サービスを示すものであり，クリニカルパスに沿って順調に経過しているからといってPTとして十分に責務を果たしているとは限らない（表2）．クリニカルパスどおりに動作の可否のみに注目し，移動能力の獲得だけを術後理学療法の帰結として考えると，理学療法ではなくただの作業となってしまう可能性がある．時折，短縮化された術後在院日数

表2 ◆ クリニカルパスの功罪

- ・チーム医療の標準化，均一化が重要視されすぎると，理学療法の内容が過度にマニュアル化される傾向がある
- ・流れ作業のようなベルトコンベア式治療に陥る危険性
- ・クリニカルパスは患者に提供する最低限の医療サービスであることを再認識し，クリニカルパスどおりに経過しているからといって，PTとしての責務を十分に果たしているとは限らない

の中で理学療法の意義ややりがいについて否定的な意見を聞くこともあるが，マニュアル化された作業が理学療法の中心となっているとこのような考えになることが多いように思われる．数日から数週間の短期間であろうが，機能の質的な向上を帰結とすれば，PTとして介入できることは多岐にわたり，その必要性は非常に高く，理学療法士としての責務は大きいと考える．

3 外来理学療法の重要性

在院日数の短縮化の結果，自宅退院したにもかかわらず，まだ，理学療法の必要性がある場合には，外来での理学療法を継続しなくてはならない（表3）．特に，歩容など質的な機能を改善するためには，炎症期を過ぎた数ヵ月単位の理学療法を必要とする場合も多い．また，外来での理学療法を終了した後も，定期的に機能を再評価する必要もある．しかし，急性期の施設では入院患者に対する理学療法が中心であることが多く，スタッフ数や診療報酬などの問題により，十分な外来での理学療法や再評価を行えないこともある．また，退院した施設から，外来理学療法の機会や環境を提供されずに困惑する患者も存在する．この問題を解決するためには急性期の施設とクリニックなどの密な連携が重要となってくると考えられ，シームレスな理学療法を受ける環境作りが必要である．TKA術後患者の満足度は人工股関節置換術より低く，1〜17年フォローアップした研究における満足度は，75〜89％である[4]．医療者側と患者との評価は一致しないことが報告されて

表3 ◆ 外来理学療法の重要性

- ・歩容など質的な機能を改善するためには，炎症期を過ぎた数ヵ月単位の理学療法が必要
- ・急性期の施設では入院患者に対する理学療法が中心であることが多く，スタッフ数や診療報酬などの問題により，十分な外来での理学療法や再評価を行えない場合が多い
- ・外来理学療法の重要性を再認識し，急性期の施設とクリニックなどの密な連携による理学療法を受けるシームレスな環境作りが必要

おり，われわれPTは，患者の本当の問題を理解し，今後の理学療法を考えていく必要がある．

TKA術後患者に関わるPTの役割は所属する病院の環境，スタッフ数などによって異なり，医療の進歩とともに変化していくと考えられるが，根本的な責務は大きく揺らいではならない．治療者としてPTが介入する意義を常に忘れず，かつ，チームの一員として柔軟に対応する能力を持つことが今後の運動器分野のPTとして重要であると考える．

4 エビデンスと疾患のサブグループ化

根拠に基づく理学療法（EBPT）の考え方は周知されてきており，理学療法においてもさまざまなエビデンスが報告されてきている．2011年に日本理学療法士協会が発表した理学療法診療ガイドラインによると，膝OAの保存療法において，運動療法は推奨グレードA，エビデンスレベル1であり，具体的には筋力増強運動と有酸素運動が推奨グレードとエビデンスレベルが高い[5]．同様に，TKA術後の理学療法においてもエビデンスレベルの高い運動療法は関節可動域運動，漸増的筋力増強運動などである[5]．しかし，このエビデンスのみでは，個々の患者に対応することは困難であり，臨床現場で使いやすいとはいいがたい．それでは，なぜ，臨床に直結する信頼性の高い具体的なエビデンスが存在しないのだろうか？ その理由の一つとして，さまざまな病態や疼痛の原因を有する膝OAを一つのグループとして捉えようとしていることが考えられる．例えば，画像上の分類である内側型，外側型，全型の違いを考えても，効果のある理学療法が同一であるとは考えにくい．また，同じ疾患名でも疼痛の場所が異なる症例に対して，特定の運動療法がすべての症例に効果があることはないであろう．よって，膝OAを一つのグループとして捉えると，具体的な理学療法のエビデンスを作ることは困難なのではないかと考えられる．すなわち，膝OAに対する理学療法と捉えるのではなく，画像上，膝OAの所見のある，膝周囲に疼痛を呈するグループに対する理学療法と捉えるべきではないかと考えている．そこで，

表4 ◆ エビデンスと疾患のサブグループ化

- さまざまな病態や疼痛の原因を有する膝OAを一つのグループとして捉えようとすると，具体的なエビデンスが出にくい
- 疾患を画像のみでなく，病態，運動学・運動力学的特徴によりグループ分け（サブグループ化）する必要性
- サブグループ化したグループごとに評価方法や理学療法の効果などのエビデンスを蓄積していくことが重要

PTがしなくてはならないことは，疾患を画像のみでなく，病態，運動学・運動力学的特徴によりグループ分け（サブグループ化）することである（表4）．そして，サブグループ化したグループごとに評価方法や理学療法の効果などのエビデンスを蓄積していく必要があると考えられる．

2014年のOsteoarthritis Research Society International のガイドラインでは，膝OAを4つの亜型に分類して，それぞれに応じた治療を推奨している[6]．このような試みは今後も進んでいくと考えられ，われわれPTは保存療法と術後理学療法において，最も得意とする運動学・運動力学的分析によるサブグループ化に貢献していく必要がある．

EBPTの真の目的は，どのPTでも，最低限，質の保証された理学療法を国民に提供できるようになることである．エビデンスや技術，あるいは思想に患者を合わせるのではなく，目の前の患者にエビデンスや技術を当てはめていく姿勢を忘れてはならないと思われる．

文献

1）古賀良生：変形性膝関節症の概念と治療方針．変形性膝関節症 病態と保存療法，古賀良生編，南江堂，東京，2-17，2008

2）Yoshimura N, et al：Prevalence of knee osteoarthritis, lumbar spondylosis, and osteoporosis in Japanese men and women：the research on osteoarthritis/osteoporosis against disability study. J Bone Miner Metab 27：620-628, 2009

3）山本慶太郎ほか：現在の人工膝関節市場．Bone Joint Nerve 15：11-18, 2015

4）Bourne RB, et al：Patient satisfaction after total knee arthroplasty：who is satisfied and who is not? Clin Orthop Relat Res 468：57-63, 2010

5）理学療法診療ガイドライン部会編：理学療法診療ガイドライン，第1版，日本理学療法士協会ホームページ，2011

6）McAlindon TE, et al：OARSI guidelines for the non-surgical management of knee osteoarthritis. Osteoarthritis Cartilage 22：363-388, 2014

参考文献
1）山田英司：急性期理学療法の未来図―運動器分野―.

理学療法学 38：567-568, 2011
2）山田英司：運動器疾患の理学療法における臨床推論のパラダイムを考える―変形性膝関節症をモデルとして―. 理学療法学 42：795-796, 2017

Ⅱ

TKA とは

1 理学療法士のためのTKAの基礎

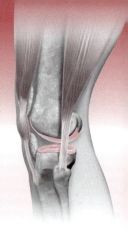

佐々木祐介

はじめに

高齢化社会に伴い日本をはじめとする世界の先進国において変形性膝関節症（knee osteoarthritis：膝OA）の数は増加傾向にある．また，人工膝関節全置換術（total knee arthroplasty：TKA）における器械や技術の進歩により，手術が比較的簡便に行われるようになってきていることもあり，日本におけるTKAの数も増加の一途をたどっている．一方で，麻酔技術や術後合併症の予防管理などの医療技術の進歩により，高齢の患者に対しても比較的安全に手術を行えるようになった．その結果として，TKAは大学病院や地域の中核病院だけではなく，多くの病院にて行われるようになった．そのため，理学療法士にとってTKAに関する知識は習得すべきものとなってきている．元来，TKAの一番の目的は術前にあった膝OAによる膝の疼痛を除去することであったが，最近の高齢者における活動性が高くなるにつれて，術後に求めるADLも次第に高くなっている．われわれ医師もそれに応えるように手術手技を改善させてきたが，それに並行してTKAに用いるインプラント自体も新たなコンセプトを取り入れて日々進歩している．特に，近年のTKAにおいては靱帯機能の再現とそれによる正常なkinematicsの獲得を目指した機種の開発が進んでおり，ナビゲーションシステムによる術中の動態計測やimage matchingなどによる術後の動態解析も盛んに行われている[1,2]．現在のTKA術後に求められるのは，ただ痛みがなく歩行できるかだけではなく，立ち座りや階段昇降などに加え軽スポーツなどにおけるADLの向上であり，そのためには，TKAの根本的な原理に加えて現在使われている機種の特性を十分に考慮した術後リハビリテーションが必要なのではないかと考える．

本項は，膝OAや特発性大腿骨壊死症（spontaneous osteonecrosis of the knee：SONK）・関節リウマチ（reumatoid arthritis：RA）治療におけるTKAの位置づけと近年のTKA手技および機種選択における基本的知識を提示する．

1 適応

TKAは膝OAを代表とする膝関節障害などを原因とした膝関節痛に対する手術治療として良好な成績を収めている[3]．TKAの適応疾患は，膝OA，SONK，RAなどによる末期関節症である．これらの疾患の手術治療の選択肢としては，TKAのほかに脛骨高位骨切り術（high tibial osteotomy：HTO），大腿骨遠位骨切り術（distal femur osteotomy：DFO），単顆型人工関節（unicompartmental knee arthroplasty：UKA）などがあり，それぞれの症例における状態や背景を考慮して術式を決める必要がある（図1）．

TKAの適応は，画像上の変性の程度やROM，

アライメント，活動性を評価したうえで，保存治療に抵抗性であり生活上でのQOLが手術によって改善する見込みがあるかどうかで判断される．疼痛や画像だけではなく，患者の社会背景・全身状態・手術リスクなどを多角的に評価し，必要な情報をインフォームドコンセントしたあとで最終的には患者自身の判断に委ねるべきである．また，隣接関節の状態も手術成績に影響するため，全身的評価のうえで手術適応や術式を決定していく必要がある．

膝OAの治療は，Kellgren-Lawrence（KL）分類（図2）などで評価された変性の進行度によっていくつかの治療法に分けられる．

膝OAに対する治療について簡単にまとめたあとに，SONK，RAの手術適応について述べる．

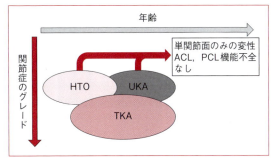

図1　UKA・HTO・TKA治療体系
UKA・HTO・TKAの治療における年齢および膝OAのグレードで治療を考えるとこのような分布になるが，基本的にHTO・UKAは単顆における障害を持つ膝を対象とし，そのうえでさまざまな要素を加味して治療方針を決定する．

1-1 保存加療

膝OAの治療は，まずは進行を抑えてTKAに至らないようにすることである．肥満の改善や予防に加え日常生活における膝への負担を軽減できるようなアドバイスを行う．変性の程度が軽度で疼痛もそれほど強くない症例については，運動療法，装具療法，物理療法，ヒアルロン酸注射，内服加療，などの保存加療が有効であり，これらを組み合わせて行うことで多くの症例で長期に加療していくことが可能である．詳しくは後述の項に委ねるが，いくつかの治療法について簡単に説明する．

① 運動療法

大腿四頭筋など膝関節周囲の筋肉を強化することで関節への負担や衝撃を和らげる効果があり，痛みの軽減や症状の進行を抑制する効果がある．炎症と痛みに十分配慮し，下肢挙上運動や温水プールでの歩行，自転車漕ぎなど無理のないトレーニングを指導する．運動療法は膝関節疾患の予防にもなり，また手術を施行される際にも筋力が維持されていると術後の回復に大変有効である．

② 装具療法

装具加療は膝OAによって起こった下肢の内反アライメントによる内反モーメントやlateral thrustを減少させることで除痛や安定性を得ることが目的である．用いられる装具は，外側楔状型足底板や支柱つき膝装具に加え，最近は膝に外反力をかけることができる装具も使われており，実際に内反モーメントを減少させることが可能であることがわかっている（図3）．

③ 関節注射

膝OAは症状が進むと関節内の滑液中の分子量や粘弾性が低下するため，滑液の主成分であるヒアルロン酸ナトリウムを関節の中に注射する治療法である．

④ 薬物療法

膝OAによる炎症を消炎鎮痛薬などで抑える治療法である．NSAIDs（非ステロイド性抗炎症薬）がよく使われるが，COX阻害薬による胃腸障害が問題となる．近年は，長期投与に関してはアセトアミノフェンやオピオイドの使用も推奨されている[4]．

1-2 HTO

内反型のOAに対して脛骨粗面より近位で骨切

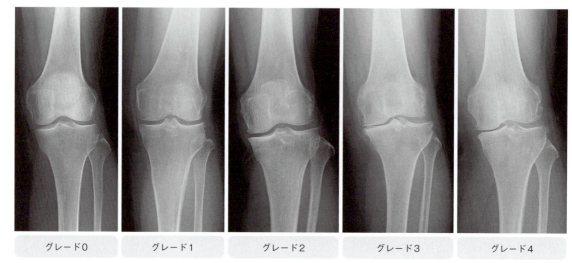

図2　Kellgren-Lawrence 分類
グレード0：正常な状態.
グレード1：関節裂隙狭小化の疑いあり，軽度の骨棘が生じている状態.
グレード2：明らかな骨棘が形成され，軽度の関節裂隙狭小化が現れている状態.
グレード3：中程度かつ複数の骨棘が形成され，関節裂隙狭小化，軟骨下骨の硬化が起こっている状態.
グレード4：大きな骨棘が形成され，著しい関節裂隙狭小化・軟骨下骨の硬化が起こっている状態.

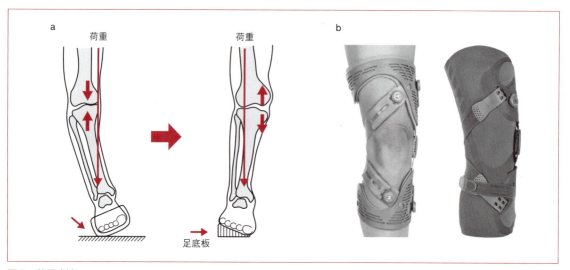

図3　装具療法
a：外側楔状型足底板による効果
b：膝の外反強制装具（アルケア社より提供）

りし，脛骨を外反させることで下肢全体のアライメントを矯正し荷重軸を外側関節面に移動させる手術であり，短・中期的にも良好な成績が報告されている[5, 6]（図4）．HTOには内側楔状開大型と外側楔状閉鎖型があり，同様の意義を持った手術としてDFOも行われる．HTOの良い適応は，単関節面のみの障害で伸展可動域が十分に保たれており内反変形も軽度～中程度の症例である．外側楔状閉鎖型の方が，内反や屈曲拘縮を許容できるので，症例によって使い分けられる．RAなどの

炎症性疾患は適応外となる．HTOのメリットは，自分の膝関節を温存できるため人工関節における緩みのような合併症を心配する必要がなく，しゃがみ動作やスポーツも可能であるために術後の活動性に制限を設ける必要がない点である．デメリットは，骨切り部の癒合に時間を要するため，TKAと比べ後療法に時間がかかることや，経時的に変性が進行し最終的にTKAとなる可能性もある点である．

1-3 UKA

膝関節の内側もしくは外側の関節面を人工関節にて置換する手術方法であり，いずれかの単顆に限局した膝OAもしくはSONKが適応となる（図5）．屈曲拘縮が軽度であり，前十字靱帯（ACL）・後十字靱帯（PCL）の機能が保たれていることが条件である．また膝内反変形が高度の症例についても，術中に矯正が困難な場合もあり慎重に適応を判断する必要がある．UKAはTKAと比べ侵襲が少なく，術後疼痛や後療法の面でメリットも大きいが，術後の高い活動性は早期ゆるみの原因となるため比較的高齢（70歳以上）の患者が良い適応となる．

1-4 TKA

膝関節の内側と外側および膝蓋大腿関節の3関節を人工関節にて置換する手術方法であるが，膝蓋骨の置換をすべきかどうかに関してはまだ結論が出ていない（図6）．保存治療が奏功せずに手術適応となった患者で，これまで述べたHTO・UKAなどが適応とならないものが対象となるわけであるが，患者背景や術中・術後の合併症リスクなどを考慮したうえで場合によってはHTO・UKAの適応を少し広げて対応することも必要である．また，TKAの問題点であるサーフェイスの摩耗やインプラントの緩みは，ポリエチレンの製造法の進歩により改善され20年程度の長期成績は期待できるため，現在の高齢者の平均寿命を考えると70歳程度が良い適応となるかもしれな

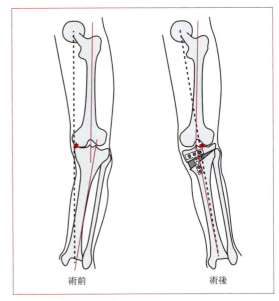

図4　内側楔状開大型HTO
KOAでは点線で示したMikulicz lineが膝関節の内側を通っているので，脛骨を骨切りし外反することでMikulicz lineを顆間隆起の外側まで移動させることで内側関節面への荷重負荷を軽減することができる．

いが，これも疼痛の程度や全身的な既往など総合的にプランを立てる必要がある．高齢でも年齢的な制限は設けていないが，術前の心機能評価を循環器内科に依頼し，合併症がある場合はかかりつけの医師と相談したうえでリスクとベネフィットを天秤にかけて手術の可否を決定すべきである．手術に対する禁忌としては，化膿性関節炎の既往があるものやコントロールが不良な糖尿病の患者，長期透析患者，Charcot関節などがあげられる．また，若年から発症するRAや血友病において二次性に起こった関節症に対するTKAに関しても，それぞれの病態を理解し骨欠損や靱帯弛緩などを十分に評価したうえで手術計画を立てる必要がある．

1-5 SONK・RAに対する手術適応

① SONK

SONKは大腿骨内側顆部に発症することが多く，病態としては虚血性の壊死という報告や軟骨下骨の脆弱性骨折に伴って起こる壊死という報告もあるが，未だはっきりとはしていない[7〜9]．膝OA

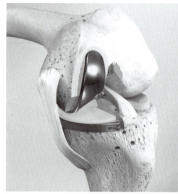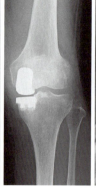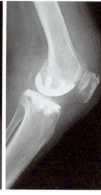

図5　UKA
ACL，PCL を温存し，変性のある片側のみを人工関節で置換する UKA．
（左図は Zimmer Biomet 社より提供）

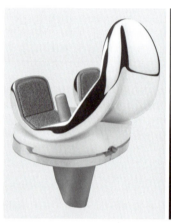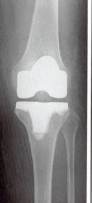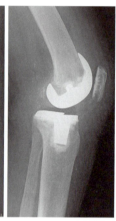

図6　TKA
膝関節の内側部・外側部ともに人工関節で置換する TKA．
（左図は Zimmer Biomet 社より提供）

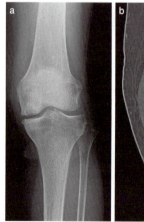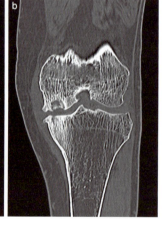

図7　SONK
a：単純 X 線にて大腿骨内顆部に楕円形の透亮像を認める．
b：CT にて大腿骨内顆部に周囲の硬化した内部に遊離骨を伴う骨欠損を認める．

と異なり，自発痛を伴い夜間にも痛みを訴える．初期には X 線での診断は難しいことも多いが，経過とともに典型的な楕円形の透亮像を呈してくる（図7）．治療は，発症期から吸収期においては免荷や装具による保存加療を行い，壊死部の圧壊を防ぐようにする．しかし，病勢が進行して完成期となった場合には HTO もしくは UKA が適応となり，さらに変性が進行し外側関節面や大腿膝蓋関節まで関節症変化が及ぶと TKA の適応となる．

② RA

RA は，関節滑膜に対する自己免疫異常によって起こる全身性の慢性炎症性疾患である．RA では，多関節炎と関節破壊による関節機能障害に加え，間質性肺炎などの臓器障害などにより患者 QOL は低下する．近年，生物学的製剤の進歩に

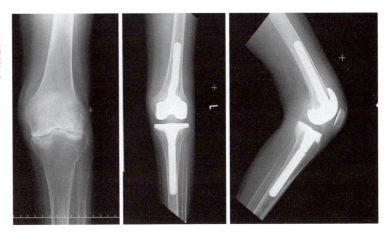

図8 RA
単純X線にて関節裂隙は内外側ともに消失している．RAの既往に加え，高度の骨粗鬆症であったため大腿骨・脛骨にステムつきのインプラントを用いた．

より滑膜炎のコントロールは比較的容易となり高度骨破壊を引き起こす症例は減っているが，未だ多くの症例がTKAを必要とする．RAにおけるTKAで問題となるのは，骨欠損と軟部組織の弛緩であるが，生物学的製剤の導入により通常のOAと同様に行える症例が多くなっている．しかし，RAの患者では外反膝の症例は多いのでアプローチやインプラント設置アライメントには注意をしなければならない．また，脛骨関節面に骨欠損がある症例やステロイド性骨粗鬆症が高度の場合はステムつきインプラントの使用を考慮する必要がある（図8）．また，アライメントの変化や活動度の急な上昇によって，人工関節周囲の脆弱性骨折や踵骨の疲労骨折などを起こす症例もあり，術後のリハビリテーションの強度やプログラムの決定には術前の活動度などを十分に考慮して行う必要がある．

2　機　種

人工関節の機種としては，従来から用いられているcruciate retaining（CR）型，posterior stabilized（PS）型に加えて，サーフェイスによる靱帯機能の代償やkinematicsの誘導などの機能を持つさまざまなcruciate substituting（CS）型が開発されている．このように，インプラントデザインの進歩により理想とするキネマティクスを再現しつつあるが，一方でCR型・PS型・CS型ともに未だACL機能は有していないため，paradoxical motionを引き起こすことや中間屈曲位の安定性を十分に得ることができないことが問題となる[10]．近年，このACL機能を温存または再現するための機種が注目されており，今後の臨床成績に期待が持たれている．

このように，それぞれの機種によってコンセプトが異なり，伸展・屈曲における回転軸や回旋の許容性などのkinematicsが異なるため，術後のリハビリテーションにおける可動域訓練などにおいてもコンセプトを意識して行う必要性があるだろう．

2-1 CR型

ACLは切除するが，後十字靱帯のみを温存することで，後方安定性およびrollback機能を残すことを目的とした機種である（図9）．屈曲位の安定性や回旋安定性などの生理的なkinematicsの再現や靱帯のもつpropreoceptionの温存をしやすい一方で，PCLの緊張が強いと屈曲制限が残り，逆に緊張が弱いと機能不全を残すため術前・術中のPCL評価や手技に影響を受ける．また，

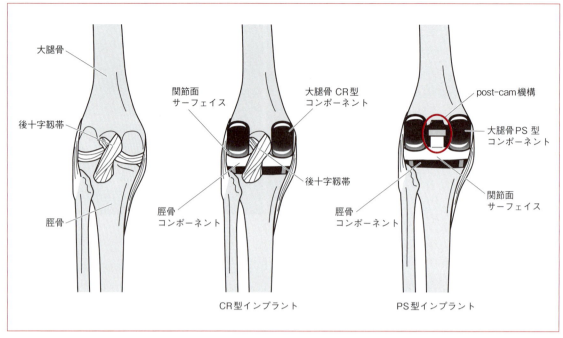

図 9　CR 型インプラント
後方から PS 型と CR 型のインプラントを比較すると，CR 型では PCL を残すためのスペースを有している．
(Zimmer Biomet 社より提供)

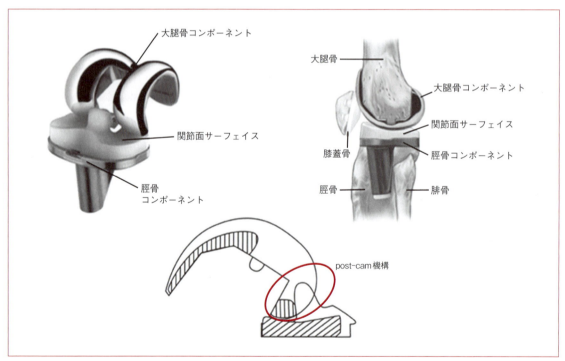

図 10　PS 型インプラント
PS 型では post-cam 構造を有しており，これによって PCL 機能を代償し，脛骨の後方への落ち込みを防ぎ，また大腿骨のロールバックを誘導する．
(Zimmer Biomet 社より提供)

温存する PCL の術前評価は難しく，術中でさえ肉眼的に正確な質的評価をすることは難しいと報告されている[11]．内外側に加え伸展・屈曲の靱帯バランスを調整する必要があるため，変形の少ない膝が良い適応となる．元来の関節機能の再現のために PCL を温存するわけであるが，そのためにも骨解剖を再現するために measured resection technique を用いることが推奨されている．

2-2 PS 型

ACL・PCL ともに温存せず，前後安定性および rollback 機能をサーフェイスの post-cam 機構によって得ることができる機種である（図 10）．PCL の機能に影響を受けないが，PCL 切除による屈曲ギャップの増大[12]に対して modified gap balancing technique などを用いてギャップ調節を行う必要がある．変性が高度であり，すでに PCL の機能不全がある膝は適応となるが，その他にも CR 型と比べ広い適応を持つ．

2-3 CS 型

サーフェイス自体の深いリップ形状によって前後安定性を獲得することができる．

CS 型人工膝関節は CR 型と比較してインサートのリップが隆起し大腿骨コンポーネントとの適合性が高く，post-cam 機構なしに前後の制動が得られるデザインである（図 11）．このインサートは回旋の自由度を減少させることなく優れた前後安定性を提供し，機種によっては PCL を温存しても切離しても使用できる．しかし，適合性の高さがインサートへの力学的応力の増加につながるため，インサートに回旋の可動性を持たせた mobile bearing を採用している機種が多い．

2-4 ACL 機能温存 TKA

このタイプの TKA には，実際に ACL を温存する bi-cruciate retaining（BCR）型（図 12）と PS 型

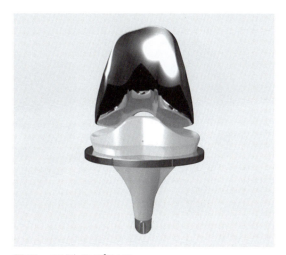

図 11　CS 型インプラント
CS 型はインサートの深いリップにより大腿骨コンポーネントとの強い適合性を得るが，mobile bearing 型インサートと脛骨コンポーネント間の回旋許容性によりストレスを軽減する．
（Zimmer Biomet 社より提供）

における post-cam が ACL 機能を持つ bi-cruciate stabilized（BCS）型（図 13）があり，どちらの人工関節も ACL 機能を再現し安定性を得ることができるというコンセプトである．

BCS 型においては，従来型の TKA と比較して大腿骨コンポーネントの AP 方向での位置が正常膝に近い大腿骨と脛骨の位置関係を保つことができる．大腿骨コンポーネントが前方に位置することで，大腿四頭筋力が良好に発揮されることが期待され，これにより中間屈曲位での不安定感を軽減することができる．

また，BCR 型 TKA でも同様に，ACL・PCL の温存による中間屈曲位での膝安定性を得ることが期待できる．しかし，靱帯を残すことによって得られる靱帯バランスにおける適切なインプラント設置についてはまだ疑問な点も多く，今後の長期的な臨床成績の報告などに注目していかなければならない．

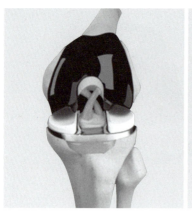
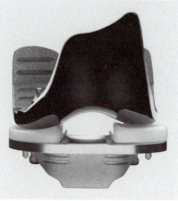

図12 BCR型インプラント
BCR型は，中央にACL，PCLを温存できるデザインとなっている．
(Smith&Nephew社より提供)

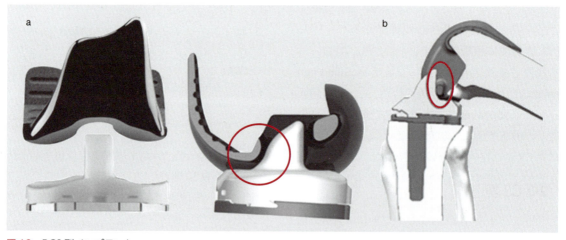

図13 BCS型インプラント
a：伸展位ではPostと大腿骨コンポーネントの顆間前方部分が接触して大腿骨コンポーネントと脛骨コンポーネントの位置関係をコントロールする．
b：屈曲位ではPS型と同様にPost-cam構造により，PCL機能も有する．
(Smith&Nephew社より提供)

3 術式

3-1 皮膚切開

TKAに用いられる皮切には，anterior straight midline incision, medial parapatellar incision, median parapatellar incision, lateral parapatellar incision, anterior lateral straight incisionなどがある．

これらの皮切は，膝前面の神経・血管の分布を理解し，皮弁となる皮膚への血流と関節内への展開のしやすさの両者を考えて，変形の程度や問題点を併せて検討し選択される（図14，15）．

3-2 関節内進入時の大腿四頭筋切離の方法

術後の大腿四頭筋力の回復はTKA術後のリハビリテーションにおいては非常に重要な要素であるが，一方でTKAにおける関節内進入時の大腿四頭筋への侵襲は避けられない．関節内進入の方

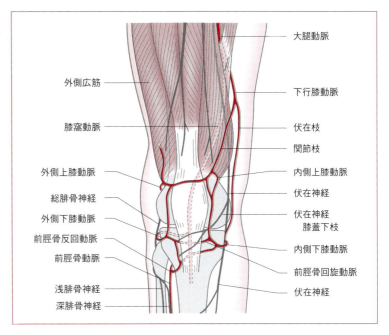

図14 膝前面の神経・血管分布
血管・神経の走行を考えて皮膚切開や関節進入の方法を考える必要がある.

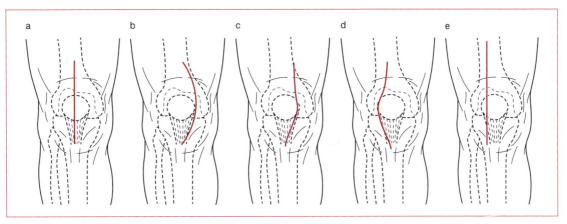

図15 皮膚切開の種類
a：anterior straight midline incision
b：medial parapatellar incision
c：median parapatellar incision
d：lateral parapatellar incision
e：anterior lateral straight incision

法は大腿四頭筋の切離の仕方でいくつかに分けられるが，それぞれメリット・デメリットがあるため，膝関節の変形や屈曲拘縮の程度などを考慮して判断する必要がある[13]．大腿四頭筋を温存しても，視野が悪くなれば良好なインプラント設置が困難な場合もあるため，無理に大腿四頭筋への侵襲を減らすことが必ずしも良好な成績につながるわけではない．関節内への進入における大腿四頭筋に対する侵襲と関節内へのアプローチのしやすさとの兼ね合いなどにより，主に以下のような関節内進入法が用いられる（図16）．

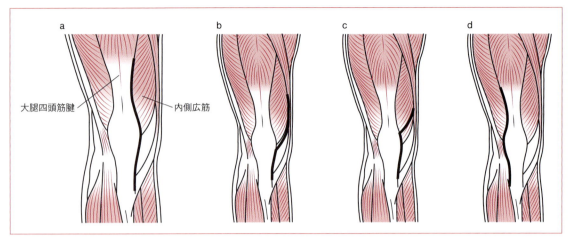

図16 関節内進入法の種類
a：medial parapatellar approach
b：subvastus approach
c：midvastus approach
d：lateral approach

① **medial parapatellar approach**

大腿四頭筋腱の内側から進入するアプローチ．展開が容易で術中の視野も確保しやすいため，さまざまな症例に対応が可能である．一方で大腿四頭筋に侵襲を加えるため，それによる筋力回復の遅延や術後疼痛などの影響がある．

② **subvastus approach**

大腿内側広筋の下縁から進入するアプローチ．内側広筋を温存できるため大腿四頭筋筋力の回復に優れ，また術中出血や術後疼痛も少ないとされる．

③ **midvastus approach**

大腿内側広筋の筋層を分け入って進入するアプローチ．medial parapatellar approach と比較して大腿四頭筋への侵襲が少なく血流や機能回復の点で優れている．

④ **lateral approach**

大腿四頭筋の外側から進入するアプローチである．主に外反膝に対して用いられる．外側支持組織の解離が容易である一方で，膝蓋骨の反転が難しく技術的な習熟が必要である．

3-3 骨切り／靱帯バランス

① **下肢アライメントの決定**

伸展位冠状面アライメントに関しては，正常膝関節と同様に，大腿骨骨頭の中心から足関節中心を結ぶ Mikulicz line が大腿骨・脛骨コンポーネントの中央を通ることを目標にする（図17）．インプラント設置において，過度の内反・外反設置はコンポーネントの緩みやサーフェイスの摩耗を生じると報告されてきた[14]が，近年，ポリエチレンの進歩によって元々のアライメントを再現する constitutional varus や kinematically alignment（図18）の概念[15〜17]も報告されているが，まだ疑問な点も多いため今後も議論が続くだろう．

伸展位矢状面アライメントに関しては，大腿骨コンポーネント設置における骨軸・大腿骨前弯との伸展屈曲位の関係および脛骨コンポーネント設置における後方傾斜の程度が関与する（図19）．大腿骨の遠位の解剖軸は大腿骨全体の機能軸に対して軽度屈曲位となる[18]．インプラントを伸展位に設置すると前方ノッチ形成やインプラントの前後径増大による膝蓋大腿関節トラブルなどの危険

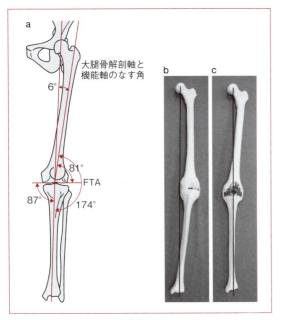

図17 膝前面の神経・血管分布
a：正常な冠状面アライメント
b：KOAによる内反変形膝
c：インプラント挿入後の正常アライメント

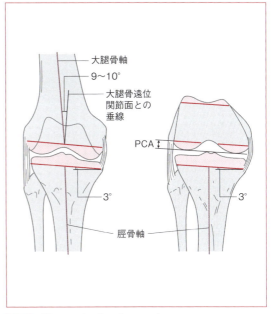

図18 kinematically alignment
正常膝では脛骨の関節面は3°程度傾いており，大腿骨も同様に機能軸に対して3°程度の傾きを持っている．この傾きを再現してインプラントを挿入するのがkinematically alignmentであるが，臨床成績についてはまだ検討が必要である．

性があるため，それらを避けるためにコンポーネント設置は骨軸に合わせるべきである[19, 20]．脛骨の後方傾斜についての考え方は，元々の正常膝のもつ後方傾斜角に対してどの程度の後方傾斜をつけるのかが重要である．PS型TKAにおいては後方傾斜を維持することで良好な術後膝屈曲可動域を獲得できるという報告もあるが，後方傾斜をつけると屈曲ギャップが大きくなることや大腿骨が後方に位置しやすくなることから，3°程度の後方傾斜を目標とすることが多い．また，CR型においては，後方傾斜を大きくするとPCLの緊張を軽減し屈曲可動域を良くするといわれるが，一方で10°程度の後方傾斜によってインサート後方の摩耗が増加するとの報告[21]もあるため5～7°の後方傾斜を目標とするのが妥当と考える．

② **大腿骨コンポーネント設置における回旋アライメントの決定**

大腿骨コンポーネントの回旋設置は非常に重要で，回旋設置異常によって膝蓋骨のトラッキング不良とそれに伴うポリエチレンの摩耗[22]や可動域の低下，疼痛などが起こる．

大腿骨の冠状面での回転軸は内外上顆を結ぶepicondylar axisであるが，内側上顆の骨性隆起部を通るclinical epicondylar axis（CEA）と骨性隆起の後方にあるくぼみを通るsurgical epicondylar axis（SEA）に分けられ，実際の機能軸はSEAであると考えられている．また，大腿骨内外側の後顆の接線であるposterior condylar axis（PCA）に対してCEAは6°外旋であり，またCEAはSEAに対して3°外旋である．もう一つの指標として，Whiteside lineがあるが，これは膝蓋骨滑車の最深部と顆間中央を結ぶ線でありCEAとほぼ直交する．ただし，術中の触知によるCEA・SEAの評価は再現性に限界があり[23]，また術前の画像計画においても同様に精度にばらつきがある[24]．よって，measured resection techniqueのように解剖を指標にして回旋を決める手技だけでは回旋設置

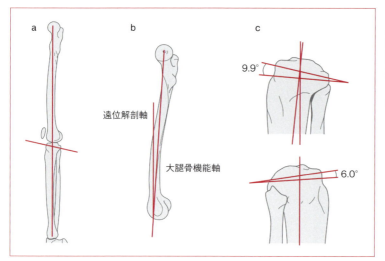

図19 伸展位矢状面アライメント
a:下肢矢状面アライメントは大腿骨頭から関節面中央を通り足関節中心に至る.
b, c:大腿骨は機能軸と解剖軸が異なり,脛骨の関節面は後方傾斜が内側・外側で異なる特徴がある.

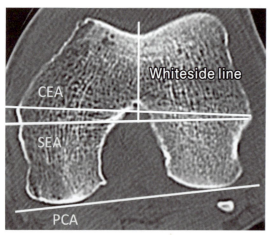

図20 大腿骨遠位の回旋アライメント
CEA・SEA・PCAの関係性.

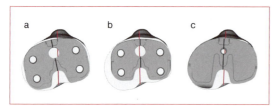

図21 脛骨近位の回旋アライメント
赤線がAkagi line
a:対称型の脛骨コンポーネントで,脛骨への被覆を重視した場合.
b:対称型の脛骨コンポーネントで,回旋を重視した場合.
c:非対称型の脛骨コンポーネントでは,良好な回旋と被覆が同時に可能である.
(Zimmer Biomet社より提供)

異常の可能性があり注意が必要である(図20).

③ 脛骨コンポーネント設置における回旋アライメントの決定

　脛骨コンポーネント設置における内外旋の指標の一つとして,PCLの付着部と膝蓋腱の脛骨粗面付着部内側縁を結ぶ線であるAkagi lineがある[25].脛骨コンポーネントの内旋設置による疼痛などの報告は多数あり[26],脛骨のkinematicsにあった正確なインプラント設置を必要とする.手術における問題点としては,脛骨骨切り面の形状は非対称的であり,従来から使われている対称性の脛骨コンポーネントを挿入すると内旋位に挿入される傾向にある.近年,非対称性の脛骨コンポーネントの開発により,脛骨骨切り面の形状に合わせることで目標とする前後軸の回旋に合った設置が可能となった(図21).また,mobile bearingインサートを用いることでインサートと脛骨コンポーネント間での回旋が生まれるため,脛骨コンポーネントの回旋ミスマッチを許容することが可能である.

④ 靱帯バランスの決定

　最終的な膝キネマティクスは骨切りと靱帯バランスで決まるため,正確な骨切りに加えて適切な

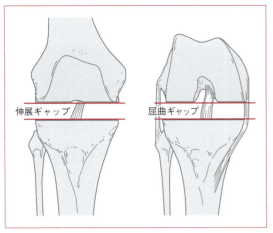

図22 伸展位・屈曲位でのギャップバランス

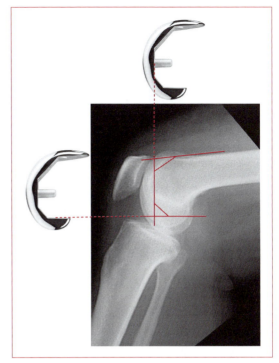

図23 measured resection technique
大腿骨遠位と後顆を大腿骨コンポーネントと同じ厚さで骨切りする．

靱帯バランスを整える必要がある．また，術後の靱帯バランスの不良による不安定性が，術後疼痛やポリエチレンの摩耗，インプラントの緩みの原因となることも知られている[27, 28]．伸展位と屈曲位における骨切り面の間のスペースは，それぞれ伸展ギャップと屈曲ギャップと呼ばれるが，伸展ギャップと屈曲ギャップが同じ大きさで長方形となるように靱帯バランスを整える必要があるとされてきた（図22）．この伸展・屈曲ギャップを作成するために行う靱帯バランスを整える方法は，近年用いられる方法として measured resection technique と modified gap balancing technique の2つがある．

(1) measured resection technique

　大腿骨，脛骨を関節面形状や解剖学的指標に基づいて骨切りを行い，その後に軟部組織解離によって靱帯バランスを整える術式である（図23）．joint line は合わせやすいが，ギャップの作成を軟部組織解離のみで行わなければならないので，内反変形が強い症例などでは技術的な習熟が必要である．大腿骨コンポーネント設置における回旋の決定には，PCA から3°外旋に設置する方法を用いる．CR-TKA における大腿骨コンポーネントの回旋設置位置の決定には，基本的に measured resection technique を用いることが前提となり，回旋の決定が解剖学的指標にのみ委ねられるため independent cut 法とも呼ばれる．

(2) modified gap balancing technique

　大腿骨および脛骨をそれぞれの機能軸に垂直に骨切除し，まず伸展ギャップを整えたのちに伸展ギャップに合わせて屈曲ギャップを作成する術式である．大腿骨のインプラント設置における回旋の決定を，大腿骨の内外側靱帯バランスを指標に決定する．また，PS-TKA において PCL を切除した際に屈曲ギャップが大きくなるが，大腿骨後顆の骨切りを調整することで伸展ギャップと屈曲ギャップを合わせることが可能となる．この手法における詳細は当科での手術手技に沿って次に説明する．

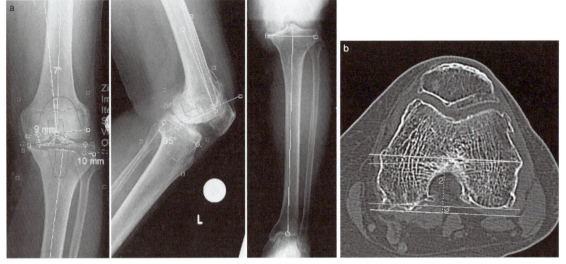

図24 術前計画・作図
a:デジタル2Dテンプレートによる術前計画
b:単純CTを用いた大腿骨横断像における回旋設置の計画

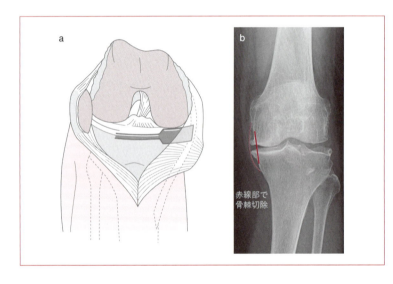

図25 脛骨内側軟部組織解離
a:脛骨内側のMCL深層を剥離
b:大腿骨・脛骨内側の骨棘を除去することでMCLの緊張は緩まる．

3-4 PS型人工関節における当科での実際の手技

① 術前計画・作図

TKAにおいて，良好なアライメントを獲得するためには正確な術前計画が重要である（図24）．TKAの術中にはすべての骨解剖が見えるわけではなく，術中に評価できる部分から全体をイメージして行う必要があり，そのために術前計画で骨切り量などを予想しておくことで術中にフィードバックしながら進めることができる．

② 内側軟部組織解離

medial parapatellar approachでの関節内への進入後，まず脛骨内側近位関節包を剥離し，そのまま後内側部まで脛骨に沿って剥離する（図25）．その後，大腿骨および脛骨の骨棘を切除し，ACL・PCL・半月板も可及的に除去するが，この

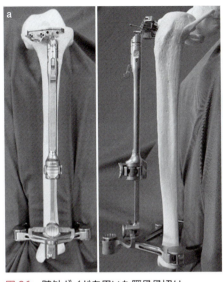
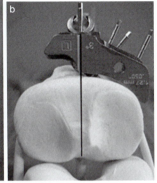
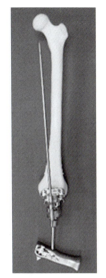

図26 髄外ガイドを用いた脛骨骨切り
a：脛骨コンポーネント設置におけるアライメント評価
b：Akagi line を指標にしたカットガイドの設置

図27 髄内ガイドを用いた大腿骨遠位骨切り

時点である程度の内反変形は矯正される．しかし，明らかに内側の緊張が強い場合はさらに内側リリースを段階的に進めるが，この後の骨切りや大腿骨後方の骨棘除去などにより内側が緩まる可能性もあるため，この時点でのリリースは最小限にとどめておく．当科での内側軟部組織解離は Clayton 法と呼ばれる段階的な剝離による手法を用いている[29]．

③ 脛骨骨切り

脛骨近位において Akagi line を参照に脛骨骨切りの回旋を決めて，髄外ガイドを設置する（図26）．正面におけるアライメントは，脛骨骨切り面の中央から足関節中央を通る線が脛骨の機能軸となるが，脛骨前縁のラインも参照して決定する．脛骨骨切りには髄内ガイドを用いる方法もあるが，脛骨の弯曲が強い症例などでは脛骨骨軸は必ずしも機能軸と一致しないため注意が必要である[30]．

側面におけるアライメントは，脛骨前面か腓骨を参照する方法がある．すでに述べた機種ごとの目標とする後方傾斜を設定し骨切りする．

④ 大腿骨骨切り

冠状面アライメントについては，作図で計測した大腿骨の機能軸に対する外反角を用いて，大腿骨遠位の骨切り面が機能軸と垂直となるように骨切りする（図27）．大腿骨遠位の骨切りには一般的に髄内法を用いるが，髄内ロッドの髄腔内での変位が術中における問題点である．髄内ロッドは骨幹部の最峡部まで挿入する必要があり，さらにアライメントロッドを用いて，術前に評価した大腿骨頭の上前腸骨棘に対する方向をダブルチェックしている．また，矢状面アライメントについては，大腿骨の遠位前面骨皮質を確認しつつ，また脛骨遠位の弯曲も顧慮に入れて刺入位置に注意しながら髄内ロッドを挿入する．

⑤ 伸展位・屈曲位でのギャップ計測，大腿骨骨切りにおける回旋の決定

当科で改良を加えたパドル式バランサーを用いて，伸展および屈曲ギャップを計測する．屈曲位における内外のギャップ差と術前 CT において計算した大腿骨後顆の切除量の差（CEA と平行に後顆を骨切りした場合における）を確認し，この量

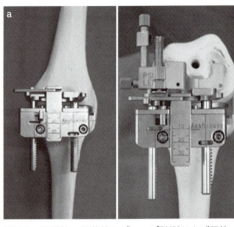
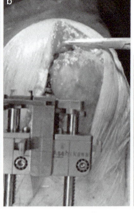
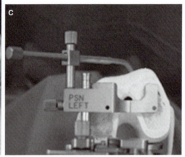

図28 伸展位・屈曲位のギャップ計測および回旋・コンポーネントサイズの決定
a：当科で改良を加えたパドル式バランサーを用いての伸展位・屈曲位のギャップ計測
b：生体内では膝蓋骨を整復した状態での計測が可能
c：同バランサーを用いての大腿骨コンポーネントのサイズ計測

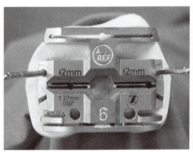
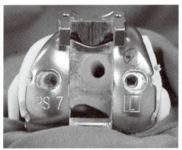

図29 大腿骨遠位仕上げ
4面カットガイドおよびボックスカットガイドでの大腿骨の仕上げ.

に大きな解離がある場合には実際の術中のCEAに骨切りラインを合わせている[31]．骨切りにおける回旋が決定した後に大腿骨コンポーネントサイズの計測をするが，先ほど計測した伸展および屈曲ギャップの差を考慮してコンポーネントサイズを変更している[32]（図28）．

⑥ 4面カット，コンポーネントギャップ

決定したサイズで大腿骨の4面カットを行い，顆間のボックスカット後にコンポーネントギャップ（大腿骨コンポーネントを挿入した状態でのギャップ）を計測して最終的なギャップの確認を行っている（図29, 30）．

おわりに

TKAの手術による直接的な目標にとって，疼痛の軽減や可動域の獲得など身体的な満足度は必要不可欠ではある．しかし，局所的に良好であってもADLやQOLが上がらなければ，決して患者には満足してもらえない．われわれ医師も理学療法士も，そのことを常に意識して患者のゴールを設定する必要があり，患者本人が望む真のゴールにたどり着かせてあげなければならない．そのためには，術前の問診や身体評価などを十分にしたうえで手術を施行する必要があり，患者と全人的に向き合う姿勢が最も大事であると考えている．

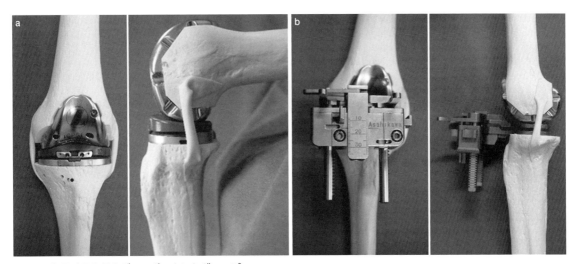

図30 トライアルおよびコンポーネントギャップ
a：トライアル設置での最終的な靱帯バランスの評価
b：コンポーネントギャップ計測

文献

1) Shimizu N, et al：Posterior sliding of the femur during stair ascending and descending in a high-flex posterior stabilized total knee arthroplasty. J Arthroplasty 28：1707-1711, 2013
2) Casino D, et al：Intraoperative evaluation of total knee replacement：kinematic assessment with a navigation system. Knee Surg Sports Traumatol Arthrosc 17：369, 2009
3) Vessely MB, et al：The Chitranjan Ranawat Award：Long-term survivorship and failure modes of 1000 cemented condylar total knee arthroplasties. Clin Orthop Relat Res 452：28-34, 2006
4) Laar MV, et al：Pain treatment in arthritis-related pain：beyond NSAIDs. Open Rheumatol J 6：320-330, 2012
5) Saito T, et al：Five-to ten-year outcome following medial opening-wedge high tibial osteotomy with rigid plate fixation in combination with an artificial bone substitute. Bone Joint J 96-B：339-344, 2014
6) Staubli AE, et al：Evolution of open-wedge high-tibial osteotomy：experience with a special angular stable device for internal fixation without interposition material. Int Orthop 34：167-172, 2010
7) Karim AR, et al：Osteonecrosis of the knee. Ann Transl Med 3：6, 2015
8) Reddy AS, et al：Evaluation of the intraosseous and extraosseous blood supply to the distal femoral condyles. Am J Sports Med 26：415-419, 1998
9) Yamamoto T, et al：Spontaneous osteonecrosis of the knee：the result of subchondral insufficiency fracture. J Bone Joint Surg Am 82：858-866, 2000
10) Ries MD, et al：Effect of ACL sacrifice, retention, or substitution on kinematics after TKA. Orthopedics 30：74-76, 2007
11) Stubbs G, et al：Correlation between macroscopic changes of arthrosis and the posterior cruciate ligament histology in the osteoarthritic knee. ANZ J Surg 75：1036-1040, 2005
12) Kadoya Y, et al：Effects of posterior cruciate ligament resection on the tibiofemoral joint gap. Clin Orthop Relat Res 391：210-217, 2001
13) Vaishya R, et al：Surgical approaches for total knee arthroplasty. J Clin Orthop Trauma 7：71-79, 2016
14) Matsuda S, te al：Changes in knee alignment after total knee arthroplasty. J Arthroplasty 14：566-570, 1999
15) Bellemans JW, et al：The Chitranjan Ranawat Award：Is neutral mechanical alignment normal for all patients?：the concept of constitutional varus. Clin Orthop Relat Res 470：45-53, 2012
16) Howell SM, et al：Does a kinematically aligned total knee arthroplasty restore function without failure regardless of alignment category? Clin Orthop Relat Res 471：1000-1007, 2013
17) Niki Y, et al：Kinematically aligned total knee arthroplasty reduces knee adduction moment more than mechanically aligned total knee arthroplasty. Knee Surg Sports Traumatol Arthrosc 26：1629-1635, 2018
18) Minoda Y, et al：TKA sagittal alignment with navigation systems and conventional techniques vary only a few degrees. Clin Orthop Relat Res 467：1000-1006, 2009
19) Kawahara S, et al：Upsizing the femoral component increases patellofemoral contact force in total knee

replacement. J Bone Joint Surg Br 94：56-61, 2012

20) Minoda Y, et al：The risk of notching the anterior femoral cortex with the use of navigation systems in total knee arthroplasty. Knee Surg Sports Traumatol Arthrosc 18：718-722, 2010

21) Wasielewski RC, et al：Wear patterns on retrieved polyethylene tibial inserts and their relationship to technical considerations during total knee arthroplasty. Clin Orthop Relat Res 299：31-43, 1994

22) Anouchi YS, et al：The effects of axial rotational alignment of the femoral component on knee stability and patellar tracking in total knee arthroplasty demonstrated on autopsy specimens. Clin Orthop Relat Res 287：170-177, 1993

23) Yan CH, et al：Inter-and intra-observer errors in identifying the transepicondylar axis and Whiteside's line. J Orthop Surg（Hong Kong）16：316-320, 2008

24) Okamoto T, et al：Two‐dimensional sloshing analysis by Lagrangian finite element method. International Journal for Numerical Methods in Fluids 11：453-477, 1990

25) Akagi M, et al：An anteroposterior axis of the tibia for total knee arthroplasty. Clin Orthop Relat Res 420：213-219, 2004

26) Nicoll D, et al：Internal rotational error of the tibial component is a major cause of pain after total knee replacement. J Bone Joint Surg Br 92：1238-1244, 2010

27) Laskin RS, et al：Flexion space configuration in total knee arthroplasty. J Arthroplasty 10：657-660, 1995

28) Sharkey PF, et al：Why are total knee arthroplasties failing today? Clin Orthop Relat Res 404：7-13, 2002

29) Clayton ML, et al：Correction of alignment deformities during total knee arthroplasties：staged soft-tissue releases. Clin Orthop Relat Res 202：117-124, 1986

30) Matsuda S, et al：Tibial shaft axis does not always serve as a correct coronal landmark in total knee arthroplasty for varus knees. J Arthroplasty 18：56-62, 2003

31) 能地　仁ほか：Modified gap 法を解剖学的指標で補正する屈曲ギャップ作成法の試み．日人工関節会誌 44：99-100，2014

32) 佐々木祐介ほか：PS 型 TKA において伸展―屈曲ギャップ差を参照にした大腿骨インプラントサイズ選択が術後可動域へ及ぼす影響についての検討．日人工関節会誌 46：375-376，2017

人工膝関節全置換術 Q&A ― 患者からよく聞かれる質問と考え方 1

Q 人工膝関節はどのような材質でできているのですか？

A 人工膝関節は主に大腿骨コンポーネント，サーフェイス，脛骨コンポーネント，膝蓋骨コンポーネントの4つのコンポーネントから構成されるが（図1），材質の視点で分類すると，① 金属，② プラスチック，③ セラミックの3種類からなり，適材適所で使い分けられている．

① 金属には，コバルトクロム合金，チタン合金，ステンレス合金，ジルコニウムがある．これらは生体適合性に優れており，高い信頼性を得ている．現在，主に大腿骨コンポーネントにコバルトクロム合金，脛骨ベースプレートにチタン合金が使用されている．

② プラスチックは，超高分子ポリエチレン（ultra high molecular weight polyethylene：UHMWPE）で，プラスチックの中でも摩耗に強いため，脛骨ベースプレートの表面を覆うサーフェイスや膝蓋骨コンポーネントとして使用され，関節軟骨の役割を果たしている．

③ セラミックは，アルミナとジルコニアの複合材料が現在の主流になっている．金属アレルギー対策として生体親和性が良いのでコンポーネントに使用される．

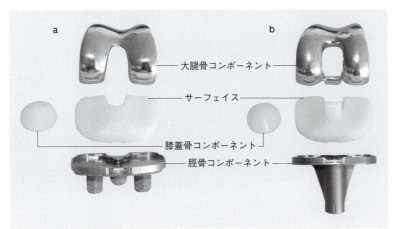

図1 人工膝関節の構造
a：後十字靱帯温存型（CR型），b：後十字靱帯代償型（PS型）

図2 人工関節カード

ONE POINT ADVICE

術後，空港の保安検査場（金属探知機）を通過できるか心配な方は多い．結論からいうと，人工膝関節の材質は主に金属であるため，金属探知機の警報は鳴ってしまう場合がある．事前に，病院から人工膝関節が入っていることを明記した証明書や診断書，人工関節メーカーが発行するカード（図2）を用意して係員に提示する．しかし，公的な文書ではなく，それだけでは保安検査場を通過できないため，係員が規定に則りボディチェックを行う．ただ，それ以上の検査はなく，問題なければ通過できるため，早めのチェックインをお勧めする．

（片岡悠介）

2 周術期・術後のペインマネジメント

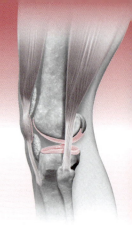

和泉裕己・笹川智貴

はじめに

　人工膝関節全置換術（total knee arthroplasty：TKA）は侵襲が大きく強い術後疼痛を引き起こすため，積極的な術後疼痛対策が必要である．疼痛管理が不十分であると，機能回復だけでなく患者満足度にも大きな影響を及ぼす．現在，TKAの術後疼痛管理として，硬膜外麻酔，オピオイドを使用したintravenous-patient controlled analgesia（IV-PCA），関節周囲浸潤麻酔（local infiltration analgesia：LIA），末梢神経ブロックなどが主に行われており，これらの鎮痛法の組み合わせによる多角的な鎮痛を行うことで，副作用が少なく優れた鎮痛効果を得ることが可能である．特に近年，超音波装置の普及により，末梢神経ブロックは術後疼痛管理の中核をなす存在となっている．また周術期における抗血小板薬・抗凝固薬服用患者の増加に伴い，硬膜外麻酔や脊椎麻酔などの脊髄幹ブロックを施行できない症例が多くなっている．TKAの術後鎮痛によく用いられる末梢神経ブロックには，大腿神経ブロックや膝窩アプローチの坐骨神経ブロックなどがあるが，これらは比較的浅部の手技であり圧迫止血が可能であるため，出血性合併症のリスクが高い患者に施行できる可能性が高い．またTKA術後は疼痛対策だけでなく，早期リハビリテーションの開始が運動機能回復には重要である．硬膜外麻酔とは異なり，末梢神経ブロックは一定の鎮痛効果を保持しながら筋力低下を最小限に抑えることが可能であるため，早期リハビリテーションの妨げにならない可能性が高い．このような背景が，TKAの術後鎮痛に末梢神経ブロックが普及している理由であり，鎮痛効果と運動機能温存のバランスを考慮した鎮痛方法の組み合わせが重要になってくる．

1 TKAの手術侵襲を受ける領域の神経支配

　手術侵襲を受ける膝前面，大腿四頭筋，関節包の一部，膝蓋骨の知覚は大腿神経支配であるが，脛骨近位端は坐骨神経の末梢枝である脛骨神経の支配領域であり，術後膝窩部痛が問題となることがある．術式や患者固有の神経支配によっては，閉鎖神経領域に侵襲が加わることもある（図1）．

2 TKAの術後鎮痛方法

2-1 IV-PCA

　オピオイドを用いたIV-PCA（図2）はTKAの術後鎮痛として選択肢の一つとなりうるが，体動時の痛みに対するコントロールが良くない[1]ことに加え，オピオイド関連副作用，特に術後悪心・

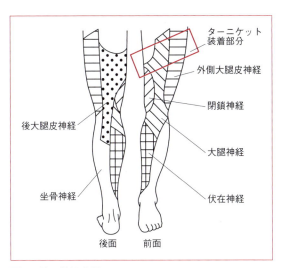

図1 膝の神経支配

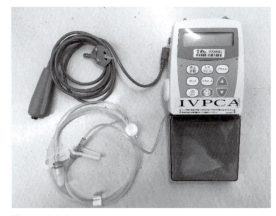

図2 IV-PCA

嘔吐の頻度が高いことは患者の満足度を著しく損なうことになる．また呼吸器合併症の頻度が高いことや，消化管運動機能回復が遅いなどの欠点がある．IV-PCA だけで鎮痛を得ようとすると，オピオイドの副作用のため術後回復が妨げられる可能性がある．そのため，他の鎮痛法と組み合わせた多角的鎮痛を行うことによって，オピオイドの副作用を回避しながら鎮痛効果を高める工夫を行うことが重要である．

2-2 硬膜外麻酔

硬膜外麻酔（図3）は以前から広く手術麻酔，術後鎮痛，ペインクリニックなどで施行されてきた．しかし最近では血栓塞栓症予防のため抗凝固薬の使用が一般的になり，硬膜外麻酔のような深部のブロックは硬膜外血腫など重篤な合併症を起こす可能性があるため，施行し難い状況にある．また硬膜外鎮痛は両側性に作用することや尿閉などの副作用も問題になる．

2-3 腰神経叢ブロック

TKA の術後疼痛に関与する大腿神経，外側大腿皮神経，閉鎖神経，大腿神経終末枝としての伏

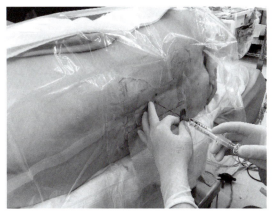

図3 硬膜外麻酔

在神経などブロックすることが可能である．それぞれの神経に対して遠位末梢で神経ブロックを施行すると，ブロックの穿刺回数が多くなることに加え，使用する局所麻酔薬使用量が多くなってしまう．しかしより近位の腰神経叢ブロックを行うと1回の穿刺回数と最小限の局所麻酔薬使用量で広範囲の神経遮断が期待できる（図4）．ただし硬膜外麻酔同様深部の神経ブロックであるため，出血傾向のある患者には施行し難いブロックである．また硬膜外麻酔とは異なり片側の運動遮断しかきたさないものの，大腿四頭筋筋力の低下が問題となるため，早期リハビリテーションの妨げとなる可能性がある．

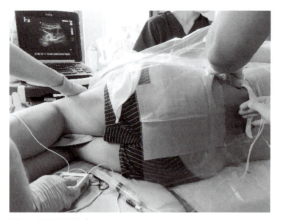

図4 腰神経叢ブロック

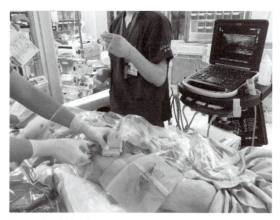

図5 大腿神経ブロック

2-4 大腿神経ブロック

　硬膜外麻酔と比較して，術後健側が動かせることや，早期のリハビリテーションに伴う疼痛の緩和，可動域の改善などのメリットがあり，手技も簡単で安全性が比較的高い．鎮痛効果は硬膜外麻酔と同等といわれている．この手術において生じる痛みの大部分は，大腿神経領域である膝前面であるため，術後鎮痛において大腿神経ブロックは最も重要な位置を占める（図5）．しかし大腿内側の閉鎖神経領域，下腿の骨や膝後面の知覚は坐骨神経領域であるため，どの患者でも大腿神経ブロック単独で完全な鎮痛が得られるわけではない．そのため大腿神経ブロックに他の鎮痛方法を併用することで，鎮痛効果の増強を見込むことができる．また大腿神経ブロックは，安定した鎮痛効果をもたらすものの，大腿四頭筋の筋力を低下させるというデメリットがある．そのため転倒の危険性を増大させ，早期リハビリテーションの妨げとなる可能性が指摘されている[2]．その結果，最近ではいくつかの代替手段が開発され，それらの効果が大腿神経ブロックと比較検討されている．

2-5 関節周囲浸潤麻酔（LIA）

　手術中に膝関節内や周囲軟部組織に鎮痛作用を有する薬剤の混合液（局所麻酔薬，NSAIDs，モルヒネ，ステロイドなど）を注射する方法である．特殊な手技や器具は不要であり，通常は外科医が展開した組織に直視下に注射するため，簡便で確実に施行することができるという利点があり，LIAは近年急速に広まりつつある．手術侵襲に伴う疼痛は，局所の組織障害や炎症により生じる．硬膜外麻酔や末梢神経ブロックなど他の鎮痛法が，疼痛源である関節局所とは異なる部位に作用するのに対して，本法は直接局所で神経系への入力を低減させる点で理にかなっている．また運動麻痺も起きにくく，早期リハビリテーションが可能である．鎮痛効果に関しては，大腿神経ブロックとの比較では優劣どちらの報告もあり，一定の見解はない．内転筋管ブロックなど他の鎮痛法と併用することで，疼痛軽減とリハビリテーションの促進の点で有利であるとする報告もある[4]．そのため多角的鎮痛法の一つとして，他の神経ブロックと組み合わせて使用すると効果的であると考える．その際は比較的大量の局所麻酔薬を使用することになるため，局所麻酔薬中毒には注意しなければならない．

ONE POINT ADVICE 私はこうする

当院では術後鎮痛対策として，整形外科医が術野で施行する関節周囲浸潤麻酔（LIA）に加え，持続大腿神経ブロックを行っている．

これまでは持続末梢神経ブロック用のキットはあまり種類が多くなかったため，硬膜外用のTouhy針を使用してカテーテルを針の内腔を通す方法（catheter-through-needle：CTN）で行うことが多かった．CTNは神経近傍に針を近づけ，針の先端からカテーテルを送り込むため，カテーテル先端の位置が不確実であることが多いという欠点がある[3]．カテーテル先端の位置異常が生じると，神経ブロックの鎮痛効果は低下し，痛みがリハビリテーションの妨げとなる可能性がある．また針による穿刺孔がカテーテルよりも大きくなるため，刺入部からの薬液漏れや事故抜去も起きやすく，術後病棟での管理に悪影響を及ぼす．

しかしその諸問題を解決できる持続末梢神経ブロック用のキットであるContiplexC®（B Braun社）が2014年に本邦で発売された．こちらは留置するカテーテル自体が針の外側を覆っているキット（catheter-over-needle：CON）（図6）で，目的とする神経近傍に針先端が到達したら，末梢静脈路を確保するのと同じ要領で内筒である針を完全に抜去したところでカテーテル留置は終了となる．現在，当院ではこちらの穿刺針を用いて持続大腿神経ブロックを行っており，良好な術後鎮痛と病棟管理を得ている．

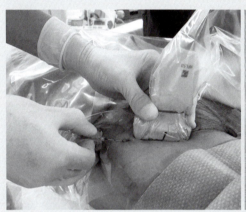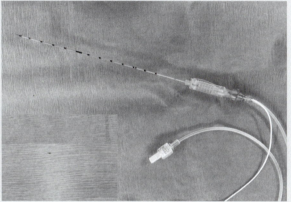

図6 catheter-over-needle

2-6 内転筋管ブロック・大腿三角ブロック

内転筋管（Hunter管）とは，大腿四頭筋を構成する筋の一つである内側広筋と大内転筋の腱膜に囲まれる部分であり，ここで局所麻酔薬を注入するブロックを内転筋管ブロックという（図7）．内転筋管ブロックは大腿神経の末梢枝をターゲットとしたブロックで，内転筋管内を通過する伏在神経，時として内側広筋神経が遮断される．大腿四頭筋の筋力を温存しつつ，大腿神経ブロックと同等の鎮痛効果を得られるとされ，最近注目を集めている神経ブロックである．しかし運動麻痺の程度が少ないと期待される内転筋管ブロックでも，局所麻酔薬の用量が多ければ頭側に拡がって大腿神経ブロックを起こす可能性がある．内転筋管ブロックで投与された理想的な局所麻酔薬の拡がりは，内転筋管を満たしつつ大腿三角に到達しないことである．大腿三角は内転筋管より近位の部位で，鼠径靭帯と縫工筋内側縁，長内転筋内側縁で囲まれた三角形を指し，大腿三角ブロックはこの部位に局所麻酔薬を注入するブロックである．内側広筋神経は大腿三角内で大腿神経から分枝するため，大腿三角ブロックではこの神経もブロックされる．最近では内側広筋神経は伏在神経よりも膝関節前内側の知覚への関与が大きいことが指摘されており[5]，TKAにおける術後鎮痛に効果的である可能性がある．

このように近年注目を集めている内転筋管ブロックであるが，過去の研究ではブロックの施術部位や局所麻酔薬投与量が研究によってさまざまで，大腿三角ブロックと区別せず論じられていることが多かったが，これらが同じブロックと考え

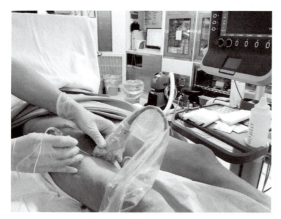
図7 内転筋管ブロック

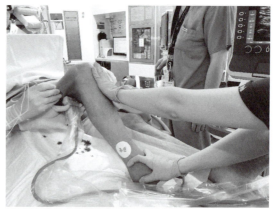
図8 坐骨神経ブロック

てよいかは疑問がある．そのためどちらのブロックがTKAの術後鎮痛に適しているかはいまだ明らかではなく，今後の研究に期待される．

2-7 坐骨神経ブロック

　TKAでは脛骨の骨切りや関節包周囲の剝離によって坐骨神経の支配領域への侵襲も伴うため，1〜2割の患者は術後に膝窩部痛を訴えるといわれている．そのため坐骨神経ブロックの併用が必要になる場合がある（図8）．しかしながら，大腿神経と同様に運動神経ブロックも生じるため，術後早期リハビリテーションの妨げとなる可能性がある．また，TKAに伴う術後神経障害として，腓骨神経麻痺の可能性がよく知られている．TKA後の腓骨神経麻痺の頻度は，神経ブロックを行わなくても2.4％といわれている[6]．したがって術直後の足関節の背屈運動の確認を希望する整形外科医も少なくないため，坐骨神経ブロックの併用に関しては施設の考え方によって賛否が分かれる．

2-8 選択的脛骨神経ブロック

　坐骨神経ブロックが腓骨神経麻痺の確認を行えないという欠点を改善しつつ，脛骨由来の鎮痛を行う方法として，選択的脛骨神経ブロックがある．坐骨神経は膝窩部で脛骨神経と総腓骨神経に分枝するが，神経分枝後の脛骨神経だけをターゲットとしてブロックを行う方法である．しかし薬液の頭側への広がりが総腓骨神経の周囲に及ぶと，総腓骨神経も同様にブロックされてしまうため注意が必要である．

2-9 閉鎖神経ブロック

　大腿神経ブロックに閉鎖神経ブロックを追加すると，TKAの術後鎮痛が減少できることが知られている．閉鎖神経ブロックは，股関節内転運動を抑制するものの歩行能力には影響を与えないので，TKAの術後鎮痛法に有用である可能性がある．

おわりに

　周術期を含むTKAの術後鎮痛は，末梢神経ブロックやLIAなど選択肢に恵まれ，以前より容易に管理できるようになった．しかし早期リハビリテーションを意識すると，運動機能温存も考慮した最適な術後鎮痛方法に関しては未解決の問題も多く，各施設ごとの特徴に合わせて鎮痛方法を選択していかざるを得ない．またリハビリテーションから社会復帰に至る回復期の鎮痛も問題が多く，TKA術後には激烈な慢性痛へ至る患者の率は13％と示す報告もある[7]．末梢神経ブロックは硬

膜外麻酔やオピオイドによる鎮痛と比較して，術後の慢性痛移行を減少させることを示す報告も存在する．今後もますます末梢神経ブロックはTKAの術後鎮痛方法として普及することが予想され，運動機能温存と周術期から回復期に至るまでの疼痛緩和の両者のバランスを考慮した方法が開発されていくことを期待したい．

文　献

1) Mann C, et al：Comparison of intravenous or epidural patient-controlled analgesia in the elderly after major abdominal surgery. Anesthesiology 92：433-441, 2000

2) Ilfeld BM, et al：The association between lower extremity continuous peripheral nerve blocks and patient falls after knee and hip arthroplasty.Anesth Analg 111：1552-1554, 2010

3) Yanovski B, et al：Catastrophic complication of an interscalene catheter for continuous peripheral nerve block analgesia. Anaesthesia 67：1166-1169, 2012

4) Sawhney M, et al：Pain after unlateral total knee arthroplasty：a prospective randomized controlled trial examining the analgesic effectiveness of a combined adductor canal peripheral nerve block with periarticular infiltration versus adductor canal nerve block alone versus periarticular infiltration alone. Anesth Analg 122：2040-2046, 2016

5) Burckett-St Laurant D, et al：The nerves of the adductor canal and the innervation of the knee：an anatomic study. Reg Anesth Pain Med 41：321-327, 2016

6) Horlocker TT, et al：Does postoperative epidural analgesia increase the risk of peroneal nerve palsy after total knee arthroplasty? Anesth Analg 79：495-500, 1994

7) Harden RN, et al：Prospective examination of pain-related and psychological predictors of CRPS-like phenomena following total knee arthroplasty：a preliminary study. Pain 106：393-400, 2003

3 創部の治癒過程

小澤淳也・黒瀬智之

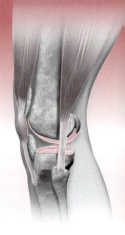

はじめに

人工膝関節置換術後,術創は疼痛や,皮膚・皮下組織の伸展性・可動性低下により関節可動性制限の原因となることから,治療対象として臨床的関心は高い.術後の炎症に伴う疼痛は患者に苦痛をもたらし,リハビリテーションを阻害する因子である一方,修復を正常に完成させるために炎症は欠かせないイベントである.ここでは,皮膚・皮下組織の機能と構造,創傷治癒における一般的な自然経過を概説するとともに,正常な創傷修復を阻害する要因を紹介する.

人工膝関節置換術における手術侵襲は皮膚,皮下組織に加え,関節包,筋や筋膜を含むが,ここでは術後に出現する疼痛や可動域制限に最も影響する皮膚および皮下組織について取り上げる.

1 手術による組織侵襲

人工膝関節置換術には,変形性膝関節症や関節リウマチなどにより関節構造が破壊されたすべてのコンパートメントを置換する人工膝関節全置換術(total knee arthroplasty:TKA)と,内側または外側コンパートメントのみを置換する人工膝関節単顆置換術(unicompartmental knee arthroplasty:UKA)がある.TKAと比べ,UKAでは切除する骨が小さく侵襲が少ないため,超高齢者や基礎疾患を有した患者に適用が拡大している.また,術後の回復が早くリハビリテーションを速やかに進めることができる最少侵襲手術(minimally invasive surgery:MIS)がいずれの方法においても開発されているが,すべての症例に適用されるものではない.術創の機能的・構造的回復は,患者の関節機能(疼痛,関節可動域,筋力など)に影響する要因とされる[1].

1-1 皮切と展開

① UKA

膝蓋骨内縁から脛骨粗面内側にかけ,関節裂隙を中心に6〜7cm程度皮膚を切開し,同部位で関節包まで切開し,関節を展開する[1,2].

② TKA

1. 皮 切

anterior straight midline incision, medial curved incision, lateral curved incision などがある.anterior straight midline incision では,術創瘢痕による膝屈曲制限や,膝立ち位で荷重されるため疼痛が出現する場合がある.medial curved incision は膝蓋骨の内側を通る皮切法であり,膝屈曲の際に創部に加わる緊張が少ないとされる.lateral curved incision は通常は外反変形の強い症例で用いられ,内反変形では用いられない(図1)[1].

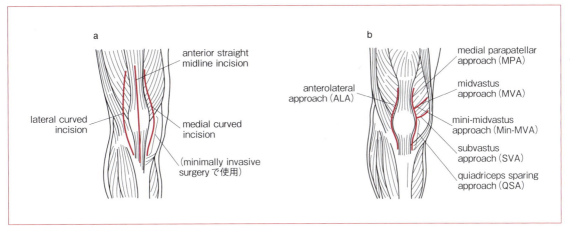

図1 TKAにおける膝関節前方アプローチ
a：皮切，b：関節展開
（文献1）より引用改変）

2．関節内の展開

① medial parapatellar approach（MPA）

近位は大腿四頭筋腱と内側広筋の間を切離し，遠位は膝蓋腱の付着部内側まで縦切する．膝蓋大腿アライメントに問題を生じやすいとされる（図1b）[1]．

② subvastus approach（SVA）

膝蓋骨内側中央付近まではMPAと同様で，内側広筋の付着部を確認して近位は内側広筋の下縁に沿って剥離し，内側広筋を上外側に牽引して展開する．大腿四頭筋への侵襲が少なく，術後の筋力回復が早いとされる．

③ midvastus approach（MVA）

MPAとSVAの両者の利点を有しており，膝蓋骨内側中枢まではMPAと同様で，内側広筋を筋線維方向に切離する方法である．MPAよりも大腿四頭筋への侵襲は少ない利点がある．

④ quadriceps sparring approach（QSA）

膝蓋骨内側中央付近まではMPAと同様であるが，内側広筋の膝蓋骨付着部までの切開．大腿四頭筋に剥離や切開を加えないため侵襲は少ない．

⑤ anterolateral approach（ALA）

通常は重度の外反変形膝の手術に用いる．外側支持機構の剥離が行いやすく，内側の剥離を最小限にすることができるが，膝蓋骨の内側への翻転が困難となる．

2 皮膚・皮下組織の構造・機能

手術の際，骨に介入するためには，表層の組織を切り開く必要がある．皮膚はケラチノサイトの集まりである表皮と，その深部の密性結合組織の塊である真皮で構成される（図2）．真皮の下層には疎性結合組織の皮下組織が存在する．

皮膚は外力を緩和することで，内部構造（筋や骨，内臓）を保護している[3]（図3）[4]．皮膚に外力が加わると，まず表皮のケラチノサイトに張力が伝わり，細胞同士を引っ張る（図3a）．深層のケラチノサイトが基底膜を介して，真皮へ張力を伝える．真皮に伝わった張力は膠原線維を引っ張り，膠原線維同士の接着部や，膠原線維と線維芽細胞間，線維芽細胞間に張力が伝わる（図3b）．真皮から皮下組織にまで張力が伝わると，弱い張力で

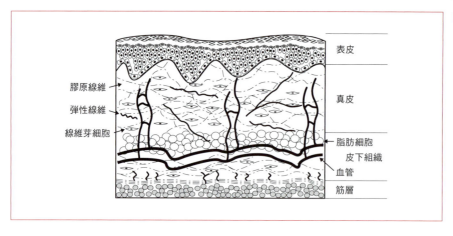

図2 正常な皮膚の構造

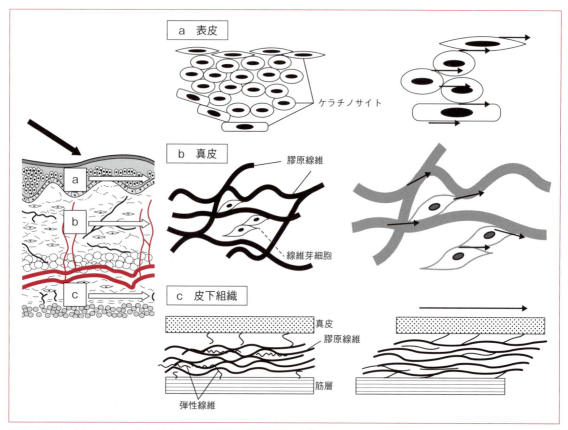

図3 剪断力（shear stress）に対する表皮・真皮・皮下組織の応答
表皮，真皮，皮下組織でそれぞれ力学的負荷に適応・変形するが，皮膚の滑走性において中心的な役割を果たすのは皮下組織（c）である．
（文献4）より引用改変）

は弾性線維が引き伸ばされ，膠原線維もわずかに伸びる．さらに強い張力が加わると，膠原線維も引き伸ばされる[4]（図3c）．皮膚と骨・筋間の位置関係の変化（滑走性）は，機械的負荷に対する真皮・表皮自体の伸縮性というより，皮下組織での高い柔軟性による適応によるところが大きい．

3 皮膚の治癒過程

皮膚の治癒過程は，血液凝固期，炎症期，増殖期，再構築／成熟期の4相に分けられる[5]（図4）[3]．治癒の過程では，各期が明確に分かれて順次進行するのではなく，それぞれの時期が少しずつ重なりながら進行する．その際，各時期に応じてさまざまな細胞や物質が関与する．治癒に要する期間や治癒の程度は，損傷の程度（範囲・深さ）や皮膚年齢によって異なる．また，タンパク質欠乏などの全身的因子，感染や血行不全などの局所的因子により，治癒は遅延する．手術に伴う皮膚・皮下組織の損傷では，欠損が少ない上に縫合により切開部が近接しているため，他の種類の創と比較すると良好な治癒が期待される．

3-1 血液凝固期(数時間以内)

血液が血管外に漏出すると，血管収縮や血小板の凝集が起こり，血小板血栓が生じて損傷部位を塞ぐ（一次止血）．血小板の凝集が増強しながら，強固なフィブリン網を形成し，血栓を補強する（二次止血）．また，凝集した血小板はさまざまな成長因子を放出し，炎症細胞の遊走，血管新生や線維芽細胞の増殖を刺激する（図4a）．

3-2 炎症期(1~6日)

この時期には，血管拡張や血管透過性亢進により，創部とその周辺に白血球が集まりやすくなる．損傷部の血小板から放出される走化性因子により白血球が創部に遊走し，内皮細胞が作る接着分子により白血球が創部付近に留まる．集まった白血球の中でも特に好中球は，タンパク質分解酵素を放出して壊死組織を分解し，侵入した細菌や細胞の残骸を貪食する．少し遅れて単球が創内に入ってマクロファージとなり，組織の残骸や細菌だけでなくアポトーシスを起こした好中球も貪食する．また，さまざまな炎症メディエータを放出して，線維芽細胞の遊走および結合組織再生（コラーゲン合成）を刺激するほか，血管新生，上皮化を促進

する（図4b）．

3-3 増殖期(3~20日)

この時期には，上皮化，肉芽組織形成，血管新生などの壊れた組織を修復する活動が盛んに行われる．肉芽組織とは，止血のために形成されたフィブリン塊に血管や線維芽細胞などで形成される線維性の結合組織である（図4c）．

① 上皮化

上皮化とは表皮の再構築であり，創周辺部から創部へ表皮細胞が遊走して創表面を覆うことで欠損部を閉鎖する．上皮細胞はフィブリン塊の深層にある真皮や肉芽組織の間を遊走するため，上皮化が完了するとフィブリン塊は脱落する．

② 線維芽細胞による細胞外基質合成

線維芽細胞が刺激されるとコラーゲンやプロテオグリカンなどのさまざまな細胞外基質を合成する．細胞外基質は徐々に堆積し，損傷部を結合組織が埋めていく．コラーゲンは修復部の機械的強度の増強に重要な役割を果たす．

③ 創の収縮

術創の場合，正常に修復過程が進行すれば創収縮を伴わずに創が閉鎖するが，細菌汚染などにより正常な治癒機転が働かない場合では不可欠な過程である．創の閉鎖は損傷部位の両端を収縮させて引き寄せ，欠損部を縮小する．創の閉鎖には，線維芽細胞から分化した筋線維芽細胞が関与する．筋線維芽細胞は，アクチンやミオシンフィラメントを有し，収縮能を持つ．筋線維芽細胞が収縮して内方に移動し，肉芽組織を緻密なコラーゲンに置換されて瘢痕組織となる．創の収縮が制御されない場合，異常瘢痕となり，関節機能を低下させ拘縮形成を招く．

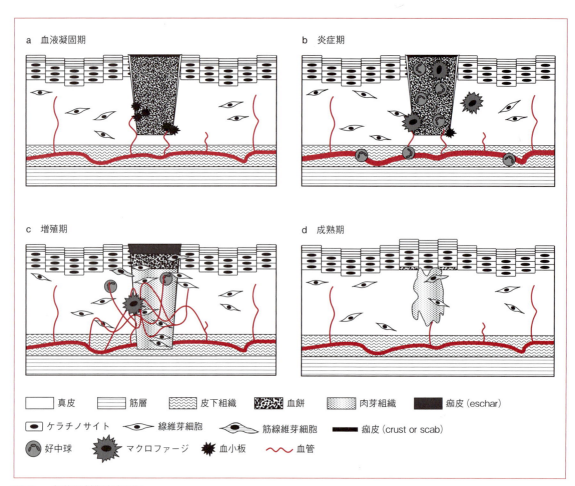

図4 一般的な創傷治癒過程
通常の治癒過程（急性皮膚創傷）の場合，創の表面は早期より痂皮（crust もしくは scab）により保護され，その後は創収縮により閉鎖される．その下では血管由来のマクロファージや好中球などによる貪食と，線維芽細胞による細胞外マトリクスの形成が盛んになり，その後成熟していく．慢性皮膚創傷の場合，増殖期においても壊死細胞の集合である黒色痂皮（eschar）を形成することがある（急性皮膚創傷では出現しない）が，その場合は可及的早期にデブリードマンする必要がある．
（文献 3）より引用改変）

④ **血管新生**

　損傷した血管内皮細胞は分裂・増殖して血管新生が生じる．発芽した新生血管は損傷部位に入り込み，炎症・組織修復に関わる細胞や酸素，栄養物質を供給する．マクロファージは血管新生を刺激する成長因子を放出して血管新生を促進する．

3-4 瘢痕形成期（成熟期）（9日〜）

　創傷治癒の最終過程であり，瘢痕組織の大きさ，形状，強度が変化する．この時期には形成された瘢痕組織から細胞成分が減少し，損傷前の形態・機能に近づく．コラーゲンの合成・分解のバランスにより制御され，合成が分解を上回るとケロイドまたは肥厚性瘢痕となり，皮膚機能が制限される（図 4d）．

表1 ◆TIME

TIME	創面環境調整の評価項目	治療法	具体的処置
Tissue non-viable or deficient	壊死組織・不活性組織	デブリードマン	5種のデブリードマン (自己融解的, 外科的, 物理的, 生物学的)
Infection/inflammation	感染・炎症	感染原因の除去	局所洗浄, 局所・全身への抗菌薬投与
Moisture imbalance	湿潤のバランス不均衡	最適な湿潤環境の維持 (乾燥防止)	適切な創傷被覆材, 陰圧閉鎖療法
Edge of wound	創辺縁の治癒遅延	デブリードマン 理学的治療法	外科的デブリードマン, 陰圧閉鎖療法

(文献6)より引用改変)

4 皮膚創傷のタイプ

一般的な皮膚創傷は, 急性皮膚創傷と慢性皮膚創傷に分けられる[6]. 急性皮膚創傷は, 創傷治癒機転が正常に働く創傷であり, 通常の手術創はこれに含まれる. 慢性皮膚創傷は, 正常な創傷治癒機転が働かない何らかの原因を持つ創のことをいう. TIME とは, 創傷治癒促進のため, 創面の環境を整えるための実践的指針のコンセプトであり, 創傷治癒を阻害する要因を T (Tissue non-viable or deficient):不活性組織 / 欠損, I (Infection or inflammation):感染 / 炎症, M (Moisture imbalance):湿潤のバランス不均衡, E (Edge of wound):創縁の側面から検証する(表1)[6]としている. 創傷治癒促進のためには, ① 創傷治癒を阻害する因子を取り除くこと(創面環境調整), ② 創傷治癒力を促進させるために創面を湿潤した環境に保持すること(湿潤環境下療法)が重要とされる. 加えて ③ 物理療法による創傷治癒促進の効果も多くのエビデンスが得られており, 今後 TKA 後の術創においても利用が拡がる可能性を秘めている.

5 創傷治癒が遷延する要因

5-1 局所的要因

① 手術部位感染

骨・関節の手術部位感染は, 人工関節置換術における合併症の一つであり, その治療に難渋することが多い. 深部手術部感染の発生率は, 初回人工関節手術で 0.2〜3.8 %, 人工関節再置換術で 0.5〜17.3 % と報告されている[8]. 感染の主なリスクファクターとして, 高血圧, 低体温, 喫煙, 出血・輸血が挙げられており, これらの要因は血流量を低下させ, 殺菌能を低下させることが示唆されている.

② 血液供給

炎症反応における血管由来細胞の炎症部への移動, 創部への栄養, 酸素供給において, 血管機能は極めて重要となる. 創部における酸素分圧の低下は線維芽細胞の遊走やコラーゲン合成を抑制し, 組織修復能を低下させる[9]. 周術期の酸素補充は創縁の酸素分圧を増加させ[10], 感染の発生率を低下させる[11]. 高圧酸素療法は慢性創傷の組織修復を促進させる[12]が, 酸素供給よりも高圧の影響の可能性もある.

5-2 全身的要因

① 栄養状態

低栄養による創傷部へのエネルギー供給不足は

3 創部の治癒過程 ■ 39

組織修復に大きく影響する．低タンパク血症では創傷治癒が遅延し[13]，創離開や縫合不全といった術後合併症の率が高くなる[7]．単一栄養素の欠乏も組織修復に影響し，ビタミン類（A，B，C，D），ミネラル（亜鉛，マグネシウム，銅）の不足は線維芽細胞の増殖やコラーゲン合成を低下させ，創傷治癒に影響を与える．

② 疾　患

糖尿病によって高血糖が持続するとヘモグロビンA1C（HbA1c）が上昇するが，HbA1cの増加は赤血球からの酸素放出を抑制するため，創傷部の酸素濃度は低下し，修復の条件は悪化する．その他，インスリン不足による細胞の栄養枯渇，免疫機能低下などといった複数の要因により正常な治癒機転が生じないことで創傷治癒は遅延する．

また，閉塞性動脈硬化症やバージャー病といった局所循環障害を引き起こす疾患では血管新生，肉芽形成が障害され，易感染となることで創傷治癒過程が遅延する[7]．

③ 薬　剤

デキサメタゾン，プレドニゾロンといったステロイドホルモンは強力な抗炎症作用があり，アラキドン酸カスケードを遮断することから，術後の疼痛を軽減させることができる一方，単球の炎症部への遊走や貪食能を低下させ，線維芽細胞の増殖，コラーゲン合成を抑制する．その結果，創傷治癒過程の遅延や感染率の増加などに影響を与える．その他，免疫抑制剤，抗がん剤も組織修復を遅延させる[7,9]．

6 創傷治癒に影響を与える要因

6-1 関節運動

TKA後早期より自動・他動を問わず膝関節屈伸運動を行うが，その際に切開創への張力は避けられない（図3）[4]．閉創後は縫合糸，ステープラーや皮膚接合用テープなどにより固定され創部は力学的に安定しているが，抜糸後は，関節運動による創部へのメカニカルストレスは増加する．メカニカルストレスは線維芽細胞などのメカノレセプターを介し，遊走，分化や増殖などに影響を与える[14]．さらに，線維芽細胞のコラーゲンの発現は張力に依存して増加する．創傷治癒早期からの過剰な運動は脆弱な新生血管の損傷や瘢痕形成を引き起こし，治癒を遅らせる可能性がある．一方，長期の不動によるメカニカルストレスの減弱は，コラーゲンクロスリンクの増加，弾力性を低下させ癒着を起こす可能性がある[9]．

6-2 物理療法

皮膚創傷への電気刺激療法（ES）により，血管新生，血流・酸素供給増加，浮腫の減少や抗菌効果，増殖期では創収縮やコラーゲンの再組織化，細胞増殖やタンパク合成増加，上皮細胞の増殖や遊走，線維芽細胞刺激が報告されている[15,16]．さらに，創傷への電気刺激は創傷修復を促進させるだけでなく，神経細胞の分化マーカー発現や神経再支配を促進させる[17]．また，ESは褥瘡治療でも効果が認められており，褥瘡予防・管理ガイドライン[18]では，創の縮小を目的とした保存的療法として推奨されている．また，その他の物理療法として，超音波療法，振動刺激療法，近赤外線療法，電磁波刺激療法も創収縮などを目的とした治療として掲載されている[19]．

おわりに

TKA後の創が術前に近い形態・機能を再獲得するには，組織修復が正常に進行することが重要

である．正常な創傷治癒過程から逸脱している可能性がある場合は医師に報告するとともに，感染や基礎疾患の可能性を含めて原因を検討する必要がある．癒着や拘縮の予防の観点から，術後の可及的早期からの関節運動の重要性に疑いの余地はないが，実際に行う際には，疼痛や炎症のサインを注意深く観察する．関節内の炎症は関節包の線維化を誘発し，拘縮を重症化させる．また，疼痛下での関節運動は筋緊張を高め，拘縮を増悪させる可能性[20]があることを留意する必要があるであろう．

ONE POINT ADVICE　私はこう考える

組織損傷後の炎症・修復は，さまざまな細胞が関与し，サイトカイン・成長因子などのケミカルメディエータにより複雑かつ精緻に制御されるが，それらの発現は理学療法で提供可能な物理的刺激（温熱，寒冷，電気刺激，メカニカルストレス）によってコントロール可能である．なかでも，組織修復に中心的な役割を果たす線維芽細胞は，メカニカルストレスにセンシティブであり，適度なストレスがコラーゲン合成を適切にする一方，過小・過大なストレスは正常な修復を阻害する．これまでの研究データの蓄積を生かし，今後は術創の治癒促進を目的とした物理療法や運動療法が開発できる可能性がある．一方，一般的な術後の創傷治癒と，褥瘡や難治性潰瘍といった慢性皮膚創傷とは，創傷修復機転が異なることから同一視しないよう注意する必要がある（例えば，褥瘡に対して有効な治療が，必ずしも術創の早期修復に繋がるとは限らない）．

文　献

1）村上祐司：膝の外科．変形性膝関節症．d．人工膝関節置換術．カラーアトラス　膝・足の外科，越智光夫編，中外医学社，東京，263-265，2010

2）山田英司：第1章．変形性関節症．運動器疾患の病態と理学療法，奈良　勲監修，医歯薬出版，東京，11-27，2015

3）Silver FH, et al：Mechanobiology of force transduction in dermal tissue. Skin Res Technol 9：3-23, 2003

4）Kawamata S, et al：Structure of the rat subcutaneous connective tissue in relation to its sliding mechanism. Arch Histol Cytol 66：273-279, 2003

5）Sun BK, et al：Advances in skin grafting and treatment of cutaneous wounds. Science 346：941-945, 2014

6）井上雄二ほか：創傷・褥瘡・熱傷ガイドライン．日皮会誌127：1659-1678，2017

7）竹中秀也ほか：創傷治癒の生理と全身管理．PTジャーナル40：337-343，2006

8）日本整形外科学会診療ガイドライン委員会編：骨・関節術後感染予防ガイドライン，改訂第2版，南江堂，東京，2015

9）Cameron HE 原著：パートII．病理と患者の抱える問題．第3章．炎症と組織修復．EBM物理療法，原著第4版，医歯薬出版，東京，25-49，2017

10）Vince KG：Wound closure：healing the collateral damage. J Bone Joint Surg Br 94（11 Suppl A）：126-133, 2012

11）Greif R, et al：Supplemental perioperative oxygen to reduce the incidence of surgical-wound infection. N Engl J Med 342：161-167, 2000

12）Kranke P, et al：Hyperbaric oxygen therapy for chronic wounds. Cochrane Database Syst Rev（6）：CD004123, 2015

13）藤井春男：低蛋白血症の創傷治癒に及ぼす影響（2）創傷治癒の肉眼的，組織学的，細胞動態学的解析．日口外誌28：1449-1462，1982

14）Barnes LA, et al：Mechanical forces in cutaneous wound healing：emerging therapies to minimize scar formation. Adv Wound Care 7：47-56, 2018

15）Ud-Din S, et al：Electrical stimulation and cutaneous wound healing：A review of clinical evidence. Healthcare 2：445-467, 2014

16）Ud-Din S, et al：Angiogenesis is induced and wound size is reduced by electrical stimulation in an acute wound healing model in human skin. PLoS One 10（4）：e0124502, 2015

17）Sebastian A, et al：Enhanced neurogenic biomarker expression and reinnervation in human acute skin wounds treated by electrical stimulation. J Invest Dermatol 137：737-747, 2017

18）門野岳史ほか：褥瘡予防・管理ガイドライン（第4版）．褥瘡会誌17：487-557，2015

19）吉川義之ほか：褥瘡の局所治療―物理療法．理学療法を生かす褥瘡ケア―評価・治療・予防，杉元雅晴編著，文光堂，東京，41-59，2016

20）Kaneguchi A, et al：Nociception contributes to the formation of myogenic contracture in the early phase of adjuvant-induced arthritis in a rat knee. J Orthop Res 35：1404-1413, 2017

人工膝関節全置換術 Q&A ― 患者からよく聞かれる質問と考え方 2

Q いつ手術を受けるのが一番良いのでしょうか？

A 現在の人工膝関節の耐用年数と日本人の平均余命を考慮すべき要素ではあるが，身体的状態を検査して評価することは勿論，最も重要なことはその患者の価値観を尊重することである．

日本整形外科学会の膝 OA ガイドライン[1]には，「非薬物療法と薬物療法の併用によって十分な疼痛緩和と機能改善が得られない膝 OA 患者の場合は，人工膝関節全置換術を考慮する．保存的治療を行っているにもかかわらず，健康関連 QOL の低下を伴う重篤な症状や機能制限を有する患者に対しては，関節置換術が有効かつ費用対効果の高い手段である」と示されている．しかし，これは医療者側の外科的治療の判断基準の一つにすぎない．

多くの医師が「人工膝関節の手術を受けるなら 60 歳を過ぎてから」と患者に説明している．その理由として，人工膝関節の耐用年数と日本人の平均余命との関係が挙げられる．一般的に，人工膝関節の耐用年数は約 15〜20 年といわれているなか，厚生労働省の平成 28 年簡易生命表[2]によると，日本人の平均余命は 60 歳の場合，男性 23.67 年，女性 28.91 年であり，年々延びてきている．したがって，60 歳を過ぎてから手術をする方が再置換術を受ける必要性が低くなるという考えである．

しかし，40〜50 歳代でも他に有効な治療法がない場合，人工膝関節全置換術（TKA）が選択・施行され，短期に社会復帰されているケースもある．また，「家族の力を借りることなく一人で生活していきたい」「痛みをなくして仕事を続けたい」などの考えから手術を受け，術後生き生きとした生活を送られているケースも多い．人工膝関節の耐用年数の問題はあるが，手術によるプラスの部分を考えると 40〜50 歳代で受ける価値は十分にある．膝関節の痛みを放置しても，すぐに寝たきりや生命の危機には陥らないが，明らかに生活活動の場を狭めることとなり，経済的損失のみならず，人生の中で最も円熟した時期を失うことにもなる．したがって，身体的状態を検査して評価することは勿論，その患者の価値観を尊重することも重要な判断基準の一つである．

表 1 ◆ 標準体重と BMI の計算方法

○標準体重(kg) ＝ 身長(m) × 身長(m) × 22
○ BMI* ＝ 体重(kg) ÷ ｛(身長(m) × 身長(m)｝

*18.5 未満は痩せ体型，18.5〜25.0 は普通，25.0 以上は肥満体型．
日本人の場合，基準値は男性が 22.0，女性が 21.0．

ONE POINT ADVICE

膝 OA と診断され人工膝関節を勧められたが，できるだけ手術の時期を遅らせたいという患者で日常的に気をつけてほしいことは，関節への負担を減らすことである．まず，標準体重を超えないようにすること，BMI を知ることが重要である（表 1）．また，大腿四頭筋を中心とした下肢筋力増強運動は，安静時・動作時の疼痛を軽減させ，関節可動域，筋力，移動能力や QOL を向上させる[3] ため重要である．

文 献

1) 変形性膝関節症の管理に関する OARSI 勧告― OARSI によるエビデンスに基づくエキスパートコンセンサスガイドライン（日本整形外科学会変形性膝関節症診療ガイドライン策定委員会による適合化終了版）
2) 厚生労働省：平成 28 年簡易生命表
3) Lange AK, et al：Strength training for treatment of osteoarthritis of the knee：a systematic review. Arthritis Rheum 59：1488-1494, 2008

（片岡悠介）

III

理学療法実践

1 評価
1 X線画像—評価の基礎

佐々木恒平

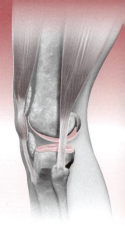

1　X線とは

　X線の説明をする前に，まず「放射線」の定義について明確にしておく必要がある．定義の一つ目は，「放射線は空間および物質を通じて，エネルギーを伝える能力を有する」である．この定義から放射線とは，電磁波および運動エネルギーを持った粒子線（電荷を持った粒子のこと，電子や陽子が含まれる）をいう．さらに，二つ目の定義として「医療で使用する放射線とは，通過する物質を直接あるいは間接に電離する能力を有する」とされる．放射線は物質に入射すると，物質を構成する原子と相互作用（interaction）を起こし，"電離"や"励起"を引き起こす．ここで"電離"とは，原子核の周りの軌道電子を原子の束縛から解放し，原子の外側まで弾けとばす反応である．つまり，放射線が原子に与えるエネルギーがその軌道電子の束縛エネルギーよりも大きい場合にしか電離は起こらない．電離よりも原子に与えるエネルギーが小さい場合には，軌道電子は外側の高いエネルギー準位へ移動する．この現象を"励起"という．医療でいう「放射線」とはこの電離を起こす能力のある電磁波あるいは粒子線と定義できる．

　現在，X線は医療で最もよく使用される放射線である．1895年 Röntgen は陰極線の研究中にX線を発見し，同年12月にX線についての第一報を発表した．この論文の中で Röntgen は新しい放射線としてX線という名称を初めて使用した．X線は原子，特に核外から放出される電磁波の一

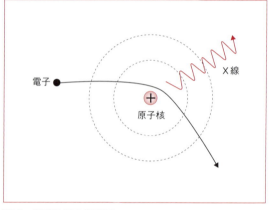

図1　制動放射の概念図
X線管の陰極から放出された電子は高速で陽極へ衝突し，その際に制動放射によってX線が発生する．

種であり，簡単にいうとエネルギーの高い"光"である．X線とわれわれが目にする可視光は，持っているエネルギーが異なり，その結果，物質を透過する力が大きく異なる．

　医療で用いるX線は原子核の外側から生じたものであり，制動放射という現象によって生じる．図1に制動放射の概念図を示す．電子が原子核近傍を横切ると，プラスの電荷を持った原子核のクーロン場によって，電子は減速されて進行方向を曲げられる．この時電子が失ったエネルギー分をX線として原子の外に放出する．これを制動X線といい，医療で用いられるX線はほとんどが制動X線である．

X線は束となり集まった状態で物質中に入射する．これをX線束という．X線束が物質中に入射した時には，個々のX線は光電効果，電子対生成，光核反応のいずれかの相互作用により物質中で吸収されて消滅する．あるいは，干渉性散乱やコンプトン散乱により進行方向を変えられる．医療におけるX線のエネルギーでは，この中でも光電効果，コンプトン散乱が重要な相互作用となる．

ここで，放射線被曝について考える．生体の物質も同様に原子から構成されている．X線は間接電離放射線に分類され，X線そのものが物質を電離するのではなく，X線が物質と相互作用をした結果に生じた二次電子が生体内の物質を電離または励起する．生体の物質が放射線によって電離・励起されることにより，生体に放射線のエネルギーが伝達する．これがいわゆる"被曝"となる．

2　X線像の形成

一般的に"レントゲン写真"と呼ばれるX線画像は，すべて人体中のX線の吸収度合いの差を利用したものである．前述したようにX線は電磁波の一種であり，生体内でさまざまな相互作用を引き起こす．このX線と生体物質との相互作用の結果，物質の種類と厚みの違いによる画像の濃淡が決定する．ここでは，X線がどのように人体中で吸収されるかを解説する．

▶ 2-1 X線と物質の相互作用

X線と物質は3種類の相互作用（interaction）を引き起こす．どの相互作用を起こすかはX線のエネルギー，物質を構成する元素（原子の種類）によって確率的に決定される．

一つ目は光電効果（photo-electric effect）である．図2に示すように，物質中にX線が入射すると，X線は原子核周囲の軌道電子とクーロン相互作用を起こし，そのエネルギーをすべて軌道電子に付与し消滅する．この結果，エネルギーを与えられた軌道電子は原子の束縛から解放されて原子外へ飛び出す．この現象を光電効果という．光電効果はX線を吸収する相互作用であるため，医療で用いるX線エネルギーではX線画像の濃淡（コントラスト）を決定するうえで最も重要な相互作用である．

光電効果はX線と軌道電子との相互作用であるため，その発生確率は原子核を取り巻く軌道電子の密度に依存する．つまり，光電効果を起こす確率は入射する物質の原子番号の3乗に比例するため，水素原子と酸素原子で構成される水（実効原子番号7.42）よりも，主にカルシウム（原子番号20）で構成される骨組織の方が光電効果を頻繁に起こす．また，密度の大きな物質の方が電子が密集して存在しているため，光電効果を起こす確率が相対的に高くなる．これにより，肺，水，脂肪や筋肉といった低原子番号，低密度な物質よりも，骨皮質や生体内金属といった高原子番号，高密度の物質の方が頻繁に光電効果を引き起こし，X線が吸収されやすい．

X線がより大きなエネルギーを持って物質中に入射し，光電効果がもはや起こりにくくなった場合にコンプトン散乱（Compton scattering）が起こる．図3に示すように，コンプトン散乱は物質中へ入射したX線が軌道電子にエネルギーを与えて原子外へ弾け飛ばしたうえで，X線自身はエネルギーを少し失って進行方向を変える現象である．

X線を用いた画像形成において，人体を透過したX線が検出器に到達して初めて画像を形成することができる．X線のエネルギーが低い場合には"光電効果"が高確率で起こり，入射表面から近い段階でほとんどのX線が吸収されてしまう．そのため，臨床では撮影部位の厚さに応じてX線エネルギーを変化させる．被写体の厚みが大き

1-1　X線画像—評価の基礎 ■ **45**

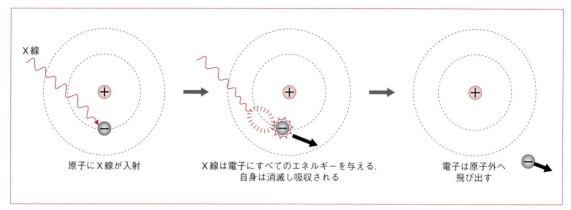

図2 光電効果
X線が物質に入射した時に,原子の中の軌道電子にすべてのエネルギーを与える.エネルギーを与えられた軌道電子は,原子核の束縛から解放されて原子外へ飛び出す.この時にX線は吸収されて消滅する.

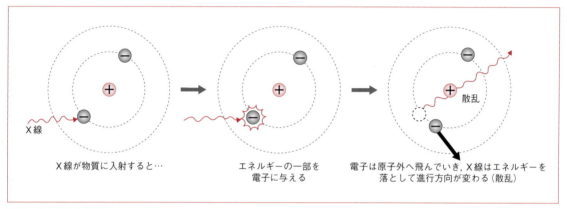

図3 コンプトン散乱
X線が物質に入射した時に,軌道電子にエネルギーの一部を与える.エネルギーを与えられた軌道電子は,光電効果と同様に原子外へ飛び出す.X線は一部のエネルギーを失い,その進行方向を変えられてしまう.

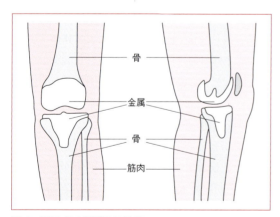

図4 TKA後の膝関節X線像のシェーマ
金属で作られた人工関節置換後のX線画像には骨,金属,筋肉,空気とさまざまな物質が含まれる.

い場合には,X線エネルギーを高くすることによって,透過力が強くなる.この性質はX線エネルギーの増加に伴い光電効果の確率が下がることが大きな要因である.よって,光電効果は画像の濃淡(コントラスト)に最も関係性の深い現象である.一方で,X線エネルギーを高くするとコンプトン散乱が高確率で発生するようになる.コンプトン散乱は物質中でX線の進行方向を変えられる相互作用であるため,画像のボケに関わる.

2-2 X線画像の濃度

図4にTKA後の膝関節X線写真のシェーマを

表1 ▶ X線画像を構成する5つの濃度カテゴリ

濃度分類	人体中の構造	X線吸収の度合い （水を1,000とした時の相対値）	備考
空気	肺，消化管ガス，遊離ガス	1	気体の原子の配列密度は 非常に小さい
脂肪	皮下脂肪，内臓脂肪	500	原子の配列密度が水よりも 小さい
水	血液，関節液，臓器，筋肉，軟骨， 結合組織	1,000	H, C, N, O の 低原子番号原子で構成
骨	骨 ※皮質骨と海綿骨では若干異なる	5,000	Ca, P を含む
金属	人工関節，義歯，血管クリップなど	5,000～10,000	高原子番号

示す．このように，骨，筋肉，金属とさまざまな物質で構成されていることがわかる．表1にX線画像を構成する5つの濃度分類を示す．X線吸収の小さいものから，人体中の構造別に「空気」，「脂肪」，「水」，「骨」，「金属」濃度に分類することが可能である．

「空気」濃度が最もX線吸収が小さく，肺，消化管ガス，遊離ガスが含まれる．空気は水素（H），炭素（C），窒素（N），酸素（O）といった低原子番号の原子から構成されている．さらに，気体は液体の約1/770の密度であるため，水に比べてX線吸収が非常に小さい．

人体中で最も割合の大きい「水」濃度には，血液や関節液といった液体に加え，臓器，筋肉，軟骨や結合組織が含まれる．これらの構造物の共通点は，水素，炭素，窒素，酸素などの低原子番号の原子で構成されていることである．「空気」濃度と大きく異なるのは原子の配列密度が液体の状態であることであり，その結果X線吸収が「空気」濃度の約1,000倍となる．X線画像で臓器や筋肉などの組織の境界が不明瞭となるのは，X線吸収に差がほとんどないためである．

次に，「空気」濃度と「水」濃度の中間に位置する「脂肪」濃度について解説する．「脂肪」濃度には，その名の通り体内の脂肪組織が含まれる．原子の組成は「水」濃度と同様であるが，脂肪の配列密度は水よりも小さいため，X線の吸収度合いは水より小さくなる．

続いて，「骨」濃度は全身の骨組織が該当する．前述した「空気」，「脂肪」，「水」濃度とは異なり，骨組織にはカルシウム（Ca）やリン（P）が含まれており比較的高い原子番号となる．さらに原子の配列密度も高くなるため，X線吸収は「水」濃度よりも高くなる．この結果，X線画像では，骨は白く描出される．特に皮質骨はエナメル質が豊富に含まれており，高いX線吸収を示す．

体内に存在する物質の中で，X線吸収の最も大きいものは「金属」濃度である．これまでの説明で，X線の吸収度合いは物質を構成する原子の原子番号（Z）と原子の配列密度に依存することがわかった．ここで「金属」濃度には本書のメインである人工関節システムが含まれる．他に，脳動脈瘤クリップなどがあげられる．これらは体内に存在する物質よりも原子番号が大きく，原子の配列密度も密である．そのため「金属」濃度の物質はX線吸収が非常に大きく，水と比較すると5〜10倍の吸収を示す．つまり，X線画像で「金属」濃度の物質は"真っ白"に描出される．この"真っ白"の状態は，その物質よりも後方にX線が全く透過していないということを示している．実際にX線画像を診るとわかるが，骨は骨梁などの内部構造を画像上で観察することができるのに対して，金属は内部構造を観察することが困難である．

1-1　X線画像―評価の基礎　■　**47**

3 X線画像読影の基礎

本項では骨軟部領域に限定したX線画像の読影について解説する．

骨軟部領域におけるX線画像では，骨折，骨腫瘍，関節炎や軟部疾患を異常所見として描出することが可能である．骨折は変位・屈曲・伸展・回旋などを行うことで評価することができる．これらの運動により転位がない場合にも，骨梁の不連続性や周囲の軟部組織にfat pad signなどの異常所見が認められることによって骨折を検出することができる．

骨軟部におけるX線画像の読影の一例として，ABCDSの手順で行う方法がある．ここでABCDSとは，A（alignment：配列），B（bone mineralization：骨密度），C（cartilage：関節軟骨），D（distribution：病変の分布），S（soft tissue：軟部組織）である．初めに，骨折・脱臼による骨の転位があるか（A：配列），続いて骨密度の異常な低下や上昇がないか（B：骨密度），関節裂隙に狭小化がないか（C：関節軟骨），腫瘍などがある場合その拡がりを観察し（D：病変の分布），外傷や炎症反応に伴う軟部組織の変化はないか（S：軟部組織）を観察する．

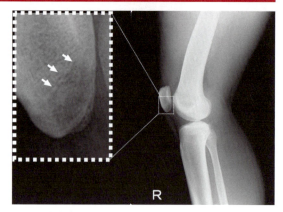

図5 判別が困難な骨折の一例

ここで，判別の難しい骨折の一例を挙げる．図5の膝側面像を見るとはっきりとした骨折線は認められない．しかし，膝蓋骨の遠位部の骨梁線の連続性に注目してみると，骨梁が不連続になっている箇所が認められる．このように転位がない場合の骨折所見の拾い方も存在する．しかし，通常は単純X線写真だけでなく，X線CTやMRI検査を追加して更なる所見を得ることでより正確な診断ができる．

4 変形性膝関節症の画像による分類

変形性膝関節症（knee osteoarthritis：膝OA）は，関節軟骨の変性と摩耗を主体とした退行性変化に骨棘形成などの増殖性変化や軟骨下骨の骨硬化さらに骨膜炎が加わり，膝関節全体の形態変化と機能障害をきたす疾患である．膝OAの病態については他項を参照いただき，本項ではX線画像の読影に焦点を置いて述べる．

膝OAの診断にはX線検査が最も重要であり，片脚立位荷重時正面，側面，軸位（skyline-view）の3方向が必要である．X線の所見には，骨棘形成，関節間隙の狭小化，軟骨下骨の骨硬化，骨嚢腫，関節内遊離体がある．大腿脛骨関節の前方ま

たは側方への亜脱臼，膝蓋骨の外方偏位や亜脱臼など関節適合性に変化が生じる．

膝OAの状態は，Kellgren-Lawrence（KL）分類を用いて評価される．図6にKL分類によって評価された実際のX線画像を示す．KL分類ではGrade 0，Ⅰ，Ⅱ，Ⅲ，Ⅳの5段階で病態が評価される．Grade 0は正常，Grade Ⅰでは関節裂隙に狭小化は認められないが，わずかな骨棘または軟骨下骨の硬化がみられる．Grade Ⅱは関節裂隙狭小化が25％以下，Grade Ⅲでは関節裂隙の狭小化が50〜75％＋骨棘形成または軟骨下骨硬化が見られる状態，Grade Ⅳでは関節裂隙の狭小化

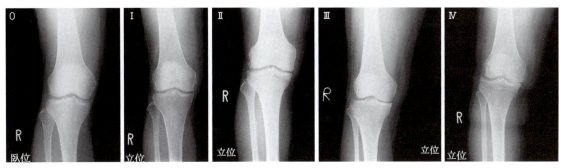

図6　Kellgren-Lawrence（KL）分類

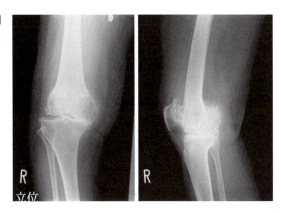

図7　重度の膝OA症例

が75％以上＋著しい骨変化を伴う状態と定義される．重度の膝OAでは関節裂隙がほぼなくなり，図7のように内側の骨同士が接触してしまっている症例もみられる．

文　献

1) 西臺武弘：放射線医学物理学，文光堂，東京，2011
2) 多田順一郎ほか：わかりやすい放射線物理学，改訂3版，オーム社，東京，2018
3) 吉田和則ほか：診療放射線技師 読影ノート 骨軟部編，医療科学社，東京，2014
4) 小川敬壽：新・図説単純X線撮影法—撮影法と診断・読影のポイント，金原出版，東京，2012
5) 杉森博行ほか：フルカラーCGで学ぶX線撮影のポジショニングとテクニック，メジカルビュー社，東京，2017

1 評価
2 X線画像—評価の活用

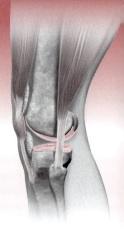

三浦浩太・大越康充

はじめに

　人工膝関節全置換術（total knee arthroplasty：TKA）を受ける患者は，膝関節の疼痛軽減と機能回復を望んでいる．これらの患者の希望を叶え高い満足感を提供するためには，整形外科医による手術の成功は勿論であるが，理学療法士（PT）による適切なリハビリテーション介入が重要である．TKAは整形外科医が各々の理念に基づき，種々の手技を用いて，さまざまなインプラントを用いて行われているが，必ずしも術前計画通りの手術が行われていない場合があるのが現状である．

PTは術後の新たな膝関節について把握し，それに対応したリハビリテーションを行うことが求められる．したがって，術後にどのような膝になったのかを把握する評価法を身につけなければならない．その最も一般的なものがX線学的評価法である．本項ではTKA術後の単純X線写真の評価方法とそれに基づいたTKA膝の運動学的・運動力学的特徴を踏まえたリハビリテーション介入について詳述する．

1 単純X線写真評価法

1-1 下肢アライメントの評価

　前額面下肢アライメントは片脚立位全長正面X線写真で評価され，通常は下肢機能軸（下肢荷重軸またはミクリッツ線）（図1a），あるいはhip-knee-ankle（HKA）角（図2a）を用いた評価が行われる．下肢の機能軸は股関節中心と足関節中心を結ぶ線であり，これが脛骨近位端を通過する点の百分率（％MA）で示される（図1b）．正常は内外中央，外側通過が外反膝，内側通過が内反膝である．また，HKA角は大腿骨機能軸（大腿骨頭中心と大腿骨顆間窩中央を通る線）と脛骨機能軸（脛骨関節面中央と足関節中心を通る線）のなす角である（図2a）．また，大腿脛骨角（femorotibial angle：FTA）（図2b）も用いられる．これは膝関節立位正面X線写真で大腿骨軸と脛骨軸との間の外側開角であり，膝外側角ともいわれる．角度で表すHKAやFTAは内反角，外反角をイメージしやすいが，％MAは生体工学的な理解の一助となる．TKA後のアライメントについては，機能軸が人工関節の中央を通ることが望ましいとされている．しかし，生来のアライメントを考慮し，若干の内反は許容されるとの考えもある．

1-2 膝蓋大腿（PF）関節の評価

　単純X線写真側面像においては膝蓋骨の高位や低位が評価可能である．Insall-Salvati法[1]（図3a）で，膝蓋腱長／膝蓋骨長が0.8以下を膝蓋骨低位，1.2以上を膝蓋骨高位としている．また，軸写像では膝蓋大腿関節における膝蓋骨の偏位や

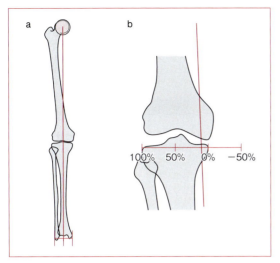

図1 下肢機能軸と％Mechanical axis
a：下肢機能軸は大腿骨頭を円近似し，その円の中心から足関節中心を通る線で示される．
b：下肢機能軸が脛骨近位端を通過する点の百分率（％Mechanical axis：％MA）で示され，図は内反膝である．

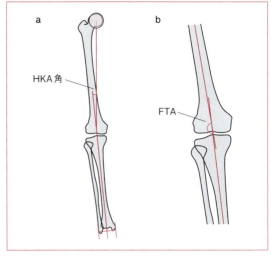

図2 HKA角とFTA
a：hip-knee-ankle angle（HKA角）．大腿骨機能軸（大腿骨頭中心と大腿骨顆間窩中央を通る線）と脛骨機能軸（脛骨関節面中央と足関節中心を通る線）のなす角．
b：大腿脛骨角（femorotibial angle：FTA）．膝関節立位正面X線写真で大腿骨軸と脛骨軸との間の外側開角であり，膝外側角ともいわれる．

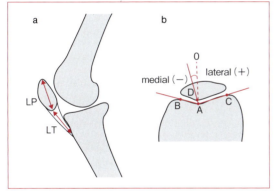

図3 膝蓋大腿関節の評価
a：Insall-Salvati法．膝蓋腱長（LT）／膝蓋骨長（LP）が0.8以下を膝蓋骨低位，1.2以上を膝蓋骨高位としている．
b：Merchantのcongruence angle．滑車溝の頂点からsulcus angle（線分BAと線分ACのなす角）を二等分する線と，滑車溝の頂点から膝蓋骨の頂点Dに引いた線のなす角．
（文献1，2）より引用改変）

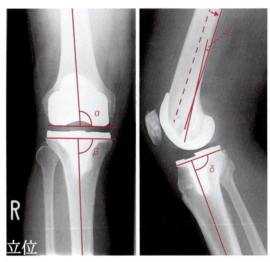

図4 Knee SocietyによるX線評価法
α：大腿骨コンポーネント内外反角度，β：脛骨コンポーネント内外反角度，γ：大腿骨コンポーネント屈伸角度，δ：脛骨コンポーネント屈伸角度

傾斜を評価する．Merchantのcongruence angle[2]が広く用いられている（図3b）．

1-3 大腿骨および脛骨コンポーネントの設置角度

術後コンポーネントの設置角度評価はKnee Societyの評価法[3]が広く用いられている（図4）．

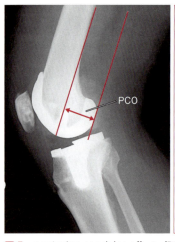
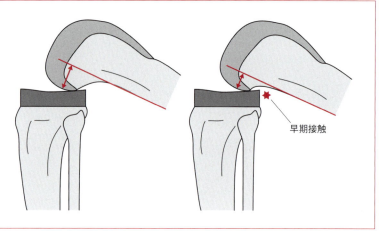

図5 posterior condylar offset（PCO）の減少による大腿骨後顆と脛骨インサートの早期接触
（文献5）より引用改変）

α角は正面像で大腿骨インプラント内外側顆遠位端を通る線と大腿骨軸がなす角であり，β角は正面像で脛骨ベースプレート下面内外側端を通る線と脛骨軸がなす角である．γ角は側面像で大腿骨インプラント遠位端の骨接触面に垂直な線と大腿骨軸がなす角，δ角は側面像で脛骨ベースプレート下面前後端を通る線と脛骨軸がなす角である．大腿骨インプラントの設置においては，大腿骨機能軸と大腿骨インプラント遠位端が直交することが望ましいとされている．しかし，大腿骨の弯曲が著明な場合は，多少の調整が行われることが多い．脛骨インプラントも脛骨機能軸に垂直な設置が望ましいとされているが，正常膝が軽度内方傾斜しているのに合わせて，2～3°内反に骨切りして設置すべきという考えもある．脛骨の後傾はインプラントによって3～7°の後傾が推奨されている．

1-4 大腿骨後顆の突出度合い：posterior condylar offset

Bellemansら[4]は単純X線写真側面像において，大腿骨遠位骨幹部後方皮質から大腿骨後顆最後部までをposterior condylar offset（PCO）（図5）とし，この長さが術後に減少すると屈曲角度が減少することを報告している．大腿骨の骨切りが後方基準で行われる場合は，PCOが術前値と乖離する可能性は少ないが，前方基準で行われる場合はPCOがばらつきやすいため，注意を要する．

1-5 joint line

術前のjoint lineは腓骨頭上端と脛骨内側関節面との距離，術後のjoint lineは腓骨頭上端と脛骨インサートの摺動面との距離で計測する．腓骨頭は術前後において変化しないためjoint lineの計測における基準となる．joint lineの変化は，温存した靱帯の付着部位置の相対的変化をもたらすが，これが運動学的および運動力学的な影響を及ぼし，可動域制限や疼痛を招来する可能性がある．PF関節では接触面の変化により膝蓋骨の矢状面での傾きが変化し，これにより大腿四頭筋腱や膝蓋腱の付着部炎を惹起する場合がある．また，PF関節のトラッキング異常や膝蓋骨とポリエチレンインサート間のインピンジメントをきたす場合がある[5]（図6）．

1-6 術後ストレスX線写真

術後ストレスX線写真は不安定性の評価に有用である．Telos deviceにより内反，外反，前方引き出し，そして後方引き出しのストレスを加えた状態で撮影する．TKA後の内外反ストレス写

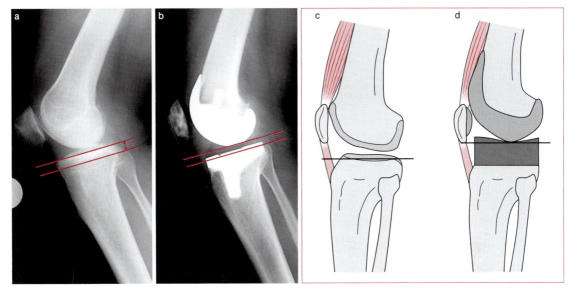

図6 joint line
a：腓骨頭上端と脛骨内側関節面との距離，b：腓骨頭上端とインサート摺動面との距離，c：正常膝の joint line，
d：TKA 後の joint line 上昇による相対的な膝蓋骨低位
(c, d は文献 5) より引用改変)

真では大腿骨インプラント遠位端と脛骨インサート間の開大長の内外側差を評価するが，正常膝と同様に外側が 3 mm 程度大きくても許容される．側面ストレス X 線写真では前後方向の不安定性を評価し，中点計測法などで計測する場合が多い．TKA の多くの機種において，前十字靱帯（ACL）は存在せず，ACL 不全膝である．また，後方支持機構については，後十字靱帯（PCL）を温存する CR タイプと PCL は切除するがインプラントに後方制動機構を有する PS タイプが存在する．また，内側大腿脛骨関節面の ball-in-socket 形状によって前後方向の制動性を有する CS タイプもある．また，近年は ACL と PCL をともに温存する機種も使われることがある．さらに UKA や BiKA などの部分置換術の場合は，すべての靱帯を温存する．以上のごとく，さまざまな機種が存在するため，前後方向の不安定性評価に際しては注意を要する．

1-7 コンポーネントの緩み(loosening)

TKA における loosening はコンポーネントの設置不良に起因するもの，ポリエチレン摩耗粉による骨融解によるもの，さらには感染によるものなどがある．loosening の評価法としては米国膝学会の基準[3]が広く用いられており，コンポーネントの各部分をゾーンに分け，インプラントの移動，沈下そして radiolucent line を評価するものである（図7[3], 8）.

2 X線写真に基づくリハビリテーション介入

2-1 インプラントが過度な内反位で設置されている場合

Green ら[6]は屍体膝を用いた研究において，脛骨コンポーネントを前額面でニュートラルアライメントに設置した群と内反 5°で設置した群に対し，各々圧縮応力を加えた結果，内反位で設置した群の後内側部分に応力が集中したと報告している．

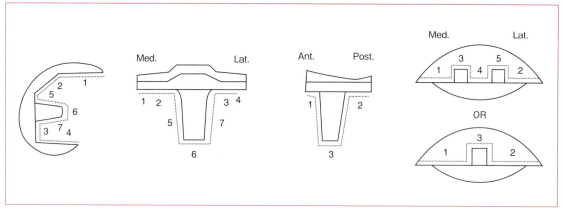

図7 Knee Society によるコンポーネントの loosening 評価
各コンポーネントにおけるそれぞれの部位で radiolucent line の幅を mm 単位で計測する．それらを合計したスコアで緩みを判断する；4mm 以下で進行がない場合は有意でない，5〜9mm で進行に対する入念な観察が必要，10mm 以上の場合は危険あるいは症状にかかわらず failure.
（文献3）より引用）

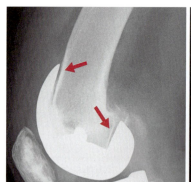
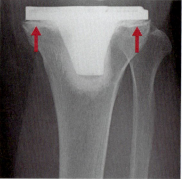

図8 各コンポーネントにおける radiolucent line

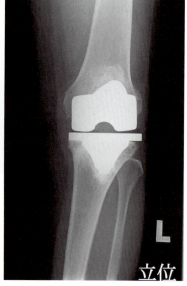

図9 インプラントの過度な内反設置

過度の内反アライメントは歩行時の膝内反モーメント（knee adduction moment：KAM）を増大させ，インプラントの沈下や緩みをきたす可能性がある（図9）．TKA 後に内反アライメントが著明な症例は術後リハビリテーションにおいて配慮が必要である．Shelburne ら[7]は KAM を減少させるものとして大腿四頭筋の重要性をあげている．

歩行動作においては，ヒールコンタクトから膝屈曲相，すなわち double knee action の前半部分における大腿四頭筋の遠心性収縮が良好に行えるよう筋力訓練を行う必要がある．立位姿勢で膝関節の軽度屈伸運動を繰り返し行わせるのも一つの方法である．また，患肢半歩前荷重位にて踵で床を押す練習を行わせ，その後，足底を接地し膝を軽

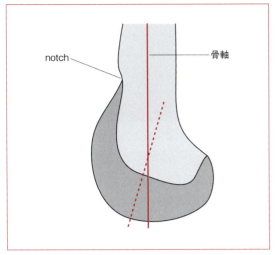

図10 大腿骨前方皮質のnotch
実線が大腿骨軸を示し，点線がインプラントの角度を示す．大腿骨軸に対しインプラントが伸展位で設置されている．

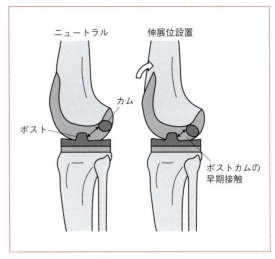

図11 大腿骨インプラントの過度な伸展位設置

度屈曲させる練習もヒールコンタクトを再構築するうえでは効果的な方法である．このように大腿四頭筋の遠心性収縮を含めた十分な立位膝屈曲運動により，KAM を減少させつつ膝屈曲モーメント（knee flexion moment：KFM）へ移行・増大させることが可能と考えられる．

2-2 インプラントが過度な外反位で設置されている場合

外反が強い場合は knee-in となりやすい．特に足関節の背屈制限を合併している症例では立脚期に toe-out となりやすく，その際膝関節には外反・外旋応力が作用し，内側側副靱帯の伸張をきたす可能性がある．また，股関節に開排制限や内転拘縮を合併している症例は一層 knee-in となりやすい．このように，隣接関節である足関節や股関節についても評価し，それらの問題を解決する介入を考慮する必要がある．

2-3 インプラントが伸展位に設置されている場合

大腿骨コンポーネントが伸展位で設置されると大腿骨前方にノッチを生じる（図10）．

Zalzal ら[8]はノッチが深いほど同部位にかかる応力が増大し，大腿骨顆上骨折の危険因子となると報告している．また，大腿骨あるいは脛骨インプラントが過伸展位に設置された場合は，膝屈曲0°でも脛骨と大腿骨のインプラント間は相対的に屈曲位となるため PS 型であればポストカムが通常よりも浅い屈曲角で接触する（図11）．また，その他の機種においても過度に膝を屈曲するとインプラント設計上の許容屈曲角度を超える可能性があるため，可動域訓練には注意を要し，愛護的に実施すべきである．また，膝関節は過伸展しやすい状態となるため，歩行訓練は膝関節軽度屈曲位で行わせ，これを習慣づけるよう指導する．

2-4 大腿骨インプラントが屈曲位，脛骨インプラントが過度な後傾位で設置されている場合

この場合，膝屈曲0°ではコンポーネント間は相対的に過伸展位となる．PS タイプではインサートのポストが大腿骨コンポーネントの顆間部前方でインピンジメントを生じやすい[9]（図12）．また，脛骨コンポーネントの後傾角がインプラント設計上で推奨する角度より大きな場合は，大腿骨の後

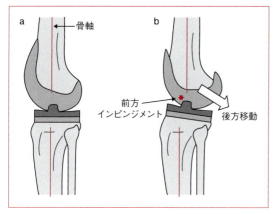

図12 コンポーネントの設置角度の違いによるアライメント変化
a：理想的なアライメント
b：大腿骨コンポーネントの過屈曲設置，過度な脛骨後傾設置による前方インピンジメント
(bは文献9)より引用改変)

方移動，言い換えると脛骨の前方移動が生じやすい状態となる(図12)．Okamotoら[10]はKnee SIMを用いて脛骨の後傾角度を0〜15°まで5°ごとに設定した4群における昇段動作の解析を行い，脛骨後傾角度が5°以上の3群において膝屈曲65°付近で大腿骨の非生理的な後方移動が生じたと報告している．前述のごとく，現存するほとんどのTKAはACLを切除するため，術後はACL不全膝となる．通常はACL不全膝に対する種々の代償運動が生じるために，前外側回旋不安定性に起因するgiving wayを生じやすくなることが考えられる．そのような症例においてはstiffening strategyなどのACL不全に対する代償動作を意識した歩行を指導することが有効である可能性がある．

ONE POINT ADVICE —私はこうする

TKAの満足度がTHAに比べ低いとの報告[11]がある．これは論文や学会でもよく見聞きする話であるが，筆者はまだまだTKAの満足度は上げられると考えている．冒頭に述べたように，TKAを受けた患者に高い満足感を提供するためには整形外科医による手術の成功とPTによる術後リハビリテーションの両方が奏功しなければならない．可能であれば術前から介入することが望ましいが，それができない場合は術後からでも遅くはない．患者に余計な精神的不安を与えないよう，筆者は良く説明するようにしている．術後しばらくの間は違和感があることを含めてどのような経過を辿るか，なぜ今膝が痛いのか，どこに侵襲があるのか，こんなに腫れて大丈夫なのか，コツコツと音が鳴るのはなぜなのか，TKAの構造や目的，禁忌動作，もしその禁忌動作を行ってしまった場合どうなるのか，患者自身に注意してもらいたいこと(例えば感染リスクを抑えるために術後早期は傷をなでなでしないよう指導する)，歩容が悪いと何故いけないのか，等々なるべく細かく説明する．これは患者教育ともいえるかもしれないが，患者はいろいろと不安を感じているのである．この説明によって患者は自身の膝を理解し今何をすべきかがわかるようになると筆者は考えている．彼を知り己を知れば百戦殆からず，である．PTとしては本項で述べたように，まずはX線画像で出来上がった膝を評価し，想定される術後の状態(例えば屈曲が停滞しそう？ 歩容ではあの代償が出そう？ など)を予想しておくことで治療も後手に回らず先手を打つことが可能になる．その積み重ねがTKA後の患者満足度の向上につながると筆者は考えている．

おわりに

TKA術後の膝キネマティクス，キネティクスは，本項で詳述したコンポーネント設置角度に起因する下肢アライメントのほかにも，温存靱帯の安定性，関節可動域，筋力，神経筋コントロール機能，年齢，生活様式，スポーツ活動など多くの要素に影響される．このような生体力学的環境において，患者は効率的な運動戦略という原則に従って活動している．理学療法士は，それらの詳細な評価により患者の問題点を見出し，理学療法介入によってその解決に取り組み，患者満足度の向上に大きな役割を果たす．臨床においてTKA後のX線評価はともすれば見過ごされがちであるが，術後X線写真から得られる多くの情報は，理学療法介入における問題解決のヒントを与えてくれるものであり，重要である．本項がその一助となることを期待したい．

文　献

1）Grelsamer RP, et al：The modified Insall-Salvati ratio for assessment of patellar height. Clin Orthop Relat Res 282：170-176, 1992

2）Wilk KE, et al：Patellofemoral disorders：a classification system and clinical guidelines for nonoperative rehabilitation. J Orthop Sports Phys Ther 28：307-322, 1998

3）Ewald FC：The knee society total knee arthroplasty roentgenographic evaluation and scoring system. Clin Orthop 248：9-12, 1989

4）Bellemans J, et al：Fluoroscopic analysis of the kinematics of deep flexion in total knee arthroplasty. J Bone Joint Surg 84B：50-53, 2002

5）鈴木昌彦ほか：可動域の向上の手術手技．人工膝関節置換術 基礎と臨床，松野誠夫編，文光堂，東京，290-293, 2005

6）Green GV, et al：The effect of varus tibial alignment on proximal tibial surface strain in total knee arthroplasty the postmedial hot spot. J Arthroplasty 17：

1033-1039, 2002

7）Shelburne KB, et al：Contributions of muscles, ligaments, and the ground-reaction force to tibiofemoral joint loading during normal gait. J Orthop Res 24：1983-1990, 2006

8）Zalzal P, et al：Notching of the anterior femoral cortex during total knee arthroplasty characteristics that increase local stresses. J Arthroplasty 21：737-743, 2006

9）箕田行秀：PS 型 TKA．パーフェクト人工膝関節置換術，石橋恭之ほか編，金芳堂，119-129, 2016

10）Okamoto S, et al：Effect of tibial posterior slope on knee kinematics, quadriceps force, and patellofemoral contact force after posterior-stabilized total knee arthroplasty. J Arthroplasty 30：1439-1443, 2015

11）Bourne RB, et al：Comparing patient outcomes after THA and TKA. Clin Orthop Relat Res 468：542-546, 2010

1 評 価
3 理学療法評価

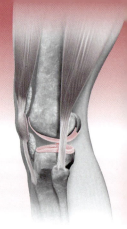

井野拓実

はじめに

　人工膝関節全置換術（total knee arthroplasty：TKA）の目的は，膝関節機能の再建と長期の耐久性である．これらを達成するために，TKA 後の理学療法の特異性ともいえるべき，以下の 2 点について理解することが重要である．一つは人工膝関節の機械特性を理解することである．生体膝関節における理学療法の実践においてその正常な解剖や機能を熟知することが必須であることはいうまでもない．同様に，人工膝関節においてもその機能や解剖，すなわち形状や機械特性を理解しておく必要がある．もう一つは術後経過における治療段階を理解することである．TKA 術後，各段階において治療の主目的が異なる．術後可及的早期に離床させ，合併症を予防し，膝関節機能を確実に回復させる．これらは TKA 後の理学療法において重要な概念であり，正しい順序かつ最短で達成していくことが肝要である．以上を踏まえ，本項では TKA の理学療法における評価について整理する．

1 人工膝関節の機械特性

　生体膝関節は骨，関節軟骨，半月板，靱帯，関節包，そして筋腱複合体などの関節構成体が複雑に協調することで大きな可動性と安定性という相反する機能が達成されている．一方，人工膝関節の運動は，大腿骨顆部の幾何学的構造および脛骨高原のデザイン，さらに後十字靱帯などの残存組織により規定される．すなわち，人工膝関節のデザインコンセプトによりその機械特性は異なる[1,2]．本邦でよく用いられる機種としては，後十字靱帯温存型（CR 型：posterior cruciate retention design），後十字靱帯代償型（PS 型：posterior stabilizer design），CS 型（cruciate substituting，cruciate sacrifice），Mobile 型（mobile bearing design），constrained 型などが存在する．これらの詳細については「Ⅱ-1　理学療法士のための TKA の基礎」（p8）を参照していただきたい．以下に，人工膝関節の特性について概説する．人工膝関節は通常，前十字靱帯（ACL）は切離されており総じて ACL 不全膝であるといえる．半月板や軟骨も切除されている．後十字靱帯（PCL）については切除され post-cam 機構に置換されているか，関節面形状の高い適合性により機能代償されている，あるいは温存されたとしてもその機能が変化していることが多い[3,4]．また術前の長期の罹患期間において内外側側副靱帯を中心とする内外側支持機構に拘縮またはゆるみが生じており，術後においてもこのバランスが失われていることが多い．例えば術前に内側型変形性関節症で内反変形していた膝関節においては，TKA により軽度外反位に矯正された場合，術後は膝関節の内側

に比べ外側に弛みが生じていることが多い．さらに術前の回旋変形や関節不安定性，術中操作による軟部組織の処置などにより，TKA後の関節は徒手検査などで精査すると局所的な弛さや硬さなど正常とは異なる軟部組織バランスになっていることが多い．これらは術後評価にて正しく把握されなければならない．また人工膝関節の関節安定性はその関節面形態による適合性に頼る部分が大きく，生体膝関節とは本質的に異なる機構である．すなわち荷重して初めて安定性が得られるという特徴がある．関節適合性は機種により異なるものの，constrained型を除くすべての人工膝関節は生体膝よりも不安定な関節であるといえる．

上述した人工膝関節の特性は，関節動態の規定や関節不安定性そのものであり，代償動作などとも密接に関係する．すなわちTKAに用いられた機種や術式はどのようなものかを理解し術後の関節運動はマネジメントされるべきである[1, 2]．具体例を以下に示す．CR型では温存されたPCLの機能を評価しつつ屈伸運動や脛骨の前後並進移動を誘導すべきである．PS型では屈曲角度が約60°以降はpost-cam機構が作動するため強制

rollbackが生じることに注意が必要である．post-cam機構が作動しているのにもかかわらず不用意な前後方向への徒手操作（例えば，すべり運動のmobilizationなど）は人工関節固定面への剪断応力に直結するため禁忌である．一部のCS型やconstrained型では関節運動は完全に人工膝関節自体に制御される．これも同様に，不用意な徒手操作などにより関節に剪断応力をかけるべきではない．また種々の動作において一定の脛骨回旋可動域の確保は必要であるが，脛骨回旋のパターンは機種デザイン，コンポーネントの回旋設置角度，および関節周囲の軟部組織バランスに大きく影響を受けるため個々の症例において注意深く検討されるべきである．すべてのTKA症例に対し，生体膝関節で認められるrollbackやscrew home movementに代表されるような脛骨の並進および回旋運動パターンを不用意に適応すべきではないと筆者は考えている．以上を踏まえた上で，関節周囲組織が人工膝関節の運動に適応しているのかを評価しつつ，関節運動は再構築されるべきである．

2 術後経過における治療段階

TKA後には明確な治療段階が存在する．各段階で達成されるべき治療目標は異なり，その達成順序も重要である．すなわちTKA後の評価内容についても重視すべき点が治療段階により異なることに注意が必要である．この詳細は「Ⅲ-2-1 TKA後の理学療法における治療段階の表1」（p104）を参照していただきたい．特に第1期：術後早期は術後の管理が重要となり，可及的早期の離床，損傷組織の治癒，そして二次合併症の予防に主眼が置かれる．術後早期の離床を妨げている要因は何か，疼痛，腫脹，身体機能のみならず環境や精神面も含めて評価されるべきである．手術侵襲により関節周囲組織が損傷している．それらの治癒は術後第一に優先されるべきであり，損

傷部位，症状，治癒の状態を的確に評価する必要がある．これらの評価が詳細になされることで，適切な負荷量や安静度が明確となる．二次合併症の予防など，術後のリスク管理に関しては，外科に勤務する理学療法士においては必須かつ最低限担保されなければならない能力である．具体的に注意すべき代表的な二次合併症は，出血，創治癒の遷延，深部静脈血栓症，術後せん妄，腓骨神経麻痺，感染症，コンパートメント症候群などが挙げられる．これらは確実に予防されるべきものであるが，もし生じてしまった場合，毎日担当症例と密接に接することが多い理学療法士はいち早くその徴候を捉え，早期かつ軽症のうちに医師や病棟看護師と連携して早急に対応する必要がある．

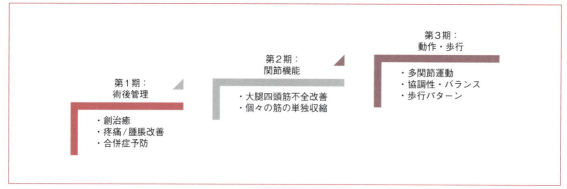

図1 TKA術後の治療段階（priority）と評価のポイント
（「p104の表1」より抜粋，簡素化した概念図）
第1期の治療目標は「離床と術後疼痛・腫脹による悪循環からの脱却」である．すなわち術後管理が主体であり，創治癒，疼痛や腫脹，合併症などの管理に関する評価が重要となる．第2期の治療目標は「膝関節の基本的な機能の回復」であり，基本的な関節機能を獲得することに主眼がおかれる．この時期は大腿四頭筋不全や個々の筋の単独収縮など関節機能の評価が重視される．第3期の治療目標は「機能的な下肢関節運動の獲得，歩行パターンの改善」とされ，動作や歩行が主な治療対象として優先順位が上がる．多関節運動，協調性，歩行パターンなどが評価のポイントとなる．

二次合併症・リスク管理の詳細については「Ⅲ-2-2 合併症・リスク管理」（p108～143）にて解説されている．本項ではこれらの評価について一部抜粋し整理する．第2期：膝関節の基本的な機能の回復，第3期：機能的な下肢関節運動の獲得，歩行パターンの改善については，関節機能や運動機能の障害に対する評価となりTKA特異的な内容というよりは，膝関節全般の診療に通じる内容がほとんどである．各治療段階において重視されるべき評価のポイントを「Ⅲ-2-1 TKA後の理学療法における治療段階の表1」（p104）に従い，より簡素化した概念図として図1に示す．

3　評価各論

評価各論について，エビデンスに基づくものもあれば臨床的提言として筆者の経験や私見を含むものもある．この点は分けてご理解いただきたい．またエビデンスを用いる際には，それらを個別の症例にどのように活用することができるのか，理学所見，検査データ，そして背景因子などと合わせて総合的に判断することが重要である．決してエビデンスレベルの高低のみが臨床的価値ではないことに留意が必要である．以上を踏まえ，個別の評価について整理する．

なお術前評価の目的や内容については「Ⅲ-2-1 TKA後の理学療法における治療段階」（p102）「Ⅲ-2-13 外来での理学療法・ホームエクササイズ」（p290）にて詳述されているのでそちらも参照いただきたい．術前評価の主な目的は，患者教育，術前に改善し得る問題点の同定，隣接関節の機能評価（「Ⅲ-2-2D 腰痛・隣接関節障害」（p136）参照），術前後の比較における指標，術後の回復過程の予後予測などである[6]．なお，術前評価および理学療法が術後成績を向上させるか否かについては，現在のところ一定の見解が得られてはいない[7,8]．しかし術前の不安軽減[9]や対処能力の改善[10]，術後早期の機能改善には有効であるとの報告が散見される[11,12]．以上より，術前評価およびリハビリテーションを外来などで実施できる場合は，可能な限り実施すべきと筆者は考えている．また術後，極力円滑に退院し日常生活に戻るために家屋状況の確認をし，改修が必要

と思われるものについては術前から準備しておくことが望ましい.

3-1 機種, 術式, 軟部組織の展開方法などの確認

上述のごとく, 術後理学療法において, 機種, 術式, 軟部組織の展開方法などを確認するのは重要である. 機種や術式については「Ⅱ-1 理学療法士のための TKA の基礎」(p8)「Ⅱ-3 創部の治癒過程」(p34)に, 軟部組織の展開方法の確認については「Ⅲ-2-3 関節可動域」(p144)においても詳述されている. ここでは軟部組織の展開方法について, 術後理学療法で注意する点を追記する.

① 皮膚の切開パターンと大腿四頭筋の侵襲（展開）部位

「Ⅱ-1 理学療法士のための TKA の基礎」(p8)「Ⅱ-3 創部の治癒過程」(p34)にて示されたとおり, 皮膚の切開パターンと大腿四頭筋の侵襲（展開）部位には複数の方法があり, 各々に特徴がある. 注意したい点としては, 皮膚上の創部と大腿四頭筋の侵襲部位は異なる場合がある. 特にmidvastus approach と subvastus approach は 皮膚上の術創と大腿四頭筋の侵襲部位が異なる. 大腿四頭筋伸張時や収縮時の疼痛部位, 圧痛部位, 局所の腫脹や出血部位などが皮膚上の創部と異なる点に注意が必要である. また評価や治療において膝蓋骨を操作する際も皮膚上の創部とは異なる大腿四頭筋の切開方向に対し離開するような負荷をかけないよう留意する. 術創部に対する早期からの過剰な負荷は疼痛を惹起するのみならず, 脆弱な新生血管の損傷や瘢痕形成を引き起こし, 治癒を遅らせる可能性がある.

② 内側軟部組織解離 (medial release)

内側型の変形性膝関節症 (knee osteoarthritis：膝 OA) の場合, 内反変形のため内側の軟部組織が短縮していることが多い. この矯正のため内側の軟部組織を段階的に解離することがある. 多くは脛骨内側の MCL 深層を剥離し, そのまま後内側部まで脛骨に沿って剥離する. 変形や短縮の程度が強い場合は半膜様筋腱付着部から鷲足の前方, 骨膜下まで剥離する場合もある. これらは術者や術式によって異なることもあるので術後確認が必要である. いずれにせよ内側軟部組織解離の有無や程度は, 術後早期の膝関節内側の疼痛や圧痛の主要因となり得るので把握しておく必要がある.

③ 外側支帯解離 (lateral release)

外側支帯解離は, 術中, 膝関節の屈伸時に膝蓋骨が外側に脱臼または亜脱臼を生じる場合, 外側支帯を縦切開し膝蓋骨の適正な滑走および適合を得る方法である. 一般的に膝蓋骨を中心に外側支帯を前後 3cm 程度縦切開することが多い. 術後においては, 膝蓋骨外側の疼痛や腫脹の要因となる場合があり注意が必要である. また大腿四頭筋の収縮時疼痛や筋力回復遷延の一因となることもある. 外側支帯解離を実施された症例は手術に伴う膝関節伸展機構の侵襲がさらに増えていることに留意されたい.

上述した手術による侵襲は, 何れも術後早期の疼痛の主要因となり得る. これらは組織損傷による疼痛であるため, 基本的には組織治癒に伴い改善が期待できる. 通常は 2〜3 週間程度で創部は安定し疼痛は寛解することが多い. このような情報は患者に対する痛みの原因の説明にも役立ち, 不安解消の一助となると思われる.「Ⅱ-3 創部の治癒過程」(p34)に示されているとおり, 創傷治癒が遷延する要因を踏まえ最も治癒が促進される環境を整える必要がある. 他にも膝関節周囲の軟部組織において, どのような組織が侵襲を受けているかを踏まえて術後理学療法を展開する必要がある. 表1 に手術により切除・切離された組織と侵襲を受けている可能性のある組織を一覧にて示す.

1-3 理学療法評価 ■ 61

表1 ◆ TKA において切除・切離された組織/侵襲を受けている可能性のある組織

・前十字靱帯（多くの場合切除される） ・後十字靱帯（温存される場合もある） ・半月板 ・軟骨・軟骨下骨 ・膝蓋下脂肪帯（一部） ・内側膝蓋大腿靱帯 　など	・皮膚・皮下組織 ・関節包付着部 ・大腿四頭筋 ・骨 ・内側関節包付着部（場合による） ・内側側副靱帯深層線維（場合による） ・半膜様筋筋腱付着部（場合による） 　など
機能が欠損 （または人工関節によって機能的に代償される）	治癒させる必要がある

※上記は，内側型の変形性膝関節症に対し，内側から展開したTKA の場合である．

3-2 術後ベッド上における全身状態の管理

近年，術後早期からベッドサイドにてリハビリテーションを開始することがほとんどである．一般的な外科術後の管理と同様に，意識レベル，バイタルサイン，水分バランス，ポジショニングなどは始めに確認しておく．術後，高齢者においてはせん妄を認めることもあるため覚醒状態や認知機能面も注意して観察する．また血液検査データも必ず確認する習慣をつける．各検査項目における基準値は成書を参照いただきたいが，TKA 後によく用いられる主なものを抜粋し表2 に示す．術後早期は特に炎症状態や深部静脈血栓症などへの注意が重要である．

3-3 創部・皮膚の状態

術後早期，リハビリテーション室にて創部を露出することはほぼないが，創治癒の状態は医師や病棟看護師に確認し常に把握しておく．出血が創部の保護材から滲出するような場合は医師の指示を仰ぐ．感染徴候を見逃さないため，創部の発赤，腫脹，熱感を観察する．創治癒が遷延している症例は運動量や負荷量を軽減したり，場合によって

は関節可動域を制限したりする必要がある．術後早期は，下肢全体の腫脹や皮膚の状態を十分に確認しておく．大腿部，場合によっては下肢全体の腫れと共に，内出血や水疱などを生じている場合があるので注意が必要である．適宜，病棟に出向き患者の同意の下，直接視診により確認させてもらう．また術中，本邦では大腿部近位部に駆血帯を巻くことがほとんどである（図2）．これは出血量や術後疼痛を軽減させることが示されている[7]．一方，駆血帯は膝関節の疼痛を軽減させる効果はあるものの，筆者の経験上，術後早期は駆血帯により締めつけられていた大腿部近位部に強い疼痛や圧痛を認めることがあり，術後の運動機能回復に影響することがある．また駆血帯による阻血の影響と考えられる大腿四頭筋の機能低下は，表面筋電図による調査によると術後6ヵ月間継続することを示す研究も存在する[13]．筆者は臨床上，駆血帯による圧迫，阻血の影響を認める症例をたびたび経験した．理学療法士はこの点についても把握しておくことが望ましいと考えられる．

3-4 疼痛評価

炎症徴候と合わせて，日々確認すべき所見である．詳細は「Ⅲ-2-5 疼痛の捉え方とその対応」（p178）を参照していただきたい．注意したい点は，疼痛は炎症や損傷のみならず，精神心理的，社会的，認知的なさまざまな要因から影響を受ける．また，末梢性感作や中枢性感作などに代表される知覚の問題もしばしば生じる．理学療法士は，炎症や損傷，動作時のメカニカルストレスによる疼痛のみならず，疼痛を多角的・包括的に捉え，評価や治療プログラムを実施することが近年求められている．

3-5 二次合併症の徴候チェック

二次合併症については「Ⅲ-2-2 合併症・リスク管理」（p108～143）にて詳細に解説されているので参照していただきたい．繰り返しになるが，術後の二次合併症の予防・リスク管理につい

62 ■ Ⅲ 理学療法実践 1 評価

表2 ◆ 血液検査の項目,基準値,説明

検査項目	略語	基準値	単位	説明
白血球数	WBC	3.3～8.6	$×10^4/\mu l$	細菌感染症,血液疾患など
赤血球数	RBC	435～555(男性) 386～492(女性)	$×10^4/\mu l$	貧血症の診断など
ヘマトクリット値	HCT	40.7～50.1(男性) 35.1～44.4(女性)	%	貧血の種類の診断,赤血球に含まれる成分で血液の酸素運搬を行う
ヘモグロビン濃度	Hb	13.7～16.8(男性) 11.6～14.8(女性)	g/dl	貧血の種類の診断,赤血球の割合,数,血漿量などで変動する
血小板数	Plt	15.8～34.8	$×10^4/\mu l$	出血や止血の機能を調べる
赤血球沈降速度(血沈)	ESR	0～10以下(男性) 0～15以下(女性)	mm/h	感染症や炎症性疾患など
C反応性蛋白	CRP	0.3以下*	mg/dl	炎症時に肝臓から産生される急性相反応物質,炎症状態に鋭敏に反応
D-ダイマー		400以下*	ng/ml	深部静脈血栓症,肺血栓塞栓症↑ 感度は高いが特異度はそれほど高くないので除外診断に用いる

基準値は日本臨床検査標準協議会の共用基準範囲による.*は臨床判断値である.検査機器や学会などが提唱する予防医学的閾値などにより若干値が変動する.

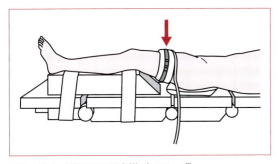

図2 術中に使用する駆血帯(イメージ)

表3 ◆ 術後,見逃してはいけない二次合併症の所見(徴候)

・深部静脈血栓症/肺血栓塞栓症
　→ 疼痛,しびれ,腫脹,発赤,Homans徴候,
　　 Dダイマー/呼吸困難,ショック,意識レベル

・腓骨神経麻痺
　→ 足趾・足背部の感覚障害(腓骨神経固有領域:
　　 第1趾と第2趾の付け根),腓骨頭外側/背側の
　　 圧痛,下垂足

・感染
　→ 疼痛,腫脹,発赤,熱感(発熱),
　　 血液検査データなど

・下腿コンパートメント症候群
　→ 激しい自発痛,下腿内圧の上昇,
　　 足自動底背屈運動困難

て,外科に勤務する理学療法士においては必須かつ最低限担保されなければならない能力である.常に発症する可能性があることを念頭に置きつつ,日々の診療に臨む必要がある.表3はTKA後に生じる可能性のある二次合併症の代表的な項目について示している.表3は,日々患者と密接に接する理学療法士が診療の中で気づくことができる所見をまとめており,絶対に見逃してはいけない徴候である.例えば腓骨神経麻痺などは1日で発症する可能性がある.これらは発症前に痛みや痺れ,筋力の左右差などわずかな徴候が呈されることがほとんどである.日々の診療の中で少しでも違和感があったら,即座に感覚,個別の筋力,末梢神経テストなどの詳細な評価をしなければならない.また病棟でのベッド上ポジショニングやセルフケアなどに何か問題はないかも早急にチェックしなければならない.急性期においては理学療法士の評価の遅れや不正確さが後の患者のQOLを大きく低下させる可能性があることを忘れてはならない.

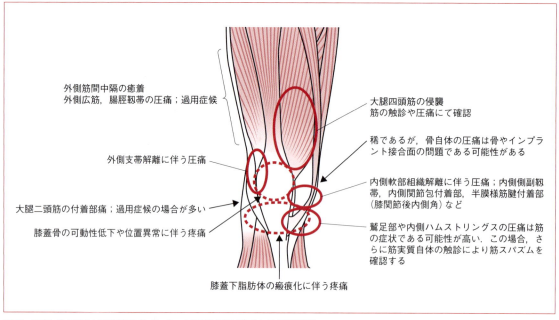

図3 TKA後における触診のポイント，圧痛や筋スパズムの好発部位

ONE POINT ADVICE　早期離床の重要性

　廃用性症候群や二次合併症の予防のために早期離床が重要なのはいうまでもない．ベッド上安静が遷延化すればするほどそのリスクは大きくなる．術前よりこのための準備として早期離床に必要な動作やセルフマネジメントのスキルを評価，指導することは重要である．具体的には，患側下肢の疼痛が強く十分に動かすことができない術直後などを想定して，起き上がりや移乗動作の練習を実施する．この際の手順や動作を評価，指導し，不十分な点を明らかにしておく．例えば，患側下肢を伸展位のまま上肢補助にて移動する方法や，患側膝関節伸展位での立ち上がり動作などである．立位保持や側方，後方への移動，方向転換の方法などもどのように実践すればよいかを練習しておく．車椅子操作や歩行器歩行練習も同様である．初回TKAの患者は術後の想像をすることが難しいため，理学療法士が予想される状況を詳細に説明する必要がある．加えて患者に対しては術前より，早期に離床する意義，すなわちそれは二次合併症の予防に直結することを繰り返し説明しておく．

3-6 触　診

　触診により，圧痛，大腿部や下腿部の筋緊張・筋スパズム，熱感，組織間の癒着・滑走性，骨や筋のマルアライメントなどを評価する．触診の際は感染予防のため，衛生学的手洗いおよびアルコール消毒などを実施し手の清潔を保つ．術後早期（第1期）は主に手術侵襲に起因する疼痛がしばしば認められる．膝関節周囲組織の触診をとおして軟部組織の侵襲部位や組織治癒の状態を推察する．一方，術後中長期（第2，3期）における症状は異なる．この時期は筋緊張亢進や筋スパズムによる疼痛，過用になっている組織およびその付着部痛，癒着部位の疼痛，不安定性や関節周囲組織の局所的な拘縮による負荷の偏りにより生じる疼痛などが認められる．図3にTKA後の触診のポイントを示す．術後は膝関節内側の疼痛をしばしば経験する．内側の組織を丁寧に触診し，内側側副靱帯，内側関節包付着部，半膜様筋腱付着部（膝関節後内側角）に圧痛があれば軟部組織解離に伴う組織損傷による症状の可能性が高く，内側ハムストリングスや鵞足部に圧痛があれば筋の症状である可能性が高い．稀であるが脛骨内側顆や大腿骨内側顆に圧痛があれば骨またはインプラン

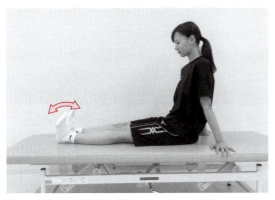

図4 足関節自動底背屈運動（pumping体操）
足関節の可動範囲全域にわたり自動で底背屈運動ができているかを確認する．この際，下腿三頭筋，前脛骨筋などの筋収縮が十分にできているかがポイントとなる．
目的：下肢の循環改善による深部静脈血栓症の予防，足関節の拘縮予防，下腿三頭筋および前脛骨筋の筋活動賦活，膝関節後面の癒着防止（腓腹筋周囲組織）

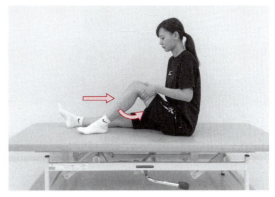

図5 自動（自動介助）膝関節屈伸運動（active heel slide）
疼痛自制内において自動または自動介助にて膝関節の屈曲-伸展運動ができているかを確認する．この際，脛骨または大腿骨の異常な回旋運動パターンが生じていないかもチェックする．さらに適正な大腿四頭筋とハムストリングスの筋収縮ができているか，防御収縮などの異常な筋緊張が生じていないかも確認する．
目的：膝関節の関節可動域エクササイズ，膝周囲組織の癒着防止，創の適切な治癒の促進，異常筋緊張の改善，大腿四頭筋およびハムストリングスの筋活動の賦活

ト接合面の問題に起因するかもしれず，X線などでの確認が必要である．この場合は医師に相談する．膝関節外側の疼痛は多くの場合，外側筋間中隔の癒着，腸脛靱帯や外側広筋の過用，過緊張，または大腿二頭筋の過用に伴う付着部痛の可能性が高い．膝関節前面の疼痛は，創部および大腿四頭筋侵襲部の瘢痕化や癒着，外側支帯解離，膝蓋骨の可動性低下や位置異常，膝蓋下脂肪帯の瘢痕化など原因は多岐にわたる．詳細な触診により多くのことが類推できる．

3-7 セルフエクササイズの状況チェック

術後確実に実施されるべきセルフエクササイズを評価し，実施状況をチェックする．

以下に挙げる項目は術後可及的早期より開始し，病棟でも十分に実施してもらう必要がある．これらのセルフエクササイズの徹底は術後の関節機能回復および二次合併症の予防に大きく影響するため，繰り返し評価，指導する．

- 足関節自動底背屈運動（pumping体操）（図4）
- 自動（自動介助）膝関節屈伸運動（active heel slide）（図5）
- 膝関節完全伸展の確保（図6）

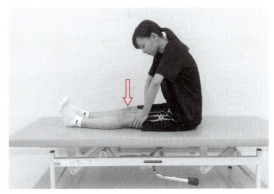

図6 膝関節完全伸展の確保
術後可及的早期に膝関節の完全伸展を確保する．この際の制限因子や疼痛の状態をチェックする．また疼痛や腫脹などにより屈筋の筋緊張亢進および伸筋の抑制が生じやすい[14]．膝関節屈筋群の筋緊張も評価する．脛骨と大腿骨の適正な回旋アライメントも重要である．
目的：膝関節完全伸展の確保，屈筋群の緊張抑制，大腿四頭筋セッティングの準備

- 大腿四頭筋セッティング（後述）
- 端座位での膝関節屈伸運動（リラクゼーション練習）（図7）

※説明と目的を図に示す．

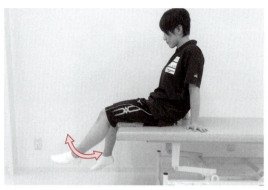

図7 端座位での膝関節屈伸運動（リラクゼーション練習）
90°程度の関節可動域が確保できたら，ベッドから下腿を下垂した端座位をとる．この際に大腿部の筋のリラクゼーションが得られているかを確認する．自動運動により小さな振れ幅で下腿を振り，大腿部のリラクゼーションを促進する．またセルフにて大腿部のマッサージなども行う．
目的：大腿の筋群のリラクゼーション，膝関節前面の組織に伸張刺激を入れ適正な創治癒を促進する

3-8 形態計測

下肢の周径や脚長差などを計測する．これらは一般的な方法に準じる．目的は腫脹や筋萎縮の評価，脚長差の確認などである．術後早期の腫脹の改善や，筋萎縮の改善などを経時的に数値化し記録する．数値は患者にも伝えリハビリテーションの効果を共有，確認する．なお術後早期は術創部の保護材や深部静脈血栓症対策のためのストッキング，包帯などが巻かれており，正確な数値を計測することが難しいが可能な限り肌を露出した状態で参考値として計測しておく．

3-9 関節可動域

「Ⅲ-2-3 関節可動域」の項（p144）も参照していただきたい．TKA後の関節可動域については，術前可動域，術中可動域は必ず確認しておく．術前可動域は術後の獲得可動域に影響する[15]．また術前の膝関節屈曲拘縮および関節変形の程度により前述した軟部組織解離などの手術侵襲の程度が異なる．すなわち術前に重度の関節変形および狭可動域であった症例は，関節アライメントの矯正や軟部組織解離などの術中操作が増える傾向にある．術中可動域は術後の膝関節が構造的にどの程度の可動域を有するかを示すと考えられ，術後の獲得可動域の目標値の参考になる．筆者の経験では多くの症例において術後の獲得可動域は術中可動域と近似した値になることが多いものの，術前，重度の関節変形・狭可動域であった症例においては，術後経過において術中可動域を超える関節可動域を獲得した症例も複数存在する．ただしこの場合は，術後数ヵ月〜1年程度かけた膝周囲組織のリモデリングが必要であり，長期の外来フォローにおいて最終的に大きな関節可動域を得ることが多い．以上より，術前可動域も術中可動域もあくまで一参考値であり，最終的な獲得可動域は個々の症例によって異なる可能性があることも指摘しておきたい．

前述のごとくTKAの関節動態は用いられた機種により異なることに注意が必要である．また関節可動域の制限因子として，痛み，皮膚の癒着や可動性（伸張性）の低下，関節包の癒着や短縮，筋・腱の短縮および筋膜の癒着，筋緊張の亢進（筋スパズム），関節包内運動の障害，腫脹・浮腫，骨の衝突などが挙げられる．これらについては「Ⅲ-2-3 関節可動域」（p144）に詳述されている．以下に，TKA後の関節可動域における臨床評価のポイントについて示す．

① 他動および自動の膝関節可動域

他動運動により構造的な関節可動域およびその周囲組織の伸張性を評価し，自動運動により筋力や疼痛を含む関節可動域を評価する．特にTKA後は自動の関節可動域運動がその後の機能改善にも有効であることが示されており[16]，自動運動による関節可動域およびその質の評価は重要である．関節運動に伴い，脛骨または大腿骨の異常な回旋運動パターンが生じていないかをチェックする．さらに自動運動においては適正な大腿四頭筋とハムストリングスの筋収縮ができているか，防御収縮などの異常な筋緊張が生じていないかも確認する．

② 膝関節完全伸展が可能か

他動および自動により膝関節の完全伸展が可能か，さらに制限因子や疼痛の有無を評価する．また疼痛や腫脹などにより屈筋の筋緊張亢進および伸筋の抑制が生じやすい[14]．そのため膝関節屈筋群の筋緊張は必ず評価しておく．完全伸展に伴う脛骨と大腿骨の適正な並進および回旋アライメントも重要である．膝関節屈筋群の筋緊張亢進に伴い，伸展位付近での脛骨の前方すべりが障害されていることがしばしばある．

③ 膝蓋骨の可動性および滑走動態

膝関節の屈伸運動に伴う膝蓋骨の滑走は極めて重要である．膝蓋骨は遠位近位，内外側へ並進移動すると共に，傾斜や回転の可動性を有するのが正常である．術後早期は術創部や大腿四頭筋への侵襲方法などに配慮しつつ，膝蓋骨の可動性を評価する．膝蓋骨は他動および自動にてその可動性を評価する．他動による膝蓋骨の一般的な可動性評価法を図8に示す．目安として膝蓋骨を4等分した場合，通常，膝蓋骨の内外側方向への可動性はその1/4まで変位しない．2/4を超えて変位する場合は過可動性を考慮する[17]．TKA症例では可動性が大きく低下していることの方が多い．また関節可動域との関係では膝蓋骨の遠位近位方向の可動性が重要である．これも徒手的に検査するが，この際，術創部の癒着，膝蓋下脂肪帯の線維化，joint line上昇に伴う膝蓋腱の相対的短縮などに注意が必要である．次に自動による膝蓋骨の可動性について評価する．これは後述する，大腿四頭筋セッティングに伴う膝蓋骨の滑走が特に重要である．術後早期から膝蓋骨を自動で十分に動かせることは術後の関節可動域改善において極めて重要となる．

④ 隣接関節の関節可動域

股関節の屈伸，内外転，内外旋，足関節の底背屈，回内外，内外転，体幹の屈伸，回旋などは膝関節の運動と密接に関わるため，隣接関節の関

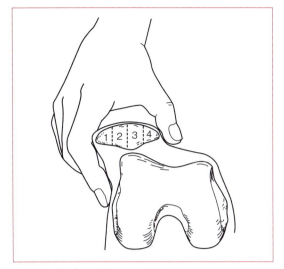

図8 他動による膝蓋骨の可動性評価
通常膝蓋骨の内外側への動きは1/4まで変位しない．2/4を超えて変位するときは過可動性を考慮する．TKA症例では可動性が大きく低下していることがしばしばある．
(文献17)より引用改変)

可動域も評価する．

長期の膝OAの罹患により股関節や足関節の汎用可動域に偏移が生じていることが多い．具体的には股関節は外転外旋偏移，足関節は背屈回内偏移していることが多く[18]，これらはTKA術後も残存する．また膝OAの歩行の特徴として体幹の回旋可動域が低下している症例がほとんどである．これについてもTKA術後ほとんどの症例で残存するため術後に確認されるべき所見である（「Ⅲ-2-2D　腰痛・隣接関節障害」(p136)を参照）．

3-10　筋　力

「Ⅲ-2-4　筋機能トレーニング」の項(p162)も参照いただきたい．筋機能に関する基礎的説明から介入方法などが詳述されている．ここでは筋機能の評価についてまとめる．

膝OA症例は疼痛，関節可動域制限，膝周囲筋の筋力低下が生じやすく[19]，活動性低下などにより廃用性筋萎縮が生じやすい．また関節の外傷や手術侵襲などにより関節周囲筋の萎縮および神経抑制，すなわち関節原性筋抑制（arthrogenic muscle inhibition：AMI）が生じていると近年指

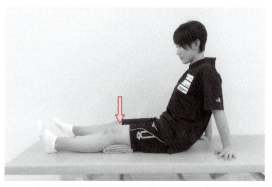

図9 大腿四頭筋セッティング（quadriceps setting：QS）

大腿四頭筋を等尺性収縮させ，膝関節を完全伸展させる．この際，広筋群の活動を促通し膝蓋骨が十分に近位方向へ滑走することが重要である．

摘されている[20]．前述のごとく，TKAは比較的不安定な関節である．また膝関節における不安定性はハムストリングスの代償的な活動を高めることも報告されている[21,22]．さらに，大腿四頭筋には手術侵襲が加わっており，特に内側においてその影響は顕著である．以上より，TKA後の大腿四頭筋の筋力低下は著しく[23]，かつ神経筋活動抑制が生じていることにも注意が必要である．

① 筋力の評価

臨床上，下肢筋力の評価は一般にMMTやハンドヘルドダイナモメーターなどで検査されることが多い．大腿四頭筋の場合，MMTでは端座位における膝関節伸展位からのブレイクテスト，ハンドヘルドダイナモメーターでは軽度屈曲位での等尺性収縮による最大随意収縮を計測することが多い．しかし術後早期においては注意が必要である．軽度から中間屈曲位での大腿四頭筋の最大随意収縮は膝蓋骨に大きな圧縮応力をもたらす[1,24]．しかしTKAは手術により膝蓋骨は切骨され表面置換されている場合が多く，その力学的強度は低下している．術後早期の大腿四頭筋の強縮により膝蓋骨周囲の疼痛悪化や膝蓋骨骨折のリスクが一定程度存在することに留意が必要である．一方，膝関節以外の下肢筋力は通常の方法にて評価される．股関節および足関節周囲筋などの評価は膝関節運動と密接に関わるため重要である．

以下に術後早期に実施可能な大腿四頭筋の評価方法を提案する．これらは最大随意収縮ではないものの日常生活で必要な動作に準じており，目的に応じた筋力水準を満たすと考えられる．

・**大腿四頭筋セッティング（quadriceps setting：QS）**

QSは術後最も早期に実施することが可能であり，TKA後可及的早期に完全なQSを達成することは極めて重要である（図9）．これは術後早期の疼痛や腫脹を起因とする屈曲拘縮，筋の過緊張，大腿四頭筋不全などの悪循環（「Ⅲ-2-1 TKA後の理学療法における治療段階の図1」p105参照）から脱却するための第一歩である[2]．術後早期に完全なQSを達成することの意義は，① 膝関節伸展位付近における大腿四頭筋特に広筋群の筋力増強エクササイズ，② 術創部周囲の伸張性改善および癒着の予防，③ 膝関節の完全伸展の獲得，④ 膝蓋骨のモビライゼーション，⑤ 関節水腫の軽減など多岐にわたる．術後，大腿四頭筋の十分な筋収縮を可及的早期に回復させ，術創部の癒着や関節拘縮を予防すると共に，膝蓋骨の可動性を確保することが重要である．しかし，術後早期は術創部の保護が必要であり，腫脹も強いことが多いため，他動による膝蓋骨のモビライゼーションは困難であることがほとんどである．術後早期にQSを実施することにより，特に可動性が障害されやすい遠位近位方向の膝蓋骨の滑走を確保することができる．またQSにより創部周辺の組織間の癒着予防や膝蓋下脂肪体の線維化予防も期待できる．中間広筋の深部には膝関節筋（articularis genu）があり，膝蓋上包に付着している．大腿四頭筋収縮に伴う膝関節筋の収縮は関節包を近位方向に引く役割があると指摘されている[24]．この作用により膝蓋上包付近の癒着防止や関節水腫の軽減が期待される．

以上より術後可及的早期に適切にQSを実践させるため，その詳細な評価が必須である．筆者が臨床的に実践している評価のポイントを以下に示

す（表4）．広筋群（特に内側広筋）の十分な収縮が認められるか，内側広筋と外側広筋の収縮時の筋硬度に差はないか，および両筋の収縮のタイミングは同期しているか，広筋群の膨隆は筋全体にわたり明瞭に認められるかなどについて視診および触診にて評価する．また大腿直筋の活動を抑制するため，股関節屈曲位の長座位にてQSを実施させ十分な筋収縮が得られるかも確かめる．QSに伴う膝蓋骨の移動量，移動方向および傾斜，広筋群収縮時の固定力なども評価する．術後は特に膝蓋骨の外側偏移や外方傾斜が多く認められる．一方，完全なQSができている場合，筋収縮時に膝蓋骨を徒手にて他動で動かすことは不可能である．またQSの方法，膝蓋骨の移動距離や筋収縮の強さ（筋硬度）など健側と比べ左右差を明確にすることも大切である．術後の筋収縮の困難さによりさまざまな代償動作が生じる．具体的には下肢全体をベッドや床面に押しつけようとして，QSに伴い股関節伸展運動や腰背部の伸展運動が生じる．前者は特にハムストリングスの筋収縮を促通し相反抑制により大腿四頭筋活動を低下させるため確実に抑制したい代償動作である．QS時の下肢アライメントはMikulicz線を参照し中間位であることを確かめる．また回旋アライメントは膝関節伸展機構のアライメントに直結するため十分に気をつけて評価する必要がある．脛骨回旋のマルアライメントはQ-angleを変化させ，大腿骨回旋のマルアライメントは滑車溝の向きを変化させるため膝蓋大腿関節の不適合を招来する．いずれも広筋群の活動のインバランスや膝蓋骨の滑走動態を変化させ，大腿四頭筋の収縮不全に繋がる可能性がある．膝蓋骨の周囲組織（内外側膝蓋支帯や膝蓋下脂肪体など）の硬さは膝蓋骨の可動性を低下させ不完全なQSの原因になり得るので，周囲組織の触診もまた重要である．外側広筋と大腿筋膜張筋および大腿二頭筋は外側筋間中隔にて線維性の結合をしている[25]．通常この部位はある程度の筋間の滑走性を有しているが，この部位の硬さや癒着は大腿四頭筋の適切な筋収縮を阻

表4 ◆ 大腿四頭筋セッティング（quadriceps setting：QS）における評価のポイント

- 広筋群（特に内側広筋）の十分な収縮が認められるか（下図a）
- 内側広筋と外側広筋の収縮時の筋硬度の差
- 内側広筋と外側広筋の収縮のタイミング
- 広筋群の膨隆は筋全体にわたり明瞭となるか
- 股関節屈曲位の長座位でのQS（大腿直筋の活動抑制）
- 膝蓋骨の移動量，移動方向および傾斜，固定力
- 健側との比較
- 代償動作：股関節伸展運動や腰背部の伸展運動
- QS時の下肢アライメント：Mikulicz線を参考に中間位（下図a）
- QS時の脛骨・大腿骨の回旋アライメント
- 膝蓋骨の周囲組織の硬さ：膝蓋支帯や膝蓋下脂肪体など
- 外側筋間中隔の滑走性（下図b）

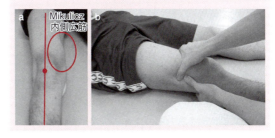

害すると考えられる．

・下肢伸展挙上（straight leg raising：SLR）

　SLRの可否，およびその質を評価する（図10）．大まかな推計であるが，多少不完全なSLR（膝屈曲30°程度）でもその時の大腿四頭筋張力は自身の体重程度の筋張力を発生していることが二次元力学解析により示されている[24]．またこれは比較的遅い歩行速度（60m/分以下）において必要とされる膝伸展筋力を概ね満たしていると考えられる[24,26]．一方，立ち上がり動作において必要な筋力水準を満たしているか否かは判断できないので後述する立ち上がりテストも参考にする．さらに下肢挙上の可否だけではなく，質的評価として，extension lagの有無（後述），下肢挙上に必要な近位部の固定性すなわち骨盤や体幹の浮き上がり・回旋などが生じないかも同時に確認する．SLRの評価は膝関節の伸展筋力と同時に，股関節の屈曲筋力，骨盤・体幹の固定力も同時に診ている．

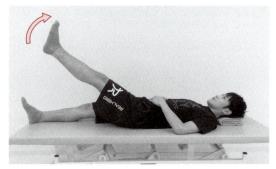

図10　下肢伸展挙上（straight leg raising：SLR）
膝関節を伸展位に保持したまま，股関節を屈曲する．大腿四頭筋の等尺性収縮（膝関節部，広筋群について）である．SLRの可否，extension lagの有無，近位部の固定性などを評価する．

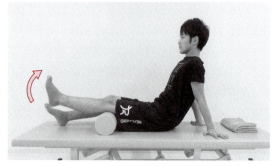

図11　膝関節伸展位付近での膝伸展動作（short arc leg extension）
単関節運動における大腿四頭筋の単独収縮の評価．評価のポイントは大腿四頭筋セッティングと同様である．また遠心性収縮も同時に評価する．

・膝関節伸展位付近での膝伸展動作（short arc leg extension）

　上述のごとく，QSやSLRは有用な筋機能の評価手段であるがさまざまな代償動作が生じる．short arc leg extensionはopen kinetic chainによる単関節運動であり，正しいアライメントで実施されれば純粋な大腿四頭筋の収縮を評価可能である（図11）．また近年MMTでは膝関節伸展位からのブレイクテストが主流であるが[27]，TKA術後早期では負荷量が大きすぎる場合がほとんどである．short arc leg extensionは膝関節伸展位付近の自動運動による求心性収縮および遠心性収縮の質的評価の側面が大きく，MMTとは目的が少し異なる．評価するポイントはQSとほぼ同様であるが，QSよりも大腿四頭筋への要求度が高いため術後早期はshort arc leg extensionを完遂できないことがほとんどである．適宜，介助しながら評価する．また図11のように，股関節を屈曲位とすることでより広筋群を強調した評価となる．膝関節自動伸展後，急激に脱力せず遠心性収縮をしながら開始肢位に戻すことで，遠心性収縮も評価する．なお遠心性収縮は，他の収縮タイプと異なりより上位の中枢機能が関与する特異な筋活動のシステムを有していることが報告されており[28]，遠心性収縮は個別に評価されるべき能力であると筆者は考えている．大腿四頭筋は日常生活動作ではそのほとんどが遠心性収縮を要求される筋である．筋機能の評価としてQSやSLR，さらにMMTのブレイクテストなどはすべて等尺性収縮の評価であり，これらのみの評価では不十分であると考えられる．

・膝立て位からの膝伸展動作（crook lying leg extension）

　SLRの変法である（図12）．両側の膝立て背臥位から片方の膝関節を，股関節肢位を維持したまま伸展−屈曲運動する．筋力水準はSLRと同等であると考えられるが，本法は大腿四頭筋の求心性収縮と遠心性収縮，および近位部（股関節，骨盤，体幹）の固定性を評価している．すなわちSLRとは質的に異なるものを診ている．またshort arc leg extensionと同様，遠心性収縮の要素が入ることがポイントである．

・立ち上がりテスト（stand-up test）

　下肢機能の客観的指標のひとつに体重当たりの膝関節伸展筋力である体重支持指数（Weight Bearing Index：WBI）があり[29]，WBIを簡易に推定できる方法として立ち上がりテストが考案され[30]，広く用いられている[31]．立ち上がりテストは両脚または片脚にて実施し，各々40cm，30cm，20cm，10cmの台から立ち上がることにより膝関節伸展筋力の水準を推定することができる（図13）．村永ら[30]によると，平地歩行，椅

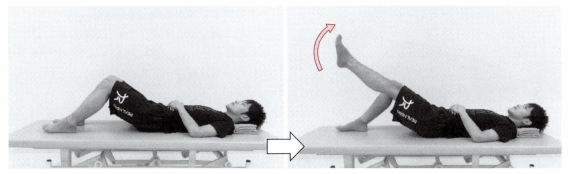

図12 膝立て位からの膝伸展動作（crook lying leg extension）
両膝立て背臥位にて片方の膝関節を，股関節肢位を維持したまま伸展-屈曲運動する．大腿四頭筋の求心性収縮と遠心性収縮，および近位部（股関節，骨盤，体幹）の固定性を評価する．

図13 立ち上がりテスト（stand-up test）
両脚または片脚にて実施し，各々40cm，30cm，20cm，10cmの台から立ち上がることにより膝関節伸展筋力の水準を推定する．
（文献30，31）より引用改変）

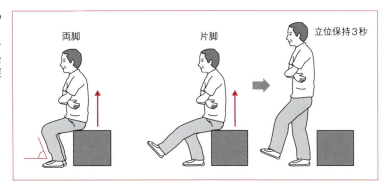

子からの立ち上がり，床からの立ち上がり，階段昇り，階段降りの5項目の移動動作の調査において，支持具などを使った修正自立は「両脚の立ち上がり20cm」が基準となり，支持具なしの完全自立は「片脚の立ち上がり20cm」が基準となると報告されている．さらに平地歩行に限っては，修正自立であれば「両脚の立ち上がり40cm」，完全自立であれば「片脚の立ち上がり40cm」がひとつの目安となると報告されている．ただし，この研究[30]の対象者は年齢が58.9±17.0歳，下肢関節に著明な可動域制限はなく，認知症などのない下肢筋力低下を主症状とした入院患者であり，必ずしもTKA症例と同等ではないことに注意が必要である．またTKA症例では，両脚での立ち上がりテストにおいては一定程度の健側の代償動作が入ることも予想される．エビデンスの適用には留意が必要である．

以上より，上述したエビデンスを考慮すると，SLRが可能で，40cm台からの立ち上がりが安定して（非対称性少なく）完遂できれば，歩行動作については，筋力水準の観点からは支持具などを用いた修正自立が可能であると考えることができそうである．

② extension lag の評価

従来から長く議論されてきたこの問題について整理する．extension lag は膝関節完全伸展位付近（約0～20°）にて特異的に膝関節伸展筋力が発揮されない現象としてTKA術後などにしばしば認められる（図14）．この主要因について筆者は大腿四頭筋の筋力低下を背景とした膝関節における外的モーメントと内的モーメントのバイオメカニクス的不均衡が主要因であると考えている．すなわち膝関節屈伸運動に伴い生じる外的な負荷は

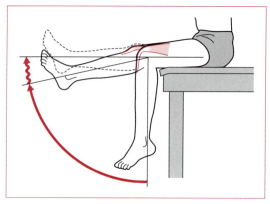

図14 extension lag
膝関節完全伸展位付近（約0〜20°）にて特異的に膝関節伸展筋力が発揮されない現象.

膝関節が完全伸展に近づくにつれ大きくなる（図15a）．これは膝関節の関節回転中心から下腿足部の合成セグメント重心が伸展動作に伴い離れること（すなわちモーメントアームが長くなること）に起因する．一方，大腿四頭筋が発生する伸展トルクは膝関節が完全伸展に近づくにつれ小さくなる（図15b）．これは大腿四頭筋で使われる内的なモーメントアームが伸展位付近に近づくにつれ小さくなることおよび，筋が短縮位になり発生張力が低下することに起因する．これらの膝関節伸展動作に伴い生じる外的な負荷（外的モーメント）と大腿四頭筋が発生する伸展トルク（内的モーメント）の不均衡は生来膝関節が持っているバイオメカニクス的な不均衡といえる．正常な大腿四頭筋筋力を有する膝関節であればこの不均衡が顕在化することはほとんどないが，前述したとおり，大腿四頭筋筋力の低下が著しいTKA症例[14,20,32]はこの現象が顕在化しやすい．extension lagという現象は基本的には大腿四頭筋の筋力低下が完全伸展位付近で顕在化しやすいだけであり，バイオメカニクスの観点からはそれほど特異なものではないと考えられる．このような原則を踏まえた上で，以下の要因群がより膝関節完全伸展の困難さを助長している可能性がある．これらは理学療法評価において確認すべき事項である．

・手術侵襲や関節水腫による反射抑制

手術侵襲や関節水腫は大腿四頭筋に対し反射抑制をかけることが古くから指摘されている[20,33〜37]．これは伸展位付近で特異的なものではないが，筋力を低下させる一因となる．

・膝関節伸展位付近の硬さ

TKA術後，術前からの屈曲拘縮の影響や腫脹などにより膝関節伸展位付近において構造的な硬さ（stiffness）がしばしば認められる．これは膝関節の伸展のし難さとしてextension lagを助長し得る．関節可動域の質的評価として可動範囲における硬さ（stiffness）も評価したい．

・疼痛による屈筋反射の亢進

膝関節の疼痛は筋機能に影響を及ぼす．痛み刺激により屈筋のα運動ニューロンが興奮し，伸筋が抑制されることが指摘されている[14,20]．これも膝関節において完全伸展位付近の特異的な現象ではないが大腿四頭筋筋力を低下させる一因となる．このメカニズムは「Ⅲ-2-4 筋機能トレーニング」（p162）でも詳細に解説されている．

・内側広筋の筋出力低下による膝蓋骨固定性の低下

大腿四頭筋，特に内側広筋においては関節切開のため手術侵襲が加わっており，外側と比べると相対的に内側の機能が低下しやすい．近年，内側広筋について伸展位付近における特異的な伸展作用は否定されているが[38〜41]，膝蓋骨を内側方向へ牽引する唯一の動的安定化機構であり[24]，この機能障害は膝蓋骨の固定性や滑走動態に問題を生じさせる．これにより大腿四頭筋の牽引力の伝達効率が低下することが考えられ，extension lagを助長させる一因になる可能性がある．

・膝蓋骨可動性の低下

膝蓋骨周囲組織における術前からの拘縮，術後の瘢痕化や癒着，筋緊張亢進などにより膝蓋骨の可動性低下がしばしば生じる．特に近位方向の膝蓋骨の滑走が障害されやすく，これは膝関節伸展位付近における大腿四頭筋筋力を低下させる．

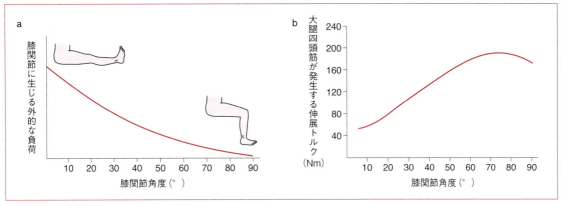

図15 膝関節におけるバイオメカニクス的な不均衡
a 膝関節屈伸角度に伴い生じる外的な負荷：膝関節が完全伸展に近づくにつれ大きくなる．
b 大腿四頭筋が発生する伸展トルク：膝関節が完全伸展に近づくにつれ小さくなる．
（文献24）より引用改変）

・大腿四頭筋以外の筋群における過活動および筋緊張亢進

　TKA術後は総じて，手術侵襲が加わりやすい内側よりも外側の筋群および屈筋群において過活動や筋緊張亢進が認められやすい．open kinetic chainの膝関節伸展動作においては大腿四頭筋および大腿筋膜張筋以外の筋群はすべて屈曲方向への作用を有するため[24]，屈筋反射に代表されるように[14,20]，他の筋群の過活動や筋緊張亢進の多くは膝関節を屈曲方向へ誘導し，膝関節伸展筋力（膝関節伸展のネットモーメント）を低下させると考えられる．

・術前の屈曲拘縮の影響

　術前の膝関節屈曲拘縮や筋力低下により，長期にわたり伸展位付近における大腿四頭筋の筋収縮が障害されてきた症例が多い．筋力増強トレーニングの原理のひとつである角度特異性にも示されるとおり[42,43]，長期間不使用であった伸展位付近の角度域の筋力は術後も低下していることが予想される．

3-11 協調性と多関節運動

　人工膝関節に求められる機能的役割として，歩行立脚期などにおける衝撃吸収，遊脚期での膝関節の円滑な屈曲による足部クリアランスの確保，および立ち上がりや着座動作などにおける重心の上下動などが挙げられる．これらは何れも足関節や股関節および体幹などと協調してはじめて十分に機能するものである．歩行のメカニクスについては「Ⅲ-2-6　歩行動作」（p200）「Ⅲ-2-11　装具療法」（p266）にて詳述されている．また隣接関節との関係については「Ⅲ-2-2D　腰痛・隣接関節障害」（p136）において解説されているので，ぜひそちらも参照いただきたい．ここでは基本的な協調性および多関節運動の評価について示す．

① スクワット動作

　膝関節の最も基本的な運動であるclosed kinetic chainにおける屈伸動作を評価する．観察のポイントは，①　下肢関節の協調した屈伸運動，②　体幹骨盤の前傾角度と脛骨の前傾角度，③　体幹のアライメント，④　体幹（頭部・上肢を含む）のセグメント重心と各下肢関節との位置関係である（図16）．①については，足関節，膝関節，股関節の屈伸のタイミングが同期し円滑に運動が成されているかを確認する．特に下肢関節の屈曲相では，円滑な遠心性収縮による関節制御が得られているかについて評価する．前述のごとく，遠心性収縮は神経生理学的にほかの収縮タイプと異なる

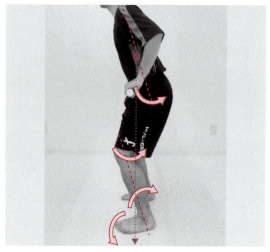

図16 スクワット動作の評価
下肢関節の協調した屈伸運動，体幹骨盤の前傾角度と脛骨の前傾角度，体幹のアライメント，体幹（頭部・上肢を含む）のセグメント重心と角下肢関節との位置関係などを観察する．

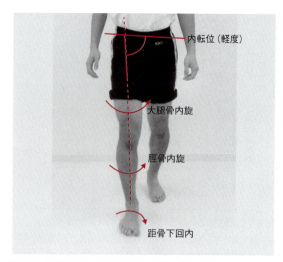

図17 前額面および水平面における運動連鎖

特異な筋活動のシステムを有しているため[28]，個別の評価が必要である．また下肢関節の屈曲相，伸展相共に，内部モーメントは足関節底屈，膝関節伸展，股関節伸展方向のモーメントでありこれらの力学的連鎖がバランスよく協調していることが重要である．②については，体幹が軽度前傾していることがポイントである．これにより股関節の適度な内部伸展モーメントが発揮される．③については，骨盤の後傾や体幹の屈曲（円背）のアライメントになっていないかを確認する．④については，頭部と上肢を含む体幹のセグメント重心はおおよそ胸骨剣状突起付近に存在する（大転子より遠位に62.6%）[44]．そこから重心線を降ろした際に，重心線と股関節，膝関節，足関節との距離が概ねバランスよく保たれているかを確認する．

② 前額面および水平面における運動連鎖

半歩前荷重肢位での前額面および水平面における運動連鎖を確認する（図17）．踵骨外反（距骨下関節回内），距骨内転，脛骨内旋，大腿骨内旋，そして股関節軽度内転（骨盤の反対側への軽度側方傾斜）による下肢アライメントの正中化がいわゆる正常な運動連鎖である[45]．TKA術後においてもこの大まかな運動連鎖は参考になるが，そもそも術前の長期の罹患期間にてこれらの運動連鎖が破綻していることがほとんどである[46]．各々の症例においてどのような運動連鎖が生じているか，またどのようにそれらを誘導，再建するべきかを検討する．術前同様，動的に内反アライメントになるようなアライメント制御は避けるべきであると筆者は考えている．

③ 歩行荷重応答期における前脛骨筋と大腿四頭筋の遠心性収縮の協調

歩行荷重応答期における前脛骨筋と大腿四頭筋の遠心性収縮の協調を評価する．歩行，荷重応答期にはヒールロッカーを起点とし，前足部の接地を前脛骨筋が遠心性に制御する．前脛骨筋は同時に下腿を前方へ牽引し，膝関節を屈曲方向へ誘導する．この膝関節屈曲運動を大腿四頭筋の遠心性収縮により制御する[45,47]．これらの連携が円滑に行われるかを評価する．評価方法としては足関節を背屈位にて踵骨で床面を押す動作を行い（図18），円滑で制御された膝関節屈曲が生じるかを観察する．

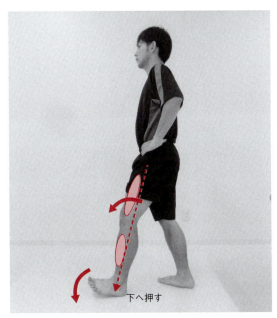

図18 歩行荷重応答期における前脛骨筋と大腿四頭筋の遠心性収縮の協調

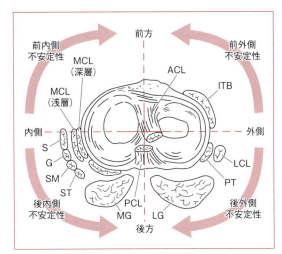

図19 膝関節の不安定性に関連する筋および靱帯の位置関係

TKAの場合，ACLは切離され，PCLは機能的に変化しているか代償機構に置換されていることがほとんどである．
PCL：後十字靱帯，POL：後斜走靱帯，MCL：内側側副靱帯，ACL：前十字靱帯，ITB：腸脛靱帯，LCL：外側側副靱帯，PT：膝窩筋腱，S：縫工筋，G：薄筋，SM：半膜様筋，ST：半腱様筋，MG：腓腹筋内側頭，LG：腓腹筋外側頭

（文献17）より引用改変）

④ 片脚立位の評価

　遊脚側：膝関節屈曲90°，股関節屈曲90°による片脚立位時の姿勢を評価する．この場合，両脚立位から片脚立位への移行期と片脚立位保持姿勢の両方を評価するようにする．これは主に体幹の安定性および立脚側の股関節における支持性の機能評価である．片脚立位時に体幹を支持側へ側屈させたり，遊脚側へ骨盤が傾斜したりする場合は，支持側の股関節外転筋力低下や体幹の不安定性を疑う．また両脚立位から片脚立位への移行時に膝関節が外側動揺するマルアライメントにも注意する．これは膝OAのlateral thrustのように破綻した荷重連鎖を示唆する[48]．

3-12 関節不安定性

　TKA後関節周囲の軟部組織の評価である．硬さや弛さを的確に評価し捉えておくことは術後の関節運動を再構築する上で必要な情報である．また関節の弛みに対する代償動作もしばしば生じることも把握しておく．図19に膝関節の不安定性に関連する筋および靱帯の位置関係を示す[17]．なお前述のとおり，TKAの場合ACLは切離され，PCLは機能的に変化しているか代償機構に置換されていることがほとんどである[1,2]．以下にTKA後の軟部組織に対する特殊テストについて整理する．なお，術後は弛みが生じていたり，そもそも一次支持機構が切離されていたりするため，ストレス試験の適用は愛護的に注意深く実施されるべきである．また不用意に繰り返したり，特に脛骨の前後方向に対してはインプラントの固定面へ過大な剪断応力を生じたりしないよう細心の注意を払う．特殊テストの手技によってはそもそも実施すべきでないものも多数存在する．特に前後方向の引き出し試験およびそのような徒手操作を含むものの適用は注意が必要である．さらに医師の方針や機種・術式によってはそもそも特殊テストを実施しない可能性もある．このような検査の実施には医師に事前の合意を得ておくべきである．

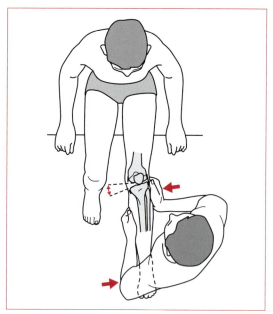

図20 外反ストレス試験
内側不安定性（外反不安定性）の評価．

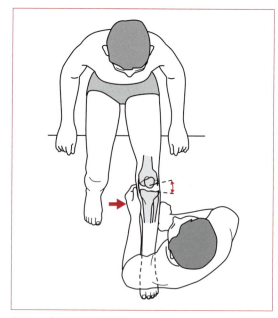

図21 内反ストレス試験
外側不安定性（内反不安定性）の評価．

① 外反ストレス試験

内側不安定性（外反不安定性）を評価する（図20）．内側の膝関節裂隙を開くように外反外力を加える．術後早期は内側軟部組織解離による疼痛を増悪させる可能性があるため実施しない．膝を0°および30°屈曲位で実施．患者は脱力させる．0°は内側側副靱帯＋後内側関節包，30°は内側側副靱帯の評価である．膝関節内側開大量とエンドポイントを検知する．

② 内反ストレス試験

外側不安定性（内反不安定性）を評価する（図21）．外側の膝関節裂隙を開くように内反外力を加える．外側側副靱帯の損傷を示唆する．多くのTKAで弛みが大きい傾向にある．膝を0°および30°屈曲位で実施，患者は脱力させる．0°は外側側副靱帯＋後外側支持機構，30°は外側側副靱帯の評価である．膝関節外側開大量とエンドポイントを検知する．この不安定性をどうコントロールするか，術後リハビリテーションにおいて求められる場合が比較的多い．

③ 後方引き出しテスト（posterior drawer test：PDT）

後方不安定性を評価する（図22）．PCLの機能を診る試験である．CR型（PCL温存型）のみに注意深く適用し，その他の機種には不要な剪断応力となるため実施しない．また術後早期もPCLを始めとする軟部組織の治癒を優先するため実施しない．術後創治癒が完了した後のPCL機能の評価としてのみ実施する．膝を90°屈曲位，足部回旋中間位，患者（特に大腿四頭筋）は脱力させる．検者の両手で脛骨を包むように把持し，脛骨を後方へ押し込む．大腿骨内側関節面と脛骨プラトー内側前縁の段差（step-off）を触知し，脛骨の後方亜脱臼を検知する．step-offが健側よりも減少していれば1＋，step-offが消失していれば2＋，脛骨プラトー内側前縁が大腿骨内側関節面よりも更に落ち込んでいれば3＋と評価する．

④ ダイアル試験

後外側回旋不安定性を評価する．術後早期に実施する必要性は少ない．患者は背臥位または腹臥

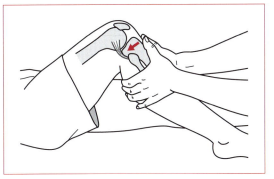

図22 後方引き出し試験（posterior drawer test：PDT）
後方不安定性を評価する．PCLの機能を診る．CR型（PCL温存型）のみに注意深く適用する．

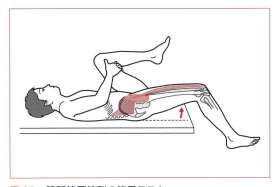

図23 股関節屈筋群の筋長テスト
腸腰筋および大腿直筋の短縮を確認する．

位とし，検者は膝関節を30°および90°屈曲位にて脛骨を外旋させる．脛骨の外旋角度量を健側と比較する．脛骨の外旋角度が健側よりも大きい場合を陽性と判定する．30°屈曲位は後外側支持機構の単独損傷を，90°屈曲位は後外側支持機構とPCLの損傷を示唆する[17]．

3-13 タイトネステスト

TKA術後の偏った姿勢や動的なマルアライメントにしばしば筋のタイトネスが影響する．術後に評価すべき代表的なタイトネステストを示す．

① 股関節屈筋群の筋長テスト

背臥位にて患側下腿をベッドから下垂し，反対側の股関節を骨盤が中間位になるまで屈曲させる（図23）．患側大腿がベッドから浮いていれば腸腰筋の短縮，また膝関節が90°よりも伸展位になっていれば大腿直筋の短縮が疑われる．両筋の短縮を同時にテストすることができる．

② SLRテスト

ハムストリングスのタイトネステストである（図24）．股関節屈曲80～90°以下でハムストリングスのタイトネスを疑う．

③ Oberテスト変法

腸脛靱帯のタイトネステストである（図25）．

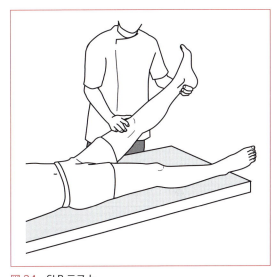

図24 SLRテスト
ハムストリングスのタイトネステスト．

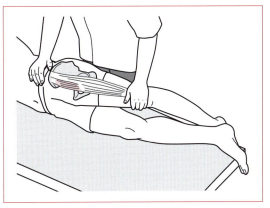

図25 Oberテスト変法
腸脛靱帯のタイトネステスト．

股関節が0°よりも内転しない場合，陽性と判定する．

3-14　健側の評価

健側の状態に注意が必要である．特に健側が重度の膝OAであり変形や拘縮を有する場合は，反対側（術側）への影響が大きい．特に歩行や立ち上がり動作など両下肢が参加する動作については，機能低下がより重度な健側に術側が適応してしまうことがしばしば生じる．具体的には，健側膝関節に屈曲拘縮が存在した場合，歩行時は術側も軽度屈曲位での歩行となる．さらに健側における大腿四頭筋筋力の低下や異常運動パターンが認められた場合は高確率で術側も同様の筋力水準および運動パターンで動作をしてしまう．そのため，健側に重度の運動機能障害が存在する症例は，術後リハビリテーションにおいては屈曲拘縮の予防や筋力増強エクササイズなどますます強調して実施し，関節機能を保っておく必要がある．健側の状態評価は術側へ影響を及ぼすため必ず確認する．

まとめ

TKA術後の理学的評価について概説した．本項では触れていない，能力評価スケールとして，ADLやQOLに関する自己記入式質問紙表，パフォーマンステスト，身体活動量などが挙げられこれについては「Ⅲ-1-4　能力評価スケール」を参照いただきたい．また歩行分析やバイオメカニクス，日常生活動作については「Ⅲ-2-6　歩行動作」「Ⅲ-2-7　日常生活動作」にて詳述されている．その他，本項でも扱った各項目については「2．治療」の項における各項目でも更に説明が加えられているので適宜内容を深めていただきたい．

TKA術後はその機械特性や術式などから生体関節とは本質的に異なる特徴がある．また術後の治療段階において重視すべき評価のポイントが異なる．TKA術後，どの問題点の優先順位が高く，またどのような治療戦略をとるかは詳細な評価に基づいて判断されるべきである．TKA術後における問題点は個々の症例において実に多様である．丁寧で詳細な評価を実践し，術後経過を「より良く，より早い」回復に導くことは理学療法士の使命である．

文　献

1）井野拓実ほか：人工関節置換術と理学療法—人工関節のバイオメカニクス．理学療法11：971-980，2016
2）井野拓実ほか：TKA後における膝から捉えた評価と治療戦略．極める変形性膝関節症の理学療法，斉藤秀之ほか編，文光堂，東京，197-209，2014
3）Stiehl JB, et al：Fluoroscopic analysis of kinematics after posterior-cruciate-retaining knee arthroplasty. J Bone Joint Surg Br 77：884-889, 1995
4）Dennis DA, et al：In vivo anteroposterior femorotibial translation of total knee arthroplasty：a multicenter analysis. Clin Orthop Relat Res 356：47-57, 1998
5）Conditt MA, et al：The PCL significantly affects the functional outcome of total knee arthroplasty. J Arthroplasty 19(7 Suppl 2)：107-112, 2004
6）田中友也：術前の入院リハビリテーション．人工関節のリハビリテーション—術前・周術期・術後のガイドブック，美崎定也ほか編，三輪書店，東京，174-179，2015
7）Weber KL, et al：AAOS Clinical Practice Guideline：Surgical Management of Osteoarthritis of the Knee：Evidence-based Guideline. J Am Acad Orthop Surg 24：e94-96, 2016
8）日本理学療法士協会　ガイドライン特別委員会 理学療法診療ガイドライン部会：理学療法診療ガイドライン第1版，2011　http://jspt.japanpt.or.jp/guideline/1st/（2018年11月12日閲覧）
9）McDonald S, et al：Pre-operative education for hip or knee replacement. Cochrane Database Syst Rev（1）：CD003526, 2004
10）Riddle DL, et al：Pain coping skills training for patients with elevated pain catastrophizing who are scheduled for knee arthroplasty：a quasi-experimental study. Arch Phys Med Rehabil 92：859-865, 2011
11）Villadsen A, et al：Postoperative effects of neuromuscular exercise prior to hip or knee arthroplasty：a randomised controlled trial. Ann Rheum Dis 73：1130-1137, 2014
12）Brown K, et al：Prehabilitation and quality of life three months after total knee arthroplasty：a pilot study. Percept Mot Skills 115：765-774, 2012

13) Liu D, et al：Effects of tourniquet use on quadriceps function and pain in total knee arthroplasty. Knee Surg Relat Res 26：207-213, 2014

14) 森本温子ほか：痛み系と運動系のつながりからみた運動療法の可能性．理学療法 25：1458-1465, 2006

15) Ritter MA, et al：Predictive range of motion after total knee replacement. Clin Orthop Relat Res 143：115-119, 1979

16) Kim TK, et al：Clinical value of regular passive ROM exercise by a physical therapist after total knee arthroplasty. Knee Surg Sports Traumatol Arthrosc 17：1152-1158, 2009

17) Magee DJ：膝関節．運動器リハビリテーションの機能評価Ⅱ　原著第4版，エルゼビア・ジャパン，東京，179-276, 2006

18) 井野拓実ほか：変形性膝関節症の病態運動学的理解と機能評価のポイント．理学療法 26：1078-1087, 2009

19) Slemenda C, et al：Reduced quadriceps strength relative to body weight：a risk factor for knee osteoarthritis in women? Arthritis Rheum 41：1951-1959, 1998

20) Rice DA, et al：Quadriceps arthrogenic muscle inhibition：neural mechanisms and treatment perspectives. Semin Arthritis Rheum 40：250-266, 2010

21) Alkjaer T, et al：Evaluation of the walking pattern in two types of patients with anterior cruciate ligament deficiency：copers and non-copers. Eur J Appl Physiol 89：301-308, 2003

22) Mahoney OM, et al：The effect of total knee arthroplasty design on extensor mechanism function. J Arthroplasty 17：416-421, 2002

23) Silva M, et al：Knee strength after total knee arthroplasty. J Arthroplasty 18：605-611, 2003

24) Oatis CA：Kinesiology：The Mechanics and Pathomechanics of Human Movement, Lippincott Williams & Wilkins, Philadelphia, 2003

25) ヴェルナー・ミュラー 著（新名正由 訳）：膝：形態・機能と靱帯再建術．シュプリンガー・フェアラーク，東京，1986

26) Whittington B, et al：The contribution of passive-elastic mechanisms to lower extremity joint kinetics during human walking. Gait Posture 27：628-634, 2008

27) ヘレン・J．ヒスロップほか：下肢の筋力テスト．新・徒手筋力検査法原著第9版．エルゼビア・ジャパン，東京，205-280, 2014

28) Enoka RM：Eccentric contractions require unique activation strategies by the nervous system. J Appl Physiol 81：2339-2346, 1996

29) 黄川昭雄ほか：機能的筋力測定・評価法―体重支持指数（WBI）の有効性と評価の実際．日整外スポーツ医会誌 10：463-468, 1991

30) 村永信吾：立ち上がり動作を用いた下肢筋力評価とその臨床応用．昭和医会誌 61：362-367, 2001

31) Ogata T, et al：Development of a screening program to assess motor function in the adult population：a cross-sectional observational study. J Orthop Sci 20：888-895, 2015

32) Silva M, et al：Knee strength after total knee arthroplasty. J Arthroplasty 18：605-611, 2003

33) Deandrade JR, et al：Joint distension and reflex muscle inhibition in the knee. J Bone Joint Surg Am 47：313-322, 1965

34) Kennedy JC, et al：Nerve supply of the human knee and its functional importance. Am J Sports Med 10：329-335, 1982

35) Krebs DE, et al：Knee joint angle：its relationship to quadriceps femoris activity in normal and postarthrotomy limbs. Arch Phys Med Rehabil 64：441-447, 1983

36) Spencer JD, et al：Knee joint effusion and quadriceps reflex inhibition in man. Arch Phys Med Rehabil 65：171-177, 1984

37) Stratford P：Electromyography of the quadriceps femoris muscles in subjects with normal knees and acutely effused knees. Phys Ther 62：279-283, 1982

38) 岩崎富子ほか：大腿四頭筋の機能．臨理療 8：8-16, 1981

39) Lieb FJ, et al：Quadriceps function. An anatomical and mechanical study using amputated limbs. J Bone Joint Surg Am 50：1535-1548, 1968

40) Mirzabeigi E, et al：Isolation of the vastus medialis oblique muscle during exercise. Am J Sports Med 27：50-53, 1999

41) Speakman HG, et al：The vastus medialis controversy. Physiotherapy 63：249-254, 1977

42) Kitai TA, et al：Specificity of joint angle in isometric training. Eur J Appl Physiol Occup Physiol 58：744-748, 1989

43) Weir JP, et al：Electromyographic evaluation of joint angle specificity and cross-training after isometric training. J Appl Physiol 77：197-201, 1994

44) Winter DA：Density, Mass, and Inertial Properties. Biomechanics and Motor Control of Human Movement, 4th ed, John Wiley & Sons, New Jersey, 60-74, 2009

45) Perry J：Gait Analysis：Normal and Pathological Function, Slack Inc, Thorofare, 1992

46) 井野拓実ほか：膝関節内転モーメントに着目した変形性膝関節症の運動療法―姿勢・歩行トレーニングを中心に―．理学療法 32：1109-1120, 2015

47) Gotz-Neumann K：観察による歩行分析．医学書院，東京，2005

48) 井野拓実ほか：変形性膝関節症における lateral thrust のバイオメカニクスと動作分析．エキスパート理学療法1　バイオメカニクスと動作分析．山田英司編，ヒューマン・プレス，54-60, 2016

1 評 価
4 能力評価スケール

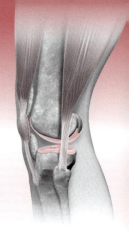

田中友也

はじめに

人工膝関節全置換術(total knee arthroplasty：TKA)は変形性膝関節症(knee osteoarthritis：膝OA)や膝関節炎など膝疾患に対する1つの観血的治療として選択されるものである．近年では手術件数が増加し，臨床場面で多くの理学療法士が術後リハビリテーションに携わっていると考えられる．多くの膝OA患者は，膝関節痛や膝関節不安定性を主症状とし，日常生活動作(ADL)障害をきたしている[1]．さらに，社会参加や余暇活動などが制限されることで，生活の質(QOL)の低下を招いている[2]．このような患者は，TKAに対して膝関節痛や歩行能力改善だけではなく，階段昇降能力やADLの改善，QOL向上を期待している[3]．そのため，術後理学療法には，術前能力よりも高い能力までの改善を要求される．

TKA後の理学療法において，機能レベルでの評価だけではなく，能力・社会レベルでの評価(能力評価)を術前から術後にかけて実施することが必須である．この能力評価は，TKA後患者のADL能力や社会参加・余暇活動の改善度を把握することに直結する．さらに，近年TKA後のADLやQOLの改善に関する研究が散見され，その中でも特に術後の予後予測を調査している研究が多い．このような研究結果を参考にし，能力評価からTKA後患者の回復程度を予後予測し，適切な目標設定を行い，的確に患者へ説明することが，科学的根拠に基づいたリハビリテーションの第一歩になる．

TKA後患者に対して主に実施されている能力評価の特徴として，自己記入式質問紙票(包括的質問紙票と疾患特異的質問紙票)とパフォーマンステスト，身体活動量の3つに大きく分けられる．一般的に，TKAは身体機能や疼痛の改善，ADL改善が大きく見込まれている[4]．また，TKA後の改善度に対して満足度も高い[5]．しかし，TKA後の改善度は自己記入式質問紙票での結果が示されていることが多く，質問紙票によっては天井効果を示すものがあるため，質問紙票のみでは術後回復を表す限界がある．パフォーマンステストは術前より改善するとされているが，同年代の高齢者のレベルまでには達していないことが報告されている[6]．さらに，最近ではTKA後のスポーツ活動に関する調査も盛んであり，スポーツ活動の能力評価も存在する．以上のように，能力評価の特徴を把握し利用することで，TKA後患者の真の改善がわかる．

本項では，近年のTKA後患者を対象とした調査で，主に用いられている能力評価をまとめ，自己記入式質問紙票，パフォーマンステスト，身体活動量の3つに分類して説明する．

表1 ◆ 自己記入式質問紙票

評価分類	評価指標名	評価目的	評価項目（質問数）	採点方法
疾患特異的	New Knee society score-2011 (KSS)	TKA術前と術後における患者の状態と治療効果	客観的評価(7)，満足度(5)，期待度(3)，身体効果(19)	客観的評価：0〜100点，満足度：0〜40点，期待度：0〜15点，身体機能：0〜100点
	Oxford Knee Score (OKS)	TKA術後における患者の健康状態と治療効果	健康状態(12)	5段階リッカートスケール（各質問0〜4点）合計点：0〜48点
	Knee Injury and Osteoarthritis Outcome Score (KOOS)	膝関節疾患の症状とそれに関連する問題点	疼痛(9)，症状(7)，ADL(17)，身体機能・スポーツ(5)，QOL(4)	5段階リッカートスケール（各質問0〜4点）合計点：0〜100点換算
	Forgotten Joint Score (FJS-12)	人工関節術後の関節に向ける患者の意識	日常生活における関節への意識の程度(12)	5段階リッカートスケール（各質問0〜4点）合計点：0〜100点換算
	The Western Ontario and McMaster Universities Arthritis Index (WOMAC)	膝OAの症状とそれに対する治療効果	疼痛(5)，こわばり(2)，ADL(17)	5段階リッカートスケール（各質問0〜4点）疼痛：0〜20点，こわばり：0〜8点，ADL：0〜68点
	日本語版準WOMAC	膝OAの症状とそれに対する治療効果	疼痛(5)，ADL(17)	5段階リッカートスケール（各質問0〜4点）疼痛：0〜100点換算，ADL：0〜100点換算
	変形性膝関節症患者機能評価尺度Japanese Knee Osteoarthritis Measure (JKOM)	膝OAの症状とそれに対する治療効果	疼痛・こわばり(8)，ADL(10)，社会活動(5)，健康状態(2)	5段階リッカートスケール（各質問0〜4点）合計点：0〜100点
	Knee Outcome Survey-Activities of Daily Living (KOS-ADL)	膝関節疾患の症状とADL能力の制限	膝の症状(6)，身体機能(8)	6段階リッカートスケール（各質問0〜5点）合計点：0〜100点換算
	Lower-Extremity Activity Scale (LEAS)	下肢疾患患者のADL能力	ADL(20)	5段階リッカートスケール（各質問0〜4点）合計点：0〜80点
	High-Activity Arthroplasty Score (HAAS)	人工関節後の身体活動・スポーツ	身体活動・スポーツ(4)	ウォーキング：0〜5点，ランニング：0〜4点，階段昇降：0〜3点，活動レベル：0〜6点，合計点：0〜18点
包括的	MOS 36-Item Short-Form Health Survey (SF-36)	健康に関連したQOL	身体機能(10)，日常役割機能(4)，疼痛(2)，全体的健康感(5)，活力(4)，社会生活(2)，精神機能(3)，心の健康(5)	3段階または5段階のリッカートスケール（各質問1〜3点または1〜5点）合計点：0〜100点換算
	Euroqol 5 Dimensional (EQ-5D)	健康に関連したQOL	健康状態(5)	EQ-5D-3L：3段階リッカートスケール（各質問1〜3点）EQ-5D-5L：5段階リッカートスケール（各質問1〜5点）合計点：15点または25点

＊ WOMAC：高得点 Worst，低得点 Good．その他：高得点 Good，低得点 Worst

---

1 自己記入式質問紙票

質問紙票は，包括的な内容の物と疾患特異的な内容の物が存在する．TKAを対象とした研究では，包括的な質問紙票として MOS 36-Item Short-Form Health Survey（SF-36）[7]やEuroQol 5 Dimension（EQ-5D）[8]，疾患特異的な質問紙票として膝OA患者機能評価尺度[9]やNew Knee Society score（KSS）[10]などが活用されている．また近年では身体活動やスポーツレベルの評価に lower extremity activity scale（LEAS）[11]やHigh-Activity Arthroplasty Score（HAAS）[12]などが用いられている．さらに，日常生活において手術した関節に対しての意識の程度を評価するために，Forgotten Joint Score[13]が開発されている．このように，TKA後患者の主観的な評価結果を捉えるために多くの質問紙票が利用されている．表1は，近年の研究で使用されている質問紙票をまと

表2 ◆推奨される評価項目と指標

推奨される評価項目	推奨される評価指標
立ち座り能力 →	30秒椅子立ち上がりテスト
歩行能力（短距離）→	4×10m 最大歩行テスト
階段昇降能力 →	階段昇降テスト
移動能力 →	Timed Up and Go テスト
持久力・歩行能力 （長距離）→	6分間歩行テスト

（文献16）より引用）

めたものである．質問紙票によって，版権を求められる物もあり，使用前には確認が必要となる．以上のように，多くの質問紙票があるため，それぞれの特徴を把握し，研究論文を読む前や使用する前に質問項目の確認を勧める．

本邦では，膝 OA 患者機能評価尺度（Japanese Knee Osteoarthritis Measure：JKOM）が多く利用されている．本邦で作成された疾患特異的な健康関連 QOL 尺度で，膝関節痛と ADL 能力，QOLを点数化し，膝 OA 患者の重症度を把握する評価用紙である．質問項目は日本国内の環境を考慮して作成されている．また，本邦の膝 OA を専門とする医療従事者には親しみのある評価指標である．世界的に使用されている質問紙票として The Western Ontario and McMaster Universities Arthritis Index（WOMAC）[14] がある．1988 年に作成された疾患特異的な健康関連 QOL 尺度である．膝関節痛とこわばり，ADL 能力を点数化し，膝 OA 患者の重症度を把握する評価指標である．また，Hashimoto ら[15] によって，2003 年に本邦に合わせた質問内容に修正し，日本語版準 WOMAC が作成されている．

2 パフォーマンステスト

パフォーマンステストは，TKA 後患者の能力を客観的に捉えるために重要な評価である．The Osteoarthritis Research Society International（OARSI）で推奨された評価項目として，歩行能力，階段昇降能力，立ち座り能力，移動能力，持久力の5つが挙げられる[16]．そのなかでも歩行能力，階段昇降能力，立ち座り能力の評価は最低限実施すべきだと報告している．また，それぞれの評価項目に対して，推奨されたパフォーマンステストがあり，それを表2にまとめた[16]．これらのパフォーマンステストは簡易的であるため，多くの理学療法士が臨床でも利用していることが考えられる．さらに，TKA 後患者を対象とした研究のアウトカムとしてもよく利用されている（表3）[6]．ここで注意してほしいことは，評価の信頼性である．毎回の評価方法に誤りが生じてしまうと術後経過を捉えることや先行研究との比較が難しくなる．そのため，各評価方法の確認を勧める．

臨床においては，パフォーマンステストの遂行能力のみではなく，評価中の動作や疼痛などを評価することも重要である．例えば，立ち座り能力では動作中に健側への重心偏移（図1），歩行能力では歩容（図2），階段昇降能力では動作方法（図3）などの特徴を捉え，理学療法に反映させる必要がある．なぜなら，パフォーマンステストで見られる異常動作や疼痛は，身体の非対称性動作を生み出し，他部位（健側下肢，腰部など）に新たな症状をもたらす可能性があるからである[17]．そのため，臨床家にはパフォーマンステスト時の動作の質を評価することも求められている．

3 身体活動量

近年では，活動量計や万歩計を用いた身体活動量の評価が盛んに行われている．また，ウェアラブル端末を利用した患者管理により，活動量を増加させようとする試みも行われている[18]．TKA

表3 ◆ TKA後患者と健常者の能力評価

パフォーマンステスト	術前	術後1ヵ月	術後3ヵ月	術後6ヵ月	健常者
Timed Up & Goテスト	9.8±3.2秒	14.6±12.3秒	9.7±2.7秒	9.1±2.4秒	5.6±1.0秒
6分間歩行テスト	414.1±109.1m	255.4±156.2m	412.9±109.7m	432.6±106.7m	600.1±76.0m
階段昇降テスト	23.1±17.3秒	43.4±24.4秒	18.8±8.4秒	18.2±10.1秒	8.9±1.7秒

平均±標準偏差 (文献6)より引用)

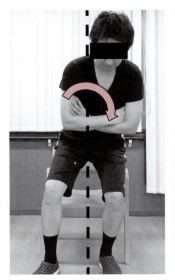

図1 立ち上がり時の健側への重心偏移（右術側下肢）

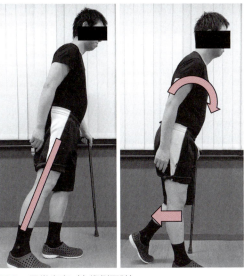

図2 異常歩容（右術側下肢）
左図：stiff knee gait
右図：quadriceps avoidance gait
stiff knee gait：術側膝伸展位での下肢振り出し（遊脚相）
quadriceps avoidance gait：大腿四頭筋筋力低下によって生じる体幹での代償動作（立脚相）

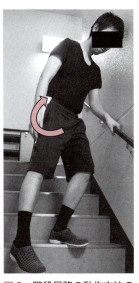

図3 階段昇降の動作方法の確認（右術側下肢）
確認事項：手すり使用の有無，身体の向き，2足1段または1足1段など．

後患者を対象とした研究において，身体活動量は同年代の健常者と比べ，少ないことが報告されている[19]．この身体活動量を増やすことで，身体機能の維持や体重増加の予防などにつながることが考えられている．特に術前から身体活動や外出頻度が低い患者に対しては，退院後も継続した指導が必要になる．

おわりに

TKA後患者の術後の改善を把握するためには，能力評価が必要不可欠となる．そのため，各能力評価の特徴を捉え，適切な評価を行うことが望ましい．TKA後患者は術前の状態と比べ身体能力を改善させることが可能であるが，同年代の健常者より劣る．TKA後患者は同年代の健常者と同等な身体能力まで回復したいと期待していることが多く，その期待に応えるのが理学療法士の義務であると考えられる．そのため，能力評価によりTKA後の真の改善を捉えることが，科学的根拠に基づいた理学療法に重要である．

文　献

1) Hunter DJ, et al：Osteoarthritis. BMJ 332：639-642, 2006
2) Felson DT：Developments in the clinical understanding of osteoarthritis. Arthritis Res Ther 11：203, 2009
3) Scott CE, et al：Patient expectations of arthroplasty of the hip and knee. J Bone Joint Surg Br 94：974-981, 2012
4) Steinhaus ME, et al：Total knee arthroplasty for knee osteoarthritis：Support for a foregone conclusion? HSS J 13：207-210, 2017
5) Williams DP et al：Early postoperative predictors of satisfaction following total knee arthroplasty. Knee 20：442-446, 2013
6) Bade MJ, et al：Outcomes before and after total knee arthroplasty compared to healthy adults. J Orthop Sports Phys Ther 40：559-567, 2010
7) Ware JE Jr, et al：The MOS 36-item short-form health survey（SF-36）. I. Conceptual framework and item selection. Med Care 30：473-483, 1992
8) Rabin R, et al：EQ-5D：a measure of health status from the EuroQol Group. Ann Med 33：337-343, 2001
9) Akai M, et al：An outcome measure for Japanese people with knee osteoarthritis. J Rheumatol 32：1524-1532, 2005
10) Noble PC, et al：Development of a new Knee Society scoring system. Clin Orthop Relat Res 470：20-32, 2012
11) Saleh KJ, et al：Development and validation of a lower-extremity activity scale. Use for patients treated with revision total knee arthroplasty. J Bone Joint Surg Am 87：1985-1994, 2005
12) Talbot S, et al：Use of a new high-activity arthroplasty

score to assess function of young patients with total hip or knee arthroplasty. J Arthroplasty 25：268-273, 2010
13) Behrend H, et al：The "forgotten joint" as the ultimate goal in joint arthroplasty：validation of a new patient-reported outcome measure. J Arthroplasty 27：430-436, 2012
14) Bellamy N, et al：Validation study of WOMAC：a health status instrument for measuring clinically important patient relevant outcomes to antirheumatic drug therapy in patients with osteoarthritis of the hip or knee. J Rheumatol 15：1833-1840, 1998
15) Hashimoto H, et al：Validation of a Japanese patient-derived outcome scale for assessing total knee arthroplasty：comparison with Western Ontario and McMaster Universities osteoarthritis index（WOMAC）. J Orthop Sci 8：288-293, 2003
16) Dobson F, et al：OARSI recommended performance-based tests to assess physical function in people diagnosed with hip or knee osteoarthritis. Osteoarthritis Cartilage 21：1042-1052, 2013
17) Mizner RL, et al：Altered loading during walking and sit-to-stand is affected by quadriceps weakness after total knee arthroplasty. J Orthop Res 23：1083-1090, 2005
18) Twiggs J, et al：Measurement of physical activity in the pre-and early post-operative period after total knee arthroplasty for Osteoarthritis using a Fitbit Flex device. Med Eng Phys 51：31-40, 2018
19) Lützner C, et al：Patient activity after TKA depends on patient-specific parameters. Clin Orthop Relat Res 472：3933-3940, 2014

1 評価
5 バイオメカニクス・動作分析

井野拓実

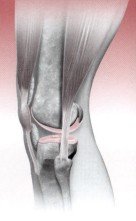

はじめに

本項では人工膝関節および生体膝関節における基本的なバイオメカニクスを整理する．また動作分析について，種々の手法の概略を説明する．

なお歩行については「Ⅲ-2-6 歩行動作」(p200)にて詳しく解説している．

1 人工膝関節に生じる負荷

人工膝関節に生じる力学的な負荷は，圧縮応力と剪断応力である．前者は関節面に対し垂直に作用する力，後者は関節面に対し平行に作用する力すなわちズレの力である（図1）．両者はともに人工膝関節の長期の耐久性に影響する．また人工膝関節の形態によりどちらの応力が生じやすいかが異なる．関節面の適合性が高い機種は接触面積が増大し圧縮応力は分散されるが大きな剪断応力を受けやすく，一方関節面の適合性が低ければ接触面積が少ないため圧縮応力は集中されるが剪断応力は小さくなる（図2）[1]．近年のデザイントレンドは圧縮応力を小さくするために従来よりも適合性を高くさせる傾向がある．

人工膝関節全置換術（total knee arthroplasty：TKA）後の関節運動や動作パターンを再構築する理学療法において，関節に生じる過大な圧縮応力や剪断応力を低減することは人工膝関節の成績向上において重要であると考えられる．例えば，歩行立脚期の膝屈曲運動の減少は衝撃吸収作用の低下を示し，人工膝関節に繰り返し大きな応力が加わる可能性があり，また過大な外部膝内反モーメントは内側関節面の過大な圧縮応力を示す代表的な指標である[2]．このような運動は術後理学療法において可能な限り是正されるべきである．

ONE POINT ADVICE　ポリエチレン摩耗と力学的 loosening

人工膝関節の成績向上という観点から，それを阻害する要因としてポリエチレン摩耗と力学的 loosening の問題が挙げられる．ポリエチレン摩耗は関節摺動面において圧縮応力が集中する所を中心とし表面が削り取られていき摩耗粉が生じる現象である．力学的 loosening は人工関節固定面がゆるみ力学的破綻が生じることであり主に剪断応力と関連が強い．また両者は無縁ではなく，ポリエチレンの摩耗粉がマクロファージに取り込まれ，炎症性メディエーターやサイトカインが産生され，骨溶解を引き起こし力学的 loosening と関連するとされている[1]．理学療法士は，不適切な運動やマルアライメントが関節摺動面および固定面への応力を増大させ，このような摩耗とゆるみの相互作用を引き起こすメカニズムについても留意すべきである．

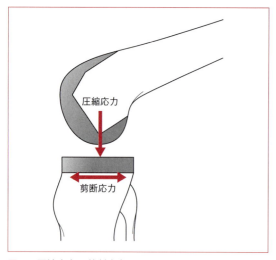

図1 圧縮応力と剪断応力
人工膝関節（ここでは脛骨コンポーネントに対して）に生じる力学的な負荷を示す．関節面に対し垂直に作用する力が圧縮応力であり，平行に作用する力すなわちズレの力が剪断応力である．

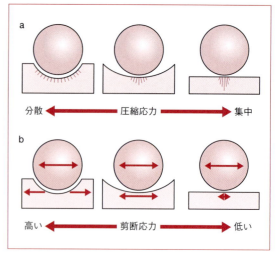

図2 関節面の適合性と応力の関係
関節面の適合性が高ければ接触面積が増大し圧縮応力は分散されるが高い剪断応力を受けやすく，一方関節面の適合性が低ければ接触面積が少ないため圧縮応力は集中されるが剪断応力は低くなる．
a：関節面の適合性と圧縮応力
b：関節面の適合性と剪断応力
（文献 1）より引用改変）

2　人工膝関節のバイオメカニクス

人工膝関節の運動は，大腿骨顆部の幾何学的構造および脛骨高原のデザイン，更に後十字靱帯（posterior cruciate ligament：PCL）などの残存組織により規定される．すなわち，人工膝関節のデザインコンセプトによりその機械特性は異なる．以下に本邦でよく用いられる，PCL温存型（CR型：posterior cruciate retention design），PCL代償型（PS型：posterior stabilizer design），CS型（cruciate substituting, cruciate sacrifice），Mobile型（mobile bearing design），constrained型の5つのタイプについてそのバイオメカニクスを概説する．

2-1 CR 型

人工膝関節においてPCLを温存する利点は以下の理由が考えられる[3]．ⅰ．骨・インプラント間の応力低減，ⅱ．脛骨の後方安定性の向上，ⅲ．rollback motionの誘発，ⅳ．膝伸展時における大腿四頭筋のレバーアームの延長，ⅴ．関節の固有位置覚の向上．これに加えて階段昇降時にはCR型が有利であるという動作分析の報告[4]も本機種が普及する一因となった．CR型は脛骨後方安定性が優れていることが期待される．また後述するPS型と比べ非荷重位での安定性に優れている可能性がある[5]．しかしPCLを温存する場合「PCLが生理的機能を果たす」ことが機種デザインの前提であり，これは手術手技に依存する部分が多いとされている[3]．また近年の動態解析研究では，PCLを温存しても必ずしも正常なrollbackが誘発されないとする報告も散見される[6〜9]．

2-2 PS 型

PCLを切除し脛骨上の突起（post）が大腿骨側のcamに入ることにより関節の安定性と人工的

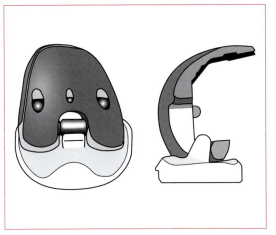

図3 post-cam 機構
膝関節の屈曲に伴い脛骨上の post が大腿骨側の cam に組み込まれる．この機構によって人工的な rollback が誘発される．

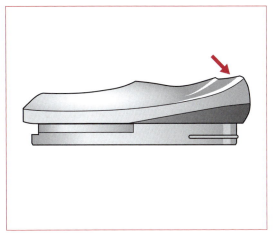

図4 CS 型の脛骨インサート
インサートが深い皿状（deep dished plate）で，かつ前方リップが高くなっている（high anterior wall）

な rollback を誘発する機種デザインである（図3）．これを post-cam 機構という．本機種の長期成績は良好であるとされている[10]．また PS 型は関節形態により人工的に関節運動を誘導するため手術手技への依存が少なく，可動域も良好である．一方，大腿骨からの荷重は post-cam 機構を通じてそのまま脛骨へ伝達されるため post-cam 機構のポリエチレン磨耗や骨・インプラント間の剪断応力は増大する傾向にある．また post-cam 機構が作動するのは膝屈曲約60°以上のため，それ以下の屈曲角度域では PCL 代償機能が発現されない特徴がある．また PS 型は非荷重下において脛骨の前後移動量が CR 型よりも大きいことが示されている[5]．

2-3 CS 型

先述のごとく，CR 型は PCL 機能が手術手技に依存する部分が多く，PS 型は post-cam 機構のポリエチレン磨耗や骨・インプラント間の剪断応力増大などの問題が散見される．これらの問題を解決するアプローチとして発展してきたのが CS 型である[11]．CS 型は post-cam 機構を有さず，脛骨インサートが深い皿状（deep dished plate）で，かつ前方リップが高く（high anterior wall）なっているのが特徴である（図4）．関節面形状の高い適合性により PCL 機能を代償するデザイン設計となっている[11]．しかし機種によりその拘束性や運動の自由度はさまざまであり，用いられた CS 型インプラントの特徴および術中操作を十分に理解する必要がある．また本邦における CS 型の臨床成績および本機種が生理的な膝関節運動を再現できているか否かについても議論が残るところである．

2-4 Mobile 型

Mobile bearing とは脛骨インサートが脛骨コンポーネント上で可動する機種デザインである．大腿骨コンポーネントとインサート間では高い適合性を持ち主に sliding のみを許容し，脛骨インサートと脛骨コンポーネント間では前後運動と回旋運動または回旋運動のみを許容する．大腿骨コンポーネントと脛骨インサート間での適合性を高くすることで接触面積を広くし摩擦の低減をはかる目的がある．またそのために不足する運動の自由度は脛骨インサートと脛骨コンポーネント間で補おうとするものである．現在まで本機種の利点や

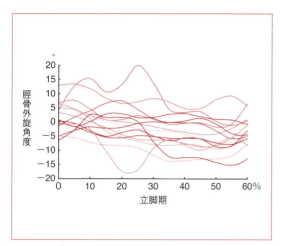

図5 歩行立脚期における Mobile 型人工膝関節の脛骨回旋角度（各症例）
Mobile 型人工膝関節は歩行立脚期において不規則な脛骨の回旋運動パターンを呈した（16例）．
（文献6）より引用改変）

問題点は散見されるが，現時点において Mobile 型が他の機種より優れているとする臨床成績は実証されていない．また Mobile 型の適合性の高さおよび回旋運動許容性は必ずしも正常な関節運動を再現していない可能性がある．筆者らの研究では Mobile 型は歩行時，正常よりも少ない脛骨前後移動量と不規則な回旋運動のパターンを呈していた（図5）[6]．

2-5 constrained 型

人工膝関節自体にどのような方法でどの程度の安定機構を持たせるかにより non-constrained 型と constrained 型の2型に大別される．一般に constrained 型は関節の安定性と運動を完全に人工膝関節により制御し，それ自体にきわめて高い拘束性を有している．反面，人工膝関節と骨との境界に生じる力学的ストレスは大きく，人工膝関節のゆるみをきたしやすい特徴がある．本機種は関節破壊の著しいごく限られた症例にのみ適応される．

2-6 人工関節の機械特性まとめ

人工膝関節は総じて前十字靱帯（interior cruciate ligament：ACL）不全膝である．PCL は温存または post-cam 機構や高い関節適合性により代償されてはいるものの正常な PCL 機能とは異なることが多い．人工膝関節はその形態により安定性を得ているため，荷重してはじめて安定性が得られる特徴がある．関節適合性は機種により異なるものの，constrained 型を除くすべての人工膝関節は生体膝よりも不安定な関節であるといえる．これは TKA 症例が膝関節を十分に屈伸させずに固定制御を用いやすい一因であると考えられる．また人工物であるために長期の耐久性についても考慮されなければならない．例えば，いかに安定していようと筋による制御が不十分であったり，膝を完全に固定制御していたりすれば荷重時における衝撃吸収能の低下は明らかであり，早期のポリエチレン摩耗や力学的 loosening が懸念される．

3 生体膝関節と人工膝関節のバイオメカニクス

人工膝関節の理学療法を実践する上で把握しておくべき，生体膝関節のバイオメカニクスおよび人工膝関節との相違について整理する．

3-1 脛骨大腿関節のバイオメカニクス

膝関節の主要な機能は紛れもなく屈伸運動である．膝関節は足関節と股関節の中間で衝撃吸収を担う．立ち上がりや昇段動作では身体重心を上方へ持ち上げるため伸展力を発揮し，着座や降段動作では身体重心の急激な落下を制御するためエネルギーを吸収しつつ屈曲する．屈伸運動に比べ内外反，内外旋，そして並進移動は比較的小さな運動である．生体膝関節では屈曲運動に伴い，大腿骨顆部は後方移動（rollback）し，外旋（脛骨は内旋）する[12]．生体膝関節において理学療法を実施する際はこのようなカップリングモーションを正

しく誘導することが良い結果に繋がることが多い．一方，人工膝関節においては必ずしもこの限りではない．第一に術前の長期罹患期間により多くの場合正常運動パターンは破綻している．第二に機種デザインによって人工膝関節の機械特性は異なる．第三に手術操作により膝関節周囲の軟部組織の状態が変化している．すなわち，TKA後はどのような運動をする人工膝関節なのかを理解し関節運動を再構築することが重要である．

3-2 膝蓋大腿関節のバイオメカニクス

膝蓋大腿関節の合併症はTKA後の再手術の原因として頻度が高い．特に膝蓋骨置換症例においては，超高分子量ポリエチレンコンポーネントの摩耗損傷や膝蓋骨骨折などの合併症が挙げられる．膝蓋骨置換症例では切骨により膝蓋骨の力学的強度が低下していることにも留意が必要である．過大な膝蓋大腿関節の圧縮応力や膝蓋骨のマルアライメントによる応力集中はこれらの問題を惹起する可能性がある．

膝蓋骨の作用は膝関節伸展機構のモーメントアームを増大させ，大腿四頭筋張力の伝達効率を上げることである．膝蓋骨に生じる力は主として，大腿四頭筋と膝蓋腱からの二つの牽引力であり，この合力は膝蓋大腿関節における圧縮応力となる（図6）．これは膝関節屈曲角度が増大すると非常に大きな力となり，屈曲角度や動作によっては体重の3～8倍に達することが報告されている[13～15]．また膝蓋骨と大腿骨の接触圧は最大で12MPaに達し[16]，これは膝蓋骨コンポーネントに用いられるポリエチレンの力学的安全域（一般には10MPaとされる）を容易に超え，術後に合併症が多いことが理解される[17]．加えて，膝蓋骨と大腿骨の接触面の位置は屈曲角度が増加するにつれ近位から遠位に移動する[18]．膝蓋骨置換後の接触面は生体膝のそれとは完全に同一ではないが[19,20]，中間から深屈曲域では膝蓋骨の下極に大きな曲げモーメントが生じることが推察される．

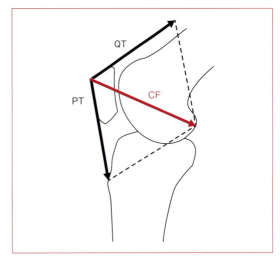

図6　膝蓋大腿関節における圧縮応力
QT：大腿四頭筋の牽引力，PT：膝蓋腱の牽引力，CF：膝蓋大腿関節にかかる力

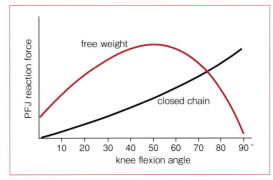

図7　free weight：開放的運動連鎖（OKC）およびclosed chain：閉鎖的運動連鎖（CKC）における膝蓋大腿関節に生じる力
OKCでは中間屈曲域で，CKCでは深屈曲域でより大きな力が生じる．
（文献23）より引用）

① 矢状面における膝蓋骨のバイオメカニクス

前述のごとく，膝蓋骨に生じる主要な力は大腿四頭筋と膝蓋腱の牽引力である．一般に大腿四頭筋筋力は中間可動域（50～80°）において最大となる[21,22]．また膝蓋大腿関節の圧縮応力に関する研究では，開放的運動連鎖（open kinetic chain：OKC）では中間屈曲域で，閉鎖的運動連鎖（closed kinetic chain：CKC）では深屈曲域で圧縮応力がより大きくなることが示されている（図7）[23]．筆

者らは，特に膝蓋骨置換例の術後早期には圧縮応力が上昇しやすい肢位，すなわちOKCでの中間屈曲域，CKCでの深屈曲域での不用意な大腿四頭筋の強縮は避けるべきと考えている．立ち上がりや歩行動作に必要な筋力の評価は重要であるが，最大の大腿四頭筋筋力の評価は注意が必要である．

② 膝蓋骨の滑走動態

膝蓋骨の滑走動態異常により，膝蓋大腿関節の接触面積が狭小化し圧縮応力が上昇することがわかっている[15, 16]．膝蓋骨の滑走動態に影響する要因としては，内外側広筋や内外側支帯などの膝蓋骨安定化機構への外科的処置，大腿骨/脛骨コンポーネントの回旋設置位置および膝蓋骨コンポーネントの設置位置，膝蓋骨切骨角，インプラントデザイン，mechanical axis の変化，joint line の変化などが挙げられる．術後理学療法において重要な点は，動的な膝関節の内外反，脛骨の回旋アライメントによるQ角の変化，そして動的な大腿骨の回旋アライメントである．これらによって膝蓋骨の滑走動態（接触面）が変化し膝蓋大腿関節の接触面積の狭小化が生じる．具体例を挙げると，脛骨が過度に外旋した場合Q角は増大し，膝蓋骨は外側傾斜，外方変位しやすい．これにより膝蓋大腿関節の外側関節面における圧縮応力が増大する．また膝蓋骨の位置が不変であっても大腿骨の回旋マルアライメントにより膝蓋骨滑車の向きに変化が生じ，偏った膝蓋大腿関節の接触面となる．理学療法士は膝関節内外反アライメントおよび脛骨や大腿骨の回旋アライメントを評価し最適な動的アライメントを誘導するなど，適正な膝蓋骨の滑走動態を得るための努力をすべきである．適正な膝蓋骨の滑走動態の獲得は，臨床的には膝関節前面の疼痛や違和感の改善，膝関節伸展機構の機能的改善に直結する．

4 階段昇降時のバイオメカニクス

階段動作に関するバイオメカニクス研究は数多くなされている[24~29]．一般に歩行と比較し階段動作はより大きな膝関節可動域と関節モーメントを要求される．具体的には昇段時で80〜90°程度，降段時で90〜110°程度の膝関節屈曲角度が必要である[24, 25]．また階段動作は，動作パターンに多様性があるものの下肢全体としてのモーメントの総和は一定していること，股関節運動の多様性が大きいこと，昇段時では身体を持ち上げるための大きな膝関節伸展モーメント（求心性収縮）が必要なこと，降段時では落下をコントロールするための大きな膝関節伸展モーメントおよび足関節底屈モーメント（いずれも遠心性収縮）が発揮されることが特徴である[24~26]．加えて段差高が高くなればその要求度はより大きくなることも示されている[28]．

一方，TKA症例における階段動作のバイオメカニクス研究は散見されるものの統一された見解は得られていない[29]．この一因として実験系の設定が一定していないこと，また膝関節の機能低下に対する代償パターンには多様性があることなどが考えられる．現在，概ね見解の一致が得られている点は，TKA症例は昇段時において膝関節の屈曲角度および伸展モーメントが小さいことである[29]．いずれにせよ階段動作は膝関節への機能的要求が大きな動作であることは明らかであり，上述した膝関節屈曲角度の獲得，大腿四頭筋筋力の増強および収縮パターンの再教育，足関節・股関節との協調などは重要な点になると考えられる．

表1 ▶ 分析方法の分類と主な対象動作（課題）

日常動作分析型	特定課題分析型
・寝返り動作 ・起き上がり動作 ・立ち上がり動作 ・前方歩行 ・後方歩行 ・横歩き（サイドステップ） ・階段昇降 ・上肢機能を中心とする複合動作	・端座位：前後・左右への傾斜 ・膝立ち位：左右への重心移動・片膝立ち 　　　　　　膝歩き ・立位：リーチ動作・上肢挙上・体幹回旋 　　　　スクワット動作・左右への重心移動 　　　　片足立ち・前後へのステップ動作 ・上肢機能：上肢挙上（各姿勢にて）

5 動作分析

一般に動作を分析する目的は，① 機能障害の推測，② 行為・活動の障害の推測，③ パフォーマンスの良否の指標である．動作を分析することにより，関節運動や種々の心身機能における障害を推測することができる．また基本的な動作を分析することにより，より高次の行為・活動の障害を推測できる．例えば，立ち上がり動作の障害を明らかにすることにより，より高次の段差昇降，しゃがみ位での活動の障害など，さまざまな日常生活や社会活動の障害を類推することができる．また，治療成績の評価やある目的を達成するためのパフォーマンス指標にも動作分析は役立つ．広義には歩行スピードや歩幅，左右の対称性などの評価も含まれる．臨床における動作分析は一般に日常動作分析型と特定課題分析型に分けられる（表1）[30]．日常動作分析型は寝返り，起き上がり，歩行，階段など基本的な日常生活動作の分析であり，最も一般に実施される．一方，特定課題分析型は，より注目したい身体機能や部位を絞って動作を分析する方法である．例えば端座位における，動作評価は体幹機能を，膝立ち位の動作評価は体幹＋股関節機能を，立位の動作評価は体幹＋下肢機能全体を反映した評価となる．日常生活動作の分析で類推された問題点をより明確にするための方法として有用である．以下に種々の動作分析の手法について概要を説明する．

▶ 5-1 観察による動作分析

理学療法領域でベストセラーである「観察による歩行分析 Neumann KG, 2005」[31]に代表されるように，臨床動作分析として最も一般的かつ重要な方法である．詳細な方法論は成書を参照していただきたい．観察による動作分析では原則，ヒトの動作を解剖学的3平面また，機能的な相に分けて分析する．歩行に関して，近年は，ランチョ・ロス・アミーゴ国立リハビリテーションセンターにて発展した相分けが広く用いられており[32]，各相において特徴的な運動パターンと非常に重要な機能的意義がある．またこれらの概念に基づき「観察による歩行分析」の手法を確立した Observational Gait Instructor Group（O.G.I.G.）にて用いられる分析シートを図8に示す．O.G.I.G.では正常歩行の定型性を示すと共に，病的歩行における代表的な逸脱動作を整理し示している[31]．これらの理解は，臨床動作分析における精度や評価スピードを大幅に改善する．

▶ 5-2 ストップウォッチによる動作分析

特定の区間を歩行する時間を計測することにより，平均歩行速度を算出することができる．歩行速度は，歩行のパフォーマンスを最も標準的かつ効果的に示すと考えられる．さらに計測時間を歩数で割れば1歩の平均時間を算出でき，それを2

1-5 バイオメカニクス・動作分析 ■ **91**

患者名 _____　使用補装具 _____　年月日 _____

診断名 _____

主要な問題 _____

望ましい対策 _____

検査場所 _____　セラピスト _____

○左患側　　　　　　　　　　　　　　　　　　　　　　　　　　　　　　　　　　　　　右患側○

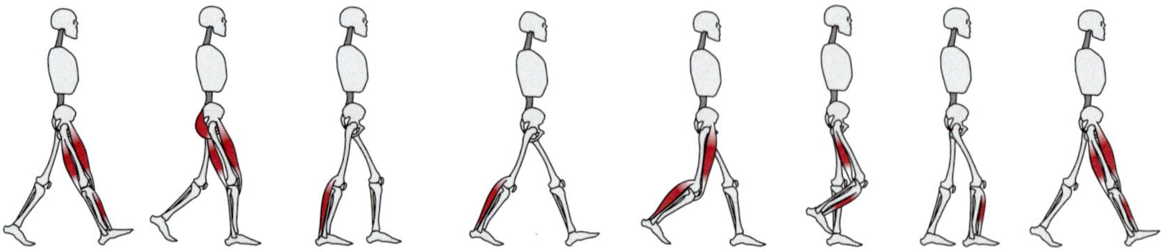

荷重の受け継ぎ		単脚支持期		遊脚期			
IC	LR	MSt	Tst	PSw	ISw	MSw	TSw
踵接地 ○あり ○なし		適切な背屈 ○あり ○なし			適切な背屈 ○あり ○なし		
	適切な底屈 ○あり ○なし	踵離れのタイミング ○早すぎ　○適切　○遅れ 骨盤の安定 ○あり ○なし					
適切な膝屈曲 ○あり ○なし		適切な膝伸展 ○あり ○なし		適切な膝屈曲 ○あり ○なし		適切な膝伸展 ○あり ○なし	
		股関節伸展 ○あり ○なし		適切な股屈曲 ○あり ○なし			
ヒールロッカー ○不足 ○過多 ○正常		アンクルロッカー ○不足 ○過多 ○正常	フォアフットロッカー ○不足 ○過多 ○正常	フットクリアランス ○あり ○なし			

代償運動

○ 骨盤のもち上げ　　　　　○ その他 _____

○ バーストレトラクト　　　_____

○ 分廻し　　　　　　　　　_____

○ 反対側の伸び上がり　　　_____

○ 体幹の前傾　　　　　　　_____

○ デュシェンヌ　　　　　　_____

○ トレンデレンブルク　　　腕の振り _____

　　　　　　　　　　　　　頭部位置 _____

段階

○ 上り　　　　○ 下り

○ 可能　　　　○ 可能

○ 不可能　　　○ 不可能

○ 痛み　　　　○ 痛み

二重課題　　　○ 可能　　　○ 不可能

二重課題条件付　　○ 可能

図8　O.G.I.G.－歩行分析シート
(文献31) より引用)

倍して2歩の平均時間とすれば1歩行周期時間の平均値を算出できる. 歩行速度に1歩行周期時間を掛ければ2歩の歩幅すなわち1ストライド長を算出できる[33].

加えて, 歩行のみならず, その他の日常生活動作に要する時間を計測することによっても動作の異常性や実用性を判断する指標となる. どれだけ安定し, 正常動作に近い動作が遂行可能であっても, 遂行時間が長すぎる場合は, 異常または実用性で劣るという判断になる. ストップウォッチは安価かつ簡便で極めてコストパフォーマンスに優れた計測機器である. TKA後の動作改善やパフォーマンス指標の計測に有用と考えられる.

▶5-3 ビデオカメラによる動作分析

近年, 家庭用デジタルビデオカメラの普及と高性能化により, ビデオカメラによる計測が極めて一般的になった. さらにスマートフォンやタブレット端末に搭載されているカメラの性能も向上しており, ビデオカメラによる動作分析は広く普及しているといえる. 動作の全容が観察でき, 再生速度のコントロールも容易で, 記録やフィードバックには最適な方法であると考えられる. ただし, 特別なデータ処理をしない限りにおいては, 上述した観察による動作分析と基本的には同じ手法である.

一方, 映像データから客観的な数値を計測しようとすると多くの労力, 技術, コストが生じる. 理論的には, 動作の時間因子および空間因子についてはすべてのデータを得ることができる. また関節角度や推定セグメント重心の合成による, 推定体重心も算出することができる. しかしながら, 映像データの解析は膨大な労力が必要であり, さらに計測周波数とカメラ台数に比例してその負担は増大する. 一般的なビデオカメラの計測周波数は30Hz(1秒間に30コマ計測)であり, 速い動作には不向きである. ビデオ映像は多くの場合インターレス化(1コマに上下2つの画像が入っている)されているため, これを非インターレス化

すると計測周波数は60Hzとなり, 日常生活動作程度であればほぼ問題なく分析可能である[33]. これはフリーのソフトで十分に処理が可能である. 複数方向からビデオ撮影を行えば, direct linear transformation(DLT)法にてコンピューター上に3次元空間を構成可能である. すなわち3次元動作解析ができる. これには専門のソフトと, やはり多くの労力を要するのでかなりの負担が生じる. ビデオカメラを用いた臨床評価としては, 記録とフィードバック, 単一平面による2次元画像解析などがコストパフォーマンスの面からもおすすめである. 近年, TKA術後の歩行分析への応用や患者に対する治療的フィードバックなどにしばしば用いられており, 今後その効果検証が期待される.

▶5-4 加速度計による動作分析

身体各部の加速度を計測できる. 例えば骨盤に加速度計を装着すると, 体重心の加速度に近似した(正確には骨盤部の加速度である)データを計測することができる. しかし, 加速度を積分していくと速度, さらには移動距離を算出できるかといえば一概にそうではない. 加速度計から得られるデータはその装置に固定された座標系であるため, 空間の絶対座標系のデータとは異なることが多い. 具体的には身体各部に固定した加速度計のデータは, 身体各部の向きが変化すると座標系の向きも変化するため, いわゆる絶対座標系で言うところの進行方向, 左右方向, 上下方向のデータが入り混じることになる. また加速度計は重力を加速度として検知してしまうので, 重力方向へ向きが変化するとこのデータが混じってしまい分離が不可能である点にも注意が必要である[33].

▶5-5 慣性センサによる動作分析

ジャイロセンサとも呼ばれ, 角速度が計測できる. 角速度を積分すると角度が算出できるので, ある計測開始時点での角度がわかれば, その時点からの角度を算出できる. しかし同時に誤差も積

算されていくのでその精度には一定の限界がある．慣性センサにて計測できる角度は空間上での絶対角度なので，骨盤や胸郭といったセグメントの傾きを計測するのに適している．理論的には2つのセンサを用いれば体節の相対角度（関節角度）を算出できるが，単一平面に各々の座標系を揃えることが難しいという技術的課題がある．近年は複数の慣性センサを用い全身のキネマティクスを計測する技術も散見される．これらは計測空間に制限を受けないという利点があり，今後の更なる発展が期待される．近い将来，本法も変形性膝関節症やTKAにおける動作分析の一翼を担うツールになると思われる．

5-6 大規模な計測システムによる動作分析

多くの場合，光学式モーションキャプチャシステムと床反力計による3次元動作解析システムである．近年，研究・実験ベースでは最も用いられている．全身の関節運動や体節の傾き・並進移動に加え，体重心，床反力，関節モーメントや関節パワーなどを計測，計算できる．これらの分析により，動作時の筋力に相当する指標を推定したり，主動作筋の収縮様式を判別したりすることができる．動作分析の計測機器としては現在，最も優れていると考えられる．一方，本法は多くの場合，皮膚上に貼付した標点の位置情報から身体運動を計測しているため，皮膚のズレや振動などにより実際の関節運動（骨の運動）とはやはり誤差が生じる．数度，数mmの身体運動の計測は難しく，注意が必要である．TKA術後の歩行能力や関節機能，筋機能などを評価するうえでは非常に有用な装置であるが，多くのコストや大規模な実験室が必要なため臨床に広く普及するのは難しい現状がある．しかし，近年，医療機関に3次元動作解析装置を導入する施設が散見され種々の貴重な症例データの報告がなされている．今後，詳細な動作分析を基にした人工関節やリハビリテーションの更なる発展が期待される．

まとめ

人工膝関節に関するバイオメカニクスと動作分析の手法について概説した．運動学，動作学を専門とする理学療法士においてバイオメカニクスは臨床に直結する有用な学問であると思われる．また動作分析手法は目的と実用性に応じて，実施可能なものを選択し，臨床成績を可能な限り客観的に評価する一助にしていただきたい．

文献

1）星野明穂：人工膝関節のデザインの基礎．人工膝関節置換術：基礎と臨床，松野誠夫編，文光堂，東京，72-77，2005
2）Birmingham TB, et al：Test-retest reliability of the peak knee adduction moment during walking in patients with medial compartment knee osteoarthritis. Arthritis Rheum 57：1012-1017, 2007
3）星野明穂：後十字靱帯温存型（CR型：posterior cruciate retention design）．人工膝関節置換術：基礎と臨床，松野誠夫編，文光堂，東京，78-79, 2005
4）Andriacchi TP, et al：The influence of total knee-replacement design on walking and stair-climbing. J Bone Joint Surg Am 64：1328-1335, 1982
5）Andriacchi TP, et al：The use of functional analysis in evaluating knee kinematics. Clin Orthop Relat Res 410：44-53, 2003
6）井野拓実ほか：人工膝関節置換術後の歩行分析─機種によるキネマティクスの違い─．日人工関節会誌43：55-56, 2013
7）Stiehl JB, et al：Fluoroscopic analysis of kinematics after posterior-cruciate-retaining knee arthroplasty. J Bone Joint Surg Br 77：884-889, 1995
8）Dennis DA, et al：In vivo anteroposterior femorotibial translation of total knee arthroplasty：a multicenter analysis. Clin Orthop Relat Res 356：47-57, 1998
9）Conditt MA, et al：The PCL significantly affects the functional outcome of total knee arthroplasty. J Arthroplasty 19（7 Suppl 2）：107-112, 2004
10）星野明穂：後十字靱帯代償型（PS型：Posterior Stabilizer design）．人工膝関節置換術：基礎と臨床，松野誠夫編，文光堂，東京，80-81, 2005
11）Mazzucchelli L, et al：Cruciate retaining and cruciate

substituting ultra-congruent insert. Ann Transl Med 4：2, 2016

12）Oatis CA：Structure and function of the bones and noncontractile elements of the knee. Kinesiology：The Mechanics and Pathomechanics of Human Movement, Lippincott Williams & Wilkins, Philadelphia, 710-737, 2003

13）Mason JJ, et al：Patellofemoral joint forces. J Biomech 41：2337-2348, 2008

14）Feller JA, et al：Surgical biomechanics of the patellofemoral joint. Arthroscopy 23：542-553, 2007

15）Lee TQ, et al：The influence of tibial and femoral rotation on patellofemoral contact area and pressure. J Orthop Sports Phys Ther 33：686-693, 2003

16）Huberti HH, et al：Patellofemoral contact pressures. The influence of q-angle and tendofemoral contact. J Bone Joint Surg Am 66：715-724, 1984

17）格谷義徳：正常膝のキネマティックス．人工膝関節置換術：基礎と臨床，松野誠夫編，文光堂，東京，50-57，2005

18）Werner M，新名正由訳：動的回旋の生理と病態．膝形態・機能と靱帯再建術，シュプリンガー・フェアラーク東京，東京，69-78，1986

19）Lee TQ, et al：Patellofemoral joint kinematics and contact pressures in total knee arthroplasty. Clin Orthop Relat Res 340：257-266, 1997

20）Matsuda S, et al：Contact stresses with an unresurfaced patella in total knee arthroplasty：the effect of femoral component design. Orthopedics 23：213-218, 2000

21）Smidt GL：Biomechanical analysis of knee flexion and extension. J Biomech 6：79-92, 1973

22）Knapik JJ, et al：Isometric, isotonic, and isokinetic torque variations in four muscle groups through a range of joint motion. Phys Ther 63：938-947, 1983

23）Oatis CA：Analysis of the forces on the knee during activity. Kinesiology：The Mechanics and Pathomechanics of Human Movement, Lippincott Williams & Wilkins, Philadelphia, 761-774, 2003

24）McFadyen BJ, et al：An integrated biomechanical analysis of normal stair ascent and descent. J Biomech 21：733-744, 1988

25）Andriacchi TP, et al：A study of lower-limb mechanics during stair-climbing. J Bone Joint Surg Am 62：749-757, 1980

26）Novak AC, et al：Sagittal and frontal lower limb joint moments during stair ascent and descent in young and older adults. Gait Posture 33：54-60, 2011

27）井川達也ほか：高齢者の歩行・階段昇降動作時における主動作筋および拮抗筋筋活動についての筋電図学的分析．理療科 28：35-38, 2013

28）Trinler UK, et al：Stair dimension affects knee kinematics and kinetics in patients with good outcome after TKA similarly as in healthy subjects. J Orthop Res 34：1753-1761, 2016

29）Standifird TW, et al：Stair ambulation biomechanics following total knee arthroplasty：a systematic review. J Arthroplasty 29：1857-1862, 2014

30）藤澤宏幸編：I 総論．データに基づく臨床動作分析，文光堂，東京，1-55, 2016

31）Neumann KG：観察による歩行分析，医学書院，東京，2005

32）Perry J：Gait Analysis：Normal and Pathological Function， Slack Inc, Thorofare, 1992

33）江原義弘ほか編：臨床歩行計測入門，臨床歩行分析研究会監，医歯薬出版，東京，2008

1 評価
6 EMG

小林 巧

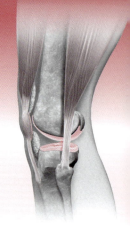

はじめに

　筋電図（electromyogram：EMG）は外部から確認することのできない筋収縮に伴う生体電気反応を，量的，時間的あるいは質的に評価することが可能な検査手段であり，EMG を用いることで，神経筋制御機構の理解に役立つ．EMG は筋線維から発生する活動電位を捉えたもので，運動単位の活動状態を知ることができる．EMG の波形は筋が収縮している時の各筋線維から発生した活動電位の総和であり，これは運動単位の参加の程度を示している．運動単位の参加とは，運動単位の動員と運動神経の発火頻度である．

　人工膝関節全置換術（total knee arthroplasty：TKA）患者では手術の影響もしくは術前からの神経制御機構の変化によって，健常者とは異なった筋活動様式を示すことが報告されており，EMG による評価は，TKA 患者で観察される筋力低下や，動作障害の発生機序を理解するのに役立つ．

　本項では EMG の測定および EMG から知り得る情報を整理し，TKA 患者の筋電図学的変化について，これまでの報告を踏まえて理解を深めたい．

1 EMG の測定

1-1 EMG の導出

① 電極の貼付

　EMG の測定に用いる電極には，針電極，ワイヤ電極および表面電極がある．臨床では非侵襲的で，比較的簡便に測定できることから表面電極がよく用いられる．電極を皮膚上に貼付する場合，皮膚前処理剤を使用して皮膚抵抗を落とす．皮膚の電気抵抗（インピーダンス）は 3〜5 kΩ 以下にする．電極貼付位置は筋腹中央とし，電極間距離は，距離が離れるほど近傍筋からの筋活動を拾う（クロストーク現象）可能性が高くなるため 1〜2 cm が推奨される．電極は筋線維の走行に沿って貼付することで，より大きな活動電位を得やすい．

② EMG の設定

　測定周波数帯域は 20〜500 Hz に設定するのが一般的である．表面筋電図の場合，皮膚や脂肪組織を通して EMG を記録することから高周波帯域の減衰が著明となるため 500 Hz 程度で良い．また，EMG の測定では皮膚やリード線の動きによって生じるモーションアーチファクトが出現しやすい．モーションアーチファクトは 20〜30 Hz の周波数帯域といわれているため，低周波帯域は 20 Hz が望ましい．EMG のサンプリング周波数は，サンプリング定理により，測定する最高周波数より 2 倍以上に設定する必要がある．高周波帯域を 500 Hz に設定した場合，サンプリング周波数は 1,000 Hz 以上に設定する．

③ EMG の導出に影響を与える要因

EMG はさまざまな事象によって影響を受けるため，下記の点に注意して測定を行う．

- アーチファクト（雑音）：モーションアーチファクト，交流電流および心電図など
- クロストーク：近傍筋の筋活動
- 皮膚抵抗（インピーダンス）：3〜5kΩ 以下にする
- 電極間距離：一定にする（1〜2cm）
- 皮下組織：脂肪組織の厚さによって得られる活動電位が変化する
- 筋萎縮：同じ筋力を発揮しても，萎縮した筋では筋活動量が増加する
- 運動状態：電極のずれ，関節運度範囲，運動速度，負荷量，筋疲労など

1-2 EMG の解析

① 量的因子の解析

振幅の大きさを扱う量的因子の解析は，EMG で最も良く使用される解析項目である．基本的には力の増加に伴い，EMG の振幅も増加するが，EMG は力そのものを表しているのではなく，運動単位の参加様式を表現したものであるため，筋の状態（萎縮や肥大）によって変化する可能性がある（図1）．

EMG はゼロ電位を基準とする不規則な振幅現象であり，正と負の間をランダムに行き来するため，一定時間の平均値はゼロになる．このため，EMG を解析するためには，まず波形処理を行う[1]．

(1) 整流

整流はその後の定量的処理のため，分析に先立って行われる．整流には，全波整流と半波整流があるが，全波整流が良く使用される．筋電図波形は基線を境に陽性波形と陰性波形で構成されている．全波整流は陰性波形を基線上で折り返し，絶対値として表現する（図2）．一方，半波整流は陰性波形を除外し，陽性波形のみを用いる．

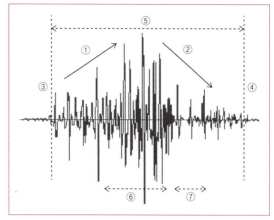

図1　EMG の解析要素
(1) 量的因子：① 振幅の増加，② 振幅の低下
(2) 時間的因子：③ 筋活動開始時間，④ 筋活動終了時間，⑤ 筋活動時間
(3) 質的因子：⑥ 波形の密度が高い（高周波帯），⑦ 波形の密度が低い（低周波帯）

(2) 平滑化（スムージング）

平滑化を行うことによってランダムに変動する尖鋭な波形の成分が除去される．平滑化にはいくつか方法があるが，EMG の解析では二乗平均平方根（root mean square：RMS）が良く使用される．RMS 処理では，平均する幅によって波形の平滑化の程度が変化する．一般的には 50ms，100ms が使用されることが多い（図2）．

(3) 平均振幅

整流または平滑化後の波形の一定時間の振幅の平均値を得る方法である．EMG はさまざまな振幅の繰り返しで構成されるため，最大振幅を定義づけることが困難であるため，通常，ある区間の平均振幅を最大活動として評価することが多い．

(4) 積分値

整流または平滑化後の一定時間における波形と基線で囲まれた面積である．波形の強さと時間の積で表される．積分値を比較する場合，解析に用いる時間は同じである必要がある．

(5) 正規化

EMG は，導出方法，皮下組織の厚さ，あるいは動作の変化などによって影響を受けるため，個人間あるいは筋間の比較を行う場合には，正規化

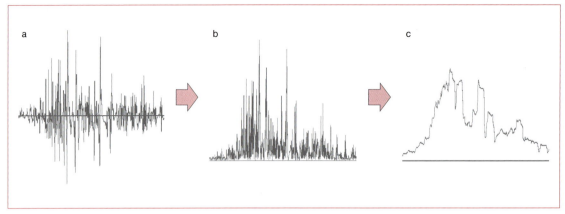

図2 EMGの解析のための波形処理
a：EMGの生波形．中央の基線を境界に，上部が陽性波形，下部が陰性波形．
b：全波整流．生波形における陰性波形を基線を軸に上部へ折り返した波形．
c：平滑化（スムージング）．図は50msの平均幅によるRMS処理．

を行う必要がある．正規化には，「活動量による正規化」と「時間による正規化」がある．筋活動量の正規化には最大随意収縮（maximal voluntary contraction：MVC）に対する比（％MVC）を算出することが多い．時間による正規化とは，例えば，歩行の場合，1歩行周期に要する時間を100％として時間を一致させることで，個人間の比較を可能にすることができる．

② 時間的因子の解析

スムーズな運動は，筋力（筋活動量）だけでなく，必要な時に必要な筋が活動を行う時間的要素も重要である．筋活動開始時間，終了時間，筋活動のピークまでの時間および筋の活動時間などを測定する．筋活動の開始時間や終了時間の決定は，動作開始前の安静時における平均振幅の2標準偏差（standard deviation：SD）あるいは3SDを超えた時点と定義づける場合が多い（図1）．

③ 質的因子の解析

EMGの質的因子の解析として周波数解析が用いられる．筋電図波形は干渉波形であるため，さまざまな周波数を持つ波形を含む．高速フーリエ変換によって，筋電図波形を周波数成分の分布を横軸，各周波数成分の振幅の二乗を縦軸に変換したものがパワースペクトルである．パワースペクトルは運動単位の活動状態を定量化したものであり，筋疲労の状態（低周波帯域への移行）や活動する筋線維タイプ（遅筋線維：低周波帯成分，速筋線維：高周波帯成分）について評価することができる[2]．その代表値は，中間周波数（median power frequency：MF）や平均周波数（mean power frequency：MPF）である（図1）．

2　TKA患者における筋電図学的研究

正常な関節は動作，関節安定性，衝撃吸収および固有感覚を供給する神経筋制御機構に依存しており[3]，障害による非効率的な神経筋制御はさまざまな問題を引き起こす要因となる．ここではTKA患者における筋電図学的研究について紹介し，TKA患者の神経筋制御機構の障害について解説する．

2-1 EMGによる量的因子の検討

量的因子，すなわち筋活動量の評価は，TKA患者の筋電図学的研究の中でも最も良く利用されている評価項目である．歩行に関する報告は最も多く，Benedettiら[4]は，歩行周期全体における持続的な脊柱起立筋および立脚期における大腿直筋（rectus femoris：RF），大腿二頭筋（biceps femoris：BF），半膜/半腱様筋（semimembranosus/semitendinosus：SS）および前脛骨筋の持続的な筋活動量の増加が術後24ヵ月まで観察されたことを報告している．また，Kuntzeら[5]は，術後19ヵ月においてmid stanceでの内側広筋（vastus medialis：VM），外側広筋（vastus lateralis：VL）およびBFの筋活動量が健常群と比較して増加したことを報告している．階段昇降について，Severijnsら[6]は，健常群と比較して術後1年における昇段動作のterminal stanceにおけるRFの筋活動量の増加，降段動作ではloading responseにおける大殿筋（gluteus medius：GM）の低下，mid stanceにおけるRFの減少およびSSの増加，mid stanceからterminal stanceにかけてのGMの増加ならびにinitial swingにおけるRFが増加することを報告している．

これら健常者と異なる筋活動量の増減は，動作時に発揮する筋力の増減を反映しているのか，あるいは単に神経発火の代償的な増減を反映しているのかは不明である．しかし，TKA患者では手術による局所の障害とそれによる他の筋による代償的な筋活動が，術後長期にわたって残存すると考えられる．

筋活動量から算出される膝の同時収縮に関する報告も多い．伊藤ら[7]は，術後1ヵ月において，最大随意収縮を100％として80％，60％，40％および20％の収縮による膝伸展運動時のVLとBFの同時収縮について検討し，40％MVCでの膝伸展運動時における膝同時収縮は非術側と比較して術側で高値を示したことを報告している（図3）[7]．歩行時の膝同時収縮について，Tomas

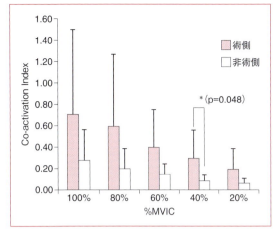

図3　膝伸展運動時の膝同時収縮
各棒グラフは膝伸展運動時（最大随意収縮を100％とし，80％，60％，40％，20％の筋収縮）の同時収縮（Co-activation Index）を示す．色のバーは術側，白色のバーは非術側を示す．40％での膝伸展運動時の同時収縮は，非術側と比較して術側で有意な増加を示した．
（文献7）より引用）

ら[8]は，VMとBFの同時収縮は術側および非術側ともに健常群と比較して，術後1ヵ月で高かったが，6ヵ月では差がなかったことを報告している．

Sharmaら[9]は，大腿四頭筋とハムストリングスの同時収縮は大腿脛骨関節における剪断力やひずみを減少させると報告しており，TKA後早期では膝同時収縮を増加させることで，関節安定性に寄与している可能性が考えられる．

また，TKAの手術アプローチ（midvastus vs parapatellar）や機種（モバイル型vs固定型）による筋活動量の違いなどについての報告もあるが，いずれも差がないことが報告されている[10,11]．

2-2 EMGによる時間的因子の検討

筋の適切なタイミングでの活動は，正常な動作の遂行だけでなく，随意運動によって誘発される平衡異常を最小にする役割があり，姿勢安定性に重要な要因である．

筆者ら[12]は，片脚立位動作における下肢筋の筋活動開始時間について調査し，TKA群のVLおよび外側腓腹筋は健常群と比較して遅延している

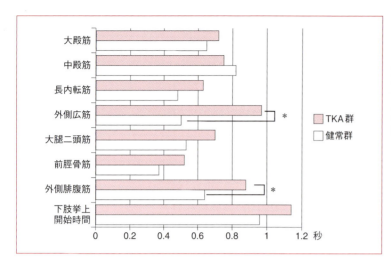

図4 片脚立位動作における筋活動開始時間の比較
各棒グラフは片脚立位動作における各筋の筋活動開始時間および下肢挙上開始時間を示す．色のバーはTKA群，白色のバーは健常群を示す．健常群と比較して，外側広筋および外側腓腹筋の筋活動開始時間はTKA群で有意に遅延している．（*：$p < 0.05$）
（文献12）より引用改変）

ことを報告している（図4）[12]．歩行について，Tomasら[8]は，術後1ヵ月のVMの筋活動開始時間は非術側と，筋活動終了時間は健常群と比較して遅延すること，また，Lundbergら[13]は，術後38ヵ月後のVMの筋活動終了時間が遅延し，VLとBFの同時収縮時間が健常群と比較して長かったことを報告している．大腿四頭筋の筋活動が遅延するという報告が多い一方で，Mouchninoら[14]は，術後1年の降段動作時のVLの筋活動開始時間は非術側と比較して早かったことを報告している．筋活動のタイミングの変化は動作によるものなのか，あるいは時期によるものなのかは不明であるが，いずれにしてもTKA患者では大腿四頭筋における筋活動のタイミングの障害が，術後早期から長期間にわたって残存する．

また，Verdiniら[15]は，術後1年以上3年未満のTKA群，モバイル型の人工膝関節単顆置換術（unicompartmental knee arthroplasty：UKA）群，固定型のUKA群および健常群のスクワット動作の筋活動開始時間について調査し，筋活動開始時間に差を認めなかったものの，筋活動終了時間のタイミングはTKA群，UKA群および健常群で異なることを報告している．手術方法の違いは筋活動のタイミングに影響する可能性が考えられる．

2-3 EMGによる質的因子の検討

Mikkelsenら[16]は，術後4～8週で10RMの負荷による膝伸展運動を運動が継続できなくなるまで実施した際のMFについて調査し，VMが64.2～60.1Hz，VLが66.8～59.9Hzまで減少したことを報告している．Kuntzeら[5]は，術後19ヵ月での歩行時の周波数解析を実施し，TKA群では218～271Hzおよび331～395Hzの高周波帯域でのBFの活動強度が健常群より低かったことを報告している．

EMGによる質的因子の検討は，筋疲労の影響や活動する筋線維タイプについての理解に役立つが，TKA患者での報告はいまだ少なく，今後更なる検討が必要である．

ONE POINT ADVICE　私はこうする

高周波帯域での活動強度の低下は，筋萎縮などによる速筋線維（typeⅡ線維）の活動低下を示すことが考えられるため，速筋線維に注目したトレーニング（素早い運動や高強度の運動）を実施すべきである．EMGによる質的評価によって，患者の筋特性に応じた適切な理学療法を検討することができる．

おわりに

　TKA 患者では神経筋制御機構の障害が長期にわたって観察されることからも，EMG によって筋の特性を知ることは，適切な理学療法を検討するうえでの判断材料となるため重要である．ぜひ，EMG による評価を臨床場面で活用していただきたい．

文　献

1 ）花岡正明ほか：理学療法における筋電図学的評価法 表面筋電図の時間領域における信号処理方法：整流，平滑化，積分．理学療法 20：1253-1261，2003
2 ）加藤　浩：理学療法における筋電図学的評価法 筋線維タイプと筋電図パワースペクトル．理学療法 21：743-752，2004
3 ）Hurley M：The role of muscle weakness in the pathogenesis of osteoarthritis. Rheum Dis Clin North Am 25：283-298, 1999
4 ）Benedetti MG, et al：Muscle activation pattern and gait biomechanics after total knee replacement. Clin Biomech（Bristol, Avon）18：871-876, 2003
5 ）Kuntze G, et al：Multi-muscle activation strategies during walking in female post-operative total joint replacement patients. J Electromyogr Kinesiol 25：715-721, 2015
6 ）Severijns P, et al：High-demand motor tasks are more sensitive to detect persisting alterations in muscle activation following total knee replacement. Gait Posture 50：151-158, 2016
7 ）伊藤俊輔ほか：人工膝関節全置換術後早期患者における膝周囲筋の筋活動の検討 大腿四頭筋とハムストリングスの同時収縮について．北海道千歳リハ科 1：33-36，2015
8 ）Thomas AC, et al：Quadriceps/hamstrings co-activation increases early after total knee arthroplasty. Knee 21：1115-1119, 2014
9 ）Sharma L, et al：Quadriceps strength and osteoarthri-

tis progression in malaligned and lax knees. Ann Intern Med 138：613-619, 2003
10）Dalury DF, et al：Electromyographic evaluation of the midvastus approach. J Arthroplasty 23：136-140, 2008
11）Tibesku CO, et al：Gait analysis and electromyography in fixed-and mobile-bearing total knee replacement：a prospective, comparative study. Knee Surg Sports Traumatol Arthrosc 19：2052-2059, 2011
12）小林　巧ほか：人工膝関節全置換術後早期の片脚立位移行課題における筋活動パターン．北海道理療 32：34-38，2015
13）Lundberg HJ, et al：Comparison of antagonist muscle activity during walking between total knee replacement and control subjects using unnormalized electromyography. J Arthroplasty 31：1331-1339, 2016
14）Mouchnino L, et al：Sensori-motor adaptation to knee osteoarthritis during stepping-down before and after total knee replacement. BMC Musculoskelet Disord 6：21, 2005
15）Verdini F, et al：Assessment of patient functional performance in different knee arthroplasty designs during unconstrained squat. Muscles Ligaments Tendons J 7：514-523, 2018
16）Mikkelsen EK, et al：Strength training to contraction failure increases voluntary activation of the quadriceps muscle shortly after total knee arthroplasty：a cross-sectional study. Am J Phys Med Rehabil 95：194-203, 2016

2 治 療
1 TKA後の理学療法における治療段階

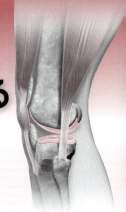

山田英司

はじめに

人工膝関節全置換術(total knee arthroplasty：TKA)の目的は，末期の変形性膝関節症(knee osteoarthritis：膝OA)で高度に変形した関節を人工関節に置換し，膝関節の疼痛，機能の改善を図ることである．そのためには，適切な手術のみでなく，理学療法を主体としたリハビリテーションの役割が非常に重要である．近年，人工膝関節や手術手技の進歩に伴い，十数年前とは比較にならないほど早期での家庭復帰が可能となっている．また，施設の役割が明確となり，手術を受けた急性期病院での外来通院による理学療法を受けることが困難な状態になってきている．しかし，退院となる術後数週は，手術による炎症の影響を強く受けており，歩行が可能となったとしても，機能的な関節運動が再獲得されているとはいえない状態である．よって，TKA後の理学療法は，退院後も継続されるべきであり，術後経過に応じて適切な評価を行い，TKAの機能を最大限に活かすことを目的とした理学療法を提供しなくてはならない．TKA後の理学療法における明確な治療段階の定義はないが，本項では，術前の理学療法と井野[1]による術後の治療段階をもとに，各期の治療目標，治療法のポイントを述べる．

1 術前理学療法

現在，術前に理学療法を行うために，十分な入院期間を確保することは困難であろう．よって，術前の数日間，あるいは手術前日の理学療法は，機能的な改善が目的ではなく，患者の不安感の軽減と術前の機能を把握することにより，術後の理学療法を進めていくうえでの阻害因子と予後を予測することを目的とする．

1-1 オリエンテーション

TKAの術前の活動状態，痛みに対する破局的思考，自己効力感は術後の回復に影響を及ぼすことが報告されている[2,3]．オリエンテーションの目的は術後の状況をあらかじめ説明することで，患者の情報不足による過大な手術に対する不安を軽減させることである．まず，手術から退院までのスケジュールを説明する．理解しやすい患者用のクリニカルパスなどを作成し，手術翌日より離床を開始すること，どんな歩行補助具を使用するか，入院期間や退院時の目安などを説明する．

1-2 術前の理学療法評価項目

① 年齢，性別，体重，BMI

肥満は膝OA発症，進行のリスクファクターであり，ガイドライン[4]でも体重を減少させることが推奨されている．また，術後の人工関節への負荷や他関節への影響も考慮して，減量プログラム

を導入するかを検討する.

② 現病歴，既往歴，合併症

詳細な現病歴を聴取し，疼痛の変化や可動域制限がいつ頃から起こってきたのかなど入院までの経緯を把握する．これらは膝 OA の機能障害，歩行障害や術後機能の予後予測，術後の運動療法の負荷量の決定を行う際に重要である．また，術後合併症である深部静脈血栓症（deep vein thrombosis：DVT）の予防の観点から，家族歴を含む血液・血管性病変の危険因子である糖尿病や高血圧，脂質異常症について確認しておく．

③ 術前の ADL，職業，生活環境

短期目標である自宅での ADL 獲得は退院の重要な目安となる．術前の ADL を把握しておくことで，退院までにどのような問題が生じる可能性があるか，それに対してどのように対応するかを考えることが可能となる．特に，移動動作や入浴動作が問題となる場合が多く，家庭環境も含め把握しておく必要がある．また，職業の種類により，復帰できる時期が異なるため，具体的な仕事の内容を把握しておく．評価バッテリーとしては機能的自立度評価（functional independent measure：FIM）が多く用いられる．

④ 疼　痛

これまでの経緯も踏まえて，現在の疼痛の部位，程度，種類，増悪因子や軽減因子を評価する．疼痛の程度の評価バッテリーは VAS（visual analog scale）や NRS（numeric rating scale）を用いる．近年，術前の疼痛に対する破局的思考が術後の回復に影響を及ぼすことが明らかとなったため[2]，評価として pain catastrophizing scale（PCS）を行う場合も多い．

⑤ 一般的な理学的所見

関節可動域，筋力，形態測定，姿勢，アライメント，動作分析，歩行分析は回復過程，および予後予測において重要である．特に，歩行能力は術後の経過や臨床成績の判断の指標として重要であり，歩行速度，ケイデンス，歩幅などの時間因子や距離因子，さらに総合的な指標として timed "Up and Go" test（TUG）や 30 秒立ち上がりテストなどを用いて評価する．最近では術前の自己効力感が術後の歩行能力と関連していることから[3]，自己効力感の評価を行う場合もある．

⑥ 疾患特異的質問票

疾患特異的質問票として，患者立脚型評価である Western Ontario and McMaster Universities Osteoarthritis Index（WOMAC），日本独自の患者立脚型評価である Japanese Knee Osteoarthritis Measure（JKOM）が用いられる．また，TKA の評価のための医師主導型評価法である Knee Society Clinical Rating System（KSS）が用いられる場合もある．

2　術後理学療法

術後理学療法は術前評価から抽出した問題点を踏まえて，手術情報と画像情報を収集し，患者の状態を評価しながら進めていくことが重要である．基本的にクリニカルパスに沿って理学療法を行うが，クリニカルパスはあくまでも患者に提供する最低限の医療サービスを示すものであり，クリニカルパスに沿って順調に経過しているからといって理学療法士として十分に責務を果たしているとは限らないことに注意する必要がある．

表1 ◆TKA後の治療段階：治療目標，機能評価のポイント，治療方法

第1期	治療目標：離床と術後疼痛・腫脹による悪循環からの脱却 離床，合併症の予防，創治癒，疼痛および腫脹のコントロール，膝関節完全伸展の獲得，筋のリラクセーション，大腿四頭筋の単独収縮の獲得，ROMの拡大 <u>機能評価のポイント</u> 創部の状態，疼痛，腫脹，感覚障害，大腿部および下腿部の筋緊張，足関節自動底背屈運動，端座位での膝屈曲角度，膝関節伸展角度，大腿四頭筋 setting
術直後～1週	<u>治療方法</u> RICE，端座位保持，基本動作練習，足ポンプ運動，股関節内外旋運動，端座位下腿振り子運動，膝完全伸展訓練，大腿四頭筋 setting，CPM 理学療法士の徒手による ROM 運動
第2期	治療目標：膝関節の基本的な機能の回復 大腿四頭筋不全の改善，膝の自動屈伸運動，個々の筋の十分な単独収縮の獲得 股・膝・足関節の ROM の回復，安全な歩行 <u>機能評価のポイント</u> 疼痛，腫脹，大腿四頭筋 setting，extension lag，leg extension，膝関節可動域，股関節内旋可動域，足関節背屈可動域，股・足関節周囲筋の単独収縮 歩行時の double knee action
術後1～2週	<u>治療方法</u> 大腿四頭筋および内転筋 setting，理学療法士の介助による leg extension ヒールスライド，大殿筋 setting，ブリッジ，下肢伸展挙上（股屈曲，外転） 股回旋筋群・ハムストリングス・下腿三頭筋のストレッチ
第3期	治療目標：機能的な下肢関節運動の獲得，歩行パターンの改善 遠心性収縮訓練，多関節運動，協調性訓練，歩行パターンの再教育 <u>機能評価のポイント</u> 大腿四頭筋とハムストリングスの協調的な活動，スクワット動作，半歩前荷重 歩行時の double knee action，膝関節正中位保持，歩行時の骨盤の水平保持と体幹の直立
術後2週～1ヵ月	<u>治療方法</u> 大腿四頭筋の遠心性収縮訓練，pelvic tilt（前後左右），スクワット動作，半歩前荷重位による荷重の受け継ぎ練習，片脚立位練習，立位下肢屈伸外転保持練習，バランスボード，歩行パターンの再教育

※ 術後期間はおおよその目安である．達成時期よりも達成順序が重要である． 　　　　　　　（文献1）より引用）

---

3 術後の治療段階

TKA後の治療段階を表1に示す[1]．各段階における治療目標は順を追って達成することが重要である．例えば，第1期における炎症による疼痛や腫脹の改善は，積極的な筋力トレーニングより優先されるべきである．また，大腿広筋群を随意的に収縮させることができるようになることは，下肢筋の協調性トレーニングを行う前に，必ず獲得されていなくてはならない．そこで，術後を3期に分け，それぞれの治療目標，評価，治療方法について述べる．

▌3-1 第1期：離床と術後疼痛，腫脹・浮腫による悪循環からの脱却（術直後～1週）

この段階の最初の目標は早期離床である．早期離床は廃用症候群のみでなく，DVTや起立性低血圧の予防にも重要である．この時期は手術による炎症の影響が大きく，炎症に起因した疼痛や腫脹，浮腫が出現しやすい．また，炎症の持続により結合組織の増生が起こり，この状態が継続すると軟部組織の器質的な変化を引き起こし，組織の

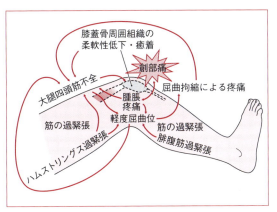

図1 術後疼痛・腫脹を起因とする悪循環
術後の疼痛や腫脹，屈曲拘縮，筋の過緊張はすべて大腿四頭筋不全を招来する．大腿四頭筋不全は膝蓋骨周囲組織の柔軟性低下や癒着を引き起こし，さらなる大腿四頭筋の収縮不全や屈曲拘縮へとつながる悪循環を形成する．
(文献1)より引用)

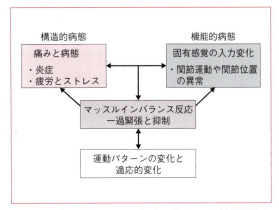

図2 Janda によるマッスルインバランスの神経学的な概念
(文献7)より引用)

表2 ● Janda の筋分類：固くなりやすい筋群と弱くなりやすい筋群

固くなりやすい緊張性システムの筋群	弱くなりやすい相動性システムの筋群
上肢帯	
後頭下筋 胸筋(大胸筋，小胸筋) 上部僧帽筋 肩甲挙筋 胸鎖乳突筋 斜角筋* 広背筋 上肢屈筋・回内筋 咀嚼筋	中部・下部僧帽筋 菱形筋 前鋸筋 頸部深部屈筋群(頚長筋，頭長筋) 斜角筋* 上肢伸筋・回外筋 顎二腹筋
下肢帯	
腰方形筋 胸腰椎部脊柱起立筋 梨状筋 腸腰筋 大腿直筋 大腿筋膜張筋，腸脛靭帯 ハムストリングス 短内転筋 下腿三頭筋(特にヒラメ筋) 後脛骨筋	腹直筋 腹横筋 大殿筋 中殿筋，小殿筋 内側広筋，外側広筋 前脛骨筋 腓骨筋

*斜角筋は固くも弱くもなりうる． (文献7)より引用)

柔軟性を低下させ，可動域制限の原因にもなり得る[5]．よって，炎症をさらに増強させない対応が最も重要である．具体的には徹底した RICE 処置を行う．特に，アイシングと弾性ストッキングや弾性包帯による圧迫が適切に行われているか確認することが重要である．

術後の疼痛は，近年の手術技術の向上と徹底した疼痛管理により，以前ほど重度でなくなったものの，まだまだ早期離床を妨げる原因の一つである．しかし，術後の疼痛は早期離床を妨げるのみでなく，筋緊張異常を引き起こすことが最も問題となる．術側の下肢では内反尖足，膝伸展，股関節内転，骨盤挙上といわゆる中枢神経疾患の下肢伸展パターンと類似した筋緊張の亢進を認める場合が多い[6]．特に膝関節は大腿直筋やハムストリングスなど二関節筋の筋緊張が亢進することが多く，同時収縮による膝関節軽度屈曲位で保持していることが多い．このような筋緊張の亢進による屈曲位の保持は関節運動を減少させ，術創部や膝蓋骨周囲の軟部組織の柔軟性の低下と広筋群の収縮不全を引きおこし，膝の可動域制限の原因となる(図1)．このような状態は，Janda によるマッスルインバランスの神経学的な概念と類似している(図2)[7]．この悪循環により，筋の長さや固さを変化させ，姿勢や動作に悪影響を及ぼす．表2[7]に固くなりやすい緊張性システムの筋群と弱くなりやすい相動性システムの筋群を示す．ま

た，筋緊張異常を考慮しない強引な可動域練習や離床動作は，筋の遠心性収縮による疼痛を惹起し，さらに筋緊張を亢進させる悪循環を形成する．よって，疼痛のコントロールと異常な筋緊張を抑制することを最優先に行うことが重要である．具体的には，ダイレクトストレッチによる Ib 抑制，拮抗筋の自動運動を利用する Ia 抑制などの脊髄レベルでの抑制を利用したり[8]，スリングを用いた二関節筋筋力学体系を利用した運動[9]，感覚情報のフィードバック[8]などを用いて，筋緊張の抑制を行う．また，足関節の自動底背屈運動を全可動域で行う．これは，筋ポンプ作用による腫脹や浮腫の軽減のみでなく，亢進した下腿三頭筋の筋緊張を抑制する意味でも重要である．上述した筋緊張異常が強ければ，足関節背屈運動が制限されている場合もあり，確認が必要である．

3-2 第2期：膝関節の基本的な機能の回復(術後1〜2週)

第1期の筋緊張異常が起こると，膝関節の分離した運動が困難となり，股関節，足関節を含む共同運動の要素が強くなる．第2期の目標は筋緊張を正常化させ，膝関節の単関節運動，すなわち膝関節を単独で自動屈伸運動することが可能となることである．端座位での下腿振り子運動は，筋を随意的に弛緩することができるか確認するうえで有効な方法である．弛緩することが可能であれば可動範囲の中で円滑な振り子運動を行うことができる．弛緩した感覚がわかりにくい場合は，逆に最大収縮の感覚を利用したり，ハムストリングスの収縮を用いる方法も有効である．同時に，大腿四頭筋のセッティングを積極的に行う．多くのセッティングの方法の中で，膝窩部を床に押さえつける方法が用いられることが多いが，ハムストリングスや下腿三頭筋による代償運動ではなく，広筋群により膝蓋骨を上方に引き上げながら膝関節伸展が可能であるかを確認することが重要である．これらのことが可能となれば，膝関節完全伸展位の獲得に向けて積極的な可動域練習を開始す

る．

この時期に，共同運動から脱却し，膝関節の単関節運動が獲得されないままで，歩行練習を行うと，いわゆる stiff-knee gait となり，下肢全体を1つの塊として操作し，股関節ではなく，骨盤の挙上，回旋を用いた振り出しを行い，小さい膝関節の可動範囲でダブルニーアクションが出現しない歩行となる場合が多い．この歩行パターンの持続は，膝関節の可動域拡大を阻害し，可動域制限の原因ともなり得る．よって，動作の獲得のみを目標とするのではなく，関節運動や動作の質を評価することが重要である．

この時期では関節可動域制限の制限因子は異常筋緊張による筋スパスムから軟部組織の伸張性の低下へ移行していく．よって，臨床推論により，制限因子の仮説を立て評価を行い，それに対応することで可動域の改善を図る．具体的には，皮膚，皮下組織に対するモビライゼーション，膝蓋骨周囲の軟部組織の伸張運動を行う．また，可動域練習としての自転車エルゴメータも開始するが，運動時の代償を見極め，膝関節の運動を引き出すことが重要である．

TKA 後の可動域に及ぼす因子についてはこれまで多くの研究が報告されている[10,11]．特に，術前の可動域との相関関係を示す報告が多いが，Bade ら[11]は術後早期の関節可動域は術後6ヵ月の可動域に相関が認められず，術前関節可動域が術後6ヵ月の可動域と相関していたとしており，長期的な可動域を予測する際には，術後早期の可動域ではなく，術前の可動域を用いる必要性を報告している．また，術前のみでなく術中の可動域との関連も報告されてきており，予測因子として医師から情報を得ておく必要ある．

3-3 第3期：機能的な下肢関節運動の獲得，歩行パターンの改善(術後2週〜1ヵ月)

第3期の目標は，炎症の鎮静化とともに第2期で獲得した分離した膝関節の運動を起立動作や

106 ■ Ⅲ 理学療法実践 2 治療

歩行動作に応用し，ADL の改善を図ることである．TKA 後の歩行分析の研究結果では，第 2 期で述べたように，健常者と比較すると膝関節の可動範囲が減少していることが報告されている．特に立脚期の膝屈曲運動が減少しており[12]，健常者のようなダブルニーアクションが出現しにくい．

立ち座り動作や歩行時の荷重の非対称性は 12 ヵ月後も残存していることが報告されている[13]．12 ヵ月後でも立脚中の膝関節の機能を股関節が代償しており，この期以降，早期に患側荷重での動作を行うように指導することが，非対称性の改善のみでなく，健側の負担を軽減するうえでも重要である．

▌3-4 第 3 期以降：人工膝関節の機能を最大限活かした動作，生活の獲得（術後 1 ヵ月〜）

この時期は，一般的に外来での理学療法で対応する場合が多い．術後の炎症や疼痛が軽減するこの時期に，人工膝関節の機能を最大に活かした，質の高い歩行や起立動作などを獲得させることは，理学療法の真骨頂といえよう．各関節の独立した単関節運動や正常な筋緊張を獲得しているかを十分に評価し，これまでの共同運動の影響により短縮，弱化した筋を促通する必要がある．TKA 前後の歩行分析に関するシステマティックレビュー[14]では，術後の変化として，前額面では膝関節内反角度と内反モーメントの減少，矢状面では膝関節伸展モーメントの増加が挙げられているが，健常者との比較では，歩行が正常化したかどうかの結論は得られていない．また，TKA 後の満足度は 82 ％から 89 ％であり，十分な満足度を得られているとはいえない[15]．よって，保険診療制度上の問題や通院の手段などの問題はあるものの，第 3 期以降も，積極的な理学療法を継続し，満足度の向上を図らなければならないと考える．

文献

1）井野拓実ほか：TKA 後における膝から捉えた評価と治療戦略．極める変形性膝関節症の理学療法 保存的および術後理学療法の評価とアプローチ，斎藤秀之ほか編，文光堂，東京，197-209, 2014

2）Bozic KJ, et al：Quality measurement and public reporting in total joint arthroplasty. J Arthroplasty 23（6）：146-149, 2008

3）van den Akker-Scheek I, et al：Preoperative or postoperative self-efficacy：which is a better predictor of outcome after total hip or knee arthroplasty? Patient Educ Couns 66：92-99, 2007

4）Brown GA：AAOS clinical practice guideline：treatment of osteoarthritis of the knee：evidence-based guideline, 2nd edition. J Am Acad Orthop Surg 21：577-579, 2013

5）沖田　実：関節可動域制限の責任病巣．関節可動域制限，沖田　実編，三輪書店，東京，46-59, 2008

6）山田英司：術後の筋緊張・動作パターンから捉えた評価と治療戦略．極める変形性膝関節症の理学療法 保存的および術後理学療法の評価とアプローチ，斎藤秀之ほか編，文光堂，東京，251-261, 2014

7）Page P, et al：Assessment and Treatment of Muscle Imbalance：The Janda Approach, Human Kinetics, 2010

8）山田英司：理学療法列伝．変形性膝関節症に対する保存的治療戦略，三輪書店，東京，2-41, 2012

9）福井　勉：方向制御によるトレーニング．二関節筋運動制御とリハビリテーション，熊本水頼編，医学書院，東京，146-150, 2008

10）Ritter MA, et al：Predicting range of motion after total knee arthroplasty. Clustering, log-linear regression, and regression tree analysis. J Bone Joint Surg Am 85：1278-1285, 2003

11）Bade MJ, et al：Predicting functional performance and range of motion outcomes after total knee arthroplasty. Am J Phys Med Rehabil 93：579-585, 2014

12）Mizner RL, et al：Altered loading during walking and sit-to-stand is affected by quadriceps weakness after total knee arthroplasty. J Orthop Res 23：1083-1090, 2005

13）Yoshida Y, et al：Examining outcomes from total knee arthroplasty and the relationship between quadriceps strength and knee function over time. Clin Biomech 23：320-328, 2008

14）Mills K, et al：Biomechanical deviations during level walking associated with knee osteoarthritis：a systematic review and meta-analysis. Arthritis Care Res（Hoboken）65：1643-1665, 2013

15）Bourne RB, et al：Patient satisfaction after total knee arthroplasty：who is satisfied and who is not? Clin Orthop Relat Res 468：57-63, 2010

2 治　療
2-A 合併症・リスク管理
深部静脈血栓症・コンパートメント症候群

青芝貴夫

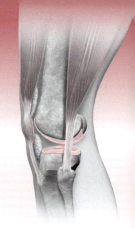

はじめに

　人工膝関節全置換術（total knee arthroplasty：TKA）後早期の重篤な合併症として，深部静脈血栓症（deep vein thrombosis：DVT）が挙げられる．近年では，深部静脈あるいは骨盤内静脈に発生したDVTが遊離して肺血栓塞栓症（pulmonary thromboembolism：PTE）を発症するとの考えにより，両者を合わせて静脈血栓塞栓症（venous thromboembolism：VTE）と呼ばれている．わが国では，2004年2月に「肺血栓塞栓症/深部静脈血栓症予防ガイドライン」が初めて発行されて以降，改訂が行われてきた．今回，2017年に日本整形外科学会静脈血栓塞栓症予防ガイドライン[1)]が改訂されたが，2008年の同ガイドラインと考え方が大きく変わった点がある．予防の対象を「無症候性VTEを含むすべてのVTE」から「症候性VTE」に変更したことである．米国整形外科学会の2007年発刊のガイドラインでは，下肢人工関節術後「症候性PTE」を予防対象とし，2011年のガイドラインでは下肢人工関節術後「症候性VTE疾患」を予防の対象としている．さらに米国胸部医学会（ACCP）も2012年の最新版のVTE予防ガイドラインにおいて予防の対象を「すべてのVTE」から「症候性VTE」に変更している．こうした流れを受けて，「日本整形外科学会静脈血栓塞栓症予防ガイドライン2017」においても，予防の対象を「症候性VTE」に限定している点に注意が必要である．本項では，この「日本整形外科学会症候性静脈血栓塞栓症予防ガイドライン 2017」と日本循環器学会と合同研究班参加学会による「肺血栓塞栓症および深部静脈血栓症の診断，治療，予防に関するガイドライン（2017年

表1 ◆ 推奨グレードと内容

行う，または，行わないことを	
A	推奨する
B	提案する
C	委員全員の合意 エビデンスの有無にかかわらず委員全員が合意する
D	結論は出ていない 推奨するだけの根拠がない

表2 ◆ 推奨クラス分類

クラスⅠ	検査法・手技や治療が有用・有効であるというエビデンスがあるか，あるいは見解が広く一致している．
クラスⅡ	検査法・治療の有用性・有効性に関するデータまたは見解が一致していない場合がある．
クラスⅡa	データ・見解から有用・有効である可能性が高い．
クラスⅡb	データ・見解により有用性・有効性がそれほど確立されていない．
クラスⅢ	検査法・手技や治療が有用・有効ではなく，時に有害となる可能性が証明されているか，あるいは有害との見解が広く一致している．

日本循環器学会．肺血栓塞栓症および深部静脈血栓症の診断，治療，予防に関するガイドライン（2017年改訂版）．http://j-circ.or.jp/guideline/pdf/JCS2017_ito_h.pdf（2018年10月30日閲覧）

改訂版）」[2]を中心に最新の知見を述べていきたい．なお，各々のガイドラインの推奨グレード分類，推奨クラス分類およびエビデンスレベルと内容については，表1，2[2]，3[2]を参照していただきたい．

表3 ◆ エビデンスレベル

レベル A	複数のランダム化比較試験，またはメタ解析で実証されたデータ．
レベル B	単一のランダム化比較試験，または非ランダム化比較試験（大規模コホート試験など）で実証されたデータ．
レベル C	専門家の意見が一致しているもの，または標準的治療．

日本循環器学会．肺血栓塞栓症および深部静脈血栓症の診断，治療，予防に関するガイドライン（2017年改訂版）．http://j-circ.or.jp/guideline/pdf/JCS2017_ito_h.pdf（2018年10月30日閲覧）

1 深部静脈血栓症とは

四肢の静脈には筋膜より浅い表在静脈と深い深部静脈があり，深部静脈において何らかの原因で血栓が生じることが深部静脈血栓症の病態である．静脈血栓の形成には，① 静脈の内皮障害，② 血液の凝固亢進，③ 静脈の血流停滞が関与しており，これらはVirchowの3徴候として有名である．手術侵襲のため血液凝固能の亢進が起こり，特に下肢の手術では，直接的または間接的に静脈の内皮への損傷が加わる．また，術中・術後は血管が拡張し安静となることが多く，血液のうっ滞が起こる．つまり，手術にはVirchowの3徴候すべてが関与している[3]．これらにDVTの発症に関わる危険因子（表4[2]）が作用し発症する．また，TKAの周術期におけるDVT管理の重要性は，DVTに起因するPTEを予防することである．PTEは死に至ることもあるため，発症させないことが重要となる．下肢・骨盤部のDVTは，骨盤型，大腿型，下腿型に分類され，それぞれ病態が異なる．骨盤型は血栓が末梢側に進展することや静脈壁への固着により塞栓化されにくく，大腿型では血栓が中枢側に進展しても規模が小さいことが多いため，骨盤型と大腿型ではPTEを発症することは少ないとされている．下腿型では中枢側に進展しやすく，進展した血栓は浮遊（フリーフロート）血栓になりやすく，無症候性にDVTを形成し，膝の屈曲などでフリーフロート血栓が静脈壁から剥がれてPTEを発症することがある[4,5]．

下腿深部静脈は，足底からの血流を受ける静脈（前脛骨静脈，後脛骨静脈，腓骨静脈），筋肉内静脈（腓腹筋静脈，ヒラメ筋静脈）およびこれらに合流して大腿静脈につながる膝窩静脈の6つから構成されている．この中で，下腿型DVTとの関連においてはヒラメ筋静脈が重要であり[6]，DVTの発生部位として，呂らは，急性広範性PTEの60剖検例では，ヒラメ筋静脈とその還流路である腓骨静脈，後脛骨静脈に血栓検出率が高いことを示しており[7]，深部静脈の中でも下腿部での初発部位としては拡張しやすく血流が貯まりやすい構造を持つヒラメ筋静脈が多いとされている[8,9]．解剖学的にみて，大腿部静脈は下腿静脈より血栓が形成されにくいが，閉塞による臨床症状が出現しやすい．下腿深部静脈のうち，前脛骨静脈，後脛骨静脈，腓骨静脈は足底から垂直に走る動脈に沿って並走し，これらの静脈還流は主に並走する動脈の拍動によって行われる．一方，筋肉内静脈である腓腹筋静脈やヒラメ筋静脈は吻合が多く必ずしも動脈と並走しないため，静脈還流は主に筋ポンプ作用と静脈弁に依存する．長期臥床などで下腿での筋収縮が行われないと，筋ポンプ作用に依存する筋肉内静脈は還流不全を起こし，血液のうっ滞から血栓が形成されやすくなる．特に臥床状態では還流の主となるヒラメ筋の筋ポンプ作用が十分に機能せず，ヒラメ筋静脈の静脈と静脈弁の構造と走行から血液のうっ滞による還流障害が

2-2-A　深部静脈血栓症・コンパートメント症候群　**109**

表 4 ◆VTE のおもな危険因子

	後天性因子	先天性因子
血流停滞	長期臥床 肥満 妊娠 心肺疾患(うっ血性心不全, 慢性肺性心など) 全身麻酔 下肢麻痺, 脊椎損傷 下肢ギプス包帯固定 加齢 下肢静脈瘤 長時間座位 (旅行, 災害時) 先天性 iliac band, web, 腸骨動脈による iliac compression	
血管内皮障害	各種手術 外傷, 骨折 中心静脈カテーテル留置 カテーテル検査・治療 血管炎, 抗リン脂質抗体症候群, 膠原病 喫煙 高ホモシステイン血症 VTE の既往	高ホモシステイン血症
血液凝固能亢進	悪性腫瘍 妊娠・産後 各種手術, 外傷, 骨折 熱傷 薬物(経口避妊薬, エストロゲン製剤など) 感染症 ネフローゼ症候群 炎症性腸疾患 骨髄増殖性疾患, 多血症 発作性夜間血色素尿症 抗リン脂質抗体症候群 脱水	アンチトロンビン欠乏症 PC 欠乏症 PS 欠乏症 プラスミノーゲン異常症 異常フィブリノーゲン血症 組織プラスミノーゲン活性化因子インヒビター増加 トロンボモジュリン異常 活性化 PC 抵抗性(第V因子 Leiden*) プロトロンビン遺伝子変異(G20210A*) *日本人には認められていない

日本循環器学会. 肺血栓塞栓症および深部静脈血栓症の診断, 治療, 予防に関するガイドライン(2017 年改訂版). http://j-circ.or.jp/guideline/pdf/JCS2017_ito_h.pdf (2018 年 10 月 30 日閲覧)

出現しやすい. この解剖学的理由から, ヒラメ筋静脈は, 長期臥床を契機に発症する下肢深部静脈血栓の初期発生部位となりやすいとされている[6] (図 1).

なお, わが国における DVT の発症率については, 黒岩[10]は, TKA 後に 44.6 % で発症したと報告し, Fujita[11]は, TKA における DVT 発症率は 48.6 %, 症候性 PTE は 1.4 % であったと報告している.

また, 山田ら[12]は, DVT の発生が人工膝関節の術後関節可動域に及ぼす影響として, DVT 陽性群において陰性群と比較して, 術後 1 週目での膝関節自動屈曲角度が有意に低く, 自動屈曲 90°を獲得する日数についても有意に長くなったと報告しており, 松原ら[13]も, TKA 術後 7 日目の膝関節可動域で DVT 陽性群が陰性群に比べて, 有意に低下したと報告している. DVT の発症がその後の理学療法の進行にも影響を及ぼすため, TKA 術後の DVT 発症に注意しなければならない.

臨床症状は, 術側の疼痛, 浮腫, 片側性かつ急性発症した腫脹, 表在静脈の怒張, 立位や下垂位で顕著となり, 挙上により速やかに改善する色調

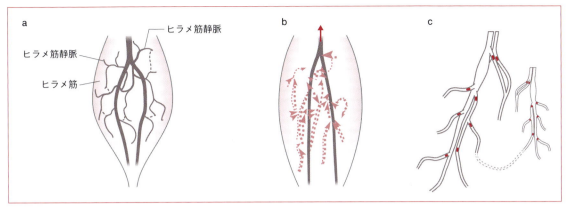

図1 ヒラメ筋静脈の解剖学的特徴
a：ヒラメ筋とヒラメ筋静脈の走行．ヒラメ筋静脈はヒラメ筋の中を走行する．
b：ヒラメ筋収縮時のヒラメ筋静脈内の血流．ヒラメ筋の収縮により，血液が拡散しながら中枢側に押し出される．
c：ヒラメ筋静脈と静脈弁の構造．中枢側は多様であり腱膜に沿って一対をなしたり，合流して1本になることもある．末梢側には多数の分枝が存在する．静脈弁の構造に関しては，本幹にはあまり存在しない．存在しても不完全な形態となっていることが多く，本幹に合流する細い静脈の合流部直前に小さな弁が存在する．

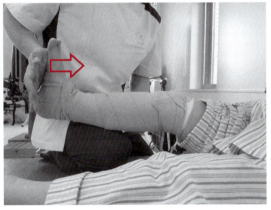

図2 Homans 徴候

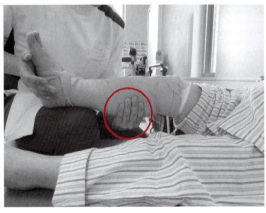

図3 Lowenberg 徴候

変化などの自覚症状があり，Homans 徴候（図2）（足関節強制背屈により腓腹部痛を訴える：下腿三頭筋の伸張痛とは違い激痛といわれている）およびLowenberg 徴候（図3）（腓腹部の把握痛や，マンシェットによる100〜150mmHg 程度の加圧で疼痛が生じる）などの他覚的所見が挙げられる[1, 14]が，偽陽性が多く，特異性は低いとの報告もある[15, 16]．

DVTのリスク因子としては，2009年の日本麻酔科学会周術期肺血栓塞栓症調査での周術期PTE発症例では，肥満が最も多く，長期臥床や下肢骨盤骨折などが続いた[17]．日本循環器学会が中心となったガイドラインでは，付加的なリスク因子として長期臥床，下肢麻痺，下肢ギプス固定，DVTの既往，血栓性素因，肥満などが挙げられている[2]．整形外科領域において考えなければならないVTEのリスク因子は，静脈の内皮障害の原因としては，手術，外傷，カテーテル，静脈炎，抗リン脂質抗体症候群，ベーチェット病などであり，血液の凝固亢進の原因としては，手術，外傷，脱水，悪性腫瘍，感染症，心筋梗塞，抗リン脂質抗体症候群，ネフローゼ症候群，薬物（エストロゲ

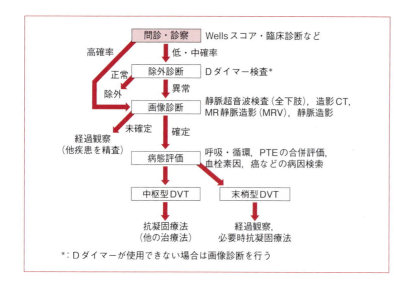

図4 DVTの診断手順と治療法選択
日本循環器学会．肺血栓塞栓症および深部静脈血栓症の診断，治療，予防に関するガイドライン（2017年改訂版）．http://j-circ.or.jp/guideline/pdf/JCS2017_ito_h.pdf（2018年10月30日閲覧）

ン製剤など）など，静脈の血流停滞の原因としては，全身麻酔，長期臥床，肥満，高齢，下肢静脈瘤，下肢麻痺，下肢ギプス固定，心肺疾患（うっ血性心不全，慢性肺性心など）が知られている[18]．またVTEの既往も危険因子とされており[1,2]，患者カルテからの身体所見や既往歴を確認しておくことが重要となってくる．

2　DVTの診断

　DVTは早期に確実な診断を行い治療介入すると，病態と予後の改善が見込めるため，なるべくすみやかな診断を必要とするが，DVTは個々の病歴，症状や臨床所見，DVTの確率を推定するスコアであるWellsスコアなどから確定診断するのは困難であり，出血リスクを伴う抗凝固療法の開始を決定するには，下肢超音波検査や造影CT検査などによる確定診断が必要となる（図4）[2]．鑑別診断には，Dダイマーが広く用いられているが，カットオフ値については種々の報告がみられ，いまだ一定の見解には至っておらず，その臨床的評価も一定していない．Dダイマーは安定化フィブリンがプラスミンにより分解された最終分解産物であり，線溶亢進マーカーである．基準範囲は1.0μg/ml未満であり，DVT，PTE，播種性血管内凝固を疑う際に測定される．血栓が大量にできるとDダイマーは上昇する．悪性腫瘍，胸水・腹水，肝硬変，血管病変，感染症などさまざまな疾患でも上昇するが，DVT発症リスクが高くなる術後では，Dダイマーを確認することは理学療法を実施する際のリスク管理上重要となる．これまで，TKAにおいて，術後7日目のDダイマーのカットオフ値の検討が多くなされ，10μg/mlに設定した場合，Shiotaら[19]は感度95％，特異度92％，また，福永ら[20]は，感度100％，特異度52％と報告し，術後VTE発症のスクリーニング検査として有用であると報告している．しかし，田中ら[21]は，カットオフ値を10μg/mlとした場合に，感度92％，特異度38％となり，感度は同等であったが，特異度は低いものであったと報告している．また，池田ら[22]は，DVTの臨床的可能性が低い場合にはDダイマーは有用であるが，臨床的可能性が高くなるにつれ，その有用性は薄れ画像診断の有用性が高まるとしている．

　DVTの画像診断としては，下肢静脈造影，下肢静脈エコー，造影CT，MRIで行うが，非侵襲

表5 ◆DVTの診断に関する推奨とエビデンスレベル

	推奨クラス	エビデンスレベル
検査前臨床的確率が低確率・中確率の場合はDダイマーによる除外診断を行う.	I	C
検査前臨床的確率が高確率でDダイマーが陰性の場合は，画像診断せずに経過観察とする.	I	B
検査前臨床的確率が低確率・中確率でDダイマーが陽性の場合は，画像診断による確定診断を行う.	I	B
検査前臨床的確率が高確率の場合は画像診断による確定診断を行う.	I	B
画像診断は下肢静脈超音波検査を行う.（付記：全下肢静脈超音波検査を推奨するが，施設の状況により下肢中枢超音波検査，造影CT検査，MR静脈造影検査を施行してもよい.）	I	C
DVTの診断では一律に画像検査を行うのではなく，症状，身体所見，危険因子によるWellsスコアや臨床判断により検査前臨床的確率を推定する.	Ⅱa	B
検査前臨床的確率が中確率でDダイマーが陰性の場合は，画像診断をせずに経過観察とする.	Ⅱa	C
臨床的疑いが強いにもかかわらず下肢超音波検査で確定診断ができない場合には造影CTを施行する.	Ⅱa	C

日本循環器学会. 肺血栓塞栓症および深部静脈血栓症の診断，治療，予防に関するガイドライン（2017年改訂版）. http://j-circ.or.jp/guideline/pdf/JCS2017_ito_h.pdf（2018年10月30日閲覧）

性や簡便性から下肢静脈エコーが活用されていることが多い[23]とされている．大石ら[24]はTHAおよびTKA後におけるVTEの発生について術後Dダイマー単独の評価ではVTE発生を見逃す危険性があり下肢静脈エコーを積極的に行うべきであると報告しており，尾林[16]もDダイマーは血液凝固の異常と線溶活性の亢進があればVTEやPTEでなくとも値が上昇するので，疾患特異性が低いことを覚えておく必要があると述べている．つまり，Dダイマーの値が低ければ，DVTの発症を否定できるが，Dダイマーの値が高いからといって必ずしもDVTが発生しているとは限らないとういことに注意しなければならない．DVTの確定診断には，Dダイマーだけでなく，自覚的症状や他覚的所見を基に，Dダイマーの値などを参考に画像診断を行うことが重要である（表5）[2]．

3 理学的予防法

3-1 積極的下肢運動と早期離床・早期歩行

術後の早期離床はDVTの予防として重要であることは多くの報告でなされている．しかし，早期離床といいながらも，ベッドサイドや車椅子で長時間座位を保持している状態では，股関節や膝関節の動きが少なく下腿も低い位置にとどまっているため静脈還流は減少し，血栓発生の因子となることに注意が必要である．つまり，単に離床しているだけではなく立位や座位を繰り返すこ

とや早期に歩行を開始することが重要である．Hartmanら[25]は，臥床している期間は，下肢を挙上することで術後DVT発症の頻度が低下すると報告しており，一般には下肢を約20°挙上させるとよいとされている．飛山ら[26]は，TKA当日に1分程度の立位保持を行った群で，同程度端座位保持をした群とベッド上臥位にて足関節底背屈運動のみを行った群と比べ，DVTの発生率が有意に低値を示したと報告している．

歩行に関しては，下肢の筋ポンプ作用により足底静脈叢に貯留した血液を押し上げる効果もあり

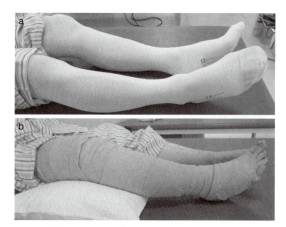

図5 弾性ストッキングまたは弾性包帯による圧迫法
a：弾性ストッキング
b：弾性包帯

静脈血流量増加によりDVTの予防が可能となる．

なお，早期離床が困難な症例では，ベッド上での足関節底背屈自動運動を行い筋ポンプ作用を働かせることが理学療法のうち最も効果が高く，症例に対して臥床期間中に足関節底背屈自動運動を実施させることが重要であるとSochartら[27]は報告している．また，日本整形外科学会症候性静脈血栓塞栓症予防ガイドライン2017によると，術前臥床期間の短縮，早期下肢自動運動や早期運動・早期歩行など，安価で比較的リスクの低い基本的な予防法は可能な限り積極的に行うべきである（推奨グレードC）[1]とされている．

しかし，PTEの塞栓源の多くは立位・歩行などの離床動作や日常生活動作に伴い静脈還流量が増えることによって発症すると考えられており，PTEが発症した際の症状としての呼吸困難感，胸痛，頻呼吸，頻脈，咳嗽，冷感，失神などに注意し，呼吸器の症状観察，SpO_2や心拍数，呼吸数の計測や自覚症状の有無などの問診が理学療法を行う上での重要な評価項目となる．

3-2 弾性ストッキングまたは弾性包帯による圧迫法

弾性ストッキングまたは弾性包帯による圧迫は下腿の筋ポンプ作用の増強および微小循環の改善を図ることや，下肢周囲からの圧迫により，表在静脈から穿通枝経由で深部静脈に血液を集め，静脈での血液のうっ滞を減少させる[28]．また圧迫により，静脈の総断面積を減少させ，深部血流量速度を増加させDVTを予防する目的で行われ，日本整形外科学会症候性静脈血栓塞栓症予防ガイドライン2017では，弾性ストッキング装着は禁忌事項や装着上の注意点を守るならば，不動化を伴う手術症例のほとんどすべてに適応がある（C）とされている[1]．弾性ストッキングは足首を18 mmHgで圧迫し近位に向かって段階的に圧力を減少させることで，深部静脈の血流速度を最大にできると考えられている[29]．また，深部静脈の拡大を防ぐことで，血管内皮の断裂や，凝固因子の活性化を抑制すると考えられている．弾性ストッキングを着用する際には，適切なサイズを選択し，ストッキングのしわができたり，たるみが出ないようにしなければならない．しわやたるみがあると血流をかえって阻害したり，腓骨神経麻痺や瘙痒感，褥瘡の発生をきたす可能性があるので注意が必要である[1]（図5）．

3-3 IPC（間欠的空気圧迫）法

下肢に巻いたカフに間欠的に空気を注入し圧迫することにより血液を静脈に還流させるintermittent pneumatic compression（IPC）と足底を急速に圧迫することで足底静脈叢に貯留した血液を静脈に還流させるvenous foot pump（VFP）があり，多くの種類があるが予防効果の優劣は明らかではなく，Nicolaidesら[30]やWarwickら[31]はIPC法によるDVTの予防効果は薬物的療法と同程度と報告している．IPCによる下肢の圧迫は深部静脈の血流に大きな変化をもたらす．急速に外的圧力を受けることで，前方への血流を促進し，圧迫が終わるとその部位での血管は虚脱する．この繰り返しにより効果的にうっ滞を予防する[32]．IPC法においても弾性ストッキングと同様に遠位から近位への段階的圧迫の方が血流速度の増加が顕著

で，圧迫後の虚脱も顕著であることが示されている[33]．また，IPC法の合併症として，まれではあるがコンパートメント症候群，腓骨神経麻痺，PTEの発症がある[1]ことに注意しなければならない（図6）．

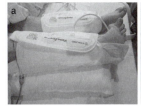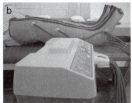

図6 IPC（間欠的空気圧迫）法
a：カフポンプ
b：大腿部まで行えるIPC

4 薬物予防法

2004年に発刊された肺血栓塞栓症／深部静脈血栓症予防ガイドラインでは，保険適応のあるワーファリンと未分画ヘパリンが薬物予防法として推奨されていた．その後2007年から2008年にかけて抗凝固薬注射剤であるエノキサパリンおよびフォンダパリヌクスが承認・発売され2008年の日本整形外科学会VTE予防ガイドラインにてこれらの新規抗凝固薬やVTE予防に関する新しい知見が追加された．さらに，2011年に新しい経口抗凝固薬であるエドキサバンがVTE発症抑制薬として承認・発売されている．

なお，日本整形外科学会症候性静脈血栓塞栓症予防ガイドライン2017によると，VTE発症リスクが高いと判断される症例には抗凝固薬を使用することを考慮する（B）．しかし，その使用にあたっては個々の患者の出血リスクについても評価するべきである（B）．出血リスクが高いと予想される場合には，抗凝固薬の使用を控えることを考える（C）．抗凝固薬の使用あるいは非使用に際しては，抗凝固薬の適応あるいは不適応についてのインフォームドコンセントを行う（C）[1]とされている．VTE薬物予防において最も重要な合併症は出血である．VTEの薬物予防の目的は，症候性DVT，症候性・致死性PTEの発症を抑制することであり，無症候性DVTやVTEを治療することではない．急性症候性PTEの薬物治療においては出血合併症のリスクがある程度は許容される．しかし，症候性VTEの薬物予防においては，可能な限り出血合併症を生じないような配慮が必要である．つまり，個々の患者に対するVTEリスクと出血リスクのバランスを考慮し，患者と話し合って予防法を選択する（A）[1]ことが重要である．TKAを受ける患者は変形性膝関節症や関節リウマチなどの患者が多く，長期にわたり消炎鎮痛薬を内服している例も少なくない．非ステロイド性抗炎症薬（NSAIDs）による無症候性の消化管潰瘍は出血の危険性を高くする．また，NSAIDsによる腎機能低下にも注意が必要である．出血合併症を早期に診断するため，患者の訴えを注意深く聞き取り，患者をよく観察することも重要である．胃痛や腹痛，下血，黒色便，頭痛やめまいなどの訴え，手術創からの出血，手術部位の腫脹などがあれば，消化管出血，脳出血，手術部位出血などを考える必要がある．また，抗凝固薬投与中には転倒に十分注意しなければならない．頭蓋内出血が止まりにくく出血速度が速いことが予想されるため，頭部打撲などが起こった場合は早期に主治医や看護師に報告し精査を行ってもらう必要がある[1]．

5 わが国における予防法

日本整形外科学会症候性静脈血栓塞栓症予防ガイドライン2017によると，TKAは症候性VTE発症のリスクが高い術式であり，理学的予防法あるいは薬物的予防法のいずれかを実施するか，併

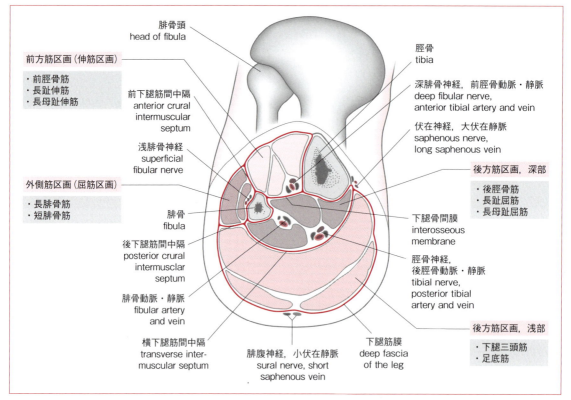

図7 筋区画
(文献34)より引用改変)

用することを提案する(B). VTEの既往がある患者には理学的予防法と薬物的予防法の併用を行うことが望ましい(B)[1]. また, 出血リスクが高いと判断される患者への薬物予防の適応は慎重に検討する. すなわち, VTEリスクと薬物的予防法による出血リスクのバランスを考慮して予防法を選択する(A)[1]とされており, 理学療法を実施するにあたり, 既往歴を含めた患者情報の確認を十分に行っておく必要がある.

6 コンパートメント症候群(区画症候群)

コンパートメント症候群とは, 四肢の骨, 筋膜, 骨膜によって構成される区画(コンパートメント)(図7)[34]の内圧が何らかの原因によって上昇し, 神経障害や筋壊死に至るものである[35]. その原因は下腿開放骨折など骨折のイメージが強いが骨折が原因となるのは70%とされており, 残り30%は骨折以外で発症しており[36], その中にTKAなどの術後やIPCによる合併症などが含まれる. 発症形態として急性と慢性があり, 急性区画症候群の原因としてギプスや圧迫包帯などによる長時間の圧迫が含まれており, TKAの術後においても注意が必要である. また, 下腿では前方区画にて発症しやすく, 前脛骨筋症候群 anterior tibial compartment syndrome とも呼ばれている. 前脛骨筋症候群の場合, 前脛骨筋や長母趾伸筋の機能障害および, 深腓骨神経領域である母趾と第2趾の背側趾間の皮膚に感覚障害を認めることが多い.

病態としては，個々の筋肉の外周を伸縮性に乏しい筋膜が覆っており，出血などにより筋肉が腫脹すると徐々に筋膜内での内圧が上昇し動脈の攣縮をきたして動脈血流の減少により組織の血行障害を招き，筋と神経の壊死が生じる．さらに内圧の上昇により微細循環（特に静脈還流）が妨げられるようになる．つまり静脈内圧の増大を招き，循環障害が助長され阻血による毛細血管の透過性亢進，血管外への滲出液漏出も加わり区画内圧はさらに上昇する悪循環に陥る．

TKA の術後に注意を要する急性区画症候群の初発症状としては，局所の著しい疼痛が最も多くみられる．発症している区画を中心に腫脹があり，水疱形成を認める．特に区画内の筋の他動伸展時における疼痛増強が初期症状として重要となる．症状としては，T＋5P といわれる症状（表6）が推奨されている[35]．これらの症状のうち，末梢動脈の拍動消失は末期までみられないため，認められた場合にはすでに手遅れになっている可能性があるので，急性区画症候群が疑わる場合には早急に対応しなければならない．ただし，これらの症状のいずれも絶対的な基準がなく主観的なものであることにも注意が必要である．

我々理学療法士が，コンパートメント症候群を評価するうえで重要となるのは触診による発症区画の緊張亢進と皮膚の水疱形成であり，術側の筋肉の硬さと非術側の筋肉の硬さを比較することや初期症状である発症区画内の筋の他動伸展時痛の有無を評価することが必要である．また，水疱形成は循環障害の結果である可能性が高いことから，コンパートメント症候群を疑う要因であることに注意しなければならない．急性区画症候群を発症すると 6～8 時間で筋肉に不可逆的変化が生じ，8 時間以上続くと神経障害や筋壊死による麻痺と拘縮により予後は不良となるので[35]，稀な合併症ではあるが，症状を見落とすことなく，コンパートメント症候群が疑われる場合には，速やかに主治医および看護師への報告が必要である．

表6 ◆ T＋5P 症状

皮膚の赤褐色＋緊張＋水疱形成	tens & blister
疼痛	pain
該当区画内筋の他動伸展時の疼痛増強	passive stretching pain
知覚異常（錯感覚）	paresthesia
運動麻痺	paralysis
動脈拍動の消失	pulselessness

（文献35）より引用）

症例

当院での DVT 予防の取り組み

症　例：80 歳代女性
診断名：右変形性膝関節症
手　術：人工膝関節全置換術（TKA）

術直後より，術側に弾性包帯を装着し，両下肢にカフポンプを装着（図8）．術後 1 日目よりリクシアナ® を服薬開始（術後 14 日目まで）．血液検査により，ヘモグロビン値を確認し，輸血を行うかどうかを確認する（症例によっては術後 2 日目に再度採血して決定することも

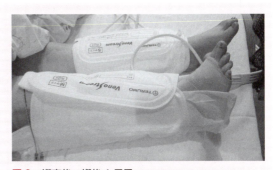

図8　術直後～術後 1 日目
術側に弾性包帯を巻き，IPC を装着．

ある). また, Dダイマー値は術前検査時と術後7日目の血液検査にて確認を行っている. 理学療法では採血の結果や輸血の有無などを確認し, 症例のバイタルサイン測定を行い, 可能であれば車椅子への移乗を行う (図9). 移乗前には Homans 徴候や Lowenberg 徴候, 足関節自動運動の可否を評価し, 移乗後もバイタルサインの変動や起立性低血圧の自覚症状の有無などを評価しながら理学療法を行う. 術後2日目には, SBドレーンを抜去し, カフポンプやバルーンも除去し, 車椅子でのトイレ動作を開始するなど本格的に離床を開始する. 術側には弾性包帯を巻いておく. 術後3日目以降は疼痛に応じて立位・歩行訓練へと進めていくことで離床を図っていく. 術後1日目から14日目はリクシアナ®の服薬があるので, 処置時や理学療法実施時に出血状況を確認し, 出血合併症が疑われる際には, 主治医や看護師に報告し, リクシアナ®の服薬中止や他剤への変更とすることもある. 術後2日目からは病棟でのIPCは終了となるが, 理学療法実施時に下肢の循環改善を目的にドクターメドマーを使用しているケースが多い (図10). 一方で, 処置時や理学療法実施時にHomans徴候やLowenberg徴候が陽性で腫脹が残存するなどDVTが疑われる際には, 静脈エコー検査を実施することにしている (図11).

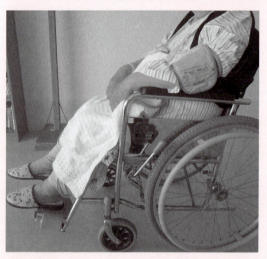

図9 術後1日目
バイタルチェックや起立性低血圧を評価し, 可能であれば車椅子移乗を実施.

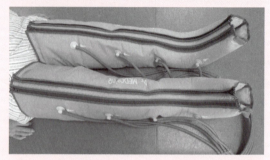

図10 術後2日目以降
理学療法実施中に行っているIPC.

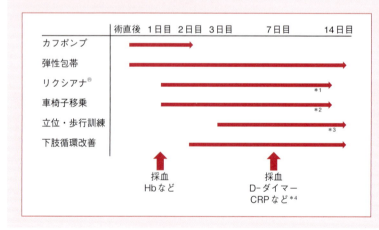

図11 当院でのDVT予防の取り組み

*1 出血合併症が疑われる際は, 他剤への変更や中止を考慮する.
*2 特に術後1日目には, Homans徴候, Lowenberg徴候, 足関節自動運動, バイタルサイン, 起立性低血圧の自覚症状の有無などを評価し実施する.
*3 疼痛に応じて, 平行棒内立位から始め, 平行棒内歩行, 歩行器歩行と進めていく.
*4 Dダイマーの確認は, 術前検査時と術後7日目に実施している.

おわりに

DVT は TKA の術後早期に発症する合併症であることを念頭に置いておく必要がある. 発症し症候性 PTE に至れば生命にかかわる合併症であることも忘れてはならない. また, DVT 発症によ

り術後関節可動域の回復にも影響を及ぼすことが考えられる．症例毎に術前ではDVTの発症リスクを把握し，術後においてはDVT発症やコンパートメント症候群発症の有無を評価し，これら合併症が疑われる際には主治医や看護師にも報告し，早急な対応が必要である．「起こってないだろう」ではなく「起きているかもしれない」という考えをもって理学療法を進めていく必要があると考える．

ONE POINT ADVICE　私の勧める1冊

私が臨床の場面で参考にしている書籍に，「感覚入力で挑む　感覚・運動機能回復のための理学療法アプローチ」がある．運動器疾患の理学療法において「感覚」の話？と思われる方もいらっしゃると思う．

臨床の場面で，TKA術後に限らず，術側下肢のSLRができない，もしくはSLRができても非術側と比べて脚が重いと感じられる患者や骨盤後傾や腰方形筋などでの代償動作で行っている患者に遭遇することは多々あろうかと思う．また，歩行時の前額面において術側での荷重量が上がらずに非術側に傾いたまま歩行をしていたり，術側の立脚期に疼痛を訴えたり，荷重に対する恐怖感を訴える患者にも遭遇することが多いと思う．

上肢の運動には視覚情報の入力であったり，下肢の運動には運動覚や位置覚といった深部感覚の入力が重要であることがいわれている．当院ではTKAに限らず，UKAや高位脛骨骨切り術，THAなどが行われているが，上述したような患者に多く遭遇する．特に歩行時の荷重量が上がらない時に，書籍で記載されている「感覚入力を駆使した筋協調性収縮のトレーニング」（仰臥位にて術側股関節を屈曲約60°，下腿がベッド面と平行になるように膝関節を屈曲させて，理学療法士は踵骨部を把持する．患者には股関節と膝関節の伸展運動を指示し，理学療法士は抵抗を患者の股関節中心に向けて抵抗を加える）を行うことによって，即時効果的に歩行時の荷重量が増加し，患者からも「さっきより歩きやすいです」という返答が返ってくることが多くある．これは，理学療法士が抵抗を加える方向により疑似的床反力の感覚を入力することによって，歩行時に大腿四頭筋とハムストリングスの協調性筋収縮が可能となり荷重量の増加や恐怖感の軽減につながっていると考えられる．

もちろん，運動器疾患の理学療法において，解剖学や運動学を知っていることは最低限必要なことだと思うが，それだけでは患者が本当に良くなっていると感じられることは少ないと思う．人が運動をする際に必要な要素とは何かを再度考えていただき，感覚入力などの中枢系へのアプローチが必要になってくることに気がついていただける理学療法士が1人でも多くなってくれればと思う．

文　献

1）日本整形外科学会診療ガイドライン委員会：日本整形外科学会　症候性静脈血栓塞栓症予防ガイドライン2017，日本整形外科学会監，南江堂，東京，2017

2）日本循環器学会．肺血栓塞栓症および深部静脈血栓症の診断，治療，予防に関するガイドライン（2017年改訂版）．http://j-circ.or.jp/guideline/pdf/JCS2017_ito_h.pdf（2018年10月30日閲覧）

3）平井正文：深部静脈血栓症と急性肺塞栓症．臨外60：293-297，2005

4）呂　彩子：肺血栓塞栓症／深部静脈血栓症の病態．Thromb Med 2：111-115，2012

5）呂　彩子：静脈血栓塞栓症（VTE）の病理（Ⅱ）—深部静脈血栓症について．Angio Front 10（3）：2-5，2011

6）Ro A, et al：Pathophysiology of venous thromboembolism with respect to the anatomical features of the deep veins of lower limbs：A review．Ann Vasc Dis 10：99-106，2017

7）呂　彩子ほか：急性広範性肺血栓塞栓症における下肢深部静脈血栓症の病理形態学的特徴．静脈学 15：365-369，2004

8）呂　彩子ほか：静脈血栓塞栓症：成因・診断から治療・予防まで　成因と病態．臨床画像 22：246-256，2006

9）呂　彩子ほか：広範性肺血栓塞栓症に至る下腿型深部静脈血栓症の発生と塞栓化機序の検討．静脈学 17：197-205，2006

10）黒岩政之：周術期静脈血栓症の現状と予防法〜第76回日本循環器学会学術集会　循環器教育セッションⅢ　肺動脈血栓症の予防・診断・治療．循環器医 19：69-72，2012

11）Fujita S, et al：Deep venous thrombosis after total hip or total knee arthroplasty in patients in Japan．Clin Orthop Relat Res 375：168-174，2000

12）山田邦雄ほか：深部静脈血栓症の発生が人工膝関節の術後関節可動域に及ぼす影響．日関病誌 31：481-485，2012

13）松原光宏ほか：人工膝関節置換術周術期の深部静脈血栓症発生率と膝関節可動域．中部整災誌 51：125-126，2008

14）千田益生ほか：どうする？　リハビリテーションにおけるDVT対策　見逃してはいけない深部静脈血栓症の徴候と発生予防のエビデンス．CLIN REHABIL 26：344-351，2017

15）尾林　徹：わが国における深部静脈血栓症・肺血栓塞栓症の現状．日医雑誌 146：17-21，2017

16）尾林　徹：どうする？ リハビリテーションにおける DVT 対策 診断と治療の最前線．CLIN REHABIL 26：338-343，2017

17）黒岩政之ほか：2009 年日本麻酔科学会・肺血栓塞栓症発症調査結果．心臓 44：908-910，2012

18）国枝武義ほか：肺血栓塞栓症の臨床，医学書院，東京，1999

19）Shiota N, et al：Diagnostic significance of thrombin-antithrombin Ⅲ complex（TAT）and D-dimer in patients with deep venous thrombosis. Jpn Circ J 60：201-206，1996

20）福永健治ほか：MDCT を用いた人工股関節置換術の DVT，PE の発生率の検討．日関外誌 28：213-217，2009

21）田中あずさほか：人工膝関節置換術前後の静脈血栓症スクリーニングにおける D-dimer 値測定の有用性．整外と災外 60：552-556，2011

22）池田聡司ほか：深部静脈血栓症・急性肺血栓塞栓症の診断アルゴリズム．日医雑誌 146：27-31，2017

23）新城武明ほか：静脈血栓塞栓症 徹底分析シリーズ 症状，所見と診断のコツ すべては疑うことから始まる．LiSA 20：536-539，2013

24）大石博史ほか：下肢人工関節置換術後における静脈血栓症塞栓の発生危険因子と早期診断法の検討．Cardiovasc Anesth 20：93-97，2016

25）Hartman JT, et al：The effect of limb elevation in preventing venous thrombosis A venographic study. J Bone Joint Surg Am 50：1618-1622，1970

26）飛山義憲ほか：人工膝関節置換術当日における立位保持が運動機能の改善や深部静脈血栓症の予防に与える影響－無作為化比較試験による検討－．理学療法学 41：407-413，2014

27）Sochart DH, et al：The relationship of foot and ankle movements to venous return in the lower limb. J Bone Joint Surg Br 81：700-704，1999

28）Agu O, et al：Graduated compression stocking in the prevention of venous thromboembolism. J Bone Joint Surg Br 86：992-1004，1999

29）Sigel B, et al：Type of compression for reducing venous stasis. A study of lower extremities during inactive recumbency. Arch Surg 110：171-175，1975

30）Nicolaides AN, et al：Intermittent sequential pneumatic compression of the legs and thromboembolism-deterrent stockings in the prevention of postoperative deep venous thrombosis. Surgery 94：21-25，1983

31）Warwick D, et al：Insufficient duration of venous thromboembolism prophylaxis after total hip or knee replacement when compared with the time course of thromboembolic events：findings from the Global Orthopaedic Registry. J Bone Joint Surg Br 89：799-807，2007

32）菊地龍明：静脈血栓塞栓症 徹底分析シリーズ 理学的予防法に関する正しい知識 単純なようで単純でない血栓予防機序とエビデンス．LiSA 20：546-552，2013

33）Nicolaides AN, et al：Intermittent sequential pneumatic compression of the legs in the prevention of venous thrombosis. Surgery 87：69-76，1980

34）松村讓兒ほか：プロメテウス解剖学アトラス 解剖学総論 / 運動器系，坂井建雄監訳，医学書院，東京，2007

35）中村利孝ほか：標準整形外科学第 13 版，内田淳正監，医学書院，東京，2017

36）杉本一郎ほか：Surviving ICU シリーズ 外傷の術後管理のスタンダードはこれだ！，清水敬樹編，羊土社，東京，2016

2-2-B 治療 合併症・リスク管理 腓骨神経麻痺

池野祐太郎

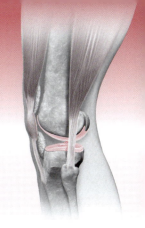

はじめに

　人工膝関節全置換術（total knee arthroplasty：TKA）は手術侵襲が大きいため合併症のリスクが高い．在院日数の短縮が求められ，理学療法の加速化が進んでいるが，合併症を呈した場合，患者側の身体的・精神的負担が増加し，日常生活動作（ADL）の獲得が遅延したり，ADLの方法を変更する必要がある場合もある．末梢神経障害は，脊髄前角細胞から末梢に伸びる神経，および神経筋接合部にかけての障害であり運動麻痺や感覚麻痺，末梢循環障害，変形が生じる．TKA後の合併症やリスク管理に関して，感染や深部静脈血栓症は，医師による診断・処置が特に重要であるが，末梢神経障害である腓骨神経麻痺は術創部の回復に及ぼす影響は少ないが，運動機能や移動能力に大きく影響するため理学療法士として確認すべき重要な合併症である．下肢の術直後においても，全身調整として末梢循環不全を防ぐために足趾・足関節運動であるパンピングが強く勧められているが，腓骨神経麻痺を呈すると，足趾・足関節の運動・感覚異常によりパンピングが困難となり，末梢循環不全を助長する危険もある．また腓骨神経麻痺は術前に正常であった機能を損なうことからTKA後の理学療法が進むに従いQOLの低下が目立ってくる．TKA後の腓骨神経麻痺は程度により治療効果や予後も異なるため，術中，術後の体位に注意した予防が重要である．

　本項では，TKA後の合併症の一つである腓骨神経麻痺に関して整理するため，解剖，原因，病態，症状や理学療法評価・診断や治療と予後，最新の知見，当院での取り組みを述べる．

1 腓骨神経の解剖

　腓骨神経は膝窩部で坐骨神経から分岐し，膝外側にある腓骨頭後方を走行する．総腓骨神経（common peroneal portion）（L4～S2）の本幹は表層であり，長腓骨筋のすぐ深層で腓骨頸部外側の周囲に巻きついており，腓骨頭の外側で深枝と浅枝に分かれる（図1）[1]．深枝である深腓骨神経（deep branch of the fiblae nerve）は，前方の筋群；前脛骨筋，長指伸筋，長母指伸筋，第3腓骨筋，短指伸筋の運動，第1指と第2指の間の水かき部の知覚を支配し，浅枝である浅腓骨神経（superficial branch of the fiblae nerve）は，外方の長腓骨筋と短腓骨筋の運動，下腿と足部外側面と背側の大半の皮膚知覚を支配する[1]．

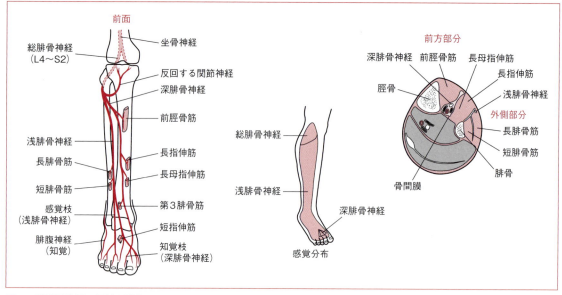

図1 総腓骨神経の深枝と浅枝
神経走行の近位から遠位に向かう筋支配；足部の背側は深腓骨神経の感覚枝によって単独神経支配される．断面図は下腿前方と外側部分のなかに位置する神経と筋を示す．
（文献1）より引用改変）

2 腓骨神経麻痺の原因

　運動・知覚を支配する体性神経は有髄有鞘神経線維で，脊髄の神経細胞体から神経突起（軸索）が伸び，その外周を髄鞘（ミエリン鞘）が取り巻く．神経線維は膠原線維である神経内膜に包まれ，数十〜数百本が束になり神経線維束を形成する．神経線維束は線維性結合組織である神経周膜に包まれ，神経の栄養血管や脂肪組織を取り囲む疎性結合組織とともに硬膜の延長である神経上膜に覆われ，神経幹を構成する[2]．体位により生じる末梢神経障害は血流障害が原因となり，神経の伸張（stretching）は神経栄養血管の血流低下，圧迫（compression）は虚血を招く[3]．腓骨神経は皮下組織や骨格筋に保護されるが，術直後は筋緊張低下により骨や下肢架台による腓骨小頭部の圧迫が起こり，虚血となることや，体位変換による四肢の回旋や血管の捻れによる腓骨神経の伸張での血流低下を引き起こす[2]．術直後は患肢の自動運動は困難なケースもあり，麻酔の影響による筋緊張低下によって，骨や下肢架台など物理的圧迫による虚血から腓骨神経麻痺を呈することが多いと考えられる．手術後，筋緊張低下により股関節外旋位と不良肢位となり下肢架台で腓骨小頭部の圧迫がみられる例を示した（図2）．腓骨頭・腓骨頸部の圧迫によって総腓骨神経障害となり，腓骨管症候群，距腿関節前面の圧迫により浅腓骨神経，深腓骨神経障害となり前足根管症候群を呈する．

　腓骨頭後方では神経の移動性が乏しく，骨と皮膚・皮下組織の間に神経が存在するため，外部からの圧迫で麻痺が生じやすい．肢位に関する合併症は患者の自重や外部からの圧迫によるもので，意識下では痺れや痛みなど苦痛により自らの運動で修正は可能であるが，麻痺が残っている場合には上記のような不良肢位を長時間とり重篤な障害となることがある．

図2 不良肢位による下肢架台と腓骨小頭部の圧迫

腓骨頭後方では神経の移動性が乏しく，骨と皮膚・皮下組織の間に神経が存在するため，外部からの圧迫で麻痺が生じやすい．肢位に関する合併症は患者の自重や外部からの圧迫によるもので意識下では痺れや痛みなど苦痛により自らの運動で修正は可能であるが，麻酔が残っている場合には上記のような不良肢位を長時間とり重篤な障害となることがある．

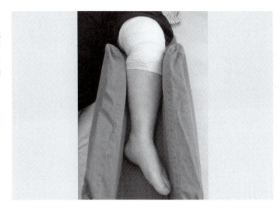

表1 末梢神経障害の分類・予後

Type	機能障害	病理	予後
Type 1 neurapraxia（神経伝導障害）	局所の伝導ブロック，随意運動および感覚伝導障害	局所のミエリン鞘（髄鞘）の障害，軸索連続性あり，ワーラー変性なし	数週から数ヵ月で回復
Type 2 axonotmesis（軸索連続性離断）	損傷部より末梢に伝導障害	軸索連続性なし，ワーラー変性あり，神経内膜管，神経周膜・上膜は温存	再生軸索は神経内膜管を伝わり本来の終末へ完全機能回復
Type 3 axonotmesis（神経内膜鞘断裂）	損傷部より末梢に伝導障害	軸索連続性なし，ワーラー変性あり，神経内膜管損傷，神経周膜・上膜は温存	神経内膜管損傷，出血・浮腫瘢痕形成，過度神経支配あり，予後不良，時に手術必要
Type 4 axonotmesis（神経束断裂）	損傷部より末梢に伝導障害	軸索連続性なし，神経幹連続性あり，神経内膜管・周膜損傷，上膜は温存	周膜から外膜にかけて断裂，神経線維，シュワン細胞増殖し球状の神経腫形成，過誤神経支配，予後不良，要手術
Type 5 neurotmesis（全神経幹断裂）	損傷部より末梢に伝導障害	完全な神経切断，神経幹連続性なし	手術による神経終末再形成，予後不良，回復程度は創部や他の要因次第

（文献5, 6）より引用改変）

3　病態

解剖学的損傷の程度による末梢神経障害の分類と予後を表1に示す[5,6]．

末梢神経は伸張や圧迫により局所の髄鞘が傷害を受け，一過性神経伝導障害または神経遮断 neurapraxia となるが，軸索に器質的障害がないため，数週から数ヵ月で自然治癒が期待できる．障害が強い Waller 変性を伴う軸索断裂（axonotmesis）では，回復に半年から1年以上の期間を要する．末梢神経損傷後1年を越えると，筋の神経終板の減少が起こり予後不良となる．神経の再生は1日1〜2mm程度で治療期間は損傷部から神経終末までの距離に比例し，時間がかかるほど予後は悪い．ハイリスクケースは要注意である[2]．また，末梢神経が障害されると，支配領域の筋の電気刺激に対する興奮性の低下や収縮様式の変化など質・量的異常となる[4]．損傷初期は筋緊張が低下し，筋線維の平均断面積は直線的に減少し，筋原線維は変化しないが，細胞内蛋白が水分を伴い減少することで経時的に筋萎縮がみられ，結合組織の増生とともに硬くなる．拮抗筋など周辺の筋とのバランスが崩れて変形をきたす場合もある．

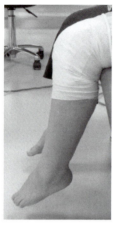

図3 腓骨神経麻痺による足部下垂

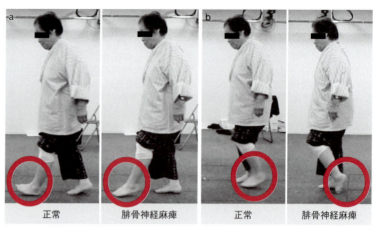

図4 歩行時における腓骨神経麻痺の特徴
a：初期接地，b：遊脚中期

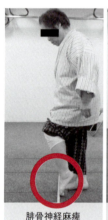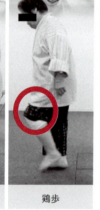

図5 腓骨神経麻痺と鶏歩
左：またぎ動作で下肢が挙がらず躓くリスクあり，右：鶏歩による代償
腓骨神経麻痺ではまたぎ動作でつま先がひっかかり躓くリスクがある．そこで股関節屈曲角度や骨盤挙上を大きくする鶏歩がみられる．

4 症状

　症状は腓骨神経領域の感覚鈍麻～消失，痺れ，知覚過敏，疼痛，錯感覚などの知覚異常や易疲労性，筋力低下，関節機能障害，足関節背屈自動運動の障害である（図3）．重症度は障害の程度（神経幹内の障害された神経線維の占める割合）により決まり[2]，主に足趾・足関節運動や異常感覚の訴えから確認できるが，術直後は症状がなく数時間から数日後に明らかになる場合もある．歩行時に下垂足（drop foot）を呈し，初期接地につま先接地となることや遊脚相で下肢を前方に振り出すことが困難となる（図4）．また，障害物をまたぐ際に躓き転倒する危険もあるため（図5），代償として股関節屈曲角度を大きくすることや骨盤挙上による代償として下肢を高く持ち上げて振り出す鶏歩（steppage gait）の麻痺性歩行もみられる（図5）．また，運動機能や感覚機能，自律神経機能のうち複数の機能障害となる混合型は過誤神経支配の可能性もあり予後は悪い[4]．

5 理学療法評価および診断

末梢神経障害の分類（表1）により説明されるが，混在するケースが多い．診断は神経学的所見から，皮膚の知覚障害領域や徒手筋力テストによる筋収縮または筋力の確認，単一の神経か複数の神経が関与しているかを明らかにする．また，補助診断で筋電図や神経伝導速度測定などの電気生理学的検査により損傷神経と障害部位の確認，急性期か再生期か，麻痺が完全か不完全かを判別する．MRIで病変部を確認することも有用である．

5-1 チネル徴候 Tinel sign：神経損傷または神経の回復程度の確認

損傷された神経をその走行に沿って遠位から近位に向かって軽く叩打すると，神経の末端部にムズムズ感，疼痛を生じ，神経再生の前兆とする．この感覚は軸索が再生されているがまだ十分髄鞘に覆われていないため，露出している軸索先端が叩打されるために生じる[4]．

5-2 徒手筋力検査 MMT：損傷部位の収縮または筋力

腓骨神経支配である背屈筋群（前脛骨筋，長・短腓骨筋・長指伸筋・長母指伸筋，第3腓骨筋，短指伸筋）のMMTを実施し，腓骨神経の回復を調べる．

5-3 知覚検査

皮膚の知覚障害領域を把握する[2, 7]．

5-4 電気生理学的検査

筋電図，神経伝導検査が実施される．末梢神経伝導速度（運動神経伝導速度MCVや感覚神経伝導速度SCV）が障害部位で著しく遅延する．針筋電図検査で神経支配と一致する筋の脱神経電位を認める[4]．

5-5 自律神経検査

自律神経検査，特に発汗は知覚の回復と並行する，またwinkle test（ぬるま湯に手指を浸した場合，通常は皮膚がふやけるが神経損傷がある場合ふやけない）[4]などを行う．

6 治療および予後

圧迫の回避・除去，局所の安静，薬剤内服，運動療法などの保存療法から始め，3ヵ月経過後も回復しない場合は手術適応となる．神経損傷のある場合，神経剥離，神経縫合，神経移植などの手術が行われ，神経の手術で回復の望みの少ないものは腱移行手術（他の筋肉で動かすようにする手術）が行われる．表1のType 1，2では末梢神経の再生，機能改善など自然治癒が見込まれる．Type 3では軸索の再生は見込まれるが不完全なケースもあるためROM（関節可動域）運動や電気刺激療法を行う．保存療法後3ヵ月でも神経再生の徴候がみられなければ手術が考慮されるが，半年以降では手術による予後は悪いため，早めに医師と相談し治療目標を設定する必要がある．Type 4，5の場合，手術による修復も困難となるため，補装具を使用したADL練習や末梢循環を促す抗浮腫薬を使用する．腓骨神経麻痺に対してポジショニングや理学療法が早期に開始されると予後は良い．不安定板を利用した固有知覚練習により足部外返し，内返し，底背屈速度など平衡機能を高める高度な反応を短期間のうちに再学習できる．神経再生時期に感覚入力を増やすことでより良い感覚マップが再構築され，筋協調性を再獲得しやすい．

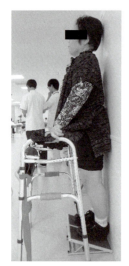

図6 起立台を用いての下腿三頭筋伸張運動

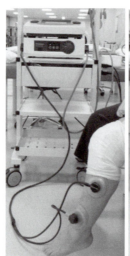

図7 低周波治療
電極は前脛骨筋線維に対して並行に配置する．
左は低周波治療前で足部下垂している．
右は低周波治療中で足関節の背屈運動がみられる．

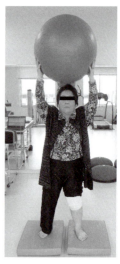

図8 不安定マットを用いた下肢の固有知覚運動学習

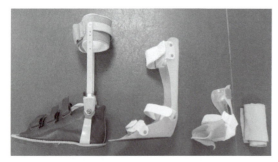

図9 腓骨神経麻痺による下垂足に対する装具と弾性包帯
左から金属支柱つき短下肢装具，プラスチック製短下肢装具，オルトップ®型，弾性包帯．

6-1 疼痛軽減

局所の知覚過敏に起因する痛みに対して，リラクゼーション，タッピング，TENS（経皮的電気神経刺激），渦流浴があり，触覚，温度覚，その他の異常知覚閾値が上昇する．

6-2 ROM運動

足関節背屈可動域が制限されやすいため，持続的な静的ストレッチングを1日3～5回，30秒間行うことが推奨される．また，起立台を使用しての下腿三頭筋伸張運動も行う（図6）．

6-3 筋力増強運動

腓骨神経障害後の筋力増強運動は組織の損傷を広げないように最小限の負荷を与えた等尺性収縮から開始し，等張性収縮，遠心性収縮を加える．10～15回を2～3セット，週に3日行う．

6-4 電気刺激療法

電気刺激は神経再生と筋の神経再支配を強め，筋細胞中の酸素量維持，筋萎縮予防，筋の興奮性の維持，脱神経の変性効果を減少することが可能である．

また，バイオフィードバック効果として低周波画面モニターを見ること，治療音を聴くことで視覚・聴覚からの情報を筋出力に変換することも重要であり，電気刺激中に随意的収縮を試みた場合にも運動学習が増強する（図7）．

図10 歩行：各補装具装着下での初期接地

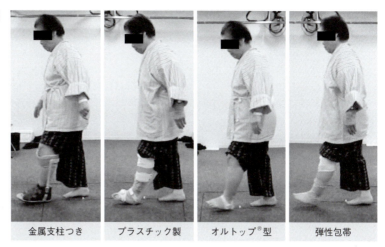

金属支柱つき　プラスチック製　オルトップ®型　弾性包帯

図11 歩行：各補装具装着下での遊脚中期

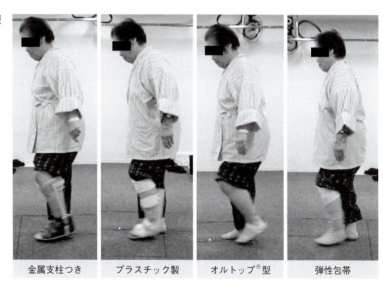

金属支柱つき　プラスチック製　オルトップ®型　弾性包帯

6-5 固有知覚を利用した運動学習

　固有知覚を利用した運動学習は，視覚情報の有無にかかわらず，関節の位置，動く速さ，バランスなどの環境を変化させ，固有知覚を使って運動制御を行うフィードバックの一種である．下肢運動を行う場合は機器を用いたレッグプレス，スクワットや不安定マット（図8）を用いる．

6-6 装具療法，サポーター

　下垂足の状態で放置すると健常な足関節底屈筋群により弱化した背屈筋群が過度に伸張される可能性や躓きによる転倒を予防するためにも早期に装具を用いて歩行を促す（図9〜11）．装具がない場合は応急措置として弾性包帯やテーピングで底屈制限する．

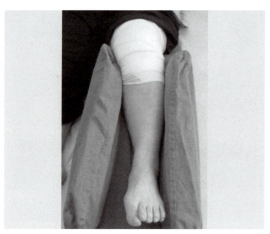

図12 術後，腓骨頭部の圧迫を回避した良肢位
予防として股関節外旋による腓骨頭部の持続的な圧迫を防ぐ，また早期に座布団に変更も考慮する．

> **ONE POINT ADVICE** 最新の知見
> ・TKA後の腓骨神経麻痺は保存的治療である程度治癒するが，完全治癒の割合は少なく，TKA後10年に観血的治療として外科的減圧術の施行により痛みが改善した[8]．
> ・腓骨神経麻痺の因子は若年でBMIが高い人であった．損傷度合いが重篤な人ほど回復しにくかった[9]．

7 当院での取り組み

　手術前から介入し，手術後は不良肢位になりやすく腓骨神経麻痺を呈することがあることを本人と家族または保護者に説明し，良肢位と不良肢位を理解してもらう．TKA後は麻痺により深部感覚の低下もみられるため，無意識に不良肢位になっている場合があるため，夜間など理学療法士による介入が難しい場合は看護師とも協力し，頻回に良肢位を保てているか，足関節背屈・足指伸展運動が可能かどうか，痺れや痛みの有無を確認する（図12）．また，術後腓骨神経麻痺がみられる場合は，早期から低周波治療を実施し，歩行時は躓きによる転倒を防ぐため補装具を用いる．TKA後は下肢循環促進や安静を保つために下肢架台を用いて保護するが，下肢架台と腓骨頭の圧迫で腓骨神経麻痺を生じる危険もあるため可能であれば早期に座布団や長枕に変更することも必要である．

おわりに

　TKAを受けられる方は高齢で内部疾患や他の整形外科疾患などの合併症を有する場合が多く，術後は身体・精神的に不安である．合併症でも腓骨神経麻痺を呈すると治療に費やす時間や労力が増え，患者や家族の負担も大きくなるため，予防が重要となる．また，術後早期は患者自身で脚を動かすことが困難な場合もあるので，医療者による頻繁な確認や肢位の修正が必要な場合もある．不良肢位に気をつけていれば防ぐことが可能であり，もし腓骨神経障害がみられても一過性で回復する場合があるため，術創部のみでなく患部外の感覚や運動機能もしっかり評価することが，TKAを施行されたことに満足していただくためにも重要である．特に腓骨神経麻痺に関しては，手術前から説明し，腓骨神経領域の運動や感覚を患者自身または付き添いの家族とも確認し，医療側と連携して防ぐことが大切である．

文　献

1) Neumann DA：足関節と足部．筋骨格系のキネシオロジー，原著第 2 版，嶋田智明ほか監訳，医歯薬出版，東京，663-664，2012
2) 西山純一：手術体位による合併症―末梢神経障害を中心に―．日臨麻会誌 37：201-209，2017
3) 西山純一：手術体位に関連した周術期合併症．臨麻 38：1167-1174，2014
4) 後藤昌弘ほか：Motor unit 性障害．運動器障害理学療法学テキスト，高柳清美編，細田多穂監，南江堂，東京，228-237，2011
5) Seddon HJ：A classification of nerve injuries. Br Med J 29：237-239，1942
6) Sunderland S：A classification of peripheral nerve injuries producing loss of function. Brain 74：491-516, 1951
7) 宮越浩一ほか：運動器疾患．リハビリテーションリスク管理ハンドブック，改訂第 2 版，亀田メディカルセンターリハビリテーション科リハビリテーション室編，メジカルビュー社，東京，85-86，2012
8) Ward JP, et al：Surgical decompression improves symptoms of late peroneal nerve dysfunction after TKA. Orthopedics 36：515-519，2013
9) Park JH, et al：Common peroneal nerve palsy following total knee arthroplasty：prognostic factors and course of recovery. J Arthroplasty 28：1538-1542, 2013

2 治 療
2 合併症・リスク管理
C 感 染

福田　航

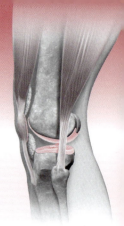

はじめに

　人工膝関節全置換術（total knee arthroplasty：TKA）後において特に予防すべき合併症は術後感染（periprosthetic joint infection：PJI）である．感染を起こすと人工関節の抜去，感染組織の徹底的なデブリドマン，抗菌薬入りセメントスペーサーの挿入，再置換術など，その治療には難渋し，長期化しやすい[1]．システマティックレビューにおいてもPJIの治療を受ける患者は，身体的，感情的，社会的，経済的側面に深刻な悪影響を及ぼすと報告されている[2]．深部感染の発生率に関しては，56,216例中404例（0.7％）[3]，1,465例中21例（1.4％）[4]と2％に満たない報告が多いが，近年のTKA手術件数の増加を考慮すると決して低い数値と安心できるものではなく，可能な限りPJIの予防策を講じることは，理学療法においてもきわめて重要な課題である．

　本項では，TKA後患者においてPJIを予防するうえで必要となる基本的知識と術後予防策，さらにPJIに至った場合の治療とその際の理学療法について述べる．

1　TKA後感染の疫学

1-1 感染の危険因子

　感染の危険因子は全身性と局所性に分けられ，全身性ではBMI 35以上，男性の場合にリスクが高いといわれている[3]．感染の相対リスクを検討したシステマティックレビュー[5]でも，BMI 35以上で1.53，40以上で3.68と，BMIが高いほどリスクが高い．その他の危険因子としては，喫煙者で1.83と報告されている．また，全身性では糖尿病，関節リウマチ，腎障害，うつ病も感染の危険因子であり，局所性では骨壊死，外傷後の二次性関節症，ステロイド関節内注射などが感染の危険因子とされる．感染の危険因子を有する患者の把握はPJIを予防するうえで重要である．

1-2 感染の病期別分類

　感染は発症時期によって早期感染と遅発性感染に分けられる．早期感染は周術期の感染であり，術中の管理不良や術後の創治癒不良などの影響で生じることが多い．遅発性感染は周術期以降の感染で，手術に問題はなかったが，肺炎や尿路感染，虫歯，巻き爪，水虫，足の擦り傷などから血行性に感染する場合がある．

1-3 感染の診断

　感染の定義は，「病原体が体内に侵入，増殖し発症すること」とされており，臨床所見においては局所の腫脹，熱感，疼痛，発赤が生じ，そのため膝関節の可動域が制限され，活動が困難になっ

表1 ◆ PJI の診断基準

大基準
◇ 2 検体以上で同一菌種の細菌培養が陽性である
◇ 関節に到達する瘻孔が形成されている

小基準
◆ 血清 CRP，ESR が上昇している
◆ 関節液中の白血球数の上昇，白血球エステラーゼ検査が陽性である
◆ 関節液中の好中球分画が上昇している
◆ 人工関節周囲組織の病理組織学的評価が陽性である（好中球浸潤）
◆ 1 検体のみに細菌培養が陽性である

大基準で 1 つ以上，もしくは小基準で 3 つ以上の項目を満たす場合に PJI と診断される．

表2 ◆ 血清 CRP 値や赤血球沈降速度，関節液白血球数，関節液好中球 % のカットオフ値

術後 6 週以内の急性感染
◇ CRP＞10mg/dl
◇ 関節液白血球数＞10,000/μl
◇ 関節液好中球 %＞90%

術後 6 週以降の遅発性感染
◇ 赤血球沈降速度＞30mm/hr
◇ 関節液白血球数＞3,000/μl
◇ 関節液好中球 %＞80%

た状態である．PJI の診断においては，2013 年に International Consensus Meeting において提唱された診断基準である血清 CRP 値や赤血球沈降速度，関節液検査や病理組織検査などで 3 つ以上の項目で陽性の場合は PJI と診断される[6]（表1）．また，診断するうえで血清 CRP 値や赤血球沈降速度，関節液白血球数，関節液好中球 % の

カットオフ値[7] も存在する（表2）など，感染が明らかな場合の診断は比較的容易であるといわれている．一方で，血液検査による炎症反応に乏しく，局所の炎症所見を認めない low grade infection[8] の存在も報告されており，注意が必要とされている．また，関節穿刺と細菌学的検査は採取した液から起炎菌を同定するうえで重要であり，表在ブドウ球菌，黄色ブドウ球菌，耐性黄色ブドウ球菌（methicillin-resistant *Staphylococcus aureus*：MRSA），大腸菌などが検出される．

2 感染の予防

2-1 早期感染の予防

早期感染は表層からの感染が多いことから，創治癒状況の確認が重要である．理学療法士は可能な限り，医師の処置に付き添うことで創部の状態について共有の認識を持つことが重要である．また，可動域の拡大を図る際には創周囲に触れる可能性があるため，爪切りや手洗いなど自身の手指を清潔な状態に保つことが大事である．抜糸後の入浴に関しては，シャワー浴が主体であるが，創治癒の状況に応じてドレッシング材で保護を行う．

患者への説明に関しても自分で痂疲を剥がさないなど，創部の保護に努めることが重要である（図1）．

2-2 遅発性感染の予防

遅発性感染は，巻き爪，水虫，足の擦り傷などから血行性に感染する可能性がある．術後早期は膝可動域低下の影響で患者自身による足部周囲の清拭が十分に行えない可能性がある（図2）．理学療法士は治療時間中に患者の清拭能力を確認し，看護師と連携することで足部周囲の清潔を保つことが大切である．

ONE POINT ADVICE 私はこう考える

入院中から感染に関連する因子に対し，自己管理方法を指導し，退院後も自己管理を継続することが感染リスクの減少に繋がると思われる．また，理学療法士は患者と接する機会が多いため感染徴候を早期に発見できる可能性がある．PJI が疑わしい場合は，早期に医師に連絡し，診断を待つことが重要である．

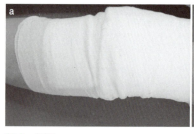 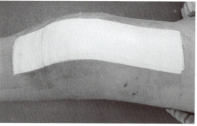 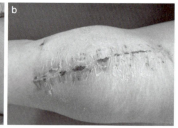

図1 創部
aは包帯やドレッシング材で保護されており，創部の確認が困難である．医師の処置に付き添うことで創治癒状況を確認することが重要である．
bはドレッシング材での保護が不要であるが，痂皮が残存している状態である．自身で剝がさないように指導する必要がある．

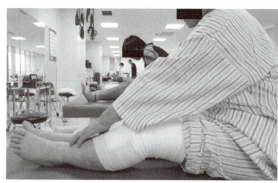 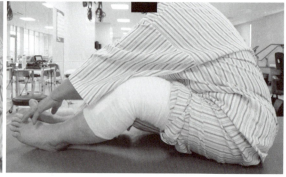

図2 術後における足趾の清拭能力
術後早期であり，膝痛や膝機能の低下から足先を十分に触ることができていない．この状態では患者自身で足趾の清拭が十分にできない．

3 感染後の治療

インプラントを温存するのか，再置換術を行うのであれば一期的あるいは二期的に行うのか，再置換術が困難な場合は切断術が選択されるなど，その治療方法は多岐にわたる．患者の負担が軽い治療方法はインプラントの温存や一期的再置換術である．感染後3週間以内で，感受性のある抗菌薬が使用可能であればインプラントを温存することが可能である[9]とされているが，瘻孔が存在する場合やTKAに緩みが存在する場合は適応外とされる[10]．MRSAなどの強毒菌の場合[11]や免疫不全状態の患者の場合[12]もインプラントの温存は避けるべきと報告されている．また，インプラントの温存や一期的再置換術での治癒率は二期的再置換術に比べると低下することから，現状では治癒率が良好である二期的再置換術がPJIに対するgold standardな治療法とされている[13,14]．一方で，PJI後のQOLは低下するとの報告[15]，二期的再置換術は一期的再置換術に比べて機能的に低下することが報告[16,17]されており，理学療法を行ううえでは，身体機能の維持・向上を図るために患部外運動などから介入することが重要である．

症例
左TKA後1年で感染を繰り返した症例の治療経過

67歳の女性．既往歴に糖尿病有り．66歳の時に左変形性膝関節症に対して，左TKAを施行された（図3）．術後は1ヵ月で院内のADLがすべて自立（歩行はステッキ使用して自立，膝可動域は屈曲105°，伸展0°）し，退院後は1ヵ月程度で独歩自立するなど順調であった．しかし，術後1年3ヵ月時に日帰り旅行に行った後から左膝痛が出現し，他院受診するも軽快せず，当院を受診された．受診時，X線上ではコンポーネントの緩みを認めないが（図4），血液検査所見において白血球数13,200μl，CRP 24mg/dlと高値を認めた．また，関節穿刺では赤褐色の膿性関節液を認め，病理組織検査にて連鎖球菌（*Streptococcus*）が検出されたため，PJIと診断され緊急入院となった．

入院当日に病巣掻爬と洗浄が行われ，インプラント温存での治療が選択された．術後2週間は灌流が施行され（図5），その期間はベッドサイドでの理学療法として主に患部外の運動を実施した．なお，抗菌薬は術後1週間を関節内投与，以降半年間は内服とされた．術後2週間の灌流終了後から車いす移乗が開始となり，理学療法でも患部の局所症状を確認しながらマイルドな膝関節自動介助運動や部分荷重練習を開始した．また，1週間ごとに血液検査が行われ，感染徴候が鎮静化されているのを確認しつつ，術後3週で歩行器歩行練習を開始した．術後5週で院内でのADL（歩行は独歩が可能，膝可動域は屈曲100°，伸展0°）が自立し，術後7週で退院（感染前と比べると膝屈曲可動域と屈伸筋力は軽度低下した）となった．以降は2週間ごとに外来での診察が行われ，術後17週までは感染徴候もなく順調に経過した．

再発は術後17週経過した時点であった．膀胱炎のような頻尿症状を自覚した後，膝周囲に腫脹，発赤，疼痛が出現したため，当院を受診された．血液検査所見，病理組織診断の結果からPJI再発と診断され，再度緊急入院，緊急手術となった．再発後の治療法はTKA抜去での二期的再置換術が選択された．一期的な治療は，感染の鎮静化が目的であり，TKA抜去時に十分に病巣掻爬と洗浄が行われ，インプラント抜去部には抗菌薬入りセメントスペーサー[*1]，大腿・脛骨髄内欠損部にはセメントビーズ[*2]が充填された（図6）．セメントスペーサーは1ヵ月後に入れ替えが行われた．この時期の理学療法は，患部の炎症や創治癒状況に応じて離床を進めた．セメントスペーサーが挿入されているため積極的な膝屈伸可動域練習や荷重歩行練習は行わず，患部外運動で廃用性の筋力低下を予防し，下肢伸展挙上運動やセッティング運動で大腿四頭筋の筋萎縮予防を行った．初回のセメントスペーサー挿入後から約2ヵ月経過し，感染徴候が完全に鎮静化されたためセメントスペーサーとセメントビーズを除去し二期的再置換術が施行された（図7）．再置換術後の理学療法は，これまでと同様に炎症管理を徹底しつつ，術後3日目から車いす移乗や膝関節自動介助運動を開始し，4日目から平行棒内歩行，1週目から歩行器歩行，3週目からステッキ歩行を開始した．術後5週では膝可動性は屈曲100°，伸展0°となり，歩行もステッキを使用し自立したため退院となった．現在は約5年経過しているが（図8），感染徴候なく，仕事を週2回するなどADLは自立し，QOLは向上している．

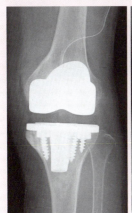 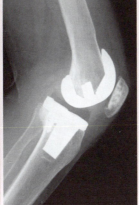 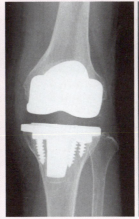 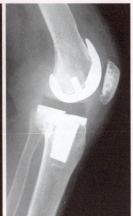

図3　TKA術直後　　図4　感染時

[*1,2] セメントスペーサー，セメントビーズとは
　二期的再置換術が選択された場合にTKAが抜去されたスペースに挿入されるものがセメントスペーサーであり，抗菌薬を含有することで感染の鎮静化を図るものである．膝関節運動や荷重歩行に適していない場合が多く，セメントスペーサー挿入時は医師から活動時の制限事項について指示を仰ぐ必要がある．セメントビーズもセメントスペーサーと同様に抗菌薬を含有することで感染の鎮静化を図るものであるが，本症例のようにTKAが抜去されて生じた大腿・脛骨髄内欠損部に充填される場合やTKAが抜去されていない場合でも充填される場合がある．

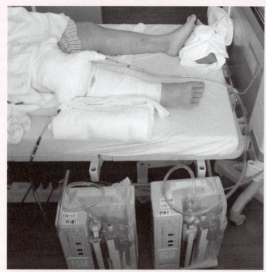

図5 感染後の持続洗浄

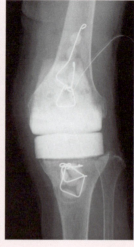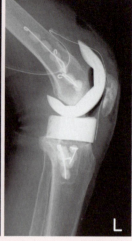

図6 セメントスペーサー，セメントビーズ挿入時
セメントスペーサー挿入時の膝屈曲可動域は40〜50°であった．

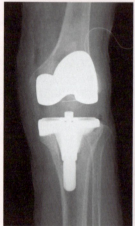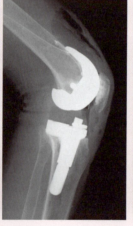

図7 二期的再置換術後

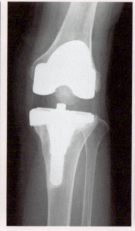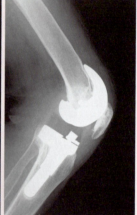

図8 再置換術後5年

ONE POINT ADVICE 私はこう考える

　PJI後の患者に対する理学療法では，感染の鎮静化への配慮はもちろんのこと，患者の精神的な面でのフォローも重要である．本ケースのように初回感染時から二期的再置換術まで長期的な治療が必要となるケースは多く，患者の精神的な負担は大きい．理学療法ではナラティブ・アプローチを通して患者の自己効力感を高めることなども重要である．また，治療の長期化に伴って活動性の低下が生じるため，患部外運動などで廃用症候群を予防することも重要である．

おわりに

　TKA後のPJIは約2％未満であり，頻繁に遭遇するものではないが，PJIが生じると患者には長期的な治療が強いられる．また，最悪の場合，下肢切断術が選択されるなど，きわめて重篤な合併症である．したがって，PJIは予防することが最善であり，そのためにはPJIのリスク因子や感染の原因となる要因を把握することが最低限必要となる．理学療法では，軟部組織へのアプローチも

多く行われることから，表層感染を予防するうえ
で創治癒状況の確認は必須であり，医師，看護師
などの他職種と密接に連携することが重要であ
る．

文　献

1）小林秀郎ほか：PJI治療（一期的または二期的再置
換術）① TKA．関節外科 34：53-60，2015
2）Kunutsor SK, et al：Health care needs and support for
patients undergoing treatment for prosthetic joint
infection following hip or knee arthroplasty. A systematic review. PLoS One 12：e0169068, 2017
3）Namba RS, et al：Risk factors associated with deep
surgical site infections after primary total knee arthroplasty：an analysis of 56,216 knees. J Bone Joint Surg
Am 95：775-782, 2013
4）Hinarejos P, et al：The use of erythromycin and colistin-loaded cement in total knee arthroplasty does not
reduce the incidence of infection：a prospective randomized study in 3000 knees. J Bone Joint Surg Am
95：769-774, 2013
5）Kunutsor SK, et al：Patient-related risk factors for
periprosthetic joint infection after total joint arthroplasty：A systematic review and meta-analysis. PLoS
One 11：e0150866, 2016
6）Parvizi J, et al：Proceedings of the International
Consensus on Periprosthetic Joint Infection. WORK
GROUP 7, Diagnosis of Periprosthetic Joint Infection,
158-175, 2013
7）宮前祐之ほか：PJI診断のアプローチ―基本と最新
診断―．関節外科 34：17-26，2015
8）Vasso M, et al：Low-grade periprosthetic knee infection：diagnosis and management. J Orthop Traumatol
16：1-7, 2015

9）墳本一郎ほか：人工膝関節周囲感染の治療．関節外
科 37：78-86，2018
10）Haasper C, et al：Irrigation and debridement. J
Arthroplasty 29：100-103, 2014
11）Zmistowski B, et al：Prosthetic joint infection caused
by gram-negative organisms. J Arthroplasty 26：104-108, 2011
12）Lora-Tamayo J, et al：A large multicenter study of
methicillin-susceptible and methicillin-resistant
Staphylococcus aureus prosthetic joint infections managed with implant retention. Clin Infect Dis 56：182-194, 2013
13）Romanò CL, et al：Two-stage revision of septic knee
prosthesis with articulating knee spacers yields better
infection eradication rate than one-stage or two-stage
revision with static spacers. Knee Surg Sports
Traumatol Arthrosc 20：2445-2453, 2012
14）Mahmud T, et al：Assessing the gold standard：a
review of 253 two-stage revisions for infected TKA.
Clin Orthop Relat Res 470：2730-2736, 2012
15）Helwig P, et al：Periprosthetic joint infection―effect
on quality of life. Int Orthop 38：1077-1081, 2014
16）Cury Rde P, et al：Treatment of infection after total
knee arthroplasty. Acta Ortop Bras 23：239-243, 2015
17）Singer J, et al：High rate of infection control with
one-stage revision of septic knee prostheses excluding MRSA and MRSE. Clin Orthop Relat Res 470：
1461-1471, 2012

2 治療
2-D 合併症・リスク管理 — 腰痛・隣接関節障害

石田和宏

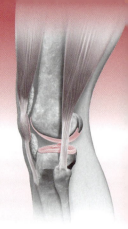

はじめに

人工膝関節全置換術(total knee arthroplasty：TKA)が適応となる末期の変形性膝関節症(knee osteoarthritis：膝OA)では，長年の構築学的異常から他関節への影響が著しく生じる[1〜3]．したがって，TKAにより局所の除痛やアライメントの矯正が得られても，他関節の機能異常は改善せず，姿勢および動作パターンも明らかな変化が得られないことも多い．TKA後の理学療法では，局所へのアプローチはもちろん重要であるが，全身的な視点で捉えることがポイントとなる．

本項では，TKA患者における立位姿勢や動作への影響について多関節運動連鎖および膝OAの代償運動パターンの観点から整理し，特に臨床で頻繁に認められる腰部および足部との関連性を中心に述べる．

1 下肢の多関節運動連鎖

下肢の多関節運動連鎖には，上行性と下行性の運動連鎖が存在する[4〜8]．関節の拘縮や不安定性，疼痛，骨の変形など多くの構造的・機能的障害を有している場合には別のパターンを認めるので注意を要する．

1-1 上行性の運動連鎖

立位で距骨下関節を回内すると，足関節の背屈，脛骨の前内側移動・内旋，膝関節の屈曲・内旋・外反，大腿骨の前内側移動・内旋，股関節の屈曲・内転・内旋，骨盤の前傾・前方回旋，体幹の同側への側屈・回旋が起きる．全体として内側方向へ引っ張られるイメージである(図1a)．

距骨下関節を回外すると，足関節の底屈，脛骨の後外側移動・外旋，膝関節の伸展・外旋・内反，大腿骨の後外側移動・外旋，股関節の伸展・外転・外旋，骨盤の後傾および後方回旋，体幹の反対側への側屈・回旋が起きる．全体として外側方向へ引っ張られるイメージである(図1b)．

上行性の運動連鎖では，回旋の大きさが「脛骨＞大腿骨＞骨盤」の順となり，脛骨と大腿骨，大腿骨と骨盤の相対的な位置関係から膝関節・股関節の内外旋が決定している．

1-2 下行性の運動連鎖

下行性には，① 骨盤の前方回旋・後方回旋による運動連鎖，② 骨盤の前傾・後傾による運動連鎖，③ 骨盤の前・後方並進による運動連鎖の3種類が存在する．下行性の運動連鎖では，上行性とは逆となり，回旋の大きさが「骨盤＞大腿骨＞脛骨」の順となる．骨盤と大腿骨，大腿骨と脛骨の相対的な位置関係から股関節・膝関節の内外旋が決定する．

図1 下肢の上行性・下行性運動連鎖
図内の矢印は，脛骨，大腿骨，骨盤の移動方向を示し，線の太さは移動の大きさを現している．

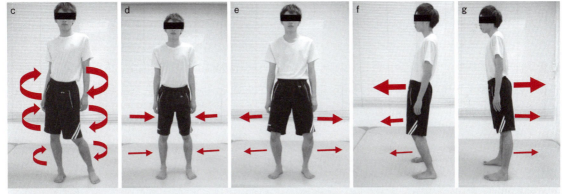

上行性運動連鎖
a：距骨下関節の回内（左下肢）からの運動連鎖，b：距骨下関節の回外（左下肢）からの運動連鎖

下行性運動連鎖
c：骨盤の前方回旋（左下肢）・後方回旋（右下肢）からの運動連鎖，d：骨盤の前傾からの運動連鎖，e：骨盤の後傾からの運動連鎖，f：骨盤の前方並進からの運動連鎖，g：骨盤の後方並進からの運動連鎖

① 骨盤の前方回旋・後方回旋による運動連鎖

立位で骨盤を前方回旋すると，股関節の伸展・外転・外旋，大腿骨の前内側移動・内旋，膝関節の屈曲・外旋・外反，脛骨の前内側移動・内旋，足関節の背屈，距骨下関節の回内が起きる．全体として内側方向へ引っ張られるイメージである（図1c）．骨盤を後方回旋すると，股関節の屈曲・内転・内旋，大腿骨の後外側移動・外旋，膝関節の伸展・内旋・内反，脛骨の後外側移動・外旋，足関節の底屈，距骨下関節の回外が起きる．全体として外側方向へ引っ張られるイメージである（図1c）．

② 骨盤の前傾・後傾による運動連鎖

立位で骨盤を前傾すると，股関節の屈曲・内転・内旋，大腿骨の後内側移動・内旋，膝関節の伸展・外旋・外反，脛骨の後内側移動・内旋，足関節の底屈，距骨下関節の回内が起きる．全体として内側方向へ引っ張られるイメージである（図1d）．

骨盤を後傾すると，股関節の伸展・外転・外旋，大腿骨の前外側移動・外旋，膝関節の屈曲・内旋・内反，脛骨の前外側移動・外旋，足関節の背屈，距骨下関節の回外が起きる．全体として外側方向へ引っ張られるイメージである（図1e）．

③ 骨盤の前・後方並進による運動連鎖

立位で骨盤を前方並進すると，股関節の伸展・内転・内旋，大腿骨の前内側移動・内旋，膝関節の屈曲・外旋・外反，脛骨の前内側移動・内旋，

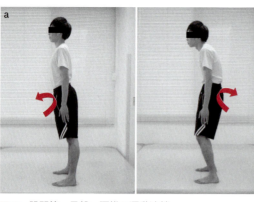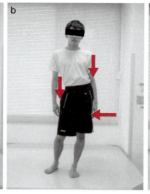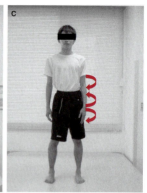

図2 股関節・骨盤・腰椎の運動連鎖
a：矢状面
b：前額面（左下肢）
c：水平面（左下肢）

距骨下関節の回内が生じる．全体として内側方向へ引っ張られるイメージである（図1f）．

骨盤を後方並進すると，股関節の屈曲・外転・外旋，膝関節の伸展・内旋・内反，距骨下関節の回外が生じる．全体として外側方向へ引っ張られるイメージである（図1g）．

2　股関節・骨盤・腰椎の運動連鎖

矢状面では，股関節屈曲，骨盤前傾，腰椎伸展，または股関節伸展，骨盤後傾，腰椎屈曲が起きる（図2a）．前額面では，反対側の骨盤下制，股関節内転，同側の腰椎側屈が起きる（図2b）．水平面では，骨盤後方回旋，股関節内旋，反対側の腰椎回旋を認める（図2c）．

3　TKAにおける腰痛および隣接関節障害

代表的なTKA患者の立位姿勢を示す[9]（図3）．術前（図3a）は，上半身質量中心点が後方，下半身質量中心点が前方に偏位し，骨盤が後傾・前方並進，膝は屈曲位となっている．骨盤の前方並進および後傾による下行性運動連鎖に加え，足部からの上行性運動連鎖が影響し合っている可能性がある．重心線から腰部までの距離（レバーアーム）は大きく，腰部における外部屈曲モーメントが増加している．術後（図3b）は膝の屈曲位，骨盤の前方並進・後傾も改善し，上半身質量中心点は前方へ，下半身質量中心点は後方へ移動している．上半身質量中心点と下半身質量中心点を結んだ線は股関節中心を通り，理想的な姿勢に近い．その結果，腰部のレバーアームは短くなり，外部屈曲モーメントも減少している．つまり，腰椎のアライメントが運動連鎖により著明に変化する症例では，TKAにより腰痛が改善することも少なくない．一方，頭部の前方偏位は術後に著明となっており，頸部の外部屈曲モーメントは逆に増加している状態である．このようなアライメントでは僧帽筋上部線維，肩甲挙筋などの筋群への負担が増強し，頸・背部痛や肩こりの原因となり得る．

膝OAにおける代償歩行としては，lateral trunk lean gait（側方への体幹傾斜歩行）[10,11]とtoe out gait（つま先を外側に向けた歩行）[12]が代表的である．lateral trunk lean gaitと外部膝関節内転モー

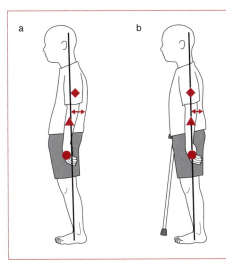

図3 TKA前後における代表的な矢状面アライメント
a：術前．骨盤が後傾・前方並進，膝は屈曲位．上半身質量中心点は後方，下半身質量中心点は前方に偏位しているが，重心線は外果のやや前方を通り，矢状面バランスとしては安定している．
b：左TKA術後10日目．上半身質量中心点と下半身質量中心点を結んだ線は股関節を通り，理想的な姿勢に近い．腰部における外部屈曲モーメントは，レバーアームが短くなり大幅に減少している．

◆：仮想の上半身質量中心点である．第7～第9胸椎高位に位置する．
●：仮想の下半身質量中心点である．大腿部の1/2～2/3の間に位置する．
▲：仮想の重心点である．上半身質量中心点と下半身質量中心点の中央に位置する．
―：重心線
↔：重心線から腰部までの距離（レバーアーム）

ONE POINT ADVICE　私はこう考える

本症例は両膝OAにより1年前に右TKAを行った．術後は良好に経過し，クリニカルパスとおりに術後3週で自宅退院となった．その後は自宅が遠方であったこともあり通院でのリハビリテーションは行わなかった．今回は左TKA予定にて入院．X線撮影を行ったところ，右TKAの脛骨コンポーネントが内反位となっていた（図4）．右膝に疼痛は認めていないが，外観からも膝関節は退院時よりも明らかに内反位であり，歩行時には著明なlateral thrustも呈していた．本症例について振り返ると，退院時は1本杖にてADLは自立していたが，歩行では術側の立脚期において膝関節は軽度内反位，立脚中期から立脚終期にかけてわずかなlateral trunk lean gaitとlateral thrustが認められた．この歩容が原因となり，脛骨コンポーネントの力学的looseningに至ったと考えられる．理学療法士は，移動能力の獲得やADL自立のみではなく，人工関節寿命の延伸も考慮した質的介入が重要であることを学んだ症例であった．

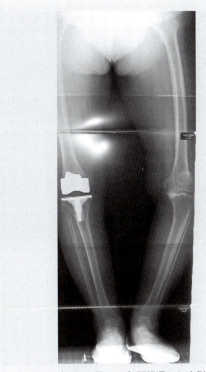

図4 右TKA後に1年間経過した症例
脛骨コンポーネントが内反位となっている．

メント（knee adduction moment：KAM）の関係性については図5に示す[11]．一言でまとめると，体幹傾斜はKAMを最大で25％軽減させることができる．膝OAの重症度が高い症例ほど体幹傾斜角度が大きくなるとの報告もある[13]．toe out gaitも足圧中心点を外側に移動させ，KAMを減少させる[12]．つまり，TKAが適応となる末期の膝OAでは，体幹傾斜およびtoe outが明らか

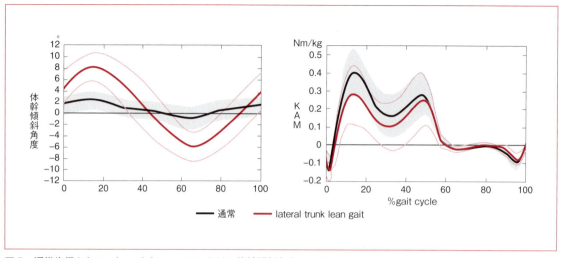

図5 通常歩行と lateral trunk lean gait における体幹傾斜角度と KAM
膝 OA では体幹傾斜により KAM を減少させていると推察できる．
（文献 11）より改変引用）

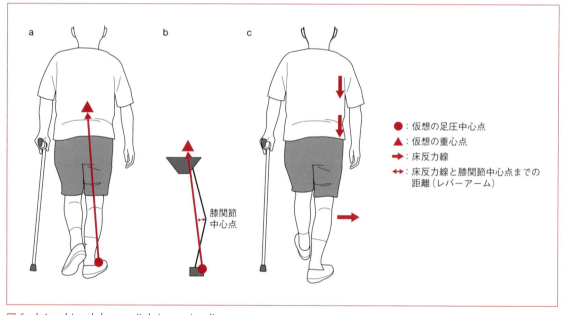

図6 lateral trunk lean gait と toe out gait
a：右立脚中期，b：模式図，c：右立脚終期
右 TKA 後 2 週目．a では，右側への体幹・骨盤の側方傾斜，足部の toe out を認める．この代償歩行は，足圧中心点からの床反力線と膝関節中心点までの距離（レバーアーム）を短くすることで KAM を減少させている．体幹傾斜は重心点，toe out は足圧中心点を外側に偏位させている（b）．c では体幹傾斜がさらに増強している．術前より lateral thrust は軽減しているものの，lateral trunk lean gait と toe out gait に大きな変化はみられない．

な症例が多数存在し，術後に残存する例も多い（図6）．

TKA と腰痛との関連性について，Staibano ら[14]は TKA 予定の 491 例を調査し，42％で腰痛を認めたと報告している．前述のとおり，TKA が適応となる末期膝 OA では，腰椎屈曲，骨盤後

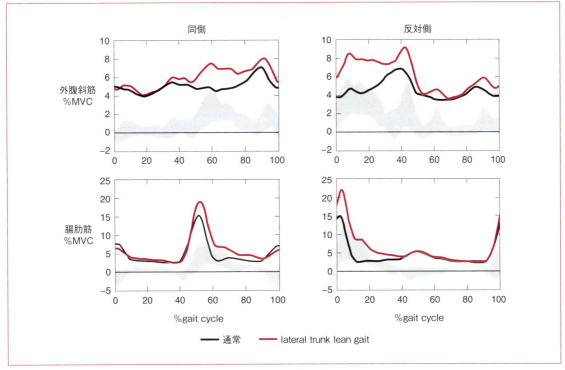

図7 lateral trunk lean gait における反対側の外腹斜筋と腸肋筋の働き
腹直筋，内外腹斜筋，最長筋，腸肋筋，中殿筋の筋活動を通常歩行と lateral trunk lean gait にて比較検討したが，有意差が認められたのは反対側の外腹斜筋と腸肋筋のみであった．
(文献 11) より引用改変)

傾，股関節伸展・外転・外旋，膝屈曲・内反位のアライメントとなり，腰部の椎間板性または筋・筋膜性疼痛の原因となりやすい．また，lateral trunk lean gait では反対側腸肋筋の遠心性収縮による過活動が生じる（図7）[11]．さらに腰部の構築学的な異常が伴い，側屈動作の反復より神経根由来の症状を呈する症例も存在する．したがって，運動連鎖の知識に加え，他部位の構築学的な異常，疼痛，膝 OA に対する代償動作パターンなどを統合・解釈し，個々の障害像を捉えることが最も大切である．

TKA 後の足関節・足部アライメントの代表例を図7に示す．図8a および図8b は共に toe out している症例であるが，図8a は内側縦アーチの低下，後足部の回内，下腿内旋，膝内旋・外反と上行性運動連鎖が作用している．一方，図8b は後足部の回外，下腿外旋，膝外旋・内反と全く逆パターンである．図8c では，toe out は術後に改善したが，図8a と同様の上行性の運動連鎖が影響し，明らかな medial thrust を呈している．以上のように，TKA 後の足部・足関節アライメントは一定ではなく，個々に応じた評価が非常に大切である．また，全例に lateral trunk lean gait を認め，体幹運動がパターン化されている可能性がある．このような場合，図9のように体幹の傾斜側への重心移動練習を実施し，体幹の反対側への側方傾斜を促してみる．この介入で lateral trunk lean gait が即時的に改善した場合には，体幹の motor control の問題を疑う．もし，重心移動および反対側への側方傾斜が困難な場合には体幹 ROM や筋力の問題を検討する．座位では問題はないが，歩行で改善されない場合には下肢の影響についても検討すべきである．

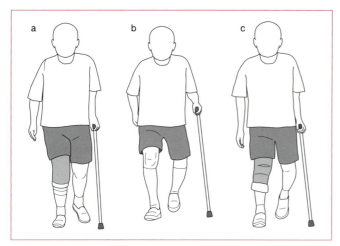

図8 右TKA後のさまざまな足部アライメント

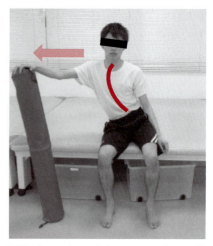

図9 lateral trunk lean gaitにおける体幹機能に対するアプローチ
右側への重心移動を行いながら，反対側の体幹側屈を促す．

おわりに

　本項ではTKAの隣接関節障害に関して多関節運動連鎖および代償動作パターンの観点から，臨床での具体例を交えて述べた．局所と全身の両者の視点で非侵襲的に評価・治療ができるのは理学療法士の最大の武器である．プロフェッショナルとして，経験を重視した職人的な思考や技術のみではなく，客観的な視点も常に忘れてはならない．TKAにおける理学療法の有効性を科学的に証明することは理学療法士の責務である．理学療法の症例報告から大規模多施設研究に至るまで，幅広く臨床研究を積み重ねる努力を惜しんではならない．

文　献

1) 志田義輝ほか：TKA前後における腰椎・骨盤矢状面アライメントの変化について．整外と災外 63：455-458, 2014
2) 三浦裕正ほか：変形性膝関節症の疫学．骨・関節・靱帯 13：303-310, 2000
3) 長総義弘ほか：変形性膝関節症と退行性腰椎疾患合併例（仮称：Knee-Spine syndrome）の実態調査．臨整外 33：1271-1275, 1998
4) 建内宏重ほか：股関節と下肢運動連鎖．臨スポーツ医 30：205-209, 2013
5) Khamis S, et al：Effect of feet hyperpronation on pelvic alignment in a standing position. Gait Posture 25：127-134：2007
6) Tateuchi H, et al：Effects of calcaneal eversion on three-dimensional kinematics of the hip, pelvis and thorax in unilateral weight bearing. Hum Mov Sci 30：566-573, 2011
7) Day JW, et al：Effect of pelvic tilt on standing posture. Phys Ther 64：510-516, 1984
8) Levine D, et al：The effects of pelvic movement on lumbar lordosis in the standing position. J Orthop Sports Phys Ther 24：130-135, 1996
9) 春田みどりほか：内側型変形性膝関節症患者における身体アライメント分析．理学療法科学 31：661-666, 2016
10) Hunt MA, et al：Feasibility of a gait retraining strategy for reducing knee joint loading：increased trunk lean guided by real-time biofeedbak. J Biomech 44：943-947, 2011
11) Robbins SM, et al：Mechanical and neuromuscular changes with lateral trunk lean gait modifications. Gait Posture Sep 49：252-257, 2016
12) Guo M, et al：The influence of foot progression angle on the knee adduction moment during walking and stair climbing in pain free individuals with knee osteoarthritis. Gait Posture 26：436-441, 2007
13) Hunt MA, et al：Individuals with severe knee osteoarthritis（OA）exhibit altered proximal walking mechanics compared with individuals with less severe OA and those without knee pain. Arthritis Care Res 62：1426-1432, 2010
14) Staibano P, et al：Total joint arthroplasty and preoperative low back pain. J Arthroplasty 29：867-871, 2014

症例
立ち上がり動作に対する評価の一例

末期の両 OA 膝に対して左 TKA を行い，術後 2 ヵ月経過した女性である．既往歴として，第 1 腰椎圧迫骨折に対して第 1 腰椎前方固定術，第 12 胸椎から第 2 腰椎までの後方固定術が行われている．主訴は立ち上がり時の左膝の疼痛である（図 10a）．離殿の phase で正常な立ち上がりパターン（図 10b）と比較すると，骨盤の前傾，下腿の前傾は非常に乏しく，代償的に上部体幹および頸部を過剰に前屈させている．両手は膝上につき，膝伸展と体幹伸展を代償している．左膝屈曲 ROM は 130°，大腿四頭筋筋力は MMT4（ext. lag 10°），内側広筋を中心とした広筋群の筋力低下を認めた．疼痛部位は膝蓋腱部であり，圧痛と若干の炎症所見も認めた．ここでのポイントは，床反力線から膝関節中心までのレバーアームを短くすることである．そのためには，後方に偏位した仮想重心点および足圧中心点を前方化させ，膝蓋腱部の過負荷を軽減させる必要がある．評価としては，下腿前傾を促すこと，骨盤前傾・腰椎伸展を促すことで，可動性が問題なのか，筋力が問題なのか，あるいは motor control の問題なのかを鑑別する．例えば，図 10c のように下腿前傾運動を誘導しながら数回行うことで，動作パターンおよび膝痛の改善が得られた場合には，下腿前傾運動における motor control が問題であったと考える．図 10d のように骨盤前傾・腰椎伸展運動の誘導で改善が得られた場合にも，同様に motor control が問題であったと解釈する．このような場合には適切なフィードバックを与えながら，動作練習を繰り返すことで改善が得られることも多い．一方，上記の誘導で期待した運動が再現されない場合には，可動域および筋力の問題を疑う．例えば，図 10c にて両膝を前方から支えると下腿の前傾運動が可能であるが，支えなければ膝が震えてしまい，保持が困難な場合には内側広筋群や前脛骨筋の筋収縮不全および筋力低下を疑う．または図 10d にて他動的には骨盤前傾および腰椎伸展が可能であるが，自動運動は困難な場合には腸腰筋および多裂筋群の筋収縮不全および筋力低下を疑う．以上のように，動作パターンの異常を認める場合，どの部位の何が問題なのか，全身的に評価することが非常に重要である．

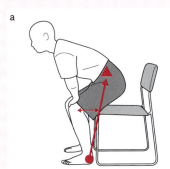

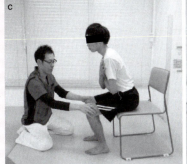

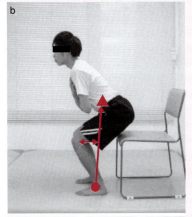

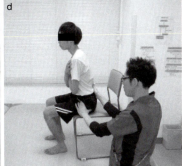

● : 仮想の足圧中心点
▲ : 仮想の重心点
→ : 床反力線
↔ : レバーアーム

図 10　立ち上がり動作に対する評価の一例

a：左 TKA 後 2 ヵ月経過した症例．左膝の疼痛を認める．
b：正常な立ち上がり動作．症例と比較するとレバーアームが短い．
c：下腿の前傾を誘導．
d：骨盤の前傾・腰椎伸展を誘導．

2 治療
3 関節可動域

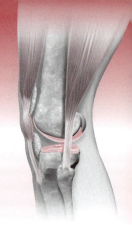

徳田一貫・阿南雅也

はじめに

我が国では総人口に占める65歳以上の高齢者人口の割合（高齢化率）が26.7％を超え[1]，高齢者人口の増加に伴い国民医療費が毎年増加の一途をたどっていることが問題となっている[2]．今後も高齢化率の増加が見込まれていることから[1]，高齢者に必要となる医療費の増大を抑制することは緊要の課題である．そのため，医療費の適正化対策の取り組みの1つとして平均在院日数の短縮が掲げられている[3]．

変形性膝関節症（knee osteoarthritis：膝OA）は，疼痛や関節可動域（range of motion：ROM）制限，膝関節周囲筋の筋力低下が生じ[4]，ADLが制限され，末期膝OA患者に対して疼痛や膝関節機能を改善するための観血的治療として人工膝関節全置換術（total knee arthroplasty：TKA）が広く用いられている．膝OAは，加齢に伴い，関節軟骨，半月板，靱帯など膝関節を構成する組織の退行変性を基盤に発症する疾患であることから[5]，高齢者人口の増加に伴いTKAの施行件数も増えることが考えられる．我が国のTKA在院日数は，35～37日[6,7]と1週間以内の諸外国に比べ非常に長い[8,9]が，我が国においても上記の理由により今後ますます平均在院日数が短縮化される可能性がある．

TKAは疼痛の改善と運動機能の向上をもたらすものの，術後早期にはROM制限や大腿四頭筋の筋力低下，歩行や階段昇降などの基本的動作能力の制限が生じる[10]．Yoshidaら[11]は，術後3ヵ月の歩行速度は健常者と比較して有意に低下し，歩行時の最大膝関節屈曲角度およびその屈曲可動範囲は術側が非術側と比較して有意に低下することを報告している．またHolmら[12]は，膝伸展および屈曲ROMは術前と比較して術直後に有意に低下することを報告しており，術直後の歩行速度は膝屈曲ROMと有意に関連していたことを報告している．これらのことより，TKA後の理学療法において膝関節のROMは歩行能力に影響し，在院日数の短縮化が求められる現在，術後早期に歩行能力およびADL能力の改善を図るためには，可及的速やかに膝関節のROM改善を図ることが必須となってくる．

では，TKA後すぐに膝関節を動かすことが好ましいのか？ TKA直後は，手術侵襲により関節内に炎症が生じるため，疼痛や腫脹などの炎症管理が重要となる．また，TKAは末期の膝OAの骨形態から新たな人工の関節構造へと変化するが，術前の筋の筋長や筋の収縮形態などは術前のままであることが多い．加えて，術後の炎症に伴う筋緊張亢進などにより適切なROM改善を行うためには，術前および術後の筋の状態を適切に評価してアプローチする必要がある．さらには，膝関節のROM運動の方法として他動運動，自動介助運動，自動運動などさまざまな方法があるが，TKA後で求められる運動の種類はどのようなものなのか？ TKAの機種によって適切な膝関節運動の方法は異なるか？ など，TKA後のROM改善のた

表1 ◆「理学療法介入」の推奨グレード分類

推奨グレード	内　　容
A	行うように勧められる強い科学的根拠がある
B	行うように勧められる科学的根拠がある
C1	行うように勧められる科学的根拠がない
C2	行わないように勧められる科学的根拠がない
D	無効性や害を示す科学的根拠がある

(文献13)より引用)

表2 ◆「理学療法介入」のエビデンスレベル分類

エビデンスレベル	内　　容
1	システマティック・レビュー/RCTのメタアナリシス
2	1つ以上のランダム化比較試験による
3	非ランダム化比較試験による
4a	分析疫学的研究(コホート研究)
4b	分析疫学的研究(症例対照研究,横断研究)
5	記述研究(症例報告やケース・シリーズ)
6	患者データに基づかない,専門委員会や専門家個人の意見

RCT：randomized controlled trial　　　(文献13)より引用)

めには考慮すべき点は多く，ROMは単に関節角度の数値のみだけに着目してアプローチするのではなく，TKA後のアプローチは適切な環境下で運動方法を行うことが必要不可欠となる.

　本項では，TKA後の膝関節ROMの改善を円滑に行うための術前理学療法，TKA後の膝関節ROMに関わる炎症管理，膝関節運動の方法（他動運動，自動介助運動，自動運動）など，近年の報告やエビデンスに基づいた理学療法の展開につい述べる．また，TKAによって新たに獲得された構造特性について，機種の詳細については他項を参照していただくこととするが，代表的な機種の違いによる関節運動の考慮点についても述べる．次に，膝関節のROM制限に関わる制限因子と制限因子に対する理学療法アプローチの着目点について述べる．

1　TKA前からTKA後までの理学療法

1-1 TKA前の理学療法

　日本理学療法士協会の膝OAのガイドライン[13]では，TKA前の理学療法と患者教育は推奨グレードAエビデンスレベル1と高い推奨基準(表1, 2)となっており，膝OA患者の術後の理学療法を展開するうえで，術前からの関わりは非常に有効性が高いことがわかっている．TKAの術前理学療法は術後の疼痛軽減に有効であること[14]，TKA後の機能改善に有効であることが報告されている[14~16]．さらに，TKA後の膝関節ROMに影響を及ぼす因子として術前の膝関節ROMが挙げられ[17]，術後の疼痛軽減と膝関節ROMを改善するためには術前の理学療法が重要である．そのため，術前評価で得られた情報から膝関節ROM制限因子を特定し，制限となる筋や関節包など可能な範囲で理学療法アプローチを行うことが好ましい．

　また，術後にどのようなプロトコルで理学療法を展開していくのか，どの時期にどのような目的にて理学療法を行うのかについて説明を行う患者教育も重要となる．実際，初めてTKAを行う患者の多くは，手術や術後の不安を抱えることは少なくなく，不安や恐怖からも下肢の筋緊張亢進を招き，膝関節ROM運動に影響することを良く経験する．そのため，手術に対する不安を傾聴し，出来るだけ不安を軽減できるような説明を心がけることが必要となる．

2-3　関節可動域 ■　**145**

1-2 手術所見の把握

TKAの手術所見を把握することは，術後の理学療法を展開するうえで極めて重要な情報となる．押さえるべきポイントとしては，術中角度，手術の侵襲部位とその範囲，手術時間，術中および術後の出血量などがあげられる．術中角度とは，手術中の麻酔下にて術後の膝関節ROMを測定した角度であり，構造上膝関節が可動可能な角度である．そのため，術後はなるべく術中角度に近い値を目指してアプローチを行うことが望ましく，逆に術中角度を超える可動域の目標設定は難しい課題といえる．そのため，術中角度は術後の膝関節ROMにおいて医師や患者との目標設定とするため重要な情報となる．また，手術時間や出血量は，術中の関節内への負担の程度に影響し術後の腫脹に関わってくるため，疼痛や腫脹などの炎症症状に伴う術後理学療法の考慮点として重要な所見となる．術後の炎症が強い場合は，理学療法においても鎮痛や腫脹軽減のためのアプローチが優先される．手術の侵襲部位では，どの筋組織や関節包などを切離しているかその侵襲部位の範囲なども把握する．具体的には皮膚切開および関節の展開パターン，大腿四頭筋の侵襲部位，medial release（内側軟部組織解離）の部位と程度，lateral releaseの有無，膝蓋骨反転操作の有無，骨棘切除の程度，閉創時の肢位（伸展位か屈曲位か）などである．これらは術後早期疼痛に直結すると共にROM制限の一因となる．また患者に対する痛みの原因の説明にも役立つ．基本的には組織損傷による疼痛のため，組織治癒に伴い改善が期待できる．術後において侵襲部位の組織における制限因子の特定や組織の回復段階に合わせた適切なROM運動が重要となる．

近年，TKAの侵襲範囲において，最小侵襲手術（minimally invasive surgery：MIS）での最小侵襲人工膝関節全置換術（MIS-TKA）が着目され，これは侵襲部位の最小侵襲の低減，術後疼痛の低減，後療法と入院期間の短縮などを目的とした方法である[18〜20]．手術侵襲においては，特に大腿四頭筋への侵襲を最小限に抑えることが可能であり，術後の疼痛やROM，術後理学療法に対して有利に働くと考えられている[21, 22]．TKA後では，大腿四頭筋の過緊張により膝関節屈曲運動が困難となる例をよく経験するため，大腿四頭筋の侵襲の程度を把握することは重要であると考える．MIS-TKA後の膝関節ROMにおいては，従来式TKAと比較して有意差を認めないとの報告もあるが[23, 24]，術後有意に膝関節ROMが改善したとの報告もある[19, 22]．また，MIS-TKAでは手術に関わる総出血量の低減[19]，術後の疼痛が少ないことも報告されているが[18, 22]，手術時間の延長，手術視野の制限，それに伴う皮膚，軟部組織の損傷，インプラントの設置不良などについても指摘されており[18〜21, 25]，手術時間は手術を経験した件数に関連するとの報告もある[21]．そのため，術式に限らず手術所見や術後の単純X線の所見を確認し，必要に応じて後療法に関わる手術の情報の詳細を医師に直接確認することも重要である．

2 TKA後の理学療法

2-1 炎症管理

TKA後早期の不適切な疼痛管理は，ROMの悪化[26]を招き，長期間持続する疼痛に発展する可能性が高いと報告されており[27, 28]，術後早期の疼痛管理を適切に行い，疼痛の沈静化を図ることで術後早期のROM制限を防ぐことが重要となる．合津らの報告[29]においても，疼痛コントロールを図りながらTKA後の理学療法を展開した場合に，膝関節ROMの改善が良好であったことが確認されている．そのため，理学療法士が患者の疼痛の程度を適切に把握したうえで，疼痛コント

146 ■ Ⅲ 理学療法実践 2 治療

ロールを図りながら膝関節 ROM 改善を促す必要性がある．また，岡ら[30]は TKA 後における早期退院後の取り組みとして，セルフチェックシートを用いて患者自身に疼痛の程度を確認してもらい，疼痛増悪時の対処方法として寒冷療法の追加，ADL の活動量抑制，術側下肢の挙上での安静位の保持を指導した結果，術後 2 週目の疼痛と膝関節 ROM の治療成績が良好であったことを報告している．TKA 後の在院日数が平均 6.2 日とわが国の平均在院日数よりも短いオーストラリアの報告では，入院時よりも術後 2 週が最も疼痛が強かったと報告されている[31]．TKA 後 2 週では，歩行能力を含めた ADL レベルが向上してくる時期であり，術後早期からこの活動レベルが高くなる時期に，いかに患者自身にも疼痛管理を意識してもらい，疼痛悪化の防止を図るかが術後の膝関節 ROM に影響する．わが国においても，在院日数の短縮が求められる現代において，理学療法を実施するうえでの疼痛コントロールに加えて，患者自身に疼痛管理を行うための患者教育が極めて重要となる．

2-2 TKA 後の ROM 運動

① CPM (continue passive movement) 装置

TKA 後に膝関節の持続的な他動運動を促すために，従来から CPM 装置の使用が行われている（図 1）．しかしながら，CPM 装置の効果を認めないとの報告も多く[32〜34]，CPM の長期的な使用は，ROM の改善に有効ではないが，短期的な ROM の改善に有効であるとの報告がある[35]．日本理学療法士協会の理学療法ガイドライン[13]では，CPM 装置の術後長期的使用は，推奨グレード D エビデンスレベル 1 であり，術後短期的使用は推奨グレード B エビデンスレベル 1 である．そのため，CPM 装置を用いた膝関節の他動運動は，術後長期的使用には有効ではなく，術後短期的に使用する場合に有効である．CPM 装置の有効性における数少ないエビデンスは，麻酔下における受動術の実施数の減少である（リスク比 0.34，

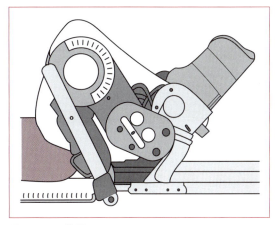

図 1　CPM 装置
膝関節の他動運動を，持続的に行うことができる機器であり，膝関節の可動範囲に合わせて屈曲と伸展の可動範囲を選択することが可能である．

95 % CI：0.13〜0.89）[36]．すなわち癒着の予防である．CPM 装置を使わなかった場合，麻酔下で強制的に癒着をはがす処置が必要になる症例の発生率は 0.13〜0.89 倍上がる可能性があるということになる．統計的には小さな値ではあるが，発症した際の患者の負担や悪影響は無視できないものである．繰り返しになるが，CPM 装置による可動範囲拡大のための積極的な ROM エクササイズの恩恵は極めて限定的である[37]．むしろ過度な角度設定は疼痛や異常筋緊張を惹起し，ROM 改善に悪影響を及ぼす可能性が高い．CPM 装置の効果や目的を踏まえた適切な使用が望まれる．

② ROM 運動

TKA 後の ROM 運動において，理学療法士による他動運動の有効性は認めず，自動運動による ROM 運動は機能改善に有効であると報告されている[13]．合津らの報告[29]においても，TKA 後の他動運動を中心とした理学療法よりも，疼痛を考慮した自動運動を主体とした理学療法の方が術後の ROM の改善が良好であり，TKA 後の ROM は，疼痛コントロールを図りながらの自動運動が非常に有効であることが明らかにされている．日本理学療法士協会の理学療法ガイドラインにおいても，

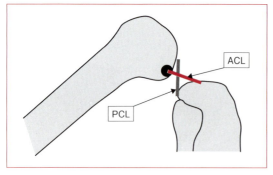

図2 roll back
膝関節が屈曲運動するに従って，ACLは大腿骨が後方へ脱臼しないように働き，PCLによって大腿骨顆部が後方に誘導されて大腿骨の転がり運動が生じ，この運動をroll backと呼ぶ．

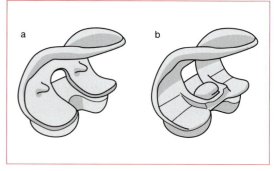

図3 CR型とPS型の機種特性
a：CR型．後十字靱帯温存型．PCLを温存しPCLによるroll backによって誘導される．
b：PS型．後十字靱帯切除型．post-cam機構により，膝関節の屈曲に伴い，脛骨側のpostが大腿骨側のcamに組み込まれる．この機構により人工的にroll backが誘発される．

TKA後のROM運動は，他動運動は推奨グレードDエビデンスレベル2であるのに対し，自動運動は推奨グレードAエビデンスレベル2と，自動運動が推奨されている．

3 人工関節のタイプに合わせたROM運動

　TKAには大きく分けて，生体の膝組織の構造・バイオメカニクスを人工膝関節でできるだけ忠実に再現する"anatomical approach"のコンセプトに基づいた後十字靱帯温存型：posterior cruciate retaining (CR) 型，実用的な機能の再現を第一に考え，構造・バイオメカニクスで機能を代償して人工関節を作製する"functional approach"のコンセプトに基づいた後十字靱帯切除型：posterior stabilized (PS) 型，蝶番型：hinge typeがある[38]．PCLはroll back（図2）という膝関節の生理的な屈曲運動に関与している[38]．CR型のPCLを温存する利点としては後方へのprimary stabilizer，roll backの誘導，側方動揺性のmedial stabilizer，固有位置感覚機能の温存，応力分散による骨・インプラント間のストレス軽減，膝関節伸展機構のレバーアーム延長による筋力効率の向上などがあげられる[38]．CR型に対しPS型はPCLを切除しpost cam機構によりroll backを強制的に誘導する機構が組み込まれている（図3）．PS型の利点としてPCL切除により関節変形の矯正が容易であり，術中視野がよくなり正確な骨切りと適切なコンポーネントの設置が可能になるといわれている[38]．上記のように異なる特徴を持っているが，ROMの点ではPS型がCR型より有利であるといわれている[39]．

　CR型のTKA後において残存したPCLの変性や機能不全などにより，膝関節屈曲運動時にうまくmedial pivotやroll backが誘導されない可能性がある．そのため，膝関節屈曲運動時の大腿運動と下腿運動の動態を把握すること（図4），そして評価に基づき必要に応じて徒手的に関節運動を誘導することが必要となる．重要なことは，TKAの特性を知り適切な膝関節運動を促すことである．具体的には，膝関節屈曲に伴い下腿は内旋するmedial pivot（図5），roll backの動き（図6）が適切に働くように理学療法を展開することが重要となる．

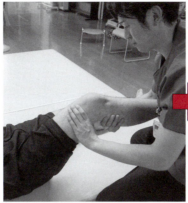
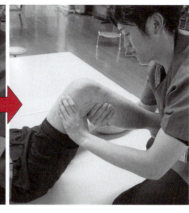

図4 膝関節屈曲時における大腿運動と下腿運動の評価
膝関節屈曲時に大腿運動が外旋あるいは内旋の動きが生じるかなど運動の特徴をとらえる．同様に，大腿運動に対して下腿運動が外旋あるいは内旋の動きが生じるかを確認する．また，膝関節屈曲時に roll back 運動がみられず，大腿骨に対して下腿骨の落ち込みがないかなどを評価する．

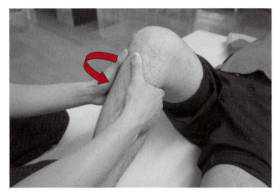

図5 medial pivot
膝関節屈曲時に求められる運動として，大腿運動に対して下腿の内旋運動が必要となる．medial pivot の動きが生じない場合は，その原因について評価し，筋・軟部組織の可動制限や機能低下に伴うものであれば，原因に対する理学療法介入を行う必要がある．

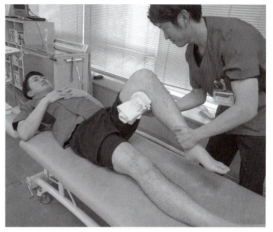

図6 roll back の誘導
膝関節屈曲に伴い，roll back の運動が生じない場合は，無理に関節運動を促すのではなく，徒手的あるいはタオルなどを用いて下腿骨に対して大腿骨の転がり運動を促す．背臥位で下肢の緊張が入りやすい場合は，座位などで同様に行ってもよい．

4 ROM の制限因子と理学療法

ROM の制限因子として，① 痛み，② 皮膚の癒着や可動性（伸張性）の低下，③ 関節包の癒着や短縮，④ 筋・腱の短縮および筋膜の癒着，⑤ 筋緊張の亢進（筋スパズム），⑥ 関節内運動の障害，⑦ 腫脹・浮腫，⑧ 骨の衝突の8要因が挙げられる[40]．ここでは，TKA 後の膝関節における各制限因子と理学療法の着目点について述べる．

4-1 痛 み

痛みが出現する時間帯，種類，程度などについて術後の経過を踏まえて聴取する必要がある．術後の疼痛は visual analog scale（VAS）など疼痛の程度を評価し，その経時的変化を捉えることで疼痛に対する対処を適宜行うことも重要である．術後早期の安静時や夜間時に痛みが出現する場合，炎症の急性期である可能性が高いため，積極的な

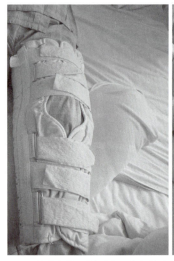 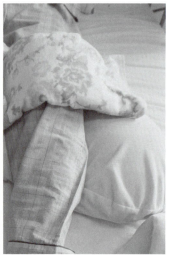

図7 術後早期の膝関節の疼痛管理
左図：術後2日間はニーブレース装着にて膝関節の運動制限を行い，関節運動に伴う患部の負担が生じないようにする．
右図：アイスパックを用いて寒冷療法を行い，特に理学療法による膝関節運動後は，寒冷療法を徹底して行い，術後の炎症を極力軽減できるようにする．

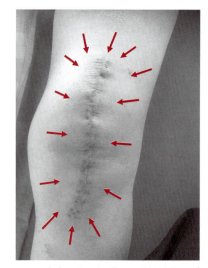

図8 皮膚・皮下組織の柔軟性改善アプローチ
術後早期の膝関節屈曲運動の注意点として，膝関節屈曲に伴い術創部に離開ストレスが生じないようにしなくてはならない．皮膚・皮下組織の癒着を防ぎ柔軟性を改善するためには，上下左右の各方向から術創部を寄せるようにしてアプローチする．膝関節屈曲運動時も同様に皮膚に離開ストレスが加わらないように，術創部を各方向から寄せながら行うとよい．術創部が回復してきた後には，皮膚や皮下組織を直接圧迫し，柔軟性を出すアプローチが有効となる．

ROM運動は炎症を悪化させる恐れがあるため，安静や寒冷療法などのクーリングが優先される．また，術後のプロトコルを確認し，必要に応じて医師と密に連絡をとることで，どこまで関節を動かして良いかやどれくらい荷重してよいかの確認，加えて疼痛が強い場合は服薬の検討などを行ってもらうことが重要となる．当院における術後早期の膝関節の疼痛管理として，急性炎症期である術後早期の2日間は，ニーブレース固定にて極力膝関節運動や荷重負荷の影響を軽減するための取り組みを行い，寒冷療法としてのクーリングや患肢の挙上を行っている（図7）．

4-2 皮膚の癒着や可動性（伸張性）の低下

外傷や手術による術創などにより皮膚の癒着や伸張性の低下が起こり，ROMが制限される．膝関節ROM制限の原因は，関節構成体が約45％，筋が約40％，皮膚が約15％であり[41]，ROMに関して皮膚の可動性が原因となる割合は少なくない．

TKA後は，膝蓋骨上部付近の縦方向の皮膚の可動性低下が顕著であり[42]，術後には膝蓋骨周囲の皮膚の可動性の獲得が重要となる．術後早期は術創部を離開する伸張ストレスは瘢痕の肥厚化を進行させる恐れがあるため，膝関節屈曲運動時には術創部に離開させるように働く力の伝達を抑制するために，皮膚を上下左右から術創部を寄せ，皮下の滑走性を高める必要性がある[43]（図8）．また，術創部の回復段階に合わせて，術創部の皮膚の柔軟性を改善するための徒手的なアプローチや超音波を用いた皮膚・皮下組織の柔軟性改善を促す必要がある．

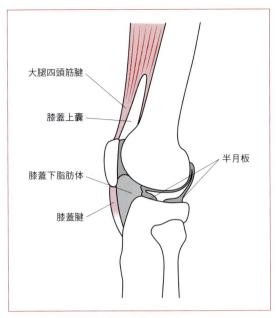

図9　膝蓋下脂肪体と膝蓋上嚢の解剖
膝蓋骨上部の大腿四頭筋腱の深層に，膝関節包より連なる膝蓋上嚢がある．また，膝蓋骨下部の膝蓋腱の深層に，膝蓋下脂肪体がある．

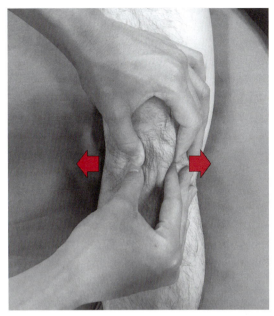

図10　膝蓋腱，膝蓋下脂肪体の柔軟性改善アプローチ
術創部の離開ストレスを加えないように注意し，膝蓋腱および膝蓋下脂肪体を左右から把持し，滑走性を促すように左右への柔軟性改善を促す．

4-3 関節包の癒着や短縮

関節可動性障害は，関節構成体内外に起因する機能障害であり，関節周囲筋の伸張性と関節包内の柔軟性が関節の可動性に関与する[44]．関節周囲の手術や炎症，長期間の固定に伴う不動によって関節包の癒着や短縮によりROMが制限される．不動に伴う拘縮の進行には関節包の線維化が関与していると報告されている[45]．また，外科術後や関節内外傷後においては，関節内は組織侵襲を受け，その後の不動は早期から侵襲部位に癒着形成を招き，関節包の線維化を惹起させ，これらの変化は不動のみの場合と比較すると早期から生じるとされている[46]．そのため，関節固定による不動期間，手術や関節内の外傷の有無は関節包の癒着や短縮に関連し，それらの影響を考慮したアプローチが必要である[47]．

4-4 筋・腱の短縮および筋膜の癒着

関節の固定，外傷後のほか，手術の筋や腱の短縮および筋膜の癒着によりROMは制限される．TKAでは，大腿直筋，内側広筋および膝蓋腱の筋・筋膜や腱を切開するため，切開部位の癒着がROM制限に関与する可能性がある[48]．膝蓋骨下方部には，表層は大腿四頭筋腱から続く膝蓋骨下部から脛骨粗面に付着する膝蓋腱があり，深層は膝蓋腱と膝半月板の前方に介在する膝蓋下脂肪体がある（図9）．TKAでは膝蓋腱とともに，膝蓋腱の下部に存在する膝蓋下脂肪体などの軟部組織を切開するため，膝蓋腱や膝蓋下脂肪体の可動性のチェックと柔軟性改善アプローチが重要となる（図10）．

4-5 筋緊張の亢進（筋スパズム）

局所的で持続的な筋緊張の亢進状態（筋スパズム）は，ROMが制限され，持続的な痛みやアライメント異常を含む姿勢異常により起こることが多い[41]．そのため，筋スパズムを改善するアプローチだけでなく，根本的な痛みやアライメント異常の原因を明確にして，アプローチすることが重要

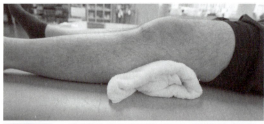
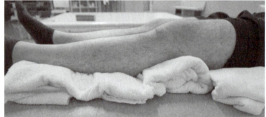

図11　背臥位での下肢のポジショニング

術後早期では，下肢筋特に術創部である大腿四頭筋の過緊張が生じることが多いため，上図のように膝窩部にタオルやクッションを挟むと筋緊張のコントロールが図りやすい．また，下肢筋の緊張が高まりやすい場合は，下図のように下肢との接触面を多くすることで，緊張をコントロールしやすい下肢のポジショニングを行う．

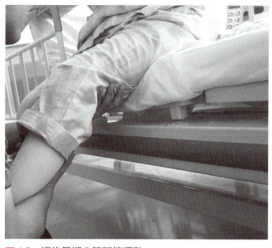

図12　術後早期の膝関節運動

端座位にて下腿の自重によって膝関節運動を促す．その際，可能であれば高さ調節が可能なベッドを用いて行うと，患者の筋のリラクゼーションをとりやすい座位の高さでアプローチが可能となる．下肢の筋緊張に注意しながら，セラピストが膝関節を曲げるのではなく，自重によって自然に曲がるように促す．また，下腿運動のコントロールはなるべく接触面を多くするか，下腿の質量中心部に近い場所を把持して行うと緊張のコントロールが図りやすい．

となる．また，疼痛が出現する患者は，関節が特定の方向に動きやすい運動パターンにより特定の筋の筋緊張が亢進し，運動やアライメントの微妙な機能障害が組織にストレスを与えることによって疼痛が生じる可能性がある[47]．そのため，関節運動時に優位に働く筋の収縮によって特定の運動パターンを形成し筋スパズムが生じていないかの評価を行い，アプローチすることが重要となる．

膝関節屈曲ROMにおいては，TKAでは大腿四頭筋を切開するため，大腿四頭筋の筋力低下に伴い大腿四頭筋の過緊張によって膝関節屈曲運動が困難になる患者が多い．特に，術後早期においては，ベッド上背臥位の上でも下肢の過緊張となっている状態があり，クッションやタオルを用いた下肢のポジショニングが重要となる（図11）．背臥位にて下肢筋の筋緊張コントロールを図りながら，膝関節ROM運動を促していくが，下肢筋の過緊張によって膝関節運動が困難な患者をよく経験する．そのため，術後早期の膝関節運動は，疼

痛や筋の緊張を考慮せず無理に膝関節運動を促すのではなく，足底を床に接地しない端座位にて自重を用いた膝関節屈曲運動を促すと，緊張のコントロールが図りやすく，患者の不安も少ないまま膝関節ROMを獲得しやすい（図12）．また，背臥位よりも腹臥位での膝関節屈曲ROMが制限される場合，膝関節伸展と股関節屈曲運動に作用する二関節筋である大腿直筋の伸張性が低下している可能性がある[40]．大腿直筋の伸張性が低下している例では，腹臥位で膝関節を屈曲すると徐々に股関節屈曲運動（尻上がり現象）が観察される（図13）．また，腹臥位で膝関節屈曲の他動運動を行った際に，股関節の屈曲・外転・外旋運動が観察される例では，股関節屈曲・内転・内旋作用を有する二関節筋である大腿筋膜張筋の伸張性が低下している可能性がある．そのため，股関節外転や外旋が生じないように膝関節を屈曲させ，よりROM制限が強くなった場合は，大腿筋膜張筋の伸張性低下によるROM制限が強いことが考えら

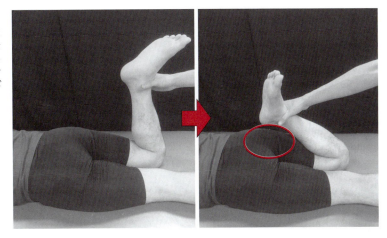

図13 大腿直筋の伸張性評価
腹臥位にて踵を殿部に近づけるように膝関節を屈曲し，大腿直筋の伸張性を評価する．大腿直筋の伸張性が低下している例では，膝関節屈曲に伴い徐々に股関節屈曲運動（尻上がり現象）が観察される．

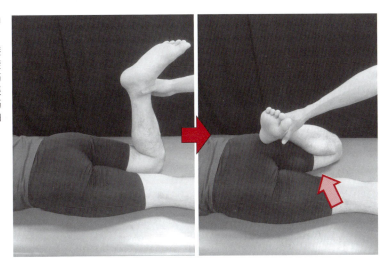

図14 大腿直筋と大腿筋膜張筋の伸張性低下の判別
腹臥位にて踵を殿部に近づけるよう膝関節を屈曲させて，股関節外転・外旋運動がみられる例では，大腿筋膜張筋の伸張性低下が疑われる．大腿筋膜張筋の伸張性を改善した後に，大腿直筋の影響が関与していないか膝関節屈曲角度の変化を再評価する．

れる（図14）．また，大腿筋膜張筋の単独の短縮の評価（Ober test）は，側臥位にて股関節内転運動を行い鑑別する（図15）．腹臥位と背臥位で膝関節屈曲角度が同じ程度制限されている場合は，大腿直筋や大腿筋膜張筋の二関節筋の伸張性低下の関与は低いと考えられる．この場合は，単関節筋である内側広筋，外側広筋，中間広筋の伸張性低下の可能性がある[40]．制限される筋の特定方法は，伸張時の伸張痛や圧痛の部位により決定する．TKA後においては，大腿直筋や大腿筋膜張筋などの主に二関節筋が過緊張を起こしている場合をよく経験する．大腿直筋は，徒手的に筋の柔軟性を改善したり，hold and relaxを利用したりして筋の柔軟性改善を促す（図16）．大腿筋膜張筋は

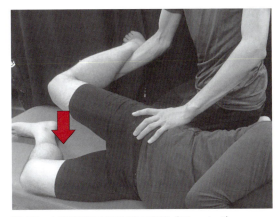

図15 大腿筋膜張筋の短縮の評価（Ober test）
側臥位にて，股関節屈曲伸展0°の状態で，骨盤帯の運動を出現させないように股関節内転運動を行う．股関節の屈曲を伴わないように股関節内転運動ができれば大腿筋膜張筋の短縮は陰性である．股関節屈曲運動が出現し，股関節の内転に制限がみられれば，大腿筋膜張筋の短縮は陽性である．

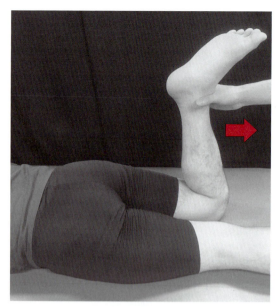

図 16 hold and relax を利用した大腿直筋の柔軟性改善
膝関節屈曲位から膝関節伸展方向に力を入れてもらい，軽い抵抗を加えて膝関節伸展筋の等尺性収縮を促した後に脱力してもらい，膝関節屈曲の可動域を改善する．

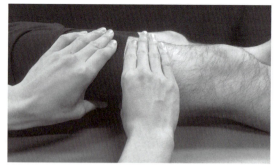

図 17 大腿筋膜張筋および腸脛靱帯の柔軟性改善
大腿筋膜張筋から腸脛靱帯へのダイレクトストレッチを行う．大腿筋膜張筋に近い近位側で柔軟性が低下しているのか，腸脛靱帯に近い遠位側で柔軟性が低下しているのかを評価して行う．外側ハムストリングスと腸脛靱帯の間に，親指をかけ腸脛靱帯を側方から把持し，前後方向に滑走させるように柔軟性を促す．

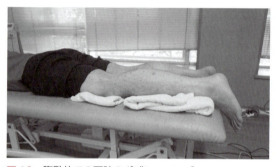

図 18 腹臥位での下肢のポジショニング
術創部の回復状況を確認し，手術部位の保護のためのタオルを用意する．下腿前面へのタオルの量は，膝関節の伸展制限の程度やハムストリングスの緊張具合に合わせて量を調整する．緊張が緩和され，膝関節伸展可動域の向上に伴い，タオルの量を減らしていく．

腸脛靱帯を介して脛骨外側顆に停止しており，腸脛靱帯は柔軟性が低下しやすいため，柔軟性が低下している部位を徒手的に評価し，該当部位への筋および軟部組織の柔軟性改善を促す（図 17）．

膝関節伸展 ROM においては，背臥位での膝関節伸展角度よりも股関節屈曲位での膝関節伸展角度がより制限される例では，膝関節屈曲と股関節伸展作用を有する二関節筋のハムストリングス（大腿二頭筋長頭，半膜様筋，半腱様筋）の伸張性が低下している可能性が高い[1]．膝関節伸展 ROM に対するアプローチにおいても，屈曲時と同様に下肢のポジショニングが重要となるが，術創部となる膝関節前面が床面と接するため，術創部の回復が得られてから行うことが望ましい．術創部の回復が得られ，必要に応じて膝関節前面を保護するためのタオルを敷き，腹臥位にて下腿の前面にタオルを用いることでハムストリングスの緊張が緩む下肢のポジショニングを行う（図 18）．ハムストリングスの過緊張に対する徒手的アプローチは，上述の下肢のポジショニングを行った状態で，過緊張部位となっているハムストリングスに対し，徒手的な筋リラクゼーションを行う（図 19）．また，他の膝関節屈曲作用を有する筋の伸張性を評価するため，足関節背屈位と底屈位で膝関節伸展角度を比較する．足関節背屈位で膝関節伸展 ROM 制限がより顕著になった例では，膝関節屈曲と足関節底屈作用を有する腓腹筋と足底筋の伸張性低下の可能性がある[40]．そのため，腓腹筋と足底筋が膝関節伸展運動の制限となる場合は，徒手的な筋リラクゼーションを行う（図 20）．さらに，足関節背屈位と底屈位で膝関節伸展角度が同

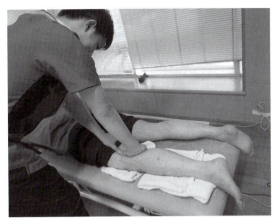

図19 ハムストリングスに対する徒手的アプローチ
腹臥位にて，ハムストリングスの過緊張部位に対して徒手的な筋のリラクゼーションを促す．緊張部位は，ハムストリングスの外側や内側，近位や遠位，あるいは全体的な過緊張など，患者によって筋緊張を高めるパターンが異なるため，詳細に評価を行いながらアプローチする．

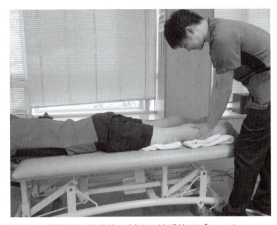

図20 腓腹筋と足底筋に対する徒手的アプローチ
腹臥位にて，腓腹筋や足底筋の過緊張部位に対して徒手的な筋のリラクゼーションを促す．緊張部位は，近位や遠位，あるいは全体的に過緊張など，患者によって筋緊張を高めるパターンが異なるため，詳細に評価を行いながらアプローチする．

程度の場合は，大腿二頭筋短頭，膝窩筋の伸張性が低下している可能性があるため[40]，それぞれの股関節，膝関節，足関節における肢位の違いによって制限因子となる筋を特定する必要がある．アプローチ中の注意点として，刺激強度は徒手的アプローチによって，過緊張を悪化させない程度に常に緊張具合を評価しながら行うことが重要となる．

4-6 関節内運動の障害

関節の遊びjoint playの障害によりROMは制限され，多くは関節包の短縮に起因することが多い[40]．そのため，大腿脛骨関節での内側および外側での関節運動の可動性チェックによって，実際どの部位でどの方向の関節の柔軟性が低下しているかを評価することが重要である[48]．TKAのCR型ではPCLが生理的機能を果たすことがデザインの前提となっているが，膝OAではPCLが拘縮している場合も多く，屈曲位でPCLの柔軟性が低下している場合は可動域制限の原因となり[38]，適切な関節内運動が障害される．そのため，術中所見を確認し，必要に応じて主治医に手術時の状態を確認することも重要となる．

4-7 腫脹・浮腫

膝関節内の炎症や外傷後の腫脹，さまざまな原因による浮腫によってもROMが制限される．膝関節内に炎症が生じると，膝蓋骨上部の深層に位置する膝蓋上嚢に水腫が観察される[49]．膝蓋骨の上方部には，表層は大腿四頭筋が収束する大腿四頭筋腱と深層は膝蓋上嚢があり（図9），膝蓋上嚢は，外側広筋，内側広筋の深部へと広がる幅広い滑液包であり，膝蓋大腿関節の滑動性の効率化に寄与している．膝関節は，脛骨大腿関節間の関節包から膝蓋骨上部にわたり膝蓋上嚢が連なっており，膝蓋上嚢の癒着は膝蓋骨の滑動性を極度に制限し，膝関節拘縮の原因となるため，膝関節の拘縮予防には関節水腫の早期消失を図ることが大切となる[50]．関節の腫脹や浮腫が生じた場合のアプローチとしては，弾性包帯による圧迫，ハドマー，下肢を挙上した位置での運動などを行う[40]．

TKA後に腫脹が持続し，膝蓋上嚢の柔軟性が低下すると滑動性が制限されるため，術後から膝蓋上嚢の柔軟性改善アプローチを行い（図21），合わせて膝蓋骨の滑動性を改善するためのアプローチも重要となる（図22）．

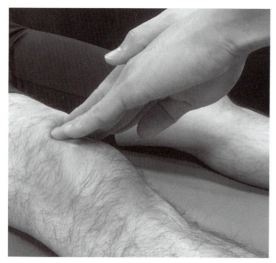

図21 膝蓋上嚢の柔軟性改善アプローチ
膝蓋上嚢の柔軟性が低下している部位を評価し，制限部位に対して徒手的に柔軟性を改善するためのアプローチを促す．

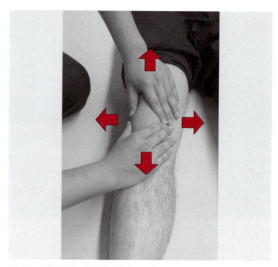

図22 膝蓋骨の滑動性改善アプローチ
膝蓋骨の滑動性を上下左右方向に徒手的に動かし，どの方向で滑動性が制限されているかを評価する．制限方向に対して，制限部位を特定し制限要因となる筋や軟部組織に対して，柔軟性改善を促し膝蓋骨の滑動性を改善していく．

4-8 骨の衝突

膝OAの重症度がより高い例は，関節裂隙の狭小化や大腿骨と脛骨で形成された骨棘の衝突により，骨性のROM制限が生じるが[48]，TKA後においては膝OAに伴う関節変形の問題はなくなるため基本的に骨の衝突による制限は生じない．しかしながら，TKAのCR型にてPCLの機能不全によりPCLが緩んでしまうとroll-backが誘導されず[51]，適切な骨運動が阻害される可能性があるため，術中所見や医師に手術中の所見を確認し，ROM運動を行う際も大腿脛骨と脛骨の位置関係を捉えながら，アプローチする必要がある．

ONE POINT ADVICE　私はこうする

TKA後のROM改善を図るためのポイントとして，術後早期は膝関節周囲筋，特に大腿直筋や内側広筋などの手術部位の大腿四頭筋の過緊張に伴う，膝関節屈曲ROM制限を呈するため，患側下肢のポジショニングによる筋緊張のコントロールを図ることが重要となる．また，背臥位で下肢筋の過緊張が入りやすい場合は，端座位で自重を用いた膝関節の屈曲練習なども有効となる．術創部の状態が安定してきてから，術創部周囲の皮膚，筋，軟部組織の柔軟性改善を図ることで，膝関節可動性の制限因子を特定しながらアプローチすることが有効となる．ROM運動は，他動運動よりも自動運動を主体とした練習の方において有効性が高いため[13]，自動運動を主体とした端座位での膝関節屈曲運動を促し（図23），術創部の回復が得られてきてからは，腹臥位での膝関節屈曲運動を行う（図24）．

膝関節機能改善に伴い，歩行練習も段階的にアプローチする必要があるが，TKA後の歩行パターンとして，膝OA患者で歩行時に膝関節屈曲運動が少ない膝関節を固めたstiff kneeの受容[52]がよく観察される．歩行の前遊脚期から遊脚初期にかけて，膝関節屈曲運動が最も求められ，この時期の膝関節屈曲運動を担う中心的な筋は腸腰筋と腓腹筋であり[53]，足関節の底屈運動と股関節の屈曲運動の協調的な働きによって歩行時の膝関節屈曲運動が可能となる．そのため，非荷重位での膝関節ROMが改善してくると，歩行能力に合わせて荷重位，特に歩行時の膝関節屈曲運動を促すためのアプローチを行う（図25, 26）．

また，歩行能力や活動量が向上してくる術後2週目は疼痛が強くなる時期であり[31]，疼痛の自己管理が膝関節の屈曲ROMに影響するため[30]，ADLや歩行能力が向上する際の疼痛の訴えや，腫脹の程度を詳細に評価し，患肢管理の徹底と管理方法の提供が，膝関節ROM改善には重要となる．

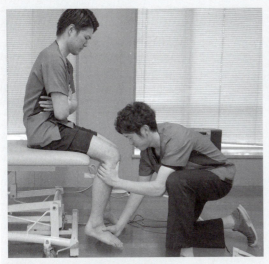

図 23　端座位での膝関節屈曲運動

大腿四頭筋の筋緊張の程度を評価しながら，高さ調整が可能なベッドにて下腿下垂位の位置まで自重にて膝関節が屈曲しやすい環境下で行う．大腿骨に対して下腿骨の運動の動態について近位側を徒手的に評価しながら，足底から下腿三頭筋の収縮により足関節底屈が生じていないかを遠位側で徒手的に評価して屈曲を促す．

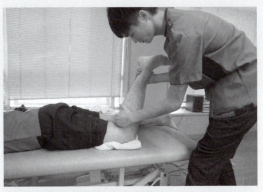

図 24　腹臥位での膝関節屈曲運動

腹臥位にて，大腿骨に対する下腿骨の運動の動態とハムストリングスの収縮の程度について近位側を徒手的に評価し，屈曲に伴い roll back が適切に促されているかを評価しながら行う．また，下腿三頭筋の収縮により足関節底屈が生じていないかを遠位側で徒手的に評価して屈曲を促す．

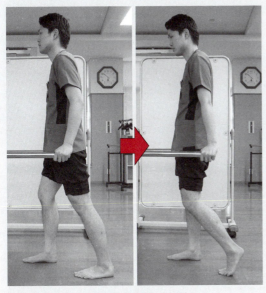

図 25　歩行時の膝関節屈曲運動（立位）

歩行の前遊脚期から遊脚初期の膝関節屈曲を促すため，足関節の底屈と股関節屈曲運動に伴う膝関節屈曲運動が生じるように，運動練習を行う．把持物なしで立位での運動が困難な場合は，平行棒を把持して運動を促すようにする．

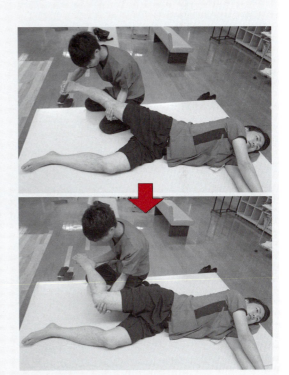

図 26　歩行時の膝関節屈曲運動（側臥位）

立位での膝関節屈曲運動が困難な場合やアプローチ後にうまく反応がでない場合は，患側を上にした側臥位での膝関節屈曲運動も有効である．側臥位では，足関節底屈運動と股関節屈曲運動の割合を捉え，徒手的にコントロールしながら膝関節屈曲運動を促せるため，患者の状況に合わせて，歩行時の膝関節屈曲運動を促すためのアプローチが重要となる．

症例

TKA 前後の膝 ROM の経時的変化

症例は左 TKA の患者であり，術前評価は，杖なしで独歩安定して歩行可能．ROM（Rt/Lt）は膝関節屈曲＝145°/130°，膝関節伸展＝0°/0°，extension lag（-）．術後の理学療法は，術後 2 日間はニーブレース固定．術後 1，2 日目は，膝関節周囲筋のリラクゼーション，股関節，足関節 ROM 練習，車いすの離床練習，平行棒内起立練習，トイレ動作練習を実施．膝関節 ROM 開始は，術後 3 日目より開始し，ROM は膝関節屈曲 50°，車いす駆動練習，平行棒内歩行練習（揃え型歩行）を開始．術後 4 日目より，歩行器歩行開始し，平行棒内歩行では揃え型歩行から半歩前型歩行が可能．ROM は膝関節屈曲 95°，伸展-5°．術後 6 日目には，歩行器歩行自立．ROM は膝関節屈曲 100°，大腿四頭筋セッティング練習，側臥位にて股関節伸展 ROM 運動を追加．術後 7 日目に膝関節屈曲 105°．術後 10 日目に T 杖歩行開始し，翌日の術後 11 日目に T 杖自立となる．術後 12 日目，膝関節屈曲 110°．術創部の状態が回復してきたことを確認し，下記の膝関節軟部組織の柔軟性改善練習，腹臥位での理学療法を追加．膝蓋下脂肪体，膝蓋上嚢ダイレクトストレッチ，膝蓋骨のモビライゼーション，腹臥位にてハムストリングスの筋リリースを開始する．術後 14 日目，独歩練習開始．独歩は可能となるが，歩行時に膝関節を固める stiff knee の歩容[53]が残存していたため，平行棒内での荷重位での膝関節屈曲運動を促す．術後 18 日目，歩行時の膝関節屈曲運動が出現し歩行の安定性みられたため独歩自立となる．膝関節屈曲 115°．extension lag-5°．独歩開始から独歩自立にかけて，荷重量および活動量が増える時期より，歩行時に膝蓋骨前面における重だるさの訴えが多くなる．膝蓋骨周囲より，大腿前面部にかけての腫脹（＋）．理学療法後の，患肢挙上，寒冷療法，安静と患者自身にも患肢管理を行うよう指導する．術後 23 日目，膝 ROM は，膝関節屈曲＝120°，伸展＝0°，extension lag 0°．独歩開始から自立にかけての患側の腫脹軽減がみられ，歩行時の膝蓋骨前面の重だるさが軽減し退院となった．膝関節の術前から術後の膝関節屈曲 ROM は図 27 に示す．

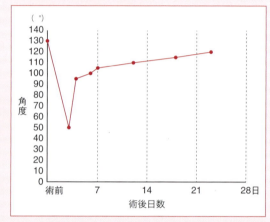

図 27 TKA 術前から術後の膝関節屈曲 ROM の経時的変化

術後早期において膝関節屈曲可動域は低下しているが，徐々に膝関節屈曲可動域の改善がみられる．特に術後 7 日目までの改善率が高く，その後緩やかに膝関節の屈曲可動域が改善している．

おわりに

TKA 後の膝関節 ROM は，椅子からの立ち上がり動作やトイレ動作，入浴動作などの座位から立位までが必要な動作，歩行や階段昇降などの立位から移動手段として求められる動作，床からの立ち上がりや座り込みなど臥位から立位に至る動作などのさまざまな ADL において，ROM が必要となる．在院日数の短縮化が求められる現代において，これらの ADL を獲得するために，膝関節 ROM を改善することは必要不可欠となる．しかしながら，短い入院日数の中，膝関節の目標到達角度を目指すために，安易にただ漫然と膝関節を動かしてはいけない．具体的な膝関節の数値目標を掲げることは重要であるが，実質角度の数値のみにとらわれて術後の炎症や疼痛管理を行わず，患者に苦痛を与えながらの膝関節屈曲運動の促しは，かえって逆効果となり膝関節 ROM の改善を妨げる．大切なことは，患者の膝関節がどのような状態にあるかを詳細に把握し，時期に合わせた適切な理学療法介入が必要となる．そのためには，術前の膝関節 ROM の状態，手術の術式，侵襲部位，術中角度などの手術所見を把握し，術後加速的に ROM 改善を図るために，炎症管理，下肢の筋緊張や疼痛を考慮し可能な範囲で自動運動を主体とした理学療法介入，患者自身の患肢管理の指導など理学療法士として関わるべき領域は多岐にわたる．患者が疼痛のない快適な膝関節運動を獲

得し，安心・安全に日常生活を過ごせるために，患者の変化を即座に捉え，理学療法士の専門性を活かした適切な理学療法を提供することが肝要となる．

文　献

1）内閣府ホームページ：平成 29 年版高齢社会白書. http://www8.cao.go.jp/kourei/whitepaper/w-2017/zenbun/29pdf_index.html（2018 年 4 月 8 日閲覧）

2）厚生労働省ホームページ：平成 27 年度国民医療費の概況. http://www.mhlw.go.jp/toukei/saikin/hw/k-iryohi/15/dl/kekka.pdf（2018 年 4 月 8 日閲覧）

3）厚生労働省ホームページ：平成 27 年度国民医療費の概況. 医療費適正化の総合的な推進. http://www.mhlw.go.jp/bunya/shakaihosho/iryouseido01/taikou04.html（2018 年 4 月 8 日閲覧）

4）Slemenda C, et al：Reduced quadriceps strength relative to body weight：a risk factor for knee osteoarthritis in women? Arthritis Rheum 41：1951-1959, 1998

5）大森　豪ほか：変形性膝関節症の発症および悪化因子. 総合リハ 29：221-225, 2001

6）Ishii Y, et al：Length of hospital stay with patient-dependent determination in bilateral scheduled staged total knee arthroplasty. Eur J Orthop Surg Traumatol 24：961-965, 2014

7）Yasunaga H, et al：Analysis of factors affecting operating time, postoperative complications, and length of stay for total knee arthroplasty：nationwide web-based survey. J Orthop Sci 14：10-16, 2009

8）Otero JE, et al：Length of hospitalization after joint arthroplasty：does early discharge affect complications and readmission rates? J Arthroplasty 31：2714-2725, 2016

9）Sutton JC 3rd, et al：Hospital discharge within 2 days following total hip or knee arthroplasty does not increase major-complication and readmission rates. J Bone Joint Surg Am 98：1419-1428, 2016

10）Bade MJ, et al：Outcomes before and after total knee arthroplasty compared to healthy adults. J Orthop Sports Phys Ther 40：559-567, 2010

11）Yoshida Y, et al：Examining outcomes from total knee arthroplasty and the relationship between quadriceps strength and knee function over time. Clin Biomech 23：320-328, 2008

12）Holm B, et al：Loss of knee-extension strength is related to knee swelling after total knee arthroplasty. Arch Phys Med Rehabil 91：1770-1776, 2010

13）変形性膝関節症 理学療法診療ガイドライン. http://www.japanpt.or.jp/upload/jspt/obj/files/guideline/11_gonarthrosis.pdf（2018 年 4 月 8 日閲覧）

14）Jaggers JR, et al：Prehabilitation before knee arthroplasty increases postsurgical function：a case study. J Strength Cond Res 21：632-634, 2007

15）Topp R, et al：The effect of prehabilitation exercise on strength and functioning after total knee arthroplasty. PM R 1：729-735, 2009

16）Brown K, et al：Prehabilitation versus usual care before total knee arthroplasty：a case report comparing outcomes within the same individual. Physiother Theory Pract 26：399-407, 2010

17）Ritter MA, et al：Predictive range of motion after total knee replacement. Clin Orthop Relat Res 143：115-119, 1979

18）Bonutti PM, et al：Minimally invasive total knee arthroplasty：a 10-feature evolutionary approach. Orthop Clin North Am 35：217-226, 2004

19）Laskin RS, et al：Minimally invasive total knee replacement through a mini-midvastus incision：an outcome study. Clin Orthop 428：74-81, 2004

20）Tria AJ Jr：Minimally invasive total knee arthroplasty：the importance of instrumentation. Orthop Clin Nonh Am 35：227-234, 2004

21）西池　修ほか：MIS-TKA における術後機能回復と下肢アライメント―従来法による TKA との比較―. 東日本整災会誌 19：129-134, 2007

22）長谷川正裕ほか：小切開, mini-midvastus アプローチによる TKA. 関節外科 26：86-92, 2007

23）Dalury DF, et al：Mini-incision total knee arthroplasty can increase risk of component malalignment. Clin Orthop Relat Res 440：77-81, 2005

24）笹野甲斐ほか：従来式 TKA と低侵襲 TKA における術後早期成績の比較. 愛知理療会誌 28：16-21, 2016

25）Boerger TO, et al：Mini-subvastus versus medial parapatellar approach in total knee arthroplasty. Clin Orthop Relat Res 440：82-87, 2005

26）Dunbar MJ：Subjective outcomes after knee arthroplasty. Acta Orthop Scand Suppl 72：1-63, 2001

27）Puolakka PA, et al：Persistent pain following knee arthroplasty. Eur J Anaesthesiol 27：455-460, 2010

28）Kehlet H, et al：Persistent postsurgical pain：risk factors and prevention. Lancet 367：1618-1625, 2006

29）合津卓朗ほか：TKA 後における理学療法アプローチの考慮点. 大分理療学 5：29-33, 2012

30）岡　智大ほか：人工膝関節全置換術患者の早期退院後のセルフチェックシートを用いた疼痛管理は術後早期の疼痛および関節可動域増悪の防止に有効である. 理学療法学 43：461-468, 2016

31）Chen EY, et al：Acute postoperative pain following hospital discharge after total knee arthroplasty. Osteoarthritis Cartilage 21：1257-1263, 2013

32）Alkire MR, et al：Use of inpatient continuous passive motion versus no CPM in computer-assisted total knee arthroplasty. Orthop Nurs 29：36-40, 2010

33）Bruun-Olsen V, et al：Continuous passive motion as an adjunct to active exercises in early rehabilitation following total knee arthroplasty—a randomized controlled trial. Disabil Rehabil 31：277-283, 2009

34）Denis M, et al：Effectiveness of continuous passive motion and conventional physical therapy after total knee arthroplasty：a randomized clinical trial. Phys

Ther 86：174-185, 2006

35）Lenssen TA, et al：Effectiveness of prolonged use of continuous passive motion（CPM），as an adjunct to physiotherapy, after total knee arthroplasty. BMC Musculoskelet Disord 29：60, 2008

36）Harvey LA, et al：Continuous passive motion following total knee arthroplasty in people with arthritis. The Cochrane Reviews 17：CD004260, 2010

37）Yashar AA, et al：Continuous passive motion with accelerated flexion after total knee arthroplasty. CORR 345：38-43, 1997

38）眞島任史ほか：TKA の機種選択 CR/PS の選択．MB Orthop 29：1-5, 2016

39）Bercik MJ, et al：Posterior cruciate-retaining versus posterior-stabilized total knee arthroplasty：a meta-analysis. J Arthroplasty 28：439-444, 2013

40）市橋則明ほか：関節可動域制限に対する運動療法．運動療法学 疾患別アプローチの理論と実際，第 2 版，市橋則明編，文光堂，東京，186-220, 2015

41）市橋則明ほか：膝関節可動域制限に関与する皮膚と筋の影響．理学療法学 18：45-47, 1991

42）荒川武士ほか：人工膝関節置換術後患者における術創部周囲の皮膚可動性．理学療法学 41：378-383, 2014

43）林　典雄：一般的な人工膝関節全置換術に対する運動療法．関節機能解剖学に基づく整形外科運動療法ナビゲーション 下肢・体幹，林　典雄ほか編，メジカルビュー社，東京，140-143, 2012

44）嶋田智明ほか：関節可動域制限の評価のポイント．関節可動域制限 発展途上の理学療法—その可能性，

嶋田智明ほか編，文光堂，東京，48-95, 2009

45）Matsumoto F, et al：High collagen type Ⅰ and low collagen type Ⅲ levels in knee joint contracture：an immunohistochemical study with histological correlate. Acta Orhop Scand 73：335-343, 2002

46）沖田　実ほか：関節包の変化に由来した拘縮．関節可動域制限 病態の理解と治療の考え方，第 2 版，沖田　実編，三輪書店，東京，150-165, 2015

47）Sahmann S, et al：運動系症候群の基礎となる最新のコンセプト．続 運動機能障害症候群のマネジメント 頚椎・胸椎・肘・手・膝・足，竹井　仁ほか編，医歯薬出版，東京，1-40, 2013

48）德田一貫ほか：膝関節の可動性障害．膝関節理学療法マネジメント，森口晃一編，メジカルビュー社，東京，68-79, 2018

49）太田聖也ほか：超音波による膝蓋上嚢水腫の定量評価と膝関節における疼痛の関連：短期縦断調査．体力・栄養・免疫学雑誌 25：112-113, 2015

50）林　典雄：膝関節に関わる筋．運動療法のための機能解剖学的触診技術 下肢・体幹，改訂第 2 版，青木隆明監，メジカルビュー社，東京，180-226, 2014

51）Pollock DC, et al：Synovial entrapment：a complication of posterior stabilized total knee arthroplasty. J Bone Joint Surg Am 84：2174-2178, 2002

52）Hortobágyi T, et al：Aberrations in the control of quadriceps muscle force in patients with knee osteoarthritis. Arthritis Rheum 51：562-569, 2004

53）Goldberg SR, et al：Muscle that influence knee flexion velocity in double support：implications for stiff-knee gait. J Biomech 37：1189-1196, 2004

人工膝関節全置換術 Q&A ― 患者からよく聞かれる質問と考え方 3

Q 手術後，なかなか自力で脚を上げることができなかったのですが，よほど人工膝関節が重いのでしょうか？

A 人工膝関節の種類やサイズ，材質にもよるがおよそ 300〜500g であり，骨の重さとさほど変わらない．

実際に人工膝関節を手に持ったことがある人は，「ずっしり重たい」と感じたと思う．また，持ったことがない人も「金属だから重たいだろう」と思っている人が多い．しかし，実際には，我々の体内にある骨とそれほど変わらない重さである．骨の中には血液や骨髄が通い，水分も含まれているためかなりの重さがある．また，膝関節は「荷重関節」と呼ばれ，体重や外部からの重さを支える働きのある関節であるため，人工膝関節が入っても実際に重さを感じることはほとんどない．

ONE POINT ADVICE

術後，「思うように力が入らない」「脚が上がらない」と訴える患者は少なくない．その要因は，人工膝関節が重いのではなく，術後による関節原性筋抑制や侵害受容性疼痛により筋力を発揮することが困難な状態になっているからである．Jennifer ら[1] は，人工膝関節全置換術（TKA）を施行された患者を対象に術後の筋力低下に影響を及ぼす因子を検討しており，術後の筋力低下はその半分以上が関節原性の筋の抑制の増加と疼痛によるものであると報告している．

関節原性筋抑制とは，関節内に起きた腫脹や侵害入力が，関節周囲筋の筋出力を反射的に抑制することである．主に屈筋を促通して伸筋を抑制し，特にタイプⅠ線維の構成比率の大きい筋が比較的に影響を受けやすい[2] とされる．

侵害受容性疼痛とは，身体各組織の損傷や炎症および腫瘍などの病変によって，痛覚受容器を含む侵害受容器が侵害刺激を受けたために起こる痛みのことである．これは，体性痛と内臓痛に分類されるが，人工膝関節術後の痛みは体性痛である．

これらをわかりやすく言い換えると，「疼痛や腫脹によって，脳と筋が上手くコミュニケーションがとれていない状態」といえる．術後の理学療法としてまず，いかに疼痛や腫脹を早期に改善させるか，経皮的電気刺激（TENS）などを使用して抑制性の反射メカニズムを改善させるかが重要である．そして，視覚情報による感覚入力や内在的・外在的フィードバック情報を与えながらトレーニングするなど，術後は量的よりも質的な視点から効率的なトレーニングを実施していく必要がある．

文 献

1）Jennifer ES, et al：Quadriceps strength and volitional activation before and after total knee arthroplasty for osteoarthritis. J Orthop Res 21：775-779, 2003

2）橋本辰幸ほか：筋・骨・関節の痛み．理学療法 27：1095-1101, 2008

（片岡悠介）

2-4 治療　筋機能トレーニング

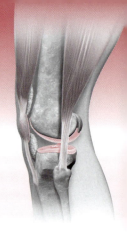

阿南雅也・德田一貫

はじめに

人工膝関節全置換術（total knee arthroplasty：TKA）は，重症化した変形性膝関節症（knee osteoarthritis：膝OA）に対するゴールドスタンダード治療であり，特に末期膝OA患者において施行される最も確立された手術である．TKAは，膝OAにより生じた疼痛を軽減し，身体機能を向上させるものの，大腿四頭筋の筋力低下はTKA後数年持続すると報告されている[1]．また，大腿四頭筋の筋力低下は，特に高齢者においてADL能力の低下，転倒リスクの増大と深く関連しているとされている[2]．そのため，慢性的な筋機能障害に適切に対処できなければ，TKA後に得られる長期の機能的利益が制限される可能性がある．以上のことから，TKA後の筋機能障害の特徴，およびその改善方法を理解することは必須である．

そこで本稿では，まず筋機能について説明し，それから膝OA患者の筋機能に関するエビデンスに加え，TKA後の筋機能ならびに筋機能トレーニングに関するエビデンスについて述べる．さらに症例とともに病期別における筋機能トレーニングの一例について紹介する．

1 筋機能

筋力の大きさは，主に筋線維数や筋断面積，筋線維タイプなどの筋の解剖学的・組織学的要因と運動単位の動員数（recruitment）とα運動ニューロンのインパルス発火頻度（rate coding），各運動単位の活動のタイミングの一致（synchronization）の神経系の要因によって決定される[3]．

1-1 解剖学的・組織学的要因

筋力とは骨格筋の筋収縮によって発生する筋張力であり，一般的に筋張力の大きさは筋断面積に比例するとされている．このことから，筋萎縮が生じることにより筋断面積は減少するため，その結果筋力低下が生じやすい．また，筋断面積は筋長軸に垂直な面で横断した解剖学的断面積と筋線維に垂直な面で横断した生理学的断面積がある．紡錘状筋は筋の走行と筋線維の方向が同じであるため，解剖学的断面積と生理学的断面積は等しい．しかし，羽状筋は筋の走行に対して筋線維の走行は傾いているため，解剖学的断面積に対して生理学的断面積が大きくなる．このため同じ大きさの解剖学的断面積であれば，羽状筋の方が空間節約の方略により，羽状筋には比較的大きな生理学的断面積や大きな力を発生させる能力が備わっている（図1a）．しかし，羽状筋の腱と筋線維のなす角である羽状角が大きくなりすぎると腱への力伝達が減少し，筋張力発生が減少する（図1b）．大腿四頭筋は羽状筋に分類され，大きな筋力を出すために最適の構造をしている．

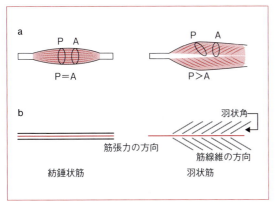

図1 紡錘状筋と羽状筋
a：紡錘状筋は筋の走行と筋線維の方向が同じであるため，解剖学的断面積（A）と生理学的断面積（P）は等しい．しかし，羽状筋は筋の走行に対して筋線維の走行は傾いているため，解剖学的断面積に対して生理学的断面積が大きくなる．
b：羽状筋の腱と筋線維のなす角である羽状角が大きくなりすぎると腱への力伝達が減少し，筋張力発生が減少する．

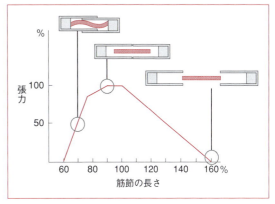

図2 筋線維長と筋張力
筋収縮によって得られる活動張力は，筋フィラメントの重なりが最大となる静止長において発揮される張力が最大となる．
（文献4）より引用）

　また，筋線維長も筋張力に影響を及ぼし，筋節中の太いフィラメントと細いフィラメントとの間の重なりの量に比例するとされている．つまり，筋収縮によって得られる活動張力は筋フィラメントの重なりが最大となる静止長において発揮される張力が最大となる（図2）[4]．このことから，筋の短縮により筋張力の低下が生じやすい．筋の短縮により最大張力のピークは低下し，筋線維内の筋節数が正常と比較して40％以上も減少し，その結果として筋の柔軟性が低下するとされている[5]．加えて，筋の短縮が起こると，筋の剛性が高くなり，拮抗筋は伸張された状態で持続的緊張が生じた状態になる．

1-2 神経系の要因

　1個の運動ニューロンとそれに支配される複数の筋線維で構成されるものを運動単位という．インパルスを発射する運動単位の数が多くなれば，収縮に参画する筋線維の数も増え，筋張力も増える（図3a）[4]．この運動単位の動員順序は一般的にサイズの原理に基づいており，要求される筋張力が小さいときは発揮する張力の低い運動単位が動員され，要求される張力が大きくなると大きな張力を生み出す運動単位が動員される．また，運動単位が1回発火して起こる筋収縮である単収縮では発揮される力は弱く，発火頻度が高くなるほど，単収縮が加重され発揮される筋張力が大きくなる（図3b）．筋機能は力の要素（筋力，筋パワー），時間的要素（反応時間），空間的要素（運動に参画する筋の組み合わせ）の3つの要素が重要[3]であり，徒手筋力検査などの筋力評価は力の要素の評価であるが，時間的要素を考慮してはいない．また，適切な動作を達成させるためには，適切な筋の選択と組み合わせである空間的要素が要求される．以上のことから，筋力などの量的機能だけでなく，神経系レベルでの調整能力にも着目する必要がある．

1-3 筋機能低下の要因

　筋力低下をきたす要因として，加齢，廃用性，神経原性，および筋原性などがある[3]．加齢による筋力低下は，筋断面積および筋線維数の減少により生じるとされており，特に加齢に伴う筋萎縮により生じる筋力低下や身体機能の低下をサルコ

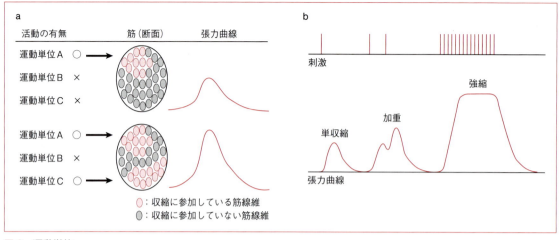

図3 運動単位
a：インパルスを発射する運動単位の数が多くなれば，収縮に参画する筋線維の数も増え，筋張力も増える．
b：運動単位が1回発火して起こる筋収縮である単収縮では発揮される力は弱く，発火頻度が高くなるほど，単収縮が加重され発揮される筋張力が大きくなる．
(文献4) より引用)

ペニアと呼んでいる[6]．また，type Ⅱ線維（速筋線維）は萎縮しやすく，加えて大脳の興奮水準の低下が生じやすいとされている．膝OAは中高年以降で発症することが多く，既存のものとして加齢による筋力低下の影響も考慮される．膝OA患者の大腿四頭筋は健側や健常者よりも筋断面積が小さく，type Ⅰ線維（遅筋線維）よりもtype Ⅱ線維（速筋線維）が萎縮しやすいとされている[7]．

廃用性による筋力低下は，不動や活動制限により生じるとされており，特に不動に伴う筋萎縮は廃用性筋萎縮と呼ばれている．この筋萎縮は，ADLにおける姿勢維持や体重支持などにて要求されるtype Ⅰ線維（遅筋線維）の萎縮率が大きいとされている．膝OA患者は疼痛やROM制限，膝関節周囲筋の筋力低下が生じやすいとされており[8]，その結果としてADL能力の低下により活動制限が生じ，廃用性筋萎縮が起こる可能性が高い．

近年になって，膝OAや高齢により生じる筋力低下の原因として，関節原性筋抑制（arthrogenic muscle inhabitation：AMI）が関連していると報告されている（図4)[9]．AMIとは，傷ついている関節周辺の正常な筋に神経抑制が起こっている状態であり，ある筋が最大の随意的な筋収縮を行うときに，その筋群に存在するすべての筋線維束（筋細胞）を活性化させることができない．また，AMIは筋力低下のみではなく筋萎縮の一因ともなり，重度の場合では，効果的な筋機能改善の妨げとなる可能性もある．膝OA患者の大腿四頭筋の筋力低下も，AMIにより生じていることが多く，理学療法において大腿四頭筋の筋機能障害を改善するために解決すべき重要な要素である．このAMIは，炎症などによる滑膜肥厚や関節水腫，疼痛のために，関節内圧が上昇し関節周囲の感覚神経終末を介して，筋に対して反射性抑制が生じている状態であるとされている．AMIに関係していると考えられる神経路の一つとしてγループが挙げられる．γループとは，筋紡錘に神経分布しているγ運動ニューロンの活動により，Ia求心性線維を経由して興奮性インパルスを同側のα運動ニューロンプールに伝達することで筋活動を調節している脊髄反射の回路である．AMIでは，脊髄あるいはより高位の中枢神経系により脊髄前角でのα運動ニューロンプールの

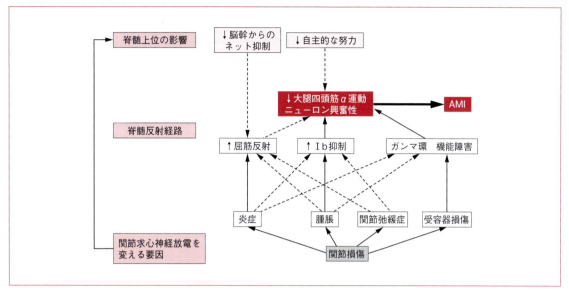

図4 大腿四頭筋の AMI
（文献9より引用）

発火が抑えられ，大腿四頭筋の活動が抑制され，その結果として筋力低下が生じ，加えて，大腿四頭筋の筋活性化低下に続発する筋萎縮がさらなる筋力低下につながるとされている[9]．

膝関節の疼痛も筋機能に影響を及ぼす[10]．痛みにより筋の侵害受容求心性神経系の刺激が γ 運動ニューロンを興奮させ，Ⅰa 群筋紡錘およびⅡ群筋紡錘求心性神経の感受性を増大させる．Ⅰa 群筋紡錘求心性神経の活動促進により，筋のこわばり (stiffness) が増加する．これにより代謝産物が増加し，悪循環の結果さらに筋のこわばりが増す．そしてⅡ群筋紡錘求心性神経の活動増加は γ 系に反映され，筋のこわばりの亢進を持続させる．また，侵害刺激により脊髄グループⅡ介在ニューロンの活動が変化し，伸筋活動抑制と屈筋活動亢進を起こす屈筋反射が生じる．このことから，膝 OA 患者ではハムストリングの筋緊張亢進により大腿四頭筋の筋力低下が起こっている可能性が示唆される．

2 TKA 後の筋機能のエビデンス

大腿四頭筋の筋力は，TKA 後の最初の数週間にて TKA 前よりもより低下するとされており，その筋力低下は TKA 後数年経っても完全には解決できていないことが報告されている[11,12]．TKA 後の大腿四頭筋の筋力低下の原因は，単独で生じる筋萎縮のみならず[13,14]，手術侵襲，術後安静，および AMI も挙げられる[15〜17]．大腿四頭筋の筋力は TKA 後の機能的能力に関する良い予測因子であることから[18]，TKA 後の大腿四頭筋の筋力低下に対処することは必須である．そこで，TKA 後の筋機能障害，および筋機能低下と機能的制限との関連について述べる．

2-1 TKA 後の大腿四頭筋の筋機能障害

大腿四頭筋の筋力低下を有する膝 OA 患者は，年齢および性別が一致した健常者と比較して，約 20％の筋力低下を示す[19]．大腿四頭筋の筋力低下は，膝 OA の発症および進行に関与しており，

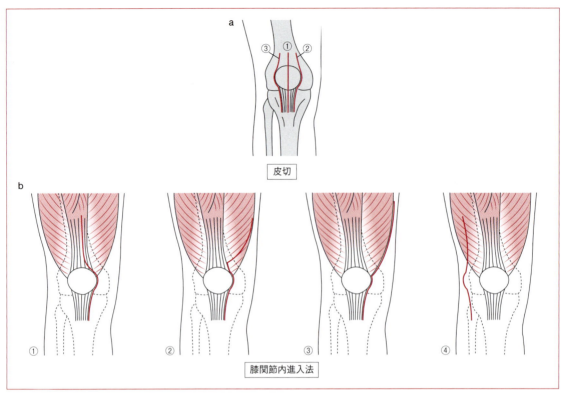

図5 最も一般的なTKA外科的アプローチ
a：皮切．① anterior straight longitudinal incision, ② medial gentle curved incision, ③ lateral curved incision
b：膝関節内進入法．① medial parapatellar approach, ② midvastus approach, ③ subvastus approach, ④ lateral parapatellar approach

身体機能の低下に関連している[20]．加えて，最も一般的なTKA外科的アプローチは，伸筋機構の切開を行うことが多い（図5およびⅡ-1 理学療法士のためのTKAの基礎（p8），Ⅱ-3 創部の治癒過程（p34）参照）．このため，TKA外科的アプローチは，術後1ヵ月で患者の大腿四頭筋の筋力を明らかに低下させるため，術前における筋力低下をさらに悪化させる[21, 22]．大腿四頭筋の筋力は，術後長期的にみると，TKA後に術前レベルから10～20％改善するとされているが，健常者あるいは非術側の大腿四頭筋の筋力には及ばないとされている[23]．また，手術侵襲による組織障害や，それに伴う炎症反応により疼痛が出現し，筋緊張亢進による筋力低下も起こりうる．

大腿四頭筋の筋萎縮は膝OA患者にてみられる特徴の一つであり，膝OA患者の大腿四頭筋の筋断面積は，健常者と比較して，有意に小さいと報告されている[21, 22]．さらに，TKA後1ヵ月では，術前と比較して5～20％の大腿四頭筋の筋萎縮が報告されている[13, 14, 17]．また，膝OA患者の大腿四頭筋の筋力低下は，随意的な筋活性化が低下していることも原因であるとされている[15]．加えて，AMIが完全な筋活性化を妨げ，潜在的に筋量を維持するのに必要な刺激を弱めるため，その結果として膝OA患者の大腿四頭筋は筋萎縮が起こるとされている[23]．随意的な筋活性化の不全は，最大限の自発的努力にも関わらず，筋のすべての利用可能な力を生成することができない状態である[24]．随意的な筋活性化の不全を確かめる一般的な手法として，twitch interpolationおよびburst superimpositionなどがあり，評価指標として用いられるcentral activation ratio（CAR）は，自発

的努力による随意的収縮時に電気刺激を与えることで，筋収縮率として随意的な筋活性化の程度を調べることができる指標である（図6）．TKA前の膝OA患者の随意的な筋活性化は，健常高齢者よりも低下しているとされている[15, 17]．また，TKA後1ヵ月での大腿四頭筋の筋活性化は，筋力の大きさと同様に術前よりもさらに低下するとされている[15, 17, 25]．TKA患者は術前から術後6ヵ月まで大腿四頭筋の筋活性化が改善しなかったと報告している[26, 27]．加えて，TKA後の数年でも，大腿四頭筋の筋活性化は，年齢が一致した健常者よりも依然として有意に低かったと報告している[28]．

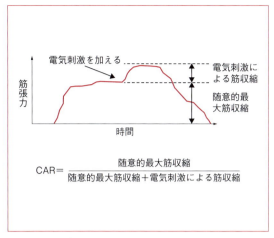

図6　central activation ratio
最大努力による随意的収縮時に電気刺激を与えることで，筋収縮率として随意的な筋活性化の程度を調べることができる指標である．

2-2 TKA後の筋機能低下と機能的制限との関連

大腿四頭筋の筋機能低下および膝OAは，高齢者の機能的制限と関連している[29]．TKAの主な目的は，術前の膝関節の疼痛を軽減し，歩行や階段昇降などの機能的制限を改善し，ADL能力の向上を促進することである．TKAは，膝OAに伴う膝関節の疼痛を軽減するのに非常に有効であることが示されているが[30]，手術後1年において，患者の30％が身体機能の不満を報告している[31]．また，包括的尺度である健康関連QOLは，TKA後に有意な改善を示したが，実際の身体機能および機能的能力の認識は，年齢が一致した健常者よりも悪かったとされている[32, 33]．身体機能の認識は，実際の身体機能よりも，活動を行うときに経験する（痛みや心理的要因のような）ものに対応する傾向があり[34, 35]，身体機能の認識の改善は痛みの改善と最も強く関連している[34]．また，大腿四頭筋の筋力低下は実際の身体機能と強い関係があり[36]，TKA後の膝関節伸展筋力は，歩行速度や階段昇降能力を左右する重要な機能であること[37]や術後の患者満足度に影響を及ぼすとされている[38]．大腿四頭筋の筋力は，TKAを有する患者において，機能的能力の重要な予測因子であり[39]，大腿四頭筋が弱化している患者は，身体機能がより制限されている可能性がある．

以上のことから，TKA後の理学療法は，随意的な筋活性化の不全がTKA後において長期間にわたり継続する可能性があるため，大腿四頭筋の筋萎縮の改善だけでなく筋活性化の改善により，身体機能の改善を目指す必要がある．

3　TKA前後の筋機能トレーニングのエビデンス

TKA後の患者に対して臨床現場で理学療法士が介入する場面は多く，所見として大腿四頭筋の筋力低下や膝関節の自動伸展不全であるextension lag，歩行遊脚期に膝関節屈曲角度が減少する歩行パターン（stiff knee gait）などがみられる．そのため，TKA後の理学療法において，大腿四頭筋の筋力強化およびextension lagの改善，筋緊張軽減に向けた筋機能トレーニングは必須である．そこで，TKA前後の筋機能トレーニングのエビデンスについて述べる．

3-1 術前理学療法

膝OA患者の筋機能に関しては，大腿四頭筋の筋力低下や筋萎縮，extension lag，股関節外転筋群の筋力低下が主に生じるとされている．大腿四頭筋の筋力低下は，動的な膝の安定性や身体機能に関わり，臨床的に重要である．このことから，膝OAの理学療法において大腿四頭筋セッティングやstraight leg raising（SLR）練習や側臥位での股関節外転運動による下肢挙上などがこれまでに行われている．日本整形外科学会の膝OAガイドライン[40]では，定期的な有酸素運動・筋力増強運動および関節可動域練習を実施し，かつこれらの継続を奨励している．また，症状緩和および身体機能を改善するための適切な運動療法について，理学療法士による評価・指示・助言を受けさせることは有益であるとされているが，明確なエビデンスがないのが現状である．

大腿四頭筋の筋力低下に対する筋機能トレーニングは，膝OA患者の疼痛を軽減し，身体機能を改善する効果があると報告されている[41, 42]．また膝OA患者において，大腿四頭筋の筋力増大，膝関節伸展可動域および固有受容器感覚の改善が疼痛と身体機能との肯定的な関係を示すメディエータとして同定された[43]．また，TKA予定の膝OA患者において，TKA前の大腿四頭筋の筋力は，術後1年における機能的能力の強い予測因子である[39]．そのため，大腿四頭筋の弱化がTKA前に対処できる場合，おそらく患者は全体的により良好な機能レベルを獲得する可能性がある．TKA前の理学療法介入は，筋力強化，心肺機能改善，および教育プログラムに焦点を当てることが多い．しかしながら，残念なことにTKAを予定している患者の術前状態を改善することについてのエビデンスはほとんどない．TKAを予定している患者の多くは，膝関節の疼痛などが強く，関節変形などが進行していることが多いため，大腿四頭筋の弱化および機能的制限をTKA前に改善させることは困難である可能性が高い．しか

しながら，より早期に大腿四頭筋強化の開始（すなわち，OAの初期段階）が最良のアプローチであり得る[39]．

また膝OA患者では，股関節外転筋群（中殿筋，大殿筋上部線維，大腿筋膜張筋）も筋力低下が報告されている[44]．股関節外転筋群は歩行時において，単脚支持期の骨盤水平位の保持だけでなく，腸脛靭帯を通じて膝関節の側方安定性に寄与することからとても重要である．実際，股関節外転筋群の筋力低下に対する筋機能トレーニングにより，膝OA患者の疼痛および身体機能を改善するとの報告がある[44]．力学的観点から考えると，歩行立脚初期での適切な股関節外転筋群の発揮は，骨盤の水平位の維持に重要な役割を果たしている．このことから単関節運動での股関節外転筋力増強だけでなく，歩行立脚期に適切な股関節外転筋群の発揮にて，骨盤の水平位の維持を獲得することが重要である．

3-2 術後理学療法

最近の報告では，TKA後の理学療法により大腿四頭筋の筋力改善，機能的能力の改善，および過去のTKA成果と比較してより早期の活動復帰が可能であると報告されている[13, 36, 45, 46]．大腿四頭筋の機能障害およびそれに対応する機能的制限は，術後理学療法にて対処されてきたが，最適とはいえず，TKA患者は健常者よりも機能が下回っているのが現状である[12, 32]．一般的にTKA後評価された健康関連QOLは，TKA後に大きな改善を示している[45]．しかしながら，重度の膝OA患者では，TKAによって疼痛が劇的に改善したにもかかわらず，健常者と比較して健康関連QOLがより低いと報告されている[32, 33]．また，健康関連QOLとは対照的に，階段昇降や歩行テストなどの機能的能力は，TKA後にわずかな改善を示すが，年齢および性別が一致した健常者と比較してかなりの機能的低下が持続しているとされている[34]．したがって，術後理学療法はより積極的かつ長期的な筋機能トレーニングが必要とな

る[46]．そのため，TKA前後の理学療法において，TKA後の筋機能の改善および機能的能力を最大限に発揮するために必要とされる筋機能トレーニングを明らかにする必要がある．加えて，大腿四頭筋の筋力は，すべての試験セッションで機能的能力の測定値と相関し，大腿四頭筋の筋力が改善されるにつれて，機能的能力の向上があった[36]．また，TKA前およびTKA後早期では，大腿四頭筋の筋力だけでなく，筋の活性化およびタイミングが健常者と異なっており，TKA後早期に適切な筋収縮のタイミングを再獲得するためには，筋の活性化を改善する理学療法が不可欠である[47]．以上のことから，TKA後に量的および質的にも筋機能改善を得ることが，機能的制限の改善につながる可能性がある．

また近年，理学療法プロトコルでの神経筋電気刺激(neuromuscular electrical stimulation：NMES)(図7)を加えることで，TKA後の大腿四頭筋の改善が促進されるというエビデンスもいくつか報告されている[48,49]．これらの結果は，TKA後早期のNMESの実施が大腿四頭筋の随意的な筋活

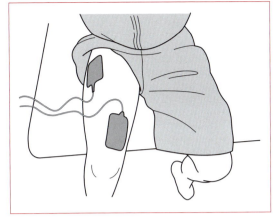

図7　神経筋電気刺激
個々の筋や筋群を直接電気刺激する治療方法であり，随意的な筋収縮ができない患者に対して筋活動を伴う運動を誘発する．

性化の低下を解決する手助けをし，大腿四頭筋の筋力低下を緩和することを示唆している．術後早期における積極的なNMESによる筋機能トレーニングは，特に弱化した患者のための術後理学療法にとって効果的なものとなり得る．

4　TKA前後の病期別における筋機能トレーニング

先述したとおり，膝OA患者は術前より量的な膝関節周囲筋の筋力低下だけでなく，質的な筋収縮のタイミングやインバランスが生じているため，これらに対し効果的な筋機能トレーニングを実施する必要がある．術前および術後の病期別[50]に筋機能トレーニングのポイントを述べる．

4-1　術　前

術前理学療法では筋機能の改善を得ることは難しく，疼痛によって筋緊張が高い状態に対してのアプローチが主となる．筋緊張については，膝OA患者では大腿四頭筋とハムストリングなどによる共同収縮の増大が報告されている(図8)[51]．これは膝関節の不安定性に対して共同収縮によって安定性を補償している，あるいは痛みによって生じる反射的な筋収縮（筋の防御反応）である可能性が考えられる．そのため，疼痛により防御収縮を起こして筋緊張が高い時は，筋リラクゼーションを行うことで筋の伸張性と滑走性の改善を行う．

また，大腿四頭筋に対して大腿四頭筋セッティング（図9）を疼痛のない範囲で行うが，量的な改善よりも質的な学習がメインとなる．大腿四頭筋セッティングの際に膝蓋骨の動きや大腿四頭筋の収縮のタイミングを理学療法士が実際に確認しながら，指導を行うとよい．

4-2　術　後

術後早期では，筋緊張異常が起こりやすい．原因として手術侵襲による組織の疼痛があげられ，

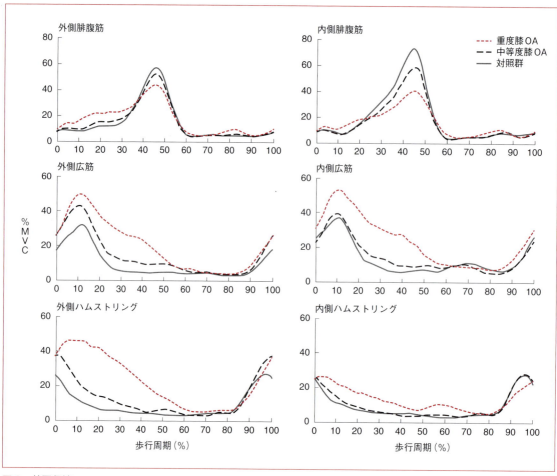

図8 共同収縮
中等度膝OA患者では，膝関節外側の筋の共同収縮，筋活動の大きさおよび筋活動時間の増大を示し，重度膝OA患者では，膝関節内側の筋の共同収縮の増大も示している．
(文献51)より引用)

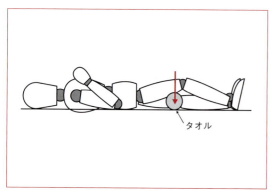

図9 大腿四頭筋セッティング
膝関節と床との間にタオルなどを丸めたものを置き，タオルを押しつぶすようにしながら，また足関節を背屈させながら，大腿四頭筋が収縮するのを意識させる．

これにより早期離床も妨げられる．筋緊張異常により，術側の下肢は内反尖足，膝関節伸展，股関節内転，骨盤挙上位といういわゆる中枢神経疾患の下肢伸展パターンと類似した筋緊張の亢進を認める場合が多いとされている (図10)[52]．特に膝関節において大腿直筋とハムストリングなどの二関節筋の筋緊張が亢進することが多い．そこでダイレクトストレッチングによるIb抑制，拮抗筋の自動運動を利用するIa抑制などの脊髄レベルでの抑制を利用したり，スリングやセラピストの自動介助を利用して，単関節筋のみを利用した運動を行うことで，二関節筋を抑制させたりして筋緊張

図10 術後下肢の筋緊張異常
（文献52）より引用）

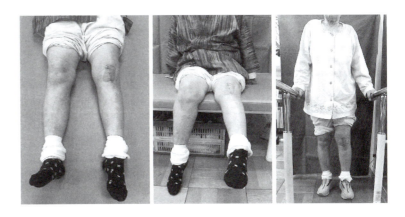

亢進を軽減させる（図11）．

また，運動後に膝の腫脹，熱感，疼痛がないことを確認することも重要である．関節水腫はAMIによる筋萎縮を招くので，術後早期はアイシングや適度な休憩をこまめに行うとよい．

4-3 術後1〜2週

　筋緊張を正常化させ，膝関節が単独で自動屈曲および伸展運動が可能となることが次の目標であり，この時期から積極的に筋力強化トレーニングを行っていき，随意的な筋活性化の改善を促していく．大腿四頭筋の筋力はTKA後の運動機能に影響を及ぼす因子であるため[53]，大腿四頭筋セッティングや△枕を利用した膝関節伸展練習を行う（図12）．単関節運動である非荷重の開放運動連鎖は，四肢の遠位端が空間の中で体幹に対して自由に運動するため，主に主動作筋が活動して拮抗筋の働きがほとんどみられないが，共同収縮が高いと拮抗筋の活動が高くなりやすい．また，背臥位での筋力トレーニングから端座位での膝関節伸展運動に移行していくが，骨盤後傾による二関節筋である大腿直筋の代償がみられることがあるので，代償運動の抑制を行いながら内側広筋の収縮が行われているかを確認しながら練習する．

　また，膝関節周囲筋の共同収縮を軽減させるために主動作筋と拮抗筋の相反抑制を正しく再学習することが重要である．例えば，背臥位にて踵を床につけたまま殿部に近づけるようにして，股関

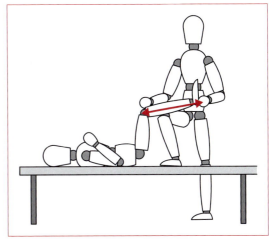

図11 セラピストの自動介助の利用
協調制御理論を利用して，セラピストが患者の下腿を長軸に平行に動かすのに対して自動介助を行う．大腿直筋とハムストリングの活動を抑制して，股関節の単関節筋の活動を促す．

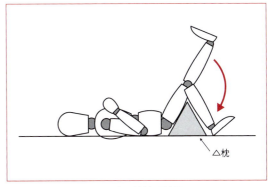

図12 △枕を利用した膝関節伸展練習
膝関節伸展位からの下腿運動による膝関節伸展筋の遠心性収縮も学習する．

2-4 筋機能トレーニング

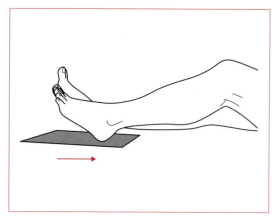

図13　ヒールスライド
背臥位にて踵をまっすぐ殿部に向かってゆっくり引き寄せていく．実際に背臥位の患者に対して，「股関節と膝関節を曲げてください」と指示すると踵がベッドから離れ，曲線運動を行う場合がある．つまりその運動では，股関節と膝関節が協調して動いておらず，股関節屈筋群や大腿直筋の制御がうまく行えていない状態と考えられる．

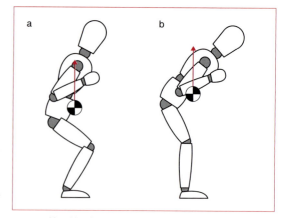

図14　協調性の低下した椅子からの立ち上がり動作
膝OA患者では椅子からの立ち上がり動作でもaの殿部離床からbのように最初に膝関節伸展が起こり，その後に股関節伸展によって体幹を直立位にするような動作がみられる．これは多関節を協調した動作が行えていない状態であり，股関節と膝関節の協調した運動を再組織化するように理学療法を行うべきである．

節屈曲と膝関節屈曲運動を行うヒールスライドを反復して行うことも有効である（図13）．また，筋収縮様式に関しては，等尺性収縮や求心性収縮よりも遠心性収縮の機能低下が著明に起こっていることが明らかになっている[54]．そのため，膝関節伸展後の屈曲運動において，大腿四頭筋の遠心性収縮を意識した練習も重要になる（図12）．

可能であればNMESを用いた筋活性化改善のためのトレーニングも積極的に利用していく．特に膝関節最終域での筋力低下であるextension lagの残存は，さまざまな機能的能力に影響を及ぼすので，積極的な改善を目指す．

4-4 術後2週～1ヵ月

これまでに獲得した分離した膝関節運動機能を立ち座り動作や歩行動作に応用し，ADLの改善を図っていく．特に股関節や足関節とともに多関節運動による筋の協調的運動の獲得を目指す．多関節運動である閉鎖運動連鎖は，四肢の遠位端（手や足）が固定された状態で近位の四肢関節や体幹が運動する．そのため，非常に不安定な運動環境下にあり，より高度で複雑な筋出力制御が要求されるため，主動作筋と拮抗筋の共同収縮に

よって効率的な動作が行えていない可能性がある．例えば，膝OA患者では椅子からの立ち上がり動作でも殿部離床後は最初に膝関節伸展が起こり，その後に股関節伸展によって体幹を直立位にするような動作がみられる．これは多関節を協調した運動が行えていない状態であり，股関節と膝関節の協調した運動を再組織化するように理学療法を行うべきである（図14）．したがって，身体重心の鉛直方向の制御時に直線的な移動ができていない場合は，股関節と膝関節が協調した運動を行えていないと解釈でき，原因となる筋の適切な出力制御ができるように再学習すべきである．

TKA後の歩行では，歩行立脚初期に膝関節屈曲運動が減少するdouble knee actionの消失がみられ，その結果として，歩行中の外部膝関節屈曲モーメントが減少する（図15）[55]．そのため，これらを改善させるために立脚初期時に外部膝関節屈曲モーメントを増大させることが可能になる動的な膝関節安定性を獲得することが重要である．スクワットやフォワードランジなどの荷重位での膝関節屈曲運動に対して，身体重心の鉛直方向の制御を適切に行える手法を導入すべきである．また，歩行遊脚期に膝関節屈曲角度が減少するstiff

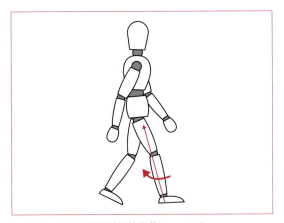

図15 歩行中の外部膝関節屈曲モーメント
（文献55）より引用）

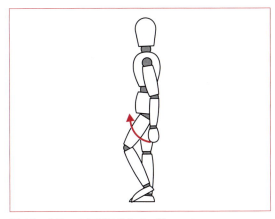

図16 立位での足踏み動作の一例
立位姿勢にて，協調した股関節屈曲運動と膝関節屈曲運動によりつま先を接地したまま，踵挙上を行う．これを左右交互に行っていく．

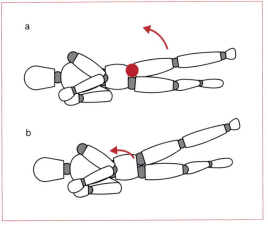

図17 股関節外転筋力運動
a：求心性収縮の際は，股関節中心を軸とした回転運動が望ましい．また，求心性収縮だけでなく，水平位の保持や遠心性収縮による股関節内転運動も行う．
b：股関節外転運動ではなくて腰背部筋の収縮による骨盤挙上の代償による下肢の挙上がみられる．

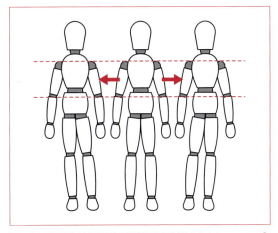

図18 股関節外転筋群の閉鎖運動連鎖でのトレーニング
立位での骨盤側方移動では，体幹傾斜が生じないようにし，股関節内転を意識させて運動を行い，側方移動からそのまま片脚立位を行い，骨盤水平位の維持に必要な股関節外転筋群の獲得を目指す．

knee gait がみられる．そのため，立位にて片脚の踵挙上を行うことで，股関節屈曲および膝関節の屈曲運動を生じさせ，左右交互に反復させる（図16）．これにより立脚後期から前遊脚期での適切な膝関節屈曲運動を再学習させることでstiff knee gait の改善を目指す．

また，股関節外転筋群の筋力低下に対する筋力増強運動もまた，膝OA患者の疼痛および身体機能を改善するとの報告がある[44]．力学的観点から考えると，歩行立脚初期での適切な股関節外転筋群の発揮は，骨盤の水平位の維持に重要な役割を果たしている．このことから単関節運動での股関節外転筋力増強（図17）だけでなく，歩行立脚期に適切な股関節外転筋群の発揮にて，骨盤の水平位の維持を獲得することが重要である（図18）．

ONE POINT ADVICE　私はこうする

　大腿四頭筋の筋機能トレーニングによって量的な筋力増大は可能であるが，膝 OA 患者において大腿四頭筋とハムストリングや腓腹筋による共同収縮によって膝スティフネスは増大することが報告されている[56]．TKA後にてこれらが残存することは stiff knee gait の原因となる可能性がある．そのため，膝関節周囲筋の共同収縮を軽減させるために主動作筋と拮抗筋の相反抑制を正しく再学習することが重要である．ただし，大腿直筋とハムストリングは骨盤に起始がある二関節筋であり，膝関節だけでなく股関節との協調が重要となる．以前より熊本ら[57]が提唱した協調制御理論では 1 対の二関節筋と両関節の 2 対の拮抗一関節筋からなるモデルから，それらが協調した活動をすることでエンドポイントである足関節の出力方向制御を行っていることが明らかとなっている．また，運動協調性を高めている状態とは，「運動のかたち」自体ではなく，「タスク」である運動課題に対して運動が調整されている状態であるといわれている[58]．つまり，単関節運動のみのトレーニングよりも踵を意識させ，踵を動かしたい方向に直線的に動かすことが可能になれば，股関節と膝関節の運動協調性を向上できる可能性がある．実際に背臥位の患者に対して，「股関節と膝関節を曲げてください」と指示すると踵がベッドから離れ，曲線運動を行う場合がある．つまりその運動では，股関節と膝関節が協調して動いておらず，股関節屈筋群や大腿直筋の制御がうまく行えていない状態と考えられる．また，例えば踵を図 19[59]のベクトル a の方向に動かす時に広筋群の活動が優位になるが，その際に踵を一直線に動かすことが可能か，また膝関節屈筋群の活動が抑制されているかを直接触診しながら確認し，患者に意識下で学習させることが重要である．

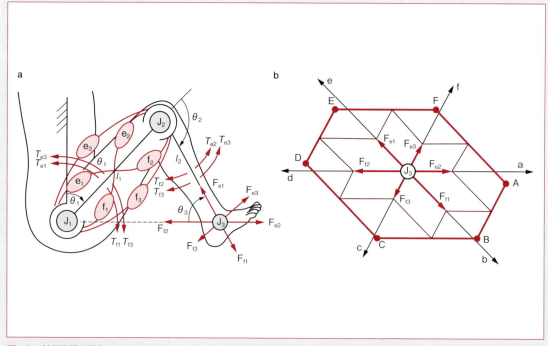

図 19　協調制御理論
下肢の 3 対 6 筋からなるモデルとそれに基づくエンドポイントである足関節の出力制御方向．足関節を動かしたい方向に直線的に動かすことが可能になれば，股関節と膝関節の運動協調性を向上できる．
a：下肢の実効筋力と出力の関係
b：下肢の主力分
（文献 59）より引用）

症例
TKA 後の適切な筋機能の改善がみられた症例

症例の TKA 術前評価は，杖なしで独歩安定して歩行可能であった．筋力 (Rt/Lt) は MMT が，膝関節伸展 4/3＋，股関節外転 4/3 であり，徒手筋力計では膝関節伸展 26.8/9.8 [kg]，股関節外転 13.3/6.3 [kg] であり，extension lag は認めなかった．左 TKA 術後 1 日目より膝関節周囲筋のリラクゼーション，術後 3 日目より股関節外転運動のトレーニング，術後 5 日目より大腿四頭筋セッティング，術後 6 日目より△枕を使用しての自動介助膝関節伸展練習を開始した．また，術後 3 日目より平行棒内での歩行を開始し，術後 4 日より歩行器歩行を開始した．術後 6 日目より疼痛に応じて平行棒内での荷重練習を開始した．荷重位での大腿四頭筋の筋機能トレーニングを開始した．術後 8 日目ではまだ extension lag が−10°であった．術後 14 日目より，独歩練習を開始するが，歩行時に膝関節を固める stiff knee gait の歩容が残存し double knee action の消失（図 20）がみられたため，平行棒内での荷重位での膝関節屈曲運動を促した．術後 18 日目では，歩行時の膝関節屈曲運動出現し，筋力は，膝関節伸展 5/4−，股関節外転 5/4，extension lag が−5°であり改善が認められた．本症例では，extension lag に対して共同収縮の増大により stiff knee gait が出現していた可能性があった．そのため，膝関節伸展 ROM 獲得とともに，立脚初期時に外部膝関節屈曲モーメントを増大させることが可能になる動的な膝関節安定性を獲得するトレーニングを実施できたことにより，stiff knee gait の改善および extension lag の改善が得られたと考えられる．

図 20　歩行時の膝関節運動
初期接地 (a) から荷重応答期 (b) までの膝関節運動がみられない．遊脚中期 (c) での膝関節屈曲角度が減少している．

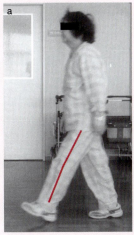
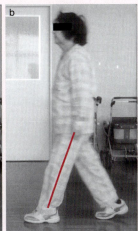
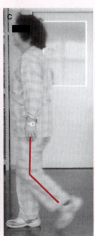

おわりに

TKA 後の筋機能トレーニングは，量的な筋力低下，筋萎縮の改善だけでなく，質的な筋収縮のタイミングやインバランスの改善を目指す必要がある．特に，大腿四頭筋とハムストリングや腓腹筋による共同収縮による筋緊張亢進に対して，適切なアプローチを行い，単関節運動だけでなく，多関節運動そして荷重位での動作改善により身体機能の向上が期待できる．したがって，膝関節周囲筋に生じるこれらに対し効果的な筋機能トレーニングを実施する必要がある．しかし，TKA の術後理学療法では，基本的にクリニカルパスに沿って理学療法を行っているのが現状であり，やみくもに画一的な筋機能トレーニングを行うのは推奨されない．膝 OA 患者の筋機能を詳細に把握し，個々の患者に応じた適切なテーラーメイドの理学療法を提供することが重要である．

文　献

1 ） Hsu RW, et al：Hybrid total knee arthroplasty：a 3-to 6-year outcome analysis. J Formos Med Assoc 97：410-415, 1998

2 ） Fukagawa NK, et al：Strength is a major factor in balance, gait, and the occurrence of falls. J Gerontol A Biol Sci Med Sci 50A：64-67, 1995

3 ） 加藤　浩：筋力増強運動. 運動療法学総論, 第 4 版, 吉尾雅春ほか編, 医学書院, 東京, 195-217, 2017

4 ） 谷　浩明：筋と筋収縮. 運動療法学総論, 第 4 版, 吉尾雅春ほか編, 医学書院, 東京, 49-58, 2017

5 ） 小柳磨毅：運動器系. 運動療法学総論, 第 4 版, 吉尾雅春ほか編, 医学書院, 東京, 140-157, 2017

6 ） Volpi E, et al：Muscle tissue changes with aging. Curr Opin Clin Nutr Metab Care 7：405-410, 2004

7 ） 木藤伸宏ほか：変形性膝関節症に対する筋力トレーニングのあり方. 理学療法 30：999-1009, 2013

8 ） Slemenda C, et al：Reduced quadriceps strength relative to body weight：A risk factor for knee osteoarthritis in women? Arthritis Rheum 41：1951-1959, 1998

9 ） Rice DA, et al：Quadriceps arthrogenic muscle inhibition：neural mechanisms and treatment perspectives. Semin Arthritis Rheum 40：250-266, 2010

10） 田仲勝一：変形性関節症（骨関節疾患）に対する筋力増強の指導法. 理学療法ジャーナル 46：349-355, 2012

11） Berman AT, et al：Evaluation of total knee arthroplasty using isokinetic testing. Clin Orthop Relat Res 271：106-113, 1991

12） Walsh M, et al：Physical impairments and functional limitations：A comparison of individuals 1 year after total knee arthroplasty with control subjects. Phys Ther 78：248-258, 1998

13） Perhonen M, et al：Strength training and neuromuscular function in elderly people with total knee endoprosthesis. Scand J Med Sci Sports 2：234-243, 1992

14） Rodgers JA, et al：Preoperative physical therapy in primary total knee arthroplasty. J Arthroplasty 13：414-421, 1998

15） Stevens JE, et al：Quadriceps strength and volitional activation before and after total knee arthroplasty for osteoarthritis. J Orthop Res 21：775-779, 2006

16） Petterson SC, et al：Time course of quad strength, area and activation after knee arthroplasty and strength training. Med Sci Sports Exerc 43：225-231, 2011

17） Mizner RL, et al：Early quadriceps strength loss after total knee arthroplasty. The contributions of muscle atrophy and failure of voluntary muscle activation. J Bone Joint Surg Am 87：1047-1053, 2005

18） Petterson SC, et al：Improved function from progressive strengthening interventions after total knee arthroplasty：a randomized clinical trial with an imbedded prospective cohort. Arthritis Rheum 61：174-183, 2009

19） Slemenda C, et al：Quadriceps weakness and osteoarthritis of the knee. Ann Intern Med 127：97-104, 1997

20） Hurley MV, et al：Improvements in quadriceps sensorimotor function and disability of patients with knee osteoarthritis following a clinically practicable exercise regime. Rheumatology 37：1181-1187, 1998

21） Gür H, et al：Concentric versus combined concentric-eccentric isokinetic training：Effects on functional capacity and symptoms in patients with osteoarthrosis of the knee. Arch Phys Med Rehabil 83：308-316, 2002

22） Gür H, et al：Muscle mass, isokinetic torque, and functional capacity in women with osteoarthritis of the knee. Arch Phys Med Rehabil 84：1534-1541, 2003

23） Hurley MV, et al：The influence of arthrogenous muscle inhibition on quadriceps rehabilitation of patients with early, unilateral osteoarthritic knees. Rheumatology 32：127-131, 1993

24） Stackhouse SK, et al：Measurement of central activation failure of the quadriceps femoris in healthy adults. Muscle Nerve 23：1706-1712, 2000

25） Mizner RL, et al：Voluntary activation and decreased force production of the quadriceps femoris muscle after total knee arthroplasty. Phys Ther 83：359-365, 2003

26） Berth A, et al：Strength and voluntary activation of quadriceps femoris muscle in total knee arthroplasty with midvastus and subvastus approaches. J Arthroplasty 22：83-88, 2007

27） Gapeyeva H, et al：Quadriceps femoris muscle voluntary isometric force production and relaxation characteristics before and 6 months after unilateral total knee arthroplasty in women. Knee Surg Sports Traumatol Art 15：202-211, 2006

28） Berth A, et al：Improvement of voluntary quadriceps muscle activation after total knee arthroplasty. Arch Phys Med Rehabil 83：1432-1436, 2002

29） Ling SM, et al：Transitions to mobility difficulty associated with lower extremity osteoarthritis in high functioning older women：Longitudinal data from the Women's Health and Aging Study Ⅱ. Arthritis Rheum 55：256-263, 2006

30） Jones DL, et al：Update on hip and knee arthroplasty：Current state of evidence. Arthritis Rheum 53：772-780, 2005

31） Dickstein R, et al：Total knee arthroplasty in the elderly：patients' self-appraisal 6 and 12 months postoperatively. Gerontology 44：204-210, 1998

32） Finch E, et al：Functional ability perceived by individuals following total knee arthroplasty compared to age-matched individuals without knee disability. J Orthop Sports Phys Ther 27：255-263, 1998

33） Noble PC, et al：Does total knee replacement restore normal knee function? Clin Orthop Relat Res 431：157-165, 2005

34） Stratford PW, et al：Performance measures were necessary to obtain a complete picture of osteoarthritic patients. J Clin Epidemiol 59：160-167, 2006

35) Walker DJ, et al：Measured ambulation and self-reported health status following total joint replacement for the osteoarthritic knee. Rheumatology 41：755-758, 2002

36) Mizner RL, et al：Quadriceps strength and the time course of functional recovery after total knee arthroplasty. J Orthop Sports Phys Ther 35：424-436, 2005

37) Valtonen A, et al：Muscle deficits persist after unilateral knee replacement and have implications for rehabilitation. Phys Ther 89：1072-1079, 2009

38) Furu M, et al：Quadriceps strength affects patient satisfaction after total knee arthroplasty. J Orthop Sci 21：38-43, 2016

39) Mizner RL, et al：Preoperative quadriceps strength predicts functional ability one year after total knee arthroplasty. J Rheumatol 32：1533-1539, 2005

40) 津村　弘：変形性膝関節症の管理に関する OARSI 勧告 OARSI によるエビデンスに基づくエキスパートコンセンサスガイドライン（日本整形外科学会変形性膝関節症診療ガイドライン策定委員会による適合化終了版）．日内会誌 106：75-83, 2017

41) Jenkinson CM, et al：Effects of dietary intervention and quadriceps strengthening exercises on pain and function in overweight people with knee pain：randomised controlled trial. BMJ 339：b3170-b3170, 2009

42) Lim BW, et al：Does knee malalignment mediate the effects of quadriceps strengthening on knee adduction moment, pain, and function in medial knee osteoarthritis? A randomized controlled trial. Arthritis Rheum 59：943-951, 2008

43) Runhaar J, et al：Identifying potential working mechanisms behind the positive effects of exercise therapy on pain and function in osteoarthritis；a systematic review. Osteoarthritis Cartilage 23：1071-1082, 2015

44) Costa RA, et al：Isokinetic assessment of the hip muscles in patients with osteoarthritis of the knee. Clinics 65：1253-1259, 2010

45) Moffet H, et al：Effectiveness of intensive rehabilitation on functional ability and quality of life after first total knee arthroplasty：a single-blind randomized controlled trial. Arch Phys Med Rehabil 85：546-556, 2004

46) Silva M, et al：Knee strength after total knee arthroplasty. J Arthroplasty 18：605-611, 2003

47) Thomas AC, et al：Quadriceps/hamstrings co-activation increases early after total knee arthroplasty. Knee 21：1115-1119, 2014

48) Lewek M, et al：The use of electrical stimulation to increase quadriceps femoris muscle force in an elderly patient following a total knee arthroplasty. Phys Ther 81：1565-1571, 2001

49) Stevens JE, et al：Neuromuscular electrical stimulation for quadriceps muscle strengthening after bilateral total knee arthroplasty：A case series. J Orthop Sports Phys Ther 34：21-29, 2004

50) 山田英司：人工膝関節置換術後の理学療法．運動器疾患の病態と理学療法，森山英樹ほか編，医歯薬出版，東京，20-27, 2015

51) Hubley-Kozey CL, et al：Co-activation differences in lower limb muscles between asymptomatic controls and those with varying degrees of knee osteoarthritis during walking. Clin Biomec 24：407-414, 2009

52) 山田英司：術後の筋緊張．極める変形性膝関節症の理学療法，斎藤秀之ほか編，文光堂，東京，251-261, 2014

53) Mizner RL, et al：Altered loading during walking and sit-to-stand is affected by quadriceps weakness after total knee arthroplasty. J Orthop Res 23：1083-1090, 2005

54) Hortobágyi T, et al：Aberrations in the control of quadriceps muscle force in patients with knee osteoarthritis. Arthritis Rheum 51：562-569, 2004

55) Huang SC, et al：Effects of severity of degeneration on gait patterns in patients with medial knee osteoarthritis. Med Eng Phys 30：997-1003, 2008

56) Zeni JA, et al：Dynamic knee joint stiffness in subjects with a progressive increase in severity of knee osteoarthritis. Clin Biomech 24：366-371, 2009

57) 熊本水頼：二関節筋と運動制御．リハ医 49：631-639, 2012

58) Schöner G：Recent developments and problems in human movement science and their conceptual implications. Ecol Psychol 7：291-314, 1995

59) 大島　徹：トレーニング応用．二関節筋—運動制御とリハビリテーション—，熊本水頼編，医学書院，東京，164-170, 2008

2 治 療
5 疼痛の捉え方とその対応

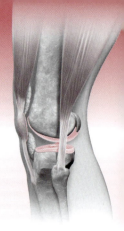

平川善之

はじめに

人工膝関節全置換術（total knee arthroplasty：TKA）は，主に末期の変形性膝関節症（knee osteoarthritis：膝 OA）患者の膝痛を改善し，活動性や QOL の向上を目的になされるもので，わが国の重点課題である健康寿命の延伸までも可能とする手術である．

TKA の満足度は 82～89％との報告があり[1]，一定の成果を収めている手術ではあるが，術後 20％ほどに術後痛が遷延し，慢性化するとの報告[2]があり，顕著な術後痛とその残存は患者満足度を低下させる主要因となる[1,3]．

1 痛みとは

1-1 痛みの定義

国際疼痛学会では，痛みを「組織の実質的または潜在的な傷害と関連した，あるいはこのような傷害と関連して述べられる不快な感覚的・情動的体験である．」とし，さらに「痛みは，不快な感覚性・情動性の体験であり，それは組織損傷を伴うもの，または伴っている可能性のあるものと，そのような損傷があるような言葉で表現されるものがある」と定義している．多少難解な表現であるが，① 明らかな組織損傷に伴って生じる痛みと，② 明らかな組織損傷がない，もしくは回復しているにもかかわらず生じる痛みが患者の表現する痛みには内包されていることを示している．また近年，痛みには多面性があることが知られている[4]．感覚的側面，情動的側面，認知的側面（図1）[4]である．感覚的側面とは痛みを感じることそのものであり，主に急性痛を意味する．痛みの重症化・慢性化とともに情動的・認知的側面の関与が強くなり，これらは痛みの結果であると共に重症化・慢性化の原因ともなる．多くの患者は感覚的側面の痛みから始まり，情動的・認知的側面の介入によって，痛みは複雑化されていくことが多い．

1-2 痛みの捉え方

筆者は痛みの 3 つの側面に基づき，運動器疾患の痛みに対するリハビリテーションを実践するために必要となる治療カテゴリーとして，運動学的要因，精神心理的要因，認知機能的要因に分類して評価と治療戦略を構築している（図 2）．

一方で，本書のテーマである TKA においては，これら 3 つの側面とともに，まず念頭に置くべき要因として，置換された関節そのものに由来する痛みがある．TKA に至る術前の膝関節痛が TKA 術後の痛みに与える影響や，人工関節に置換された後の関節周囲由来の痛みの原因を把握する必要がある．

図1 痛みの多面性

感覚的側面とは，痛みが「どこが痛いのか」「どんな痛みなのか」「どの程度の強さの痛みなのか」といった痛みの部位や強度の識別，ならびに痛みの種類を同定するものである．これは痛覚受容器の興奮に基づき体性感覚野によって識別されるものである．また情動的側面とは，痛みに対し不安や焦りなどの不快な情動を表すものであり，主に扁桃体，島，前帯状回や前頭前野の活動ならびに機能不全が関与する．認知的側面は，自己の経験した痛みに対する過去の記憶やそれに基づく予後予測などが含まれ，各個人が痛みに意味を与えるものである．

（文献4）を基に一部改変）

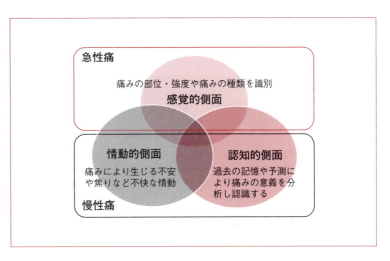

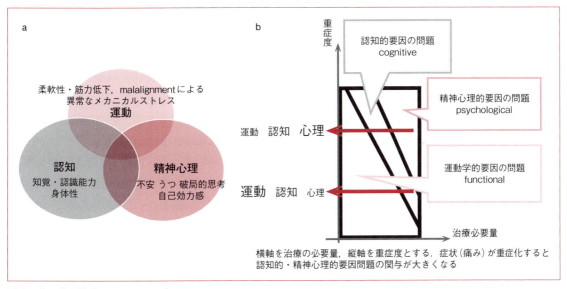

図2 痛み治療戦略のためのカテゴリー

a：運動学的要因とは，柔軟性や筋力の低下，malalignmentなどから，関節やその周囲の組織にメカニカルストレスが生じた結果の痛みである．精神心理的要因とは，不安感やうつ，破局的思考や自己効力感といったものが含まれる．認知機能的要因とは，自身の身体そのものや，自身の身体の運動を正確に知覚し認識する能力を指す．そのために必要となる機能の一つに，正確な身体イメージに基づいた運動イメージが相当する．

b：これら3つの要因はそれぞれが痛みの原因ともなり，かつそれぞれが影響・修飾しあい痛みの程度を増悪させ得るものである．症状が重度かつ長期化した患者では，運動学的要因と共に精神心理的要因や認知機能的要因が強く関与していく．

よって本項では，痛みの捉え方として，関節そのものより生じる痛みに関し概説した後に，運動学的要因，精神心理的要因，認知機能的要因がTKA術後の痛みに与える影響について整理したい．

1-3 関節そのものから痛みを捉える

TKA術後痛に対しては，関節内因性と関節外因性に分類することが一般[5]である．このことからAlves[6]およびPrestonら[7]の報告をもとに，TKA術後痛の原因とされる要因について表1に示す．我々理学療法士（PT）は，こうした要因を把握した上で，主治医や看護師と情報を共有しつつ，術後リハビリテーションを管理する必要がある．特に術後の患部状態のチェック（炎症反応の

表1 ◆TKA の術後痛

関節内因性の痛み	関節外因性の痛み
• 感染 • instability • component の設定不良 • loosening • 骨融解や component 周囲の骨折 • ポリエチレンの損傷 • arthrofibrosis • 膝蓋骨のトラッキング異常 • 膝蓋骨関節面の非置換 • component などのミスサイズ • 滑膜炎や滑膜の関節内への浸潤 • 膝窩筋腱の機能障害	• 軟部組織の問題 　－鵞足炎・膝蓋腱炎・四頭筋腱炎・腸脛靱帯炎 • 関連痛（股関節疾患など） • 神経障害 　－神経腫/伏在神経の損傷 　－末梢性ニューロパチー 　－complex regional pain syndrome • 精神心理学的問題（不安・うつ・線維筋痛症） • 血管性疾患（動脈瘤・血栓症） • その他の疾患：Paget 病・RA・足部障害

（文献 6, 7）を基に作成）

管理，感染の予防など）や，内外反および内外旋ストレステストを中心とした instability の確認，component 周囲の異常な痛みのチェック，など術後膝関節の状態を確認できる必要がある．

さらに Preston ら[7]は，これらの要因のほかに留意すべき biomarker として，術前および術後の炎症反応をあげている．Honsawek ら[8]は，CRP（C-reaction protein）や炎症性サイトカインである IL-6 が術後痛に重要な biomarker であるとし，Hall ら[9]は，術前の CRP や IL-6 が高い症例は，術後の痛みや機能回復に悪影響を与えることを報告している．こういった炎症性サイトカインは，膝 OA の症状進行要因としてあげられている[10, 11]．また滑膜炎の進行が膝 OA の症状進行に関与していることが報告されているが[12, 13]，TKA の術後痛においても，術前の滑膜炎による炎症レベルが術後痛に関与しているとする報告がある[14]．また TKA 患者の多くは肥満の問題を抱えている．肥満による過荷重は component 破損の悪影響を与えることは容易に理解できるが，肥満によって肥大化した肥満細胞から分泌されるレプチンなどのアディポカインにより，炎症性サイトカインが高値となることが報告され[15]，肥満その

ものが慢性炎症を惹起させる可能性が報告されている．TKA 術前の痛みレベルが術後の痛みの予測因子となる報告は多々あるが，これはこういった要因が TKA 術後も残存することを意味するものであろう．

1-4 運動学的要因から痛みを捉える

ここでは，膝関節に加わるメカニカルストレスによる痛みを運動学的要因として考えていく．TKA 術後にメカニカルストレスから生じる膝痛には，術前・術後の膝関節の特性や，隣接関節である足・股関節や体幹・胸郭を含めた姿勢の影響が考えられる．ここでは，膝，足，股関節を中心に稿を進める（図3）．

① 膝関節

元来，TKA は重度の膝 OA 患者になされるものである．膝 OA 患者の膝痛には，膝蓋‐大腿（patella-femoral：PF）関節，大腿‐脛骨（femoral-tibial：FT）関節の malalignment が関与する．TKA 術後においても同様であるが，TKA 前の痛みや，手術により術後に生じる痛みが混在することになる．

PF 関節では，膝蓋骨の位置（高/低位，左右変位，傾斜など）を注意すべきである．TKA 術後は大腿四頭筋の筋力低下や，術前から生じている膝蓋腱の短縮などにより，膝蓋骨低位をきたし，膝蓋下脂肪体や滑膜が炎症を起こすことで，膝前面痛（anterior knee pain：AKP）を呈する症例が多い[16, 17]．

FT 関節では，膝 OA 患者において，前額面での内反変形による内側関節面への過荷重が痛みの原因となるが，水平面での脛骨の内外旋のmalalignment も痛みに関与する．Saari ら[18]は，膝 OA 患者の膝屈伸運動時の FT 関節の alignment 変化を調査し，膝 OA 患者では健常者と比較して，膝伸展に伴う下腿の内旋運動が減少し，常に下腿外旋位にあることを示した．また同様に Matsui ら[19]は，TKA 術前患者の膝 alignment を調査し，膝内反角度が強いほど脛骨外旋位であることを報告している．このような FT 関節の malalignment

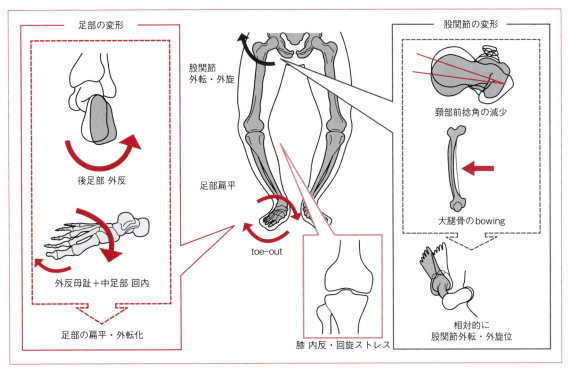

図3 膝OAの代表的な下肢の変形
膝OA患者の足・股関節の代表的な変形を示す．こうした隣接関節の変形は，膝の変形と痛みに対応した形態であるが，それが膝のメカニカルストレスの原因ともなる．

はTKAにより劇的な改善を示す[20]が，術後の膝痛にFT関節間のmismatch（大腿骨に対し脛骨に回旋性のズレが生じること．大腿骨内旋－脛骨外旋など）が関与することが報告されている[21, 22]．Nakaharaら[23]は，TKA術後患者の段差昇降動作中のFT関節のalignmentを調査し，人工関節の脛骨componentがわずかでも内旋位に設置されることで，荷重下では脛骨は外旋に誘導され，その結果，大腿骨に対し脛骨は外旋位となるmismatchが生じることを報告している．そしてこの荷重下での脛骨の外旋誘導には，腸脛靱帯の緊張が関与すると推測している．事実，Mericanら[24]は屍体膝を用い，大腿四頭筋の緊張を維持した状態で，腸脛靱帯に段階的に緊張を負荷することで，膝蓋骨の外側移動および外側傾斜が生じるとともに，脛骨の外旋が増強されることを報告している．このような脛骨の外旋はQ-angleの増大を生じさせ，TKA術後のPF関節周囲の疼痛

の原因となることが報告されている[25]．問題なく手術されたTKAにおいても，術後の関節には多少の遊び（joint play）があり，筋収縮や荷重条件により，脛骨が外旋方向に誘導されることにより，PF関節の圧迫による痛みや，膝蓋骨周囲の軟部組織の伸張・圧縮ストレスが生じ，痛みを誘発することが推測できる．

このため理学療法アプローチは，膝蓋骨の上下・内外側への柔軟性の改善や大腿四頭筋の筋力強化とともに，膝関節の回旋alignmentを適切に評価し，大腿骨に対し脛骨が外旋している状態に対しては，腸脛靱帯や膝窩筋などの脛骨を外旋させる働きを持つ筋群の柔軟性改善や，内側ハムストリングスのような脛骨内旋作用を有する筋群の強化などのアプローチが重要となる．また，このような回旋alignment異常による膝痛は，立ち上がりや歩行時に多くみられる症状である．このような荷重動作での膝痛には隣接関節からの上行性

および下行性の運動連鎖が関与している.

② 隣接関節

(1) 足関節・足部・足趾

扁平足や外反母趾などの足部変形は，膝OA患者に多くみられる．また足部変形度とThe Western Ontario McMaster Universities Osteoarthritis Index（WOMAC）との相関が認められており，足部機能の低下は，膝痛のみならず，日常生活障害にも影響することがわかっている[26]．これより，内反変形型の膝OAにおける足部変形の特徴を，後足部・中足部・前足部に分けて紹介する（図3）.

内反型膝OAの後足部は，脛骨に対し外反位にあるとする報告が多い．この後足部外反は膝の内反変形の度合いに関連するとされ，膝関節内反による重心の外側偏位を代償するためとされる[27, 28]．また中足部は，過度な回内位を呈するとする報告が多い[29]．中足部の過度な回内は，内側アーチの低下を意味し，足部での支持性（剛性）の低下を招く．これは，立脚中期の姿勢の不安定性と関連する．次に前足部は，横アーチの低下と外反母趾がその代表的な特徴であろう．膝OA患者の60％ほどが外反母趾を有しているとされ[26]，外反母趾と横アーチの低下は関連があるとされる．またこの外反母趾は足部の扁平化と関連し[30]，扁平化した足部は，膝痛や膝関節内顆関節面の軟骨損傷の危険因子となることが報告されている[31]．さらに足部全体は，外転（toe out）しており[32, 33]，これは膝関節にかかる外部外反モーメントを減少させる役割があると考えられている[34]．このことから，膝OA患者の足部の特徴は，後足部が外反し中足部は回内，前足部は外反母趾を伴う横アーチの低下した状態，つまり扁平化した足部変形を呈し，歩行時足部はtoe-outしていることが多いことを示唆できる（図3）．こうした足部の扁平化は，立ち上がりや歩行時など荷重動作において支持性を低下させ，上行性運動連鎖から膝関節へは内外反や内外旋ストレスを生じさせることになる．

このメカニカルストレスは膝痛の原因となる．

ではこの膝OA患者の足部変形は，TKA術後どのような変化をきたし，またTKA後の膝痛にどのような影響を与えるのであろうか．Choら[35]は195膝を対象に，TKA術前と術後6週，1年，2年時点で膝関節と後足部のalignmentを評価し，術後6週には後足部は外反から内反傾向となり，術後1年，2年まで変化なく維持されていることを報告している．このことから，術後早期に膝の内反角度の矯正に見合う後足部のalignment変化が必要であることを報告している．またNorton[36]らは，こうした膝alignmentの変化に，後足部がstiffness状態であれば適応できず，膝痛や足痛の原因になると報告している．さらにSaitoら[37]は，TKA術前と術後1年の患者の足関節痛に着目し，術後に足関節痛が改善した患者は，中足部の過回内の改善と後足部の内反化が生じていることを示した．こうしたことから，術後成績に足部機能が関与し，後足部のalignmentとともに中足部の過回内の改善，つまり剛性の向上が術後成績の向上のためにも必要であるとしている．このようにTKA術後においても，術前の低下した足部機能が残存することにより，上行性運動連鎖から膝関節に内外反や内外旋ストレスが生じることで，前述した大腿骨－脛骨間がmismatchなmalalignmentを誘導し，膝痛を生じさせることが考えられる．

(2) 股関節

膝OA患者の歩行中，立脚初期のloading responseに膝痛を訴えることが多い．この時膝関節には，急激な膝の内反・外側偏位（lateral thrust）が生じていることが観察できる．この際，膝関節には外部膝関節内反モーメント（KAM）が生じており，この力が膝関節内側関節面の変形に関与し，このlateral thrustと膝痛が，膝OA症状の進行に関与していることが報告されている[38]．また，この内反とともに，下腿の急激な外旋運動が生じていることがわかっている[39]．このphaseで膝OA患者の股関節は，健常群と比較し

て外転位にあり，姿勢の安定性に必要となる外反モーメントは低下していることが報告されている[40]．これには膝 OA 患者の変形が膝周囲のみではなく，大腿骨や股関節にも及んでいることが関与していると考えられる．Mochizuki ら[41]は，Kellgren–Laurence 分類 3，4 の膝 OA 患者 169 名（女性 136 名）を対象に，大腿骨形状を調査し，健常者群と比較した結果，膝 OA 群では男女ともに大腿骨頚部前捻角度が有意に低いことを報告している．さらに，大腿骨の bowing（大腿骨が外側方向へ弓形になること）は，健常者群より膝 OA 群が，男性群より女性群が，より強い傾向であることを報告している．こうしたことから，膝 OA 患者の股関節は相対的に外転・外旋位になると推定できる（図 3）．この股関節外転・外旋位は，下行性運動連鎖により loading response 時の膝内反に波及すると考えられる．これに対し，Barrios ら[42]は，立脚期に股関節を内転内旋方向に力を入れて歩く「medial thrust」を促すことで，loading response 時の KAM が減少することを報告している．膝 OA の外転筋力が，同年健常者と比較して低値なのかという疑問については，さまざまな報告がなされているが[43]，膝 OA の進行に股関節機能も関与していることは一定の見解[32]もあり，膝 OA ならびに TKA 術後患者に対し股関節の可動域や筋力向上は重要なアプローチ対象である．TKA 術後に股関節形状が変化するか否かに関する報告は，筆者の収集した範囲ではみられなかったが，TKA 術後においても膝関節に mismatch となるような malalignment（膝内反・

下腿外旋）を生じさせないために，股関節に対するアプローチは重要で，特に股関節内転内旋および伸展の柔軟性改善，内・外転および内旋筋力の強化は必要であることが推測できる．

表 2 ◆ 痛みの評価ツール

痛みの程度の評価	
VAS （Visual Analogue Scale）	白紙に 100 mm の線を引き，左端が全く痛くない状態，右端を想像できる最高の痛みとして，現在感じる痛みの程度を，患者に印をつけさせ，左端からの距離を計測する．
NRS （Numerical Rating Scale）	その時の痛みの程度を，全く痛くないを 0，最高に痛い状態を 10 とした 11 段階で評価する．
VAS や NRS は簡便に使用できる評価方法であり，TKA 術後早期であれば，朝・昼・夜など細かく聴取することで，より患者の状態把握に有用となる．	
痛みを含めた日常生活の機能・能力障害の評価	
WOMAC （Western Ontario and McMaster Universities Osteoarthritis index）	世界的に広く使用されている．痛み，こわばり，日常生活能力障害を含む
JKOM （Japanese Knee Osteoarthritis Measure）	WOMAC を基に日本特有の生活様式を取り入れている
OKS （Oxford Knee Score）	機能的・能力的障害度を 12 項目で評価する
KOOS （Knee injury and Osteoarthritis Outcome Score）	スポーツに関連する質問項目が含まれる

■2 痛みの評価の流れ

TKA 術後の痛みの評価ツールは，簡易的な方法として VAS（Visual Analogue Scale）や NRS（Numerical Rating Scale）が用いられ，機能障害や日常生活障害の評価として，膝 OA の疾患特異的評価尺度が用いられる（表 2）．

痛みを評価する際，まず痛みの問診が重要となる．問診の際は，術中所見や術後 X 線写真を念頭に入れたうえで行う必要がある．痛みは安静時痛と動作時痛に分類して聴取するとよい．特に動作時痛はどこが，どんな風に，どうした時に，を詳細に聴取する．痛みを生んでいる構造物をできるだけ限局して評価した上で，術中所見や画像所

【問診】

内容			留意点	
安静時痛		強くなる時間帯(日内変動),天候との関連,睡眠との関連　など		
動作時痛	どこが	finger～palm sign	痛みを生む構造物(筋? 靱帯? 軟部組織?)は何か	
	どんな風に	突っ張るような　潰れるような	患者の言葉で表す　どんなストレスが生じているか	
	どうした時に	痛みを生む動作(詳細に)どのような関節運動で痛いのか	痛みの構造物にどんなメカニカルストレスが生じているか	

↓ どのようなストレスが,何に,どのような関節運動で生じているのか

単関節運動	屈伸・内外反・内外旋の組み合わせ(徒手的操作を加える)	痛みが誘発 or 増悪	どうすれば避けられるか	強化すべき/柔軟性を改善すべき筋や軟部組織は何かを考察
		痛みが軽快 or 消失	どうすれば誘導できるか	
荷重下での評価	屈伸・内外反・内外旋の組み合わせ(徒手的操作を加える)	痛みが誘発 or 増悪	どうすれば避けられるか	隣接関節からの運動連鎖を考察
		痛みが軽快 or 消失	どうすれば誘導できるか	

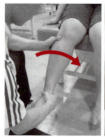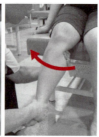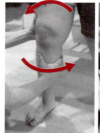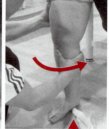

単関節での操作　　　　　　　　　　　　　　　　　　　　　荷重下での操作

徒手的操作を加えつつ屈伸運動を行い,痛みの増減を確認する.図左は内旋操作,右は外旋操作を加えている

荷重状態で軽度の屈伸動作を行い,その際に徒手的に内外旋操作を加え,痛みの増減を確認する.図左は内旋操作を加えている.右は足部の影響を判断するため,タオルを利用し内側アーチのサポートを加え痛みの変化を評価している

図4　痛みの評価の流れ
患者の抱える痛みを捉えるために筆者の行っている評価の流れを示す.

見との整合性を判断する.また鵞足や膝蓋下脂肪体など痛みの好発部位では,どのような関節運動により生じる痛みか,屈伸のみでなく内外反・内外旋を加えて判断するとよい.非荷重下での単関節運動で,痛みを軽減もしくは増悪させる動きを判断できれば,治療の選択肢は断定しやすくなる.また歩行や立ち上がりなど荷重状態での痛みにおいても同様に,痛みを軽減もしくは増悪させる関節運動を徒手的に誘導し,それぞれに関与する足・股関節の影響を考察する必要がある(図4).その際に,上述した足・股関節の変形特性を考慮して評価を行う.

しかし,器質的に説明できない痛みや,広範囲な痛み,再現性が判断し難い痛みなどが,強くかつ長期にある場合は,以下の精神心理的要因や認知的要因を重点的に評価する.

2-1 精神心理的要因から痛みを捉える

痛みの強度や慢性化に,精神心理的要因が如何に関与するかを理解するためには,痛みに関連する脳活動を知る必要がある.

末梢の痛覚受容体から伝えられた痛み信号により,大脳内では一次・二次体性感覚野(S1,S2),前帯状回(ACC),島皮質(IC),前頭前野(PFC),視床,側坐核(NAc),扁桃体(AMY)が活動する[44,45](図5).この中でS1,S2は,「どこがど

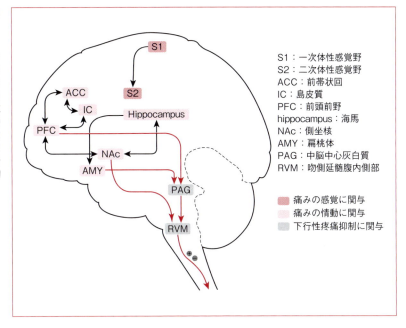

図5 痛みの脳活動（下行性疼痛抑制と報酬系）

感覚野は痛みを感覚として捉え，識別することに関与する．海馬や扁桃体は痛みの記憶に関わり，負の記憶は前頭前野の活動を抑制させ，下行性疼痛抑制の働きを減弱させる．一方，目標達成などの成功体験は，側坐核など報酬系の働きを活性化し，前頭前野の活動向上から，意欲を生み出す．これは中脳中心灰白質や腹側被蓋野を活性化させ，下行性疼痛抑制が適切な機能を持つ．

（文献44）より引用）

S1：一次体性感覚野
S2：二次体性感覚野
ACC：前帯状回
IC：島皮質
PFC：前頭前野
hippocampus：海馬
NAc：側坐核
AMY：扁桃体
PAG：中脳中心灰白質
RVM：吻側延髄腹内側部

■ 痛みの感覚に関与
■ 痛みの情動に関与
■ 下行性疼痛抑制に関与

う痛い」といった痛みの部位や程度の認識に関連するが，ACC，IC，PFC，NAc，AMYは，痛みにより生じる情動に関与する．痛みを負ったことによる嫌悪感や，痛みに対する恐怖心，不安感や負の予測などがこれに相当する．この情動に関連する脳領域は，痛みの慢性化とともに機能不全が生じ，またこの機能不全が痛みの慢性化に関わることがわかっている[46]．こうした情動反応には，個人の元来の気質やその時の心理状態などが影響を与えることになるため，患者個々人によりその反応の質や程度が異なってくる．痛みに関わる心理状態として，うつ[44]，不安[47]，pain catastrophizing[48]，運動恐怖心[49]が挙げられるが，これらの心理状態には，前述した情動に関連する脳領域の活動異常が報告されている．

TKA術後痛の強度や慢性化に影響する心理的要因としても，うつ，不安，health care，pain catastrophizing，運動恐怖心，期待感などは報告されている[50, 51]．うつはHospital Anxiety and Depression Score（HADS）で，不安はState Trait Anxiety Index（STAI），pain catastrophizingはPain Catastrophizing Scale[52]（PCS），運動恐怖心はTampa Scale for Kinesiophobia（TSK）で評価されることが多い．なかでもTKAの術後痛に関与する要因としては，pain catastrophizingが多く検討されてきている[53~55]．pain catastrophizingは痛みに対する破局的思考と訳される．これは痛みに固執し，痛みを悪い方向に予測する心理状態と定義されている[56]．つまり痛みに対し，不安や恐怖から，痛みが治らないと思い込む心理といえる．これに対し認知行動療法などで不安を解消することにより，PFCやACCを含め，痛みに関連する脳領域の機能回復と共に，pain catastrophizingの改善が図られることが報告されている[57]．このような精神心理的側面に対するアプローチとして患者教育が重要とされている．またヒトは元来痛みを制御する機構を持っている．下行性疼痛抑制といわれるもので，中脳中心灰白質（periaqueductal gray：PAG）の活動が重要な役割となる[44, 58]．この活性化にはPFCの活動が重要とされており（図5），そのためには目標達成感や成功体験といった報酬系が重要視されている．詳細は後述するが，術後適切な目標設定を行い，成功体験をfeedbackしつつ共有することで，NAc

といった報酬系が活性化し，PFCやPAGが適切に作動することで下行性疼痛抑制による痛みのコントロール機能が働くことになる[59]．

また痛み信号が伝達する領域には，扁桃体や海馬といった記憶に関わる領域が含まれている．このことから，TKA術後に「（手術した膝を）動かすこと＝痛い」と記憶されるのは避けなければならない．他動・自動いずれにせよ，膝の運動と痛みが関連づけられると，ひいては「動かそうと思うだけで痛い」との負の予測を生むことにつながる．このような状態は，術肢の不動化や使用頻度の減少を助長し，「不使用の学習（learned-non use）」を生じさせる[60]．そのため，TKA術後極早期のアプローチは非常に繊細な注意を払いつつ行う必要がある（私はこうする）．術後初めに膝を動かす際には，患者は膝内の人工物が壊れるのではないか，術創が離開するのではないかといった多くの不安を抱えていることを念頭に置かなければならない．そのためには術前より術後早期のリハビリテーションの内容を十二分に説明し，PCSの高い症例には術前より術後のシミュレーションを行うなど，症例の不安点に合わせた配慮が必要である．

2-2 認知的要因から痛みを捉える

TKAを含めた整形外科的術後患者が「（手術をした患肢の）イメージがはっきりできない」「（患肢が）どう動いているか，目で見ないとわからない」「（患肢を）動かしたいけど，どこに力を入れていいかわからない」「（患肢が）自分の身体と思えない」といった訴えを聞くことがある．このように自己の身体の認知（身体性の認知）には，自己の身体が自分のものであるという「身体所有感（sense of ownership）」と，自己の身体運動を行っている主体は自分自身であるという「運動主体感（sense of agency）」を必要とする[61]．Galearら[62]は慢性疼痛患者（complex regional pain syndrome：CRPS）の47％が，この身体性の低下した症状であるneglect-like symptoms（NLS）を有していること

を報告している．我々は，このNLSが膝OA患者の膝痛に関与していることを報告[63]し，またTKAの術後痛に関しても，NLSとpain catastrophizingが術後痛の強度とその予後に関与することを報告[64]した．このNLSの原因として，Galear[65]らは末梢神経損傷と自律神経障害から中枢神経の機能不全が生じることが原因と推察している．またLewisら[66]は，CRPS患者のNLSは身体知覚能力の障害により，中枢神経の再地図化（remapping）がされることから生じるとしている．さらにVartiainenら[67]は，CRPS患者において，患部S1の体部位再現領域が狭小化し，後頭頂葉（posterior parietal cortex：PPC）の活動が減弱していることを示したうえで，この感覚受容の欠如とPPCの機能低下がNLSの一因であろうとしている．PPCは体性感覚・視覚・聴覚・前庭からの平衡覚，といった感覚情報を統合し，身体イメージが形成される場所とされる．このようにNLSは知覚能力とその統合能力の低下が影響して現れる症状である．McCabeら[68]は体性感覚と視覚情報が不一致の状況を作り出すことで健常者でも痛みが生じることを報告している．知覚機能の低下により生じる，他種感覚統合機能の低下がNLSを生み，さらに痛みを増悪させる要因であると考えられる．ではこの知覚機能の低下はなぜ生じるのであろうか．

膝OA患者において，膝関節周囲の表在感覚である2点識別覚[69, 70]や，膝関節屈伸[71]および内外反[72]の関節位置覚が低下していることが報告されているが，こういった知覚機能の低下は，膝関節の変形などによる感覚受容器の障害のみにより生じるものではない．強い痛みが慢性化することによって，痛み領域の感覚機能の低下と身体イメージの低下が生じることが報告され[73]，さらにこの時，S1の関連領域の狭小化が生じていることもわかっている[74, 75]．さらにPlegerら[76]は，慢性疼痛患者のS1，S2領域の狭小化は，患者の抱える痛みの強度と有症期間との間に関連があることを報告している．このようなS1や一次運動

186 ■ Ⅲ 理学療法実践　2 治療

野(M1)の可塑的変化は，痛みのみではなく，固定による不使用によっても生じることが報告されている[77,78]．また Alshuft ら[79]は，膝 OA 患者を対象に大脳皮質の構造的調査を行い，右眼窩部，下頭頂小葉，左中前頭回，前頭極（前頭前野）の灰白質の減少が認められることを報告し，かつその減少量は痛みの有症期間と相関があるとしている．これらの領域は，前述したように身体感覚の統合や，それに基づく身体イメージの形成に関与する領域である．つまり膝 OA 患者では，関節構成体の障害のみでなく，痛みそのものによっても知覚機能は低下し，身体イメージ能力は不正確になると考えられる．このことは，TKA 術後患者において，術前の膝 OA の段階で，感覚機能とその統合能力が低下していることを示しており，さらに術後痛や術後の不動により，知覚機能の低下はより生じやすくなっていることが考えられる．

この NLS の評価として Frettlöh ら[80]は Neglect-Like Symptoms score を用いている．その内容は，① 痛い部位は意識しなければ動かないですか？ ② 痛い部位を思い通りに動かすためには，全神経を集中させる必要がありますか？ ③ 痛い部位が勝手に動くことがありますか？ ④ 痛い部位は自分の身体の一部ではない気がしますか？ ⑤ 痛い部位は感覚がない気がしますか？ というもので，①～③ は患肢の運動主体感を評価するもの（motor neglect），④⑤ は患肢の身体所有感を評価するもの（cognitive neglect）と分類することができる．また近年，Nishigami ら[81]は，この身体知覚異常の評価として The Fremantle Knee Awareness Questionnaire（FreKAQ）の日本語版の有効性を立証し，pain catastrophizing scale やうつ（HADS）および運動恐怖心（TSK）と有意な相関があることを報告している．

ではこのような NLS 症状に対し，どのようなアプローチが有効なのであろうか．これまで述べてきたように，NLS には感覚（表在・深部）機能とその統合により形成された身体イメージおよび運動イメージの低下[82]が関与している．よって術後早期から適切な知覚機能を再構築する必要がある．この知覚機能へのアプローチとして，Moseley ら[83]は，CRPS 患者に触覚の大きさなどを識別する弁別課題を行うことで，感覚機能の改善とともに，痛みの減少が得られたことを報告している．また ACL 再建術後[84]や肩関節 impingement 障害[85]患者に対し，知覚機能へアプローチすることでリハビリテーション効果が向上することが報告されている．具体的な評価とアプローチ例を筆者の経験した症例を示す．

ONE POINT ADVICE

私はこうする：術後早期のアプローチ

TKA 術後早期は，筋力トレーニングとして muscle setting や open kinetic chain（OKC）での膝屈伸運動が，また関節可動域回復のため，自動・他動での関節運動が開始される．筆者は，いきなり患側膝を動かすのではなく，非術側膝を自動・他動で動かし，その運動感覚や筋収縮感（特に膝屈曲時の内側ハムストリングス）などを確認し，同等のものが術側でも感じられるか，などを確認しながら，膝の関節運動と痛みが関連しないことを患者と確認しつつアプローチしている（図 6）．

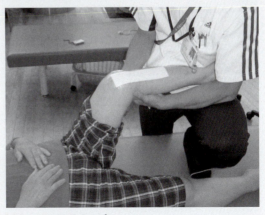

図 6 術後早期のアプローチ

症例

TKA を施行され通常であれば自宅生活も可能な時期であるが，痛みが強く，歩行が困難な症例

70歳代，男性，右TKA術後4週．歩行器歩行レベル．

【基礎情報】
- ✓ 術中所見異常なし
- ✓ 術後感染なし

【疼痛評価】
- ✓ 大腿中央より左下肢全体に痛み
- ✓ 特に術創周囲に安静時痛
- ✓ 歩行時 膝の内側に痛み 歩容は棒脚状

【運動機能評価】
- ✓ 膝関節可動域
    伸展−5° 屈曲120°
- ✓ 膝伸展筋力
- ✓ MMT 4レベル

【精神心理評価】
- ✓ PCS：38/52（中強度）
- ✓ HADS：12/21（軽度うつ）

【認知機能】
- ✓ 表在感覚：検査不可
- ✓ 関節位置角（膝）：中等度低下
- ✓ NLS：21/50（中等度障害）
- ✓ 身体イメージ
    右下肢が太く，短い気がする（図7）
- ✓ 運動イメージ2/5
 （膝の屈伸をイメージ 完全にイメージ可を5とし主観的に返答）

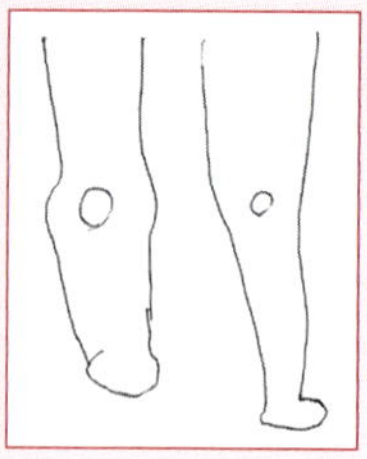

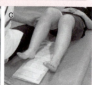

図7　症例の自画像

PCS：Pain Catastrophizing Scale, HADS：Hospital Anxiety and Depression Scale, NLS：Neglect-Like symptoms Scale

> 膝の運動機能は改善しているが，患側膝の知覚能力（表在・深部感覚）が低下し，NLSとともに身体・運動イメージの低下が認められる

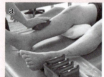 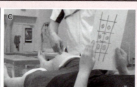 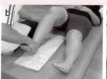

図8　NLS・身体イメージ改善を目的とした課題
左膝を中心に左下肢の知覚能力向上を目的に，接触させたクッションの硬さの弁別課題 (a) および左下肢全体を細分化（番号付け）し (b)，触った番号（部位）を弁別する課題 (c)．身体イメージが鮮明化することで，広範囲に広がった痛みを限局的にすることができた．

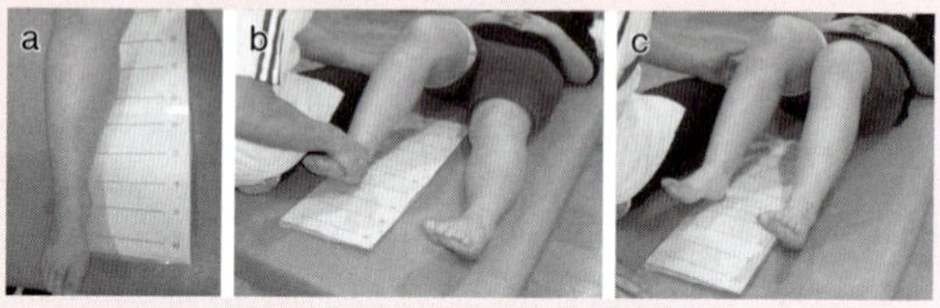

図9　運動イメージ改善を目的とした課題
等間隔に書いた目盛りを置き (a)，他動にて踵の位置が何番かを認知する課題 (b)．他動から自動へ，単肢から両肢へと移行する (c)．この時代償運動の出現に注意した．また膝関節の動きを，膝痛や膝関節以外の感覚で，認識しないよう注意を促した．

> 知覚能力の改善とともに，NLSやイメージ能力が改善し，徐々に痛みが減少

ONE POINT ADVICE

私はこうする：代償運動 (alignment-筋収縮-運動感覚)

> 膝屈曲時の定型的な代償運動
> 股：内転・内旋
> 膝：外旋・外反
> 足：背屈・外反（もしくは底屈・内反）

- ✓ 正常な主動作筋の働きはない
    ⇒腰部筋，股関節屈曲筋，足底屈筋の過剰収縮
- ✓ 正常な alignment ではない
    ⇒膝周囲の痛みの原因となる
- ✓ 正常な運動感覚は生じない
    ⇒過剰収縮筋の筋収縮感を感じている

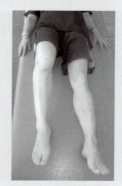

図10　代償運動

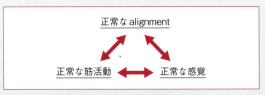

図 11　alignment-筋活動-感覚

膝関節の回旋 malalignment（特に外旋）は，膝関節周囲の痛みの原因となるため注意が必要であるが，こうした malalignment では，関節運動の適切な運動感覚は生じない．また適切な運動感覚が生じていなければ，適切な筋収縮は生じない．例えば，TKA 術後早期など，背臥位で膝屈曲を促した際，図 10 のような代償運動がよく観察される．正常であればハムストリングスの筋収縮感があるはずである．しかし写真のような代償運動が生じている際，患者は腰部・股関節や足関節など主動作以外の関節運動感覚や筋収縮感を感じ，その感覚により膝屈曲運動を認識している．これが代償運動を助長することになる（図 11）．

適切なアライメントは適切な筋収縮のもと，適切な運動感覚が生じやすく，逆に適切な運動感覚は適切なアライメントと筋収縮を誘導することになる．アプローチに際し，客観的な筋収縮や alignment のみではなく，筋収縮感といった患者の主観を確認しながら行うことが重要である．

2-3 痛みを捉えるための知識―感作―

痛みの感作とは，痛み情報を末梢組織で受容し，脊髄から大脳へ伝達され，認知に至る過程内に生じる機能障害により，痛みを過剰に強く，広くかつ長く感じる状態である[59,86]．「痛みに過敏」「痛がりさん」といった表現を臨床で聞くことがあるが，これには感作が関わっている可能性がある．感作には末梢性・中枢性感作がある．末梢性感作とは，炎症反応などに伴い末梢の刺激受容器の反応閾値が低下した状態である．中枢性感作とは，脊髄レベルにおいて，炎症が持続して生じている関節からの入力を受け取る脊髄後角ニューロンからの応答が増強された状態を示す．また脳レベルにおいては，大脳皮質の構造的変化や脳内ネットワークの変化などがこれに相当する[87]．こういった各レベルの感作により，膝 OA 患者において膝関節周囲の圧痛閾値が低下していると報告されている[88]．また膝 OA 患者の膝痛が，X 線などからの関節変形度に関する所見とは必ずしも一致しない理由にも，感作の影響が考えられている[89]．Lundblad ら[90]は，TKA 術後 18ヵ月の膝痛の強度に，術前の膝の痛み閾値が低下した状態が関与していることを示し，その原因としてこうした感作が影響していると考察している．また Artndt-Nielsen[91]は，膝周囲の圧痛閾値が低下した状態は，TKA 後の痛みの改善により健常者レベルに回復するが，TKA 後に一定の痛みが慢性化した症例では，圧痛閾値が低下した状態が改善していないことを報告している．また Kim ら[92]は TKA 術前患者を対象に，中枢性感作を Central Sensitization Inventory（CSI）を用いて評価し，CSI が 40 以上を high group，40 未満を low group として両 group を比較した結果，high group では術後 1ヵ月・3ヵ月の満足度が低く，かつ術後 3ヵ月の術後痛強度が，low group と比較し odds 比が 5.091 で強かったと報告している．さらに Kim ら[93]は，セロトニンとノルエピネフリン（ノルアドレナリン）の不足により下行性疼痛抑制が低下し，中枢性感作と痛覚過敏が生じると仮説し，セロトニンおよびノルエピネフリンは術創の治癒に必要であることから，術創の治癒が遷延化することとなり，このことが術後痛の強度にも影響すると報告した．ではこの感作の生じていると判断される患者への対応は，如何にすべきだろうか．まず感作の評価として，前述した CSI が主に用いられている[94,95]．治療的対応として，Nijis ら[96]は中枢性感作を悪化させるものとして，pain catastrophizing などの認知 - 感情要因，痛みへの過敏性，病態に関する受け入れの欠如，うつ的思考，不平等感などの不適応な病識を挙げている．また Murphy ら[97]はさらに疲労やうつ症状，睡眠障害が影響すると報告している．こういった要因は患者の心理面に対するアプローチの重要性を示唆している．このことから Lluch ら[98]は認知行動療法や神経科学に関する患者教育がその対策になることを報告しているが，同時に中枢性感作に対する効果的なアプローチ方法は未だ明らかではないとしている[99]．

▍2-4 痛みを捉えるための知識─神経障害性疼痛(neuropathic pain：NP)─

NP とは，「体性感覚神経系に対する障害や疾患によって生じている疼痛」と定義されている[100]．日本ペインクリニック学会の「神経障害性疼痛薬物療法ガイドライン」[101]にも NP の原因となりうる疾患として，手術後後遺症(術後遷延性創部痛など)が分類されている．その発生機序は十分には解明されていないが，関節局部の損傷と炎症により末梢神経に損傷をきたすことが原因とされている[102]．症状としては「灼けるような」「ひりひりするような」「刺すような」と表現されるような表在性の痛みがこれにあたる．TKA 術後 6ヵ月時点で 13～14％の患者が NP を有するとする報告[103, 104]があり，比較的無視できない数であることがわかる．NP を有する患者では膝の stiffness や機能障害が強く，うつや pain catastrophizing が高く，術後の患者満足度が低いことが報告[104, 105]されており，NP が運動機能や精神心理状態に影響することがわかる．また Albayrak ら[106]は既婚か否か(独身)，学歴(低学歴)，仕事(活動性の高い仕事)，術前の痛みが NRS 3 以上，術前の歩行距離が低い患者は NP の危険因子としている．NP の評価は，Self-Leeds Assessment of Neuropathic Symptoms and Sign(S-LANSS)，pain DETECT や本邦で開発された神経障害性疼痛スクリーニング質問表などが使用される[107]．治療手段としては薬物療法や神経ブロック，脊髄刺激療法が中心[101]となる．詳細は専門書にて確認していただきたい．

3 痛みに対する医療のパラダイムシフト

これまで TKA 術後の痛みを捉えるため，「関節そのもの」「運動学的要因」「精神心理的要因」「認知的要因」といった視点から痛みを整理し，より痛みを捉えるため，感作や神経障害性疼痛に関して概説した．しかし，そもそも TKA の目的は，「膝痛の解消による活動性の増大と QOL の向上」にある．平成 28 年国民生活基礎調査[108]によれば，関節疾患は要支援に至る基礎疾患の第 1 位である．高齢社会のわが国は，活動性の維持・向上による健康寿命の延伸は最重要項目の一つであるが，TKA 術後患者の術後活動量は，同年健常者の活動量にまでは至っておらず[109]，健康増進のために推奨される身体活動量に達している TKA 術後患者は，およそ半数しかいないとの報告[110]もある．このことから，術後早期から活動性を回復させ，健康寿命の延伸に結び付ける必要がある．

その点においては，術後リハビリテーションの視点を痛みの解消のみにこだわっていてはならない．術後経過の中で「痛みをとることが中心の医療」から「ある程度の痛みを有しながらも，活動性を向上させる医療」そして「痛みに固執せず，健康寿命延伸を目指した運動習慣の習得を促す医療」へとパラダイムシフトしつつ，地域生活につなげていく必要がある(図 12)．

「ある程度の痛みを有しながらも，活動性(歩行量)を向上させる医療」とは急性期から亜急性期に入る時期である．この時期は，明確な短期・長期の目標設定を行い，自己効力感(self efficacy：SE)を高めながら，適切な活動量の増加を誘導する必要がある．この際，患者には痛み

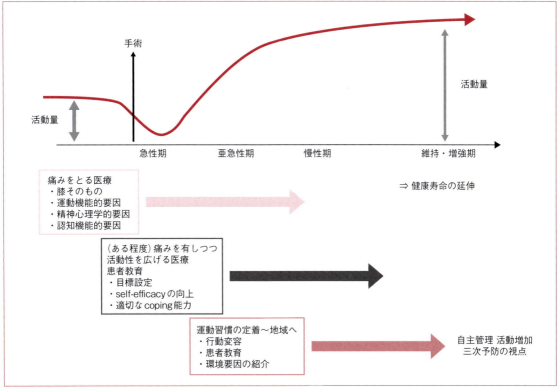

図12 治療コンセプト
TKA術後の治療コンセプトの時系列変化．痛みの消去にこだわらず，病期に合わせて「活動性を広げる医療」「運動習慣を促す医療」へと，医療者がパラダイム変化を誘導する必要がある．

に対するcoping（対処能力）を指導し，歩数を含めた活動量の増加には，高過ぎず低過ぎない目標値の設定と，活動量の結果との見直しを図りながら誘導するactivity pacingを促す必要がある．当院では活動量を歩数で管理し，この歩数を基盤としたactivity pacingを実践している．慢性疼痛患者にはこのpacingを苦手としている場合が多く，注意が必要である．この時期はこういった概念を取り入れたアプローチと患者教育が重要となる．

そして「**痛みに固執せず，健康寿命延伸を目指した運動習慣の習得を促す医療**」とは，慢性期から維持・増強期の時期である．健康寿命の延伸のために必要となる，痛みに固執せず運動習慣の習得を促すための運動指導と患者教育へと移行していく必要がある．このような治療概念のパラダイムシフトを行うためには，PTのみならず，医師はもちろんのこと作業療法士（OT）や看護師などが同一の概念を持ち，それぞれが持つ専門性と役割を発揮する必要がある．

以下に「活動性を向上させる医療」と「運動習慣の習得を促す医療」に関し，当院の活動も含めて紹介する．

3-1 ある程度の痛みを有しながらも，活動性を向上させる医療

前述したように，TKA患者の術後活動量は十分なレベルに達していないとする報告が多い．このTKA術後活動量の増加に影響する因子として，痛みや術前の活動量[109]，高いBMI，女性，糖尿病や腎障害といった合併症の有無[111]，下肢筋力[112]などが報告されているが，一方で，こういった身体機能要因のみでなく，SEといった精神心

理的要因も重要であることが報告されている[113]. Taniguchi ら[114] は TKA 術後 6 ヵ月の活動量には Time Up and Go テストといった運動機能とともに gait SE といった精神心理的要因も重要であることを報告している. 我々は, TKA 術後 2 週[115], 4 週[116]の術後早期の活動量 (歩数) に影響する要因を, 術後痛の程度, 身体機能要因, 精神心理的要因から検討した結果, 術後痛の強度とともに, 痛みに対する自己効力感 (pain SE) が両時期ともに関与することを報告した. pain SE とは, 痛みを有した状態でも身体活動を行える自信があるのかを問うもの[117]である. しかし闇雲に活動量を向上させることは術後痛の増悪を生む可能性もある. 適切な休息 (安静) をとりながら, 活動量を増加させることが重要であり, これは活動時間と休息時間の調整を基盤とした activity pacing である. この activity pacing は, 慢性疼痛患者の活動量管理に重要とされている[118, 119]. 我々は, 術後の活動量を, 万歩計を使用して計測し, 患者には「活動日記」として日々の歩数や痛みなどをつけることにより, 適切な活動量の向上 (pacing) を促している[120]. 図 13 にはその例を示す. この活動日記により, 患者自身が自己の活動量を monitoring することが可能となり, 平均的な活動量の回復過程との比較や, 目標値の設定などが行えるようになり, 自己管理能力を向上させることにつながる. こういった目標に対する進行度を自己管理していくことは目標達成に重要であり[121], 目標達成は SE の向上につながる. さらに活動日記を用いることは, 医師や病棟看護師, PT や OT といった多職種間での情報共有ツールとしても有用である.

① TKA 術後リハビリテーションにおける OT の役割

TKA 術後リハビリテーションにおいて, 明確な目標設定を行うことは重要である. 当院では OT により術後早期の段階で目標設定に関する面談を行い, Canadian Occupational Performance Measure[122] (COPM) を用いた目標設定と達成度評価を実践している. COPM に関する詳細は成書に譲るが, 慢性疼痛患者に対し COPM を用いて目標達成を促すことで, うつや不安といった心理状態や疼痛, pain SE, 機能障害に改善がみられることが報告されている[123]. 当院の調査においても, TKA 患者に対し COPM を用いた目標設定を適切に行うことにより, pain catastrophizing の軽減が認められている[124].

このように整形外科領域における OT の役割は多岐にわたる[125]. 単に ADL 指導に偏重するのではなく, 医療の目標・目的が達成できるためのガイド役を担う必要がある. そのために, 患者の抱える背景 (独居など) や住宅状況などの生活環境の確認, 自助具や家屋改造など介護保険サービスの調整とともに, 患者の心理状態へのアプローチが重要となる. そのための具体的なアプローチ方法の一つに認知行動療法 (cognitive behavior therapy: CBT) がある. CBT とは認知 (ここでは頭の中で生じる考えやイメージを指す) のあり方に働きかけて, 情緒状態を変化させることを目的とした精神療法である. TKA 術後患者に CBT を適応することで, 運動恐怖心や pain catastrophizing, 膝痛が改善することが報告されている[126]. また Seminowicz ら[127] は, 慢性疼痛患者に CBT を行うことで, pain catastrophizing の軽減と精神的健康感や抑うつ状態の改善が図られ, この時前頭葉の活動が活性化していることを示し, この脳活動の変化が疼痛抑制系の賦活につながる可能性を述べている. しかし CBT 単独のアプローチでは, その効果は限定的であり, 一般的な運動療法と組み合わせて行うことで, 痛みや身体機能の改善が見込めることが報告されている[128]. こうしたことを踏まえ, PT と OT がそれぞれの専門性を発揮して, 包括的なアプローチを実践する必要がある.

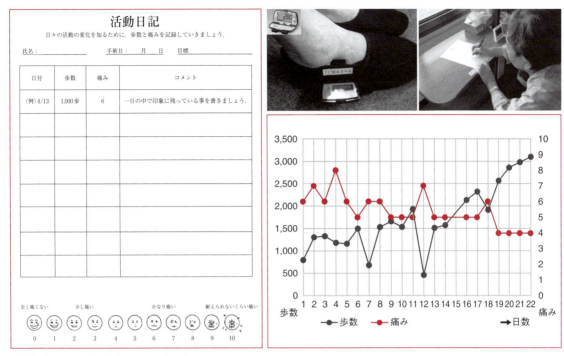

図 13　活動日記を用いた pacing 指導
当院で実践している活動日記（左）．患者の靴に万歩計を取り付け，日々の歩数と痛み，その日の出来事などを記載してもらう（右上）．活動日記には 1 週間の目標なども記載することで目標設定と達成感につながる．日々の痛みの変化をグラフ化し，患者にフィードバックすることで，痛みがありながらも活動性が向上していること，適切に歩数を向上させると痛みは増悪しないこと，など pacing の指導となる．
（文献 120）より引用）

② この時期の患者教育—痛みそのものとその対応方法—

痛みに対する患者教育の効果には，痛みの発生に関する神経生理学的機序を内容に取り込んだ教育が効果的であると報告されている[129, 130]．しかしこういった患者教育は，単独では十分な効果がなく，理学療法と組み合わせて行われることで効果があるとされており，急性期治療に患者教育の視点を取り入れることで痛みを早期に軽減させ，痛みの慢性化への予防になることが期待できる[131]．

この時期に必要となる患者教育の重要な項目の一つとして，痛みに対する coping 能力を身に付けることがある．coping とは，痛みなどのストレスが生じた場合に対処する，意図的な思考や行動を指す．Riddle ら[132]は TKA 術前の膝 OA 患者の coping 能力を評価し，coping 能力の低い患者ほど WOMAC pain が強く，pain catastrophizing が高い傾向にあることを示し，術前の coping 能力が術後成績に影響を与える可能性があることを報告している．さらに Riddle ら[133]は pain coping skill training（目標設定，疼痛対処方法の指導，リラクゼーション，活動量のコントロール）を実施した群が，術後の痛みや生活機能，pain catastrophizing が改善していることを報告している．具体的な coping 方法の指導内容には，痛みがなぜ生じるのか，神経生理学的な機序も踏まえて教育内容に加える必要がある．そして RICE（rest, icing, compression, elevation）など，痛みが出現した際の具体的な対応方法を，わかりやすく理解させる必要がある．

また，この時期には痛みが本当に解消されるの

表3 ◆ 当院の患者教育内容

	教育内容		教育内容
第1章	高齢者の社会的背景	第6章	リハビリテーション栄養
第2章	筋力低下および虚弱の概要	第7章	減量
第3章	変形性膝関節症の痛み	第8章	自己管理
第4章	慢性痛への対応	第9章	エコロジカルモデル地域の活動紹介
第5章	身体活動		

(福岡リハビリテーション病院版)

か，退院後の生活も含めた将来への不安を訴えることが多い．そのことから，現状の痛みがどのように変遷するのか，また1ヵ月，半年，1年後の生活は一般的にどのようになっているのか，など先が見える説明を行い，不安感の解消に努める必要がある．我々は，TKA術前および術後に，術後経過などを示したビデオとパンフレットを作成し，PT・OTや看護師が説明を行う患者教育を行った．その結果術後3週時点でPCSが低下し，術後5週での痛みが減少する結果が得られた[134]．患者の病期に合わせ，患者が必要とする情報や教育内容を実施することで，不安の解消に繋がり，痛みの軽減に関与できる．

このように痛みに対する患者教育については，「慢性疼痛治療ガイドライン」[131]においても，治療計画や治療の概要の教育を行い，患者の意思決定を支援すること，また回復予後を説明することで安心感を与え，活動性を維持することの有効性を教育することが重要としている．こうした内容を段階的に，患者の必要とする時期に適宜行うことが重要である．

3-2 運動習慣の習得を促す医療

近年フレイルに対する対策の重要性が示唆されている．フレイルとは「虚弱」や「老衰」を意味する「frailty」の日本語訳であり，「加齢とともに心身の活力（運動機能や認知機能など）が低下し，複数の慢性疾患の併存などの影響もあり，生活機能が障害され，心身の脆弱性が出現した状態であるが，一方で適切な介入・支援により，生活機能の維持向上が可能な状態像」と定義されている[135]．このフレイルの状態になることで，死亡率の上昇や身体能力の低下から要支援状態に陥りやすくなるとされ，その予防のために，栄養状態の改善とともに適切な運動の実施が必要とされる[136]．Hiraseら[137]は地域住民を対象にfrailtyと痛みについて調査し，frailtyの高い群がより痛みが強く，さらに痛みの程度とpain catastrophizingが高いほどfrailtyの傾向にあることを報告している．

膝OAによる膝痛は，frailtyの危険因子として挙げられている．その機序としてMisraら[138]は，膝痛や大腿四頭筋の筋力低下による活動性の低下や，慢性の炎症反応そのものがfrailtyの危険因子になるとしている．またVeroneseら[139]は膝OAの中でも膝痛の強い方がfrailtyの確率が高いことを報告している．こうしたことは，TKA術前からすでにfrailtyの患者が存在することを示している[140]．TKAを行った後であっても，TKA患者の活動量が，同年健常者と比較して低い水準であることは前述したが，TKAの最終的な目標が除痛による活動量の向上ひいては健康寿命の延伸であることから，運動習慣の定着に向けたアプローチは重要である．

① この時期の患者教育

運動習慣の定着に向けたアプローチでは，実際の運動方法の指導と，患者教育が必要となる．この時期の患者教育の内容として，当院では，健康寿命の延伸が重要となっている社会的背景，運動の重要性，栄養，痛みについてなどを中心に行っている（表3）．このような目的で行われる運動教室への参加・不参加に影響する要因としては，運動による痛み増悪への恐怖心[141]や，運動に対する自己効力感[142, 143]，痛み，運動の重要性や健康管理に関する正確な情報の有無，長期的な目標設

定，自己管理能力やストレスなどの心理的障害[144, 145]など，身体および心理的要因など多要因が関与することが報告されている．運動を教えるのみではなく，現在の痛みやその不安点など，対象者の心理状態を考慮した内容を設定する必要が

ある．

さらに運動を継続して行うためには環境因子が重要となる．地域資源の紹介など，地域活動とのつながりを誘導することも重要である．

おわりに

本項では，TKA後の痛みの要因を紹介した．これらのことを念頭に，一人の患者を包括的に評価し，治療プログラムを設定することが重要である．しかし一方で，時系列の中で痛みを取る医療

に盲従することが，リハビリテーション治療におけるゴールの不明化，治療の遷延化を招くことにつながる．患者の状態を見ながら，時系列に沿って医療の目的を変化させる必要がある．

文献

1) Canovas F, et al：Quality of life after total knee arthroplasty. Orthop Traumatol Surg Res 104：S41-S46, 2018
2) Hofmann S, et al：The painful knee after TKA：a diagnostic algorithm for failure analysis. Knee Surg Sports Traumatol, Arthrosc 19：1442-1452, 2011
3) Dickstein R, et al：Total knee arthroplasty in the elderly：patients' self-appraisal 6 and 12 months postoperatively. Gerontology 44：204-210, 1998
4) 松原貴子ほか：ペインリハビリテーション，三輪書店，東京，2-10，2011
5) Becker R, et al：The painful knee after total knee arthroplasty. Knee Surg Sports Traumatol Arthrosc 19：1409-1410, 2011
6) Alves WM Jr, et al：Pain following total knee arthroplasty-A systematic approach. Rev Bras Ortop 45：384-391, 2015
7) Preston S, et al：Towards an understanding of the painful total knee：what is the role of patient biology? Curr Rev Musculoskelet Med 9：388-395, 2016
8) Honsawek S, et al：Relationship of serum IL-6, C-reactive protein, erythrocyte sedimentation rate, and knee skin temperature after total knee arthroplasty：a prospective study. Int Orthop 35：31-35, 2011
9) Hall GM, et al：Relationship of the functional recovery after hip arthroplasty to the neuroendocrine and inflammatory responses. Br J Anaesth 87：537-542, 2001
10) Felson DT, et al：Synovitis and the risk of knee osteoarthritis：The MOST study. Osteoarthritis Cartilage 24：458-464, 2016
11) 山田治樹ほか：膝OA進行を予知するマーカー．BJN Japan 6：497-501，2016
12) 福井尚志ほか：早期OAにおける滑膜病変の意義．BJN Japan 6：511-518，2016
13) Gandhi R, et al：The synovial fluid adiponectin-leptin ratio predicts pain with knee osteoarthritis. Clin

Rheumatol 29：1223-1228, 2010
14) Gandhi R, et al：Inflammatory predictors of ongoing pain 2 years following knee replacement surgery. Knee 20：316-318, 2013
15) de Boer TN, et al：Serum adipokines in osteoarthritis；comparison with controls and relationship with local parameters of synovial inflammation and cartilage damage. Osteoarthritis Cartilage 20：846-853, 2012
16) Petersen W, et al：Anterior knee pain after total knee arthroplasty：a narrative review. Int Orthop 38：319-328, 2014
17) van Jonbergen HPW, et al：Determinants of anterior knee pain following total knee replacement：a systematic review. Knee Surg Sports Traumatol Arthrosc 22：478-499, 2014
18) Saari T, et al：Knee kinematics in medial arthrosis. Dynamic radiostereometry during active extension and weight-bearing. J Biomech 38：285-292, 2005
19) Matsui Y, et al：Rotational deformity in varus osteoarthritis of the knee：analysis with computed tomography. Clin Orthop Relat Res 433：147-151, 2005
20) Watanabe S, et al：Change in tibiofemoral rotational alignment during total knee arthroplasty. J Orthop Sci 19：571-578, 2014
21) Lützner J, et al：Patients with no functional improvement after total knee arthroplasty show different kinematics. Int Orthop 36：1841-1847, 2012
22) Bell SW, et al：Component rotational alignment in unexplained painful primary total knee arthroplasty. Knee 21：272-277, 2014
23) Nakahara H, et al：Rotational alignment of the tibial component affects the kinematic rotation of a weight-bearing knee after total knee arthroplasty. Knee 22：201-205, 2015
24) Merican AM, et al：Iliotibial band tension affects patellofemoral and tibiofemoral kinematics. J Biomech 42：1539-1546, 2009

25) Mizuno Y, et al：Q-angle influences tibiofemoral and patellofemoral kinematics. J Orthop Res 19：834-840, 2001

26) Guler H, et al：Effect of coexisting foot deformity on disability in women with knee osteoarthritis. J Am Podiatr Med Assoc 99：23-27, 2009

27) Tanaka T, et al：Radiographic analysis of the lower limbs using the hip-calcaneus line in healthy individuals and in patients with varus knee osteoarthritis. Knee 24：1146-1152, 2017

28) Mullaji A, et al：Persistent hindfoot valgus causes lateral deviation of weightbearing axis after total knee arthroplasty. Clin Orthop Relat Res 469：1154-1160, 2011

29) Levinger P, et al：Foot posture in people with medial compartment knee osteoarthritis. J Foot Ankle Res 3：29, 2010

30) Steinberg N, et al：Relationship between lower extremity alignment and hallux valgus in women. Foot Ankle Int 34：824-831, 2013

31) Gross KD, et al：Association of flat feet with knee pain and cartilage damage in older adults. Arthritis Care Res（Hoboken）63：937-944, 2011

32) Koga Y：Three-dimensional motion analysis and its application in total knee arthroplasty：what we know, and what we should analyze. J Orthop Sci 20：239-249, 2015

33) Lynn SK, et al：Effect of foot rotation on knee kinetics and hamstring activation in older adults with and without signs of knee osteoarthritis. Clin Biomech 23：779-786, 2008

34) Simic M, et al：Gait modification strategies for altering medial knee joint load：a systematic review. Arthritis Care Res（Hoboken）63：405-426, 2011

35) Cho WS, et al：Changes in hindfoot alignment after total knee arthroplasty in knee osteoarthritic patients with varus deformity. Knee Surg Sports Traumatol Arthrosc 25：3596-3604, 2017

36) Norton AA, et al：Correlation of knee and hindfoot deformities in advanced knee OA：compensatory hindfoot alignment and where it occurs. Clin Orthop Relat Res 473：166-174, 2015

37) Saito I, et al：Foot pressure pattern, hindfoot deformities, and their associations with foot pain in individuals with advanced medial knee osteoarthritis. Gait Posture 59：83-88, 2018

38) Chang A, et al：Thrust during ambulation and the progression of knee osteoarthritis. Arthritis Rheum 50：3897-3903, 2004

39) Fukaya T, et al：Kinematic analysis of knee varus and rotation movements at the initial stance phase with severe osteoarthritis of the knee. Knee 22：213-216, 2015

40) 山田英司：変形性膝関節症の歩行のバイオメカニクス．エキスパート理学療法1バイオメカニクスと動作分析，福井　勉ほか編，ヒューマン・プレス，75-82, 2016

41) Mochizuki T, et al：Sex differences in femoral deformity determined using three-dimensional assessment for osteoarthritic knees. Knee Surg Sports Traumatol Arthrosc 25：468-476, 2017

42) Barrios A, et al：Gait retraining to reduce the knee adduction moment through real-time visual feedback of dynamic knee alignment. J Biomech 43：2208-2213, 2010

43) 阿南雅也ほか：膝関節内転モーメントに着目した変形性膝関節症の運動療法．理学療法 32：1097-1108, 2015

44) Doan L, et al：Neuroplasticity underlying the comorbidity of pain and depression. Neural Plast 2015：504691, 2015

45) Apkarian AV, et al：Human brain mechanisms of pain perception and regulation in health and disease. Eur J Pain 9：463-484, 2005

46) Hashmi JA, et al：Shape shifting pain：chronification of back pain shifts brain representation from nociceptive to emotional circuits. Brain 136：2751-2768, 2013

47) Tseng MT, et al：Determining the neural substrate for encoding a memory of human pain and the influence of anxiety. J Neurosci 37：11806-11817, 2017

48) Henderson LA, et al：The effects of catastrophizing on central motor activity. Eur J Pain 20：639-651, 2016

49) Meier ML, et al：Neural correlates of fear of movement in patients with chronic low back pain vs. pain-free individuals. Front Hum Neurosci 10：386, 2016

50) Vissers MM, et al：Psychological factors affecting the outcome of total hip and knee arthroplasty：a systematic review. Semin Arthritis Rheum 41：576-588, 2012

51) Khatib Y, et al：Do psychological factors predict poor outcome in patients undergoing TKA? A systematic review. Clin Orthop Relat Res 473：2630-2638, 2015

52) 松岡紘史ほか：痛みの認知面の評価：Pain Catastrophizing Scale日本語版の作成と信頼性および妥当性の検討．Jpn J Psychosom Med 47：95-102, 2007

53) Hadlandsmyth K, et al：Longitudinal postoperative course of pain and dysfunction following total knee arthroplasty. Clin J Pain 34：332-338, 2018

54) Riddle DL, et al：Preoperative pain catastrophizing predicts pain outcome after knee arthroplasty. Clin Orthop Relat Res 468：798-806, 2010

55) Hirakawa Y, et al：The relationship among psychological factors, neglect-like symptoms and postoperative pain after total knee arthroplasty. Pain Res Manag 19：251-256, 2014

56) Sullivan MJL, et al：The Pain Catastrophizing Scale：Development and validation. Psychological Assessment 7：524-532, 1995

57) Seminowicz DA, et al：Cognitive-behavioral therapy increases prefrontal cortex gray matter in patients with chronic pain. J Pain 14：1573-1584, 2013

58) Wiech K, et al.：Neurocognitive aspects of pain perception. Trends Cogn Sci 12：306-313, 2008

59) Baliki MN, et al：Predicting value of pain and analgesia：nucleus accumbens response to noxious stimuli changes in the presence of chronic pain. Neuron 66：149-160, 2010

60) Punt TD, et al：Neglect-like symptoms in complex regional pain syndrome：learned nonuse by another name? Pain 154：200-203, 2013

61) Gallagher S, et al：Philosophical conceptions of the self：implications for cognitive science. Trends Cogn Sci 4：14-21, 2000

62) Galer BS, et al：Case reports and hypothesis：a neglect-like syndrome may be responsible for the motor disturbance in reflex sympathetic dystrophy（Complex Regional Pain Syndrome-1）. J Pain Symptom Manage 10：385-391, 1995

63) 平川善之ほか：変形性膝関節症患者の膝関節痛に neglect-like symptoms が与える影響. 慢性疼痛 30：97-101, 2011

64) Hirakawa Y, et al：The relationship among psychological factors, neglect-like symptoms and postoperative pain after total knee arthroplasty. Pain Res Manag 19：251-256, 2014

65) Galer BS, et al：Neglect-like symptoms in complex regional pain syndrome：results of a self-administered survey. J Pain Symptom Manage 18：213-217, 1999

66) Lewis JS, et al：Body perception disturbance：a contribution to pain in complex regional pain syndrome（CRPS）. Pain 133：111-119, 2007

67) Vartiainen NV, et al：Central processing of tactile and nociceptive stimuli in complex regional pain syndrome. Clin Neurophysiol 119：2380-2388, 2008

68) McCabe CS, et al：Simulating sensory-motor incongruence in healthy volunteers：implications for a cortical model of pain. Rheumatology 44：509-516, 2005

69) Catley MJ, et al：Is tactile acuity altered in people with chronic pain? A systematic review and meta-analysis. J Pain 15：985-1000, 2014

70) Stanton TR, et al：Tactile acuity is disrupted in osteoarthritis but is unrelated to disruptions in motor imagery performance. Rheumatology（Oxford）52：1509-1519, 2013

71) Felson DT, et al：The effects of impaired joint position sense on the development and progression of pain and structural damage in knee osteoarthritis. Arthritis Rheum 61：1070-1076, 2009

72) Chang AH, et al：Impaired varus-valgus proprioception and neuromuscular stabilization in medial knee osteoarthritis. J Biomech 47：360-366, 2014

73) Moseley GL：I can't find it! Distorted body image and tactile dysfunction in patients with chronic back pain. Pain 140：239-243, 2008

74) Di Pietro F, et al：Primary somatosensory cortex function in complex regional pain syndrome：a systematic review and meta-analysis. J Pain 14：1001-1018, 2013

75) Pleger B, et al：Mean sustained pain levels are linked to hemispherical side-to-side differences of primary somatosensory cortex in the complex regional pain syndrome I. Exp Brain Res 155：115-119, 2004

76) Pleger B, et al：Patterns of cortical reorganization parallel impaired tactile discrimination and pain intensity in complex regional pain syndrome. Neuroimage 32：503-510, 2006

77) Langer N, et al：Effects of limb immobilization on brain plasticity. Neurology 78：182-188, 2012

78) Lissek S, et al：Immobilization impairs tactile perception and shrinks somatosensory cortical maps. Curr Biol 19：837-842, 2009

79) Alshuft HM, et al：Cerebral cortical thickness in chronic pain due to knee osteoarthritis：The effect of pain duration and pain sensitization. PLoS One 11：e0161687, 2016

80) Frettlöh J, et al：Severity and specificity of neglect-like symptoms in patients with complex regional pain syndrome（CRPS）compared to chronic limb pain of other origins. Pain 124：184-189, 2006

81) Nishigami T, et al：Development and psychometric properties of knee-specific body-perception questionnaire in people with knee osteoarthritis：The Fremantle Knee Awareness Questionnaire. PLoS One 12：e0179225, 2017

82) McCormick K, et al：Faulty proprioceptive information disrupts motor imagery：an experimental study. Aust J Physiother 53：41-45, 2007

83) Moseley GL, et al：The effect of tactile discrimination training is enhanced when patients watch the reflected image of their unaffected limb during training. Pain 144：314-319, 2009

84) Cappellino F, et al：Neurocognitive rehabilitative approach effectiveness after anterior cruciate ligament reconstruction with patellar tendon. A randomized controlled trial. Eur J Phys Rehabil Med 48：17-30, 2012

85) Merzetti E, et al：Neurocognitive therapeutic exercise improves pain and function in patients with shoulder impingement syndrome a single-blind randomized controlled clinical trial. Eur J Phys Rehabil Med 50：255-264, 2014

86) Malfait AM, et al：Towards a mechanism-based approach to pain management in osteoarthritis. Nat Rev Rheumatol 9：654-664, 2013

87) Bradley, LA et al：Lessons from fibromyalgia：abnormal pain sensitivity in knee osteoarthritis. Novartis Found Symp 260：258-270, 2004

88) Suokas AK, et al：Quantitative sensory testing in painful osteoarthritis：a systematic review and meta-analysis. Osteoarthritis Cartilage 20：1075-1085, 2012

89) Neogi T, et al：Sensitivity and sensitisation in relation to pain severity in knee osteoarthritis：trait or state? Ann Rheum Dis 74：682-688, 2015

90) Lundblad H, et al：Prediction of persistent pain after total knee replacement for osteoarthritis. J Bone

Joint Surg Br 90：166-171, 2008

91）Artndt-Nielsen L：Pain sensitisation in osteoarthritis. Clin Exp Rheumatol 107：68-74, 2017

92）Kim SH, et al：Influence of centrally mediated symptoms on postoperative pain in osteoarthritis patients undergoing total knee arthroplasty：a prospective observational evaluation. Pain Pract 15：E46-53, 2015

93）Kim SH, et al：Central sensitization is a risk factor for wound complications after primary total knee arthroplasty. Knee Surg Sports Traumatol Arthrosc 1-10, 2018[Epub ahead of print]

94）Mayer TG, et al：The development and psychometric validation of the central sensitization inventory. Pain Pract 12：276-285, 2012

95）田中克宜ほか：日本語版 Central Sensitization Inventory（CSI）の開発：言語的妥当性を担保した翻訳版の作成. 運動器疼痛学会誌 9：34-39, 2017

96）Nijis J, et al：Recognition and treatment of central sensitization in chronic pain patients：Not limited to specialized care. J Orthop Sports Phys Ther 46：1024-1028, 2016

97）Murphy SL, et al：Association between pain, radiographic severity, and centrally-mediated symptoms in women with knee osteoarthritis. Arthritis Care Res 63：1543-1549, 2011

98）Lluch GE, et al：Pain treatment for patients with osteoarthritis and central sensitization. Phys Ther 93：842-851, 2013

99）Lluch GE, et al：Evidence for central sensitization in patients with osteoarthritis pain：a systematic literature review. Eur J Pain 18：1367-1375, 2014

100）Jensen TS, et al：A new definition of neuropathic pain. Pain 152：2204-2205, 2011

101）日本ペインクリニック学会：神経障害性疼痛薬物療法ガイドライン 改訂第 2 版. https://www.jspc.gr.jp/Contents/public/kaiin_guideline06.html（閲覧日 2018 年 3 月 30 日）

102）Mease PJ, et al：Pain mechanisms in osteoarthritis：understanding the role of central pain and current approaches to its treatment. J Rheumatol 38：1546-1551, 2011

103）Harden RN, et al：Prospective examination of pain-related and psychological predictors of CRPS-like phenomena following total knee arthroplasty：a preliminary study. Pain 106：393-400, 2003

104）Fitzsimmons M, et al：Development and persistence of suspected neuropathic pain after total knee arthroplasty in individuals with osteoarthritis. PM R 10：903-909, 2018

105）Razmjou H, et al：Association between neuropathic pain and reported disability after total knee arthroplasty. Physiother Can 67：311-318, 2015

106）Albayrak I, et al：Total knee arthroplasty due to knee osteoarthritis：risk factors for persistent post-surgical pain. J Natl Med Assoc 108：236-243, 2016

107）日本ペインクリニック学会：ペインクリニックで扱う疾患と治療の現在 帯状疱疹関連痛を含む神経障害性痛. https://www.jspc.gr.jp/igakusei/igakusei_shinkei.html（閲覧日平成 29 年 11 月 5 日）

108）厚生労働省ホームページ：平成 28 年国民生活基礎調査の概況 介護の状況. http://www.mhlw.go.jp/toukei/saikin/hw/k-tyosa/k-tyosa16/dl/05.pdf（閲覧日平成 30 年 3 月 30 日）

109）Lützner C, et al：How much improvement in patient activity can be expected after TKA? Orthopedics 39：S18-S23, 2016

110）Kersten RF, et al：Habitual physical activity after total knee replacement. Phys Ther 92：1109-1116, 2012

111）Paxton EW, et al：Total joint replacement：A multiple risk factor analysis of physical activity level 1-2 years postoperatively. Acta Orthop 87：44-49, 2016

112）Ogilvie D, et al：Interventions to promote walking：systematic review. BMJ 334：1204, 2007

113）McAuley E, et al：Self-efficacy：implications for physical activity, function, and functional limitations in older adults. Am J Lifestyle Med 5：361-369, 2011

114）Taniguchi M, et al：Physical activity promotes gait improvement in patients with total knee arthroplasty. J Arthroplasty 31：984-988, 2016

115）小川久美子ほか：人工膝関節全置換術後の活動量に影響する因子の検討. 日本運動器疼痛学会誌 8：27-34, 2016

116）平川善之ほか：人工膝関節置換術後早期の活動量に影響する因子の検討. 日本運動器疼痛学会誌 9：220-228, 2017

117）Adachi T, et al：Validation of the Japanese version of the pain self-efficacy questionnaire in Japanese patients with chronic pain. Pain Med 15：1405-1417, 2014

118）Scott-Dempster C, et al：The experience of activity pacing in chronic pain management—An interpretative phenomenological analysis of out-patient physiotherapists and patients. Physiother Theory Pract 33：841-849, 2017

119）Antcliff D, et al：Activity pacing is associated with better and worse symptoms for patients with long-term conditions. Clin J Pain 33：205-214, 2017

120）平賀勇貴ほか：活動日記を用いた作業療法実践により自己効力感の向上が認められた人工膝関節置換術後の事例. 作業療法 36：1573-1584, 2017

121）Harkin B, et al：Does monitoring goal progress promote goal attainment? A meta-analysis of the experimental evidence. Psychol Bull 142：198-229, 2016

122）Law M, et al：The Canadian occupational performance measure：an outcome measure for occupational therapy. Can J Occup Ther 57：82-87, 1990

123）Carpenter L, et al：The use of the Canadian occupational performance measure as an outcome of a pain management program. Can J Occup Ther 68：16-22, 2001

124）平賀勇貴ほか：人工膝関節置換術後患者における COPM に基づいた作業療法介入は疼痛に対する無力感を軽減させる. 作業療法 35：515-524, 2016

125）Dorsey J, et al：Effectiveness of occupational therapy interventions for lower-extremity musculoskeletal disorders：a systematic review. Am J Occup Ther 71：7101180030p1-7101180030p11, 2017

126）Cai Li, et al：Does a program based on cognitive behavioral therapy affect kinesiophobia in patients following total knee arthroplasty? A randomized, controlled trial with a 6-month follow-up. J Arthroplasty 33：704-710, 2018

127）Seminowicz DA, et al：Cognitive-behavioral therapy increases prefrontal cortex gray matter in patients with chronic pain. J Pain 14：1573-1584, 2013

128）Rihn JA, et al：Comparative effectiveness of treatments for chronic low back pain. Clin Spine Surg 30：204-225, 2017

129）Louw A, et al：The effect of neuroscience education on pain, disability, anxiety, and stress in chronic musculoskeletal pain. Arch Phys Med Rehabil 92：2041-2056, 2011

130）Geneen LJ, et al：Effects of education to facilitate knowledge about chronic pain for adults：a systematic review with meta-analysis. Syst Rev 4：132, 2015

131）慢性疼痛治療ガイドライン作成ワーキンググループ：慢性疼痛治療ガイドライン，真興交易医書出版部，東京，138-141, 2018

132）Riddle DL, et al：Do pain coping and pain beliefs associate with outcome measures before knee arthroplasty in patients who catastrophize about pain? A cross-sectional analysis from a randomized clinical trial. Clin Orthop Relat Res 476：778-786, 2018

133）Riddle DL, et al：Pain coping skills training for patients with elevated pain catastrophizing who are scheduled for knee arthroplasty：a quasi-experimental study. Arch Phys Med Rehabil 92：859-865, 2011

134）平川善之ほか：ビデオを用いた患者教育による術後痛および破局的思考の改善効果．PAIN RES 30：158-166, 2015

135）鈴木隆雄：厚生労働科学研究費補助金（長寿科学総合研究事業）総括研究報告書 後期高齢者の保健事業のあり方に関する研究．http://www.mhlw.go.jp/ file/05-Shingikai-12601000-Seisakutoukatsukan-Sanjikanshitsu_Shakaihoshoutantou/0000125471.pdf（閲覧日平成30年4月10日）

136）公益財団法人長寿科学振興財団：健康長寿ネット．https://www.tyojyu.or.jp/net/byouki/frailty/about.html（閲覧日平成30年4月10日）

137）Hirase T, et al：Impact of frailty on chronic pain, activities of daily living and physical activity in community-dwelling older adults：A cross-sectional study. Geriatr Gerontol Int 18：1079-1084, 2018

138）Misra D, et al：Knee osteoarthritis and frailty：findings from the Multicenter Osteoarthritis Study and Osteoarthritis Initiative. J Gerontol A Biol Sci Med Sci 70：339-344, 2014

139）Veronese N, et al：Pain increases the risk of developing frailty in older adults with osteoarthritis. Pain Med 18：414-427, 2017

140）Wang HT, et al：Frailty as a predictor of hospital length of stay after elective total joint replacements in elderly patients. BMC Musculoskelet Disord 19：14, 2018

141）Gillette DB, et al：A pilot study of determinants of ongoing participation in enhance fitness：A community-based group exercise program for older adults. J Geriatr Phys Ther 38：194-201, 2015

142）Middelkamp J, et al：The effects of two self-regulation interventions to increase self-efficacy and group exercise behavior in fitness clubs. J Sports Sci Med 15：358-364, 2016

143）出口直樹ほか：変形性膝関節症患者の推奨された身体活動の運動習慣に影響を及ぼす疼痛および心理的要因に関する研究：多施設共同研究．理療科 29：715-719, 2014

144）Kanavaki AM, et al：Barriers and facilitators of physical activity in knee and hip osteoarthritis：a systematic review of qualitative evidence. BMJ Open 7（12）：e017042, 2017

145）Picorelli AM, et al：Adherence to exercise programs for older people is influenced by program characteristics and personal factors：a systematic review. J Physiother 60：151-156, 2014

2-6 治療 歩行動作

井野拓実

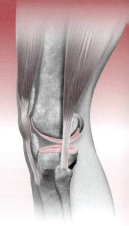

はじめに

　人工膝関節全置換術（total knee arthroplasty：TKA）後，術後リハビリテーションの加速化が進む昨今，歩行動作へのアプローチは十分になされているであろうか．杖歩行がいわゆる「安定」すれば退院となり，理学療法士（PT）が重視すべき歩行動作の分析や治療介入がおろそかになっていないだろうか．

　ここで改めてTKAが達成すべき目標について確認したい．どのような人工膝関節の機種であれ，TKAの達成目標は膝関節機能の再建と長期の耐久性である．歩行能力は関節可動域や筋力などと並び，膝関節機能再建の重要なポイントである．「満足に歩くことができない」という理由は患者にTKAを決意させる主要な要因の1つである．一方，長期の耐久性に関する課題として，人工膝関節の超高分子量ポリエチレン磨耗や力学的looseningがあげられる．これらは運動や動作に伴う力学的負荷の積み重ねにより生じる．特に，歩行動作における下肢のマルアライメント，大きな外部膝関節内/外転モーメント，あるいは前後方向や内外側方向の不安定性などの偏った負荷は，関節表面における小さい接触面積（荷重下での関節面不適合）や接触端部での負荷の移動を招く．このような負荷の偏りは，ポリエチレンインサート，金属トレイ，およびこの領域下の脛骨近位海綿骨組織におけるストレス増大をもたらし[1]，長期予後を悪化させる可能性がある[2〜5]．単に転倒せずに歩行可能であることだけでは理学療法の目的が十分に達成されたとはいえない．膝関節機能の再建と長期の耐久性という観点において歩行の質が重要であり，人工関節寿命の延伸も含めて「患者が安全・快適にかつ末永く歩ける」ことは，PTがまさに取り組むべき重要な課題の1つである．

　近年，TKA後の歩行動作に関する研究が散見される[6,7]．多くの場合TKA後，外部膝関節内転モーメント（knee adduction moment：KAM）は減少傾向，内部膝伸展モーメントは増加傾向である．一方，膝関節屈伸角度の改善については一定の見解が得られておらず，TKA後の歩行パラメータが健常に戻るか否かについても不明である[7]．一方，注目すべき知見として，TKA後6ヵ月におけるKAMは術前と比べ減少していたものの，1年後の特に荷重応答期のKAMについては術前と同等の水準まで戻るとの報告も存在する[8]．筆者らの臨床においても，術後経過において術前とほぼ同様の歩容に戻る症例や，内反変形が再び進行する症例を経験することがある．近年の文献レビューを参照しても，TKA後の歩行を最適化するための更なる術後リハビリテーションの発展が求められている[7]．

　本項では，歩行動作を構成する個々の要素の改善，すなわち関節可動域エクササイズ，筋力増強運動，バランストレーニング，感覚の再教育などについては割愛する．他項を参照していただきたい．また，TKAは機種によってそのデザインコンセプトが異なるため，構造特性により誘発され

る膝関節運動は異なるが，それらの差異については本項では割愛する．あくまで全身の協調を含む歩行動作の大枠について解説するので注意していただきたい．本項は，まずTKA後の歩行動作を考えるうえで押さえておくべき正常歩行の特長について整理する（「1　押さえておくべき正常歩行の特徴」参照）．次にTKA後の歩行の特徴と診るべきポイントについて示す（「2　TKA術後の関節機能と歩行動作の診るべきポイント」参照）．最後に歩行動作改善のための理学療法の実践について示す（「3　歩行動作改善のための理学療法の実践」参照）．

1 押さえておくべき正常歩行の特徴

1-1 歩行制御における膝関節の役割

歩行における膝関節の役割について整理する．まず歩行における下肢の機能的役割として，主に前方推進と荷重支持があげられる．歩行時の前方推進と荷重支持に対して各関節の貢献度を調査した研究[9]では，前方推進については，立脚期前半は股関節の伸展筋群が，立脚期後半は足関節底屈筋群が推進に貢献している．特に歩行速度が上がると股関節の貢献度が高くなる．また，反対側の下肢の振り出しも歩行の前方推進に貢献している．一方，荷重支持については立脚期を通じて足関節底屈筋が大きく貢献している．以上より，膝関節は主として，歩行時の前方推進や荷重支持に大きく貢献しているわけではなく，その他の役割が主であると考えられる．極端にいえば，膝関節が十分に機能していなくても，言い換えると伸展位もしくは軽度屈曲位で固定されているような状態であっても歩行は可能である．そして，これはTKA後しばしば認められる歩行である[10]．しかしながら，歩行動作において膝関節は重要な役割を担っている．歩行における膝関節の役割は主として3つと考えられ，①荷重応答期において衝撃を吸収すること[11]，②立脚期に軽度屈曲することで重心の過大な上方移動を軽減すること[12]，そして③遊脚期に60°程度屈曲することで下肢振り出し時のクリアランスを確保することである[11,12]．このような膝関節の歩行時における機能的役割を考慮した場合，TKA後において求められるその具体的な機能として，①荷重応答期における大腿四頭筋の遠心性収縮を伴う屈曲運動と，その動作を円滑にかつ正しい方向に実現できる骨盤−下肢アライメント，次に②荷重下および非荷重下における適度な筋のリラクゼーションが得られたスムーズな屈伸運動があげられると筆者は考えている．これらを達成するためには，膝関節の関節可動域が確保されていることはもちろんであるが，足関節，股関節などとの適切な協調運動を再構築することもポイントである．具体的方法については「3　歩行動作改善のための理学療法の実践」に示す．以下に，歩行動作において要求される膝関節を中心とした身体機能を各要素に分けて説明する．

1-2 キネマティクスとそのパターン

はじめに，健常膝関節における運動を確認する．膝関節における動作解析は多数の報告がなされている．健常膝関節における歩行時の最も特徴的かつ主要な運動は矢状面で生じる．これはdouble knee actionと呼ばれ，立脚期と遊脚期に1回ずつ膝関節の屈曲運動が生じ，荷重応答期に22.8 ± 6.5°，遊脚初期に69.7 ± 6.3°の屈曲角度が認められる[13〜15]（図1a）．荷重応答期の膝関節屈曲運動は主に接地に伴う衝撃吸収を担っており[11,12]，膝関節の重要な機能である．筆者はこの運動が人工膝関節のポリエチレン磨耗や力学的looseningにかかわる，すなわち長期予後を改善する1つの重要な要素であると考えている．また，遊脚期の膝関節屈曲は歩行時のクリアランスを確保するために必須の運動である．以上より，歩行

2-6　歩行動作 ■ 201

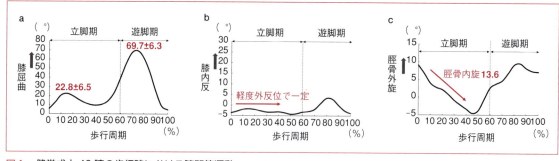

図1 健常成人42膝の歩行時における膝関節運動
a：屈伸運動．立脚期と遊脚期に1回ずつ膝関節の屈曲運動が生じる．
b：内外反運動．膝関節は荷重応答期において数度内反するものの大きな変位は生じず，立脚期全体を通して軽度外反位で一定である．
c：脛骨内外旋運動．立脚期脛骨は一定して内旋し，その後，前遊脚期から遊脚中期にかけては外旋，遊脚終期には再度内旋する回旋パターンを示す．
（文献13～15）より引用改変）

における膝関節の屈伸機能確保のためには，立脚期は約22.8°，遊脚期は約69.7°の屈曲可動域が最低でも担保されている必要がある．一方，前額面では，膝関節は荷重応答期において数度内反するものの大きな変位は生じず，軽度外反位で一定である[13]（図1b）．この時期に急激な内反運動が認められた場合は異常であり，変形性膝関節症（knee osteoarthritis：膝OA）ではlateral thrust（内反不安定性）[16,17]，TKAではlift offに関連する所見となる．いずれもTKA後は好ましくない異常運動であり抑制されるべきである．水平面では，大腿脛骨関節面において回旋運動が生じている．立脚期，脛骨は約13.6°一定して内旋し，その後，前遊脚期から遊脚中期にかけて外旋，遊脚終期には再度内旋する回旋パターンを示す[13〜15]（図1c）．また，筆者らは，歩行時の膝関節6自由度運動の分析から，脛骨プラトー平面における回旋軸［瞬間回旋中心（center of rotation：COR）］について調査した（図2）[14]．歩行時膝関節屈曲運動に伴い，荷重応答期において被験者の90.2％，立脚終期から遊脚初期においては被験者の81.0％においてlateral pivot patternが認められた．すなわち歩行時は単純な膝関節屈伸運動とは異なり，必ずしもmedial pivot patternがすべてではないことに注意が必要である[18]．膝関節運動は動作特異的に一定の運動パターンを有しており，近年，TKA症例においても同様の所見が散見されることが明らかになっている[19]．

次に，膝関節単体の運動ではなく，下肢関節・体節間の運動連鎖を確認する．矢状面においては荷重応答期，ヒールロッカーに伴い，5°程度の足関節底屈運動，そして前述のごとく20°程度（22.8±6.5°）の膝関節屈曲運動が連鎖して生じる．また，このとき股関節は約20°屈曲位で保持されており[11,12]，これは下位関節に対して安定性を供給しているものと考えられる．これらの運動はTKA後においても適切なタイミングと量で再獲得されるべきである．次に歩行時の骨盤，大腿，下腿の水平面における運動連鎖を図3に示す[20]．歩行時，骨盤の前方回旋および大腿・下腿の内旋運動，または骨盤の後方回旋および大腿・下腿の外旋運動が連動して生じている．大腿に対して下腿の内旋運動がより大きいため，脛骨大腿関節では相対的に脛骨は内旋運動となる．膝OAやTKAではこの運動が不正となっている症例が散見される[10,16]．前述のごとく，歩行動作においては各関節・体節が矢状面および水平面において連動して運動しているが，これらの運動は三次元的に協調し，前額面における下肢の正中アライメントを構築している．初期接地のヒールロッ

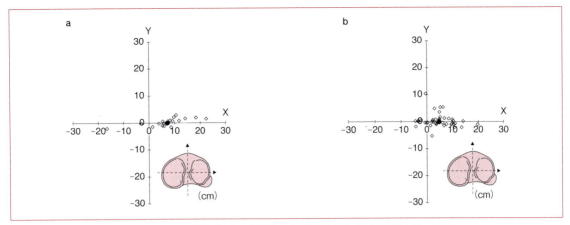

図 2　健常成人 42 膝の歩行時における脛骨プラトー平面上の膝関節回旋軸（瞬間回旋中心：COR）
a：荷重応答期
b：立脚終期から遊脚初期
●中央値，◇個々の症例，X 軸は脛骨内外側軸（外側＋），Y 軸は脛骨前後軸（前方＋）．
荷重応答期において被験者の 90.2％，立脚終期から遊脚初期においては被験者の 81.0％において lateral pivot pattern が認められた．
（文献 14）より引用）

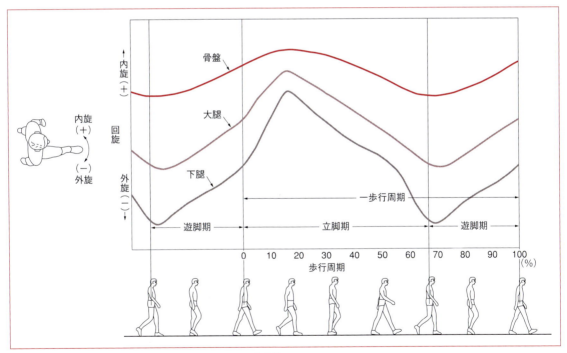

図 3　歩行時の骨盤，大腿，下腿の水平面における運動連鎖
歩行時は骨盤の前方回旋および大腿・下腿の内旋運動，または骨盤の後方回旋および大腿・下腿の外旋運動が連動して生じている．大腿に対して下腿の内旋運動がより大きいため，脛骨大腿関節では相対的に脛骨の内旋運動となる．
（文献 20）より引用改変）

カーを起点とし，踵骨外反（距骨下関節回内），距骨内転，脛骨内旋，そして大腿骨内旋の運動連鎖が生じる[11]．これによって下腿および大腿のアライメントがおおむね内外反中間位へ誘導される

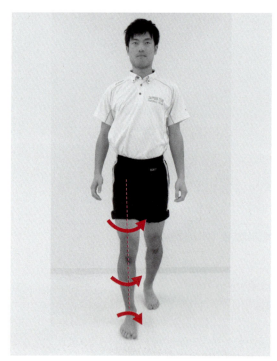

図4　前額面における運動連鎖
初期接地後のヒールロッカーを起点とし、踵骨外反（距骨下関節回内）、距骨内転、脛骨内旋、そして大腿骨内旋の運動連鎖が生じる。これにより下腿および大腿のアライメントがおおむね内外反中間位へ誘導される。

（図4）。さらに同時期、前額面においては骨盤が遊脚側へ軽度側方傾斜し、中殿筋の遠心性収縮により股関節は軽度内転位で制御される。この股関節内転運動は骨盤が立脚側へ近づくことに寄与し、体重心が足部で形成される支持基底面方向へ移動することを補助している。これも前額面における膝関節のアライメント制御においては重要な要素である。下肢関節・体節間では、解剖学的3平面において、各々の関節、体節が適切に連動・協調することが歩行動作では求められる。これらは力学的負荷のコントロールやエネルギー効率の観点から極めて重要である。各関節に求められる可動域や、筋出力および筋収縮パターンがあり、術後早期からの関節機能再建のための運動療法では、上記にて解説した機能的要素を確保しておく必要がある。

1-3 モーメントパターンと制御機構

ヒトの運動分析で用いられる「関節モーメント」とは「関節に生じる回転作用」を意味する。関節を回転させる力（N：ニュートン）と関節の回転中心から力の作用線までの距離（m：メートル）によって定義され、単位はNm（ニュートンメートル）となる。はじめに、外部モーメントと内部モーメントの違い、そして内部モーメントを構成する能動的要素と受動的要素について整理する。

外部モーメントとは、床反力や慣性力などの外部からの力が関節を回転させる作用である。すなわち外から関節に加わる力というイメージとなる。一方、内部モーメントとは筋張力などにより関節自体が発生する力を意味する。一般に力学的平衡が保たれている運動、動作においては外部モーメントと内部モーメントはほぼ同じ値となる。

次に内部モーメントは大きく分けて能動的要素と受動的要素から構成される。前者は筋収縮により発揮される力であり、後者は粘弾性を有する関節周囲の組織（皮膚、靱帯、関節包、および筋腱など）が引き伸ばされることにより生じる力、そして関節面の圧迫による反作用として生じる力である。弾性を有する組織は、引き伸ばされることによりエネルギーを蓄積し、伸張位から解放されることでエネルギーを放出する。内部モーメントは能動的要素と受動的要素を足し合わせたものになり、能動的要素は筋の収縮力に依存し、受動的要素は主に「組織がどのくらい引き伸ばされたか」に依存する。すなわち内部モーメントは筋収縮力だけが力源でないことに注意が必要である。歩行を運動力学的に分析した場合、関節モーメントにおける受動的要素の重要性が近年指摘されている[21,22]（図5）。歩行動作を運動力学的に理解することで、歩行動作改善のための理学療法介入において、筋力トレーニング以外の重要なポイントが明らかとなる。

歩行時の膝関節運動はどのように制御されているか運動力学的観点から、①KAM、②荷重応答

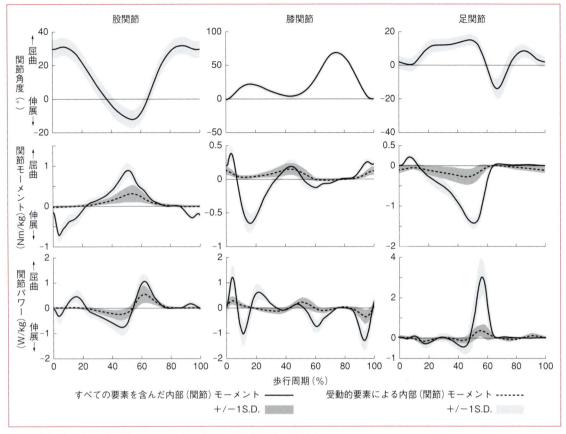

図5 歩行時の内部（関節）モーメントにおける受動的要素の貢献度
上段：関節角度，中段：関節モーメント，下段：関節パワー（関節モーメント×角速度）
荷重応答期は受動的要素による関節モーメントの割合は少なく，特に膝関節において「筋収縮」による制御が極めて重要になる．立脚終期〜遊脚初期，受動的要素による関節モーメントの貢献度は大きく，内部足関節底屈モーメントの21％，内部股関節屈曲モーメントの35％，加えて股関節振り出しに伴う股関節パワー（関節モーメント×角速度）の実に58％が受動的要素により担われている．
（文献22）より改変引用）

期の膝関節屈曲，③立脚中期〜終期の膝関節伸展，④遊脚期の膝関節屈曲，の4つの項目について整理する．

① 外部膝関節内転モーメント（KAM）

まず，膝関節内転とはGroodら[23]の関節座標系によって定められる内外転軸 abduction-adduction axis に由来する用語であり，わが国において一般的には膝関節内反を指す．すなわちKAMは膝関節を内反させる回転力（外力）を意味する．このKAMは歩行時の膝関節内側コンパートメントへの負荷の代表的な指標と考えられている．

通常，健常成人においては歩行立脚期のほとんどの時期でKAMが生じる．これは荷重応答期と立脚終期にピーク値を持つ二峰性の波形パターンとなる[24]（図6）．健常成人でも荷重応答期に膝関節が数度内反する例が存在するのは，このKAMによるものである．

歩行時のKAMを制御する膝関節周囲の機構について，Shelburneらは有限要素法による歩行シミュレーション研究にて調査している[25]．まず，収縮系要素では，荷重応答期には大腿四頭筋，立脚終期には腓腹筋が主にKAMを制御しており，

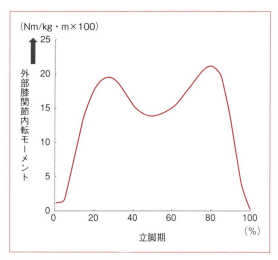

図6 健常成人（21例）のKAM
KAMは荷重応答期と立脚終期にピーク値をもつ二峰性の波形パターンを示す．

次に非収縮要素では，荷重応答期に後外側支持機構がKAMの制御において最も重要な役割を果たしていた．これらの結果は，大腿四頭筋，腓腹筋，後外側支持機構の機能不全があると正常なKAMの制動が困難となることを示唆する．解剖学的には腸脛靱帯や大腿二頭筋腱などの膝外側組織もKAMを制動すると考えられるが，歩行時にそれらの組織に大きな負担が生じている場合は，異常な制動パターンと考えるのが妥当である．

KAMは内反マルアライメント[26, 27]，lateral thrust（内反不安定性）[17, 28]に関係することが示されており，これらは人工関節の長期予後を悪化させるリスクとなる可能性がある[2～5]．膝OAの保存療法と同様に，TKA後の理学療法においても注目されるべき指標である．

② 荷重応答期の膝関節屈曲

前述のごとく，荷重応答期に膝関節は20°程度（22.8±6.5°）屈曲運動する．初期接地直後より生じるヒールロッカーの作用と足部に対して体幹が後方に位置していることにより，床反力作用線は膝関節の後方を通過する[12]．この時期，膝関節には外部屈曲モーメントが集中して生じ，これは大腿四頭筋の遠心性収縮で制御されている．これは歩行時に最も膝関節が大きな力を発揮する時期である．この活動は筋が伸長位から解放されるときに発生する弾性力などの受動的要素の貢献度は極めて少なく，「筋収縮」による制御，すなわち前述した能動的要素による制御が主体となる（図5）[22]．なお，筋の遠心性収縮は，他の収縮タイプと異なり，より上位の中枢機能が関与する特異な筋活動のシステムを要し，単に筋量・筋力を増加させることで改善するものではないと報告されている[29]．すなわち，TKA後の歩行において大腿四頭筋の適切な遠心性収縮能力を獲得できるか否かは，歩行の成否を分ける重要な要素である．これは単に筋力向上を図るだけでは不十分であり，神経筋コントロールの再教育，特に遠心性トレーニングが必要であることを示唆する．

③ 立脚中期～終期の膝関節伸展

この時期，膝関節は屈曲約20°位から屈曲約5°位まで伸展する．この時期の膝関節伸展は，反対側の下肢の振り出しの反動により生じる[12]．また，床反力作用線は膝関節の前方を通過するため外部伸展モーメントが作用しており（すなわち，床反力は膝関節を伸展させるように作用しており），大腿四頭筋の活動は不要である．立脚期後半は足関節底屈筋群が積極的に前方推進に貢献しており，この強力な底屈筋群の活動は下腿の前方回転を安定させている．

④ 遊脚期の膝関節屈曲

遊脚期の膝関節屈曲は，正確には前遊脚期から遊脚初期に生じる．これは下肢の振り出しに伴う下腿に生じる慣性力により膝関節の屈曲が導かれている[12]．この条件として，前遊脚期から大腿周囲筋の適度なリラクゼーションが得られていること，そして素早い足関節底屈運動と股関節屈曲運動が必要である．すなわち，この膝関節屈曲は膝関節自体の筋収縮による運動というよりも，上下関節との協調関係によって生じる屈曲運動である

ことに注意が必要である．特に患者指導などにおいては，遊脚期は「膝関節を曲げる」または「足を持ち上げる」ということではなく，素早い振り出しによって「自然と膝関節が曲がる」というのが正しい．この時期の膝関節周囲筋は，急激な，または過大な屈曲をコントロールするために小さく活動する程度である．Goldbergら[30]は，遊脚期の膝関節屈曲を作り出す中心的な役割を担う筋として腸腰筋と腓腹筋をあげており，これらは機能的な協調関係にあるとしている．すなわち，前遊脚期から遊脚初期における足関節底屈運動と股関節屈曲運動が遊脚期の膝関節屈曲を作り出す．また，この足関節底屈運動と股関節屈曲運動は単に強い筋収縮をすればよいということではないことに注意が必要である．これらの内部モーメントを分析した研究では，立脚期後半，内部足関節底屈モーメントの21％，内部股関節屈曲モーメントの35％，加えて前遊脚期の股関節振り出しに伴

う股関節パワー（関節モーメント × 角速度）の実に58％が受動的弾性要素によって担われていることが明らかとなっている[22]（図5）．すなわち，これらの筋が効果的に働くためには，立脚終期〜前遊脚期にかけて「各々の筋が十分な伸長位（足関節背屈位，股関節伸展位）になり，弾性エネルギーを蓄積する」必要がある．つまり，遊脚期の膝関節屈曲を適切に作り出すためには姿勢や歩容が重要となるのである．

　以上より，関節の運動学だけではなく運動力学を理解することは，歩行動作を最適化するための有益な情報となる．歩行動作には適切な関節運動，筋の収縮様式，協調パターン，姿勢や歩容などがあり，個々の要素を十分に把握することで術後の運動療法プログラムの目的がより明確になると思われる．

ONE POINT ADVICE 　私はこうする

　TKA術後，大腿直筋は過活動になりやすい筋である．大腿直筋は前遊脚期から遊脚初期にかけてのスムーズな膝関節屈曲を阻害するだけではなく，下肢全体としてはこの時期に重要となる股関節の素早い振り出し（すなわち股関節屈曲）を阻害している可能性もある．一見，股関節の屈筋でもある大腿直筋が，歩行時の股関節屈曲を阻害するのは運動学的に矛盾しているようにみえる．しかし，前遊脚期から遊脚初期における大腿直筋の膝関節に対する作用と，股関節に対する作用を合わせた下肢全体での影響を調査したところ，この時期の大腿直筋の活動は下肢全体を伸展，すなわち膝関節も股関節も伸展方向へ加速することが報告されている[31, 32]．大腿直筋の過活動は，円滑な下肢の振り出しにとっては厄介な存在で

ある．そこで筆者らは術後早期から実施されることが多い大腿四頭筋セッティングは股関節屈曲位（長座位）にて大腿直筋の抑制肢位で実施することが多い．この際，広筋群の活動を強調することはもちろんであるが，骨盤後傾運動などの大腿直筋が優位になりやすい代償運動にも注意すべきである．また，背臥位での下肢伸展挙上straight leg raising（SLR）も大腿直筋優位の活動になりやすく，実施には注意が必要である．SLR運動を否定するわけではないが，例えば長座位でのleg extension（「3　歩行動作改善のための理学療法の実践」参照）など大腿直筋の活動を抑制しつつ，広筋群の活動を賦活するような筋力エクササイズも考慮すべきであると考えている．

2　TKA術後の関節機能と歩行動作の診るべきポイント

2-1 TKAの機能解剖

　生体の膝関節は大きな可動性と安定性という相反する機能を達成するため，骨，関節軟骨，半月板，靱帯，関節包，そして筋腱複合体などの関節

構成体が複雑に協調している．一方，人工膝関節は通常，前十字靱帯 anterior cruciate ligament（ACL）や半月板は切除され，後十字靱帯 posterior cruciate ligament（PCL）についても切除され，代償機構により置換されているか，あるいは温存さ

2-6　歩行動作　■　**207**

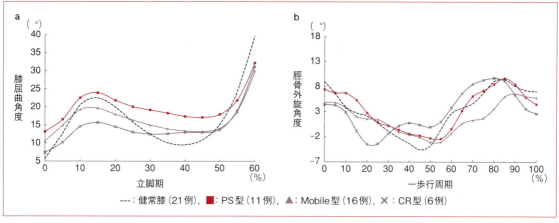

図7 TKA症例の歩行時における膝関節運動（平均値）
a：膝屈曲角度．歩行立脚期においてTKAのすべての機種で膝屈曲運動（屈曲角度の変化量）が低下していた．
b：脛骨の回旋角度．一歩行周期においてTKAのすべての機種において定性的には健常膝と同様の脛骨回旋パターンが認められたが，一部不正な波形パターンが認められバラつきも大きい．
（文献10）より引用）

れたとしてもその機能が変化していることが多い[33〜35]．また，術前の長期の罹患期間において内外側側副靱帯を中心とする内外側支持機構に拘縮またはゆるみが生じており，術後においてもこのバランスが失われていることが多い．特に後外側支持機構のゆるみはほとんどの症例で認められる．したがって，人工膝関節の関節安定性は，その関節面形状による適合性に頼らざるを得ず，荷重して初めて安定性が得られるという特徴があり，生体膝関節とは本質的に異なる機構であることに留意が必要である．関節適合性は機種により異なるものの，constrained型を除くすべての人工膝関節は，総じて生体膝関節よりも不安定な関節である[36]．

2-2 TKA術後の筋機能

術前の罹患期間の影響は考慮すべきである．TKAの主要な基礎疾患である膝OA症例では，発症早期より内部膝関節伸展モーメントを小さくして歩行していることが明らかとなっている[37,38]．したがって，大腿四頭筋の筋力低下は長期に亘り生じているものと考えるのが妥当である．加えて，手術侵襲や術後の安静期間などの影響により，TKA後の大腿四頭筋筋力は著明に低下している[39]．また，不安定な膝関節における動的安定化機構としてハムストリングスの活動が大きくなることも知られており[40,41]，TKA症例においてもハムストリングスの過活動がしばしば認められる．大腿四頭筋の拮抗筋であるハムストリングスの活動は，相反抑制によってさらに大腿四頭筋の活動を低下させる可能性がある．このような状況から，TKA症例は膝関節の屈伸運動を少なくした歩行，すなわち固定制御を用いた歩行パターンになりやすい[10]．このような歩行は，最低限の関節安定性を確保するための代償戦略であり，荷重応答期における衝撃吸収能力や前方推進の維持，すなわち歩行速度を維持する能力の低下は明らかである．

2-3 TKA術後の歩行動作の特徴

TKA症例においても膝関節屈伸パターンおよび脛骨回旋パターンは定性的には健常膝と同様の波形パターンを示す．しかし，TKA症例は，荷重応答期の膝関節屈曲角度変化量については有意に小さく（図7a）[10]，脛骨回旋パターンについては不正な波形パターンが認められ，バラつきも大きいことが示されている（図7b）[10]．荷重応答期

症例
TKA後1ヵ月時の定常歩行動作における三次元動作解析データ

三次元動作解析装置：赤外線カメラ6台，床反力計2枚，計測周波数120Hz
マーカーセットおよび解析方法：ポイントクラスター法[43]
関節モーメント：逆動力学計算

　本症例は術後1ヵ月，歩行状態は杖なしで安定し，歩行スピードは53.2m/分，すでに退院して日常生活は自立していた．しかしながら，荷重応答期の膝関節屈曲運動は減少しており（図8a），いわゆる固定制御により歩行していた．このことから本症例の接地に伴う衝撃吸収は極めて不十分であることが推察された．さらに，立脚期を通して内部膝関節屈曲モーメントが優位な異常所見が認められた（図8b）．正常パターンでは，初期接地後速やかに大きな内部膝関節伸展モーメントが出現する．すなわち，大腿四頭筋の遠心性収縮が強力に認められる時期である．本症例では内部膝関節伸展モーメントが生じず，すなわち，大腿四頭筋の収縮はほぼ使われず，ハムストリングスに依存して膝関節の安定性を得ていたものと考えられる．なお，本症例は術後1ヵ月頃より慢性的なTKA側の大腿後面のだるさや疲れが愁訴であった．このような代償歩行が改善するまで本症例においては約4ヵ月の外来理学療法（1回/週）が必要であった．歩行動作の改善に伴い（図8）愁訴も消失した．

　本項では1例のみの提示であるが，TKA術後にこのような代償歩行を呈している症例は，実は多いと筆者らは考えている．

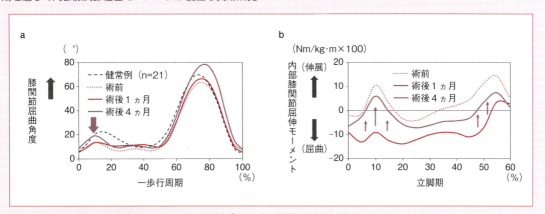

図8　TKA後の定常歩行動作における動作解析データ（一症例）
a：膝関節屈曲角度，b：内部膝関節屈伸モーメント．
術後1ヵ月時（—），立脚期の膝関節屈曲角度は小さく，いわゆる固定制御により歩行していた．また，同時期，内部膝関節屈曲モーメントが立脚期を通して優位であり，ハムストリングスに依存して膝関節の安定性を得ていたものと考えられた．術後4ヵ月時（—），これらの所見はおおむね改善された．

は荷重の受け継ぎを担う重要な歩行相であり，歩行速度にも大きく影響する．この相の機能的な要求は，①衝撃吸収，②下肢の安定性，③前方推進の維持であり，TKA症例はいずれもこの機能が不十分な状態であることが推察される．さらに，この時期には前述のごとく踵骨外反（距骨下関節回内），距骨内転，脛骨内旋，そして大腿骨内旋の運動連鎖が生じ，下腿および大腿のアライメントがおおむね内外反中間位へと誘導される[15]．TKA症例における脛骨回旋パターンのバラつきは，この荷重連鎖の破綻を示唆する．

　前述の，1-3①「外部膝関節内転モーメント（KAM）」で説明したとおり，歩行時，膝関節には外部より内反する力であるKAMが作用することが多い．また，KAMを主に制御する組織は大腿四頭筋，腓腹筋，および後外側支持機構である[25]．人工膝関節においてもKAMの制御は同様の組織において担われると考えられるが，TKA症例は大腿四頭筋筋力が著しく低下し[42]，後外側支持機構にもゆるみが生じている症例が散見される[16]．KAMを十分に制御できない結果，lift offが生じることもある．このため，さまざまな代償運動を呈することが多い．例えば，立脚中期に体幹をTKA側へ側屈させ体重心へ移動させ，前額

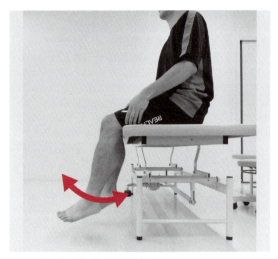

図9 大腿部の筋群のリラクゼーション
端座位にて下腿を下垂し，前後に振り子運動を行う．

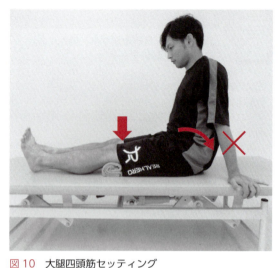

図10 大腿四頭筋セッティング
大腿直筋の参加を抑制するため長座位または背もたれ長座位が好ましいと考えられる．

面上の床反力作用線を膝関節へ近づけることにより KAM を小さくする lateral lean gait，立脚期足尖を外側へ向け，立脚終期に床反力作用点を外側移動させることにより KAM を小さくする toe out gait などは，その代表例である．しかしながら，術後理学療法においては歩行時にこの代償運動を抑制して正常運動パターンを目指すべきか，代償運動をある程度許容すべきか議論が分かれている．実際には各症例の機能回復の予測やゴール設定などを考慮し，どのような歩行動態が最適か判断がなされるべきである．なお，本項ではいわゆる正常歩行を目指すことを原則として議論を進める．

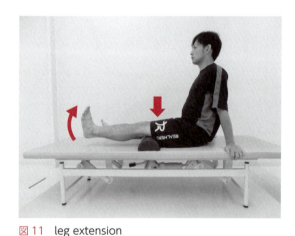

図11 leg extension
術後疼痛や創治癒を十分に管理しつつ，大腿四頭筋の単独収縮を担保する．適宜 PT が介助する．

3 歩行動作改善のための理学療法の実践

以下に，歩行動作改善のための理学療法について図を交えて提示する．

① 大腿部の筋群のリラクゼーション

歩行時，初期接地時の膝関節伸展，遊脚期における膝関節の屈曲を確保するため，大腿部の筋群における過緊張は術後早期より改善されるべきである．端座位にて下腿を下垂し，前後に振り子運動を実施する．この際，患者自ら大腿部の筋群の触診およびセルフマッサージを行い，リラクゼーションの促通と確認を行う．必要に応じ PT が他動的に下腿を動かしたり，軟部組織モビライゼーションなどを実施したりすると効果的である（図9）．

② 大腿四頭筋の単独収縮と遠心性トレーニング

前述のごとく，大腿四頭筋，特に広筋群が十分に収縮できることと，遠心性収縮の練習が必要で

ある．このため，まずは単独収縮を担保する．大腿四頭筋セッティング（図10）は大腿直筋の参加を抑制するため，長座位または背もたれ長座位で実施する．この時，患者自ら広筋群の収縮を視認および触診するよう指導する．PTは適宜，広筋群の筋収縮を強化するよう介入する．また，骨盤の後傾や回旋などの代償動作が生じないよう姿勢をコントロールする．大腿四頭筋セッティングは大腿四頭筋の筋収縮以外にも，股関節の伸筋群などさまざまな代償運動が生じる．そこで，術後疼痛や創治癒を十分に管理しつつleg extension（図11）などの大腿四頭筋の単独収縮と，遠心性トレーニングを可能な限り早期より開始する．大腿四頭筋セッティングと同様に，広筋群（特に内側広筋）の収縮を強調する．骨盤後傾や回旋などの代償動作に注意する．TKA後は，extension lagなどの大腿四頭筋不全が生じやすいため，適宜PTが介助する．完全伸展のあとはすぐに脱力せず，遠心性収縮によりコントロールして下腿を下すよう注意する．

③ ミニスクワット

正しいスクワット肢位を獲得する．ただし，スポーツ動作とは異なり深い膝関節屈曲角度まで行う必要はなく，あくまで歩行立脚期程度の屈曲角度で実施する．すなわち20～30°程度の屈曲角度で十分である．目的は，正しい矢状面アライメントの獲得および体幹-骨盤の固定，股関節，膝関節，足関節の協調運動である．そもそも正しくこの肢位をとれない症例をしばしば経験する．特に股関節をスクワットに参加させることはポイントであり，股関節の屈伸軸を作るためバーなどを股関節部に押圧するなどの工夫をする．大殿筋，広筋群，ヒラメ筋，大内転筋は膝関節の支持において極めて重要な筋群である[44]．PTはこれらの筋を触知し，適切な活動が得られているかを確認し，フィードバックする．両脚から片脚へと進める（図12）．

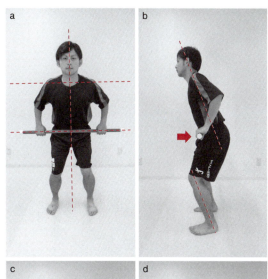

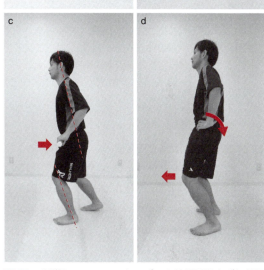

図12 両脚ミニスクワット＋バーの前額面および矢状面（a，b），片脚ミニスクワット＋バー（c）と悪い例（d）
正しい矢状面アライメントの獲得および体幹-骨盤の固定，股関節，膝関節，足関節の協調運動を実施する．両脚から片脚へと進める．dは悪い例で，骨盤が後傾し股関節がスクワットに参加していない．

④ closed kinetic chainでの大腿四頭筋の遠心性収縮トレーニング

closed kinetic chain（CKC）にて大腿四頭筋の遠心性収縮をする．この際，「③のミニスクワット」で獲得した体幹-骨盤の固定や股関節周囲筋の適切な筋収縮による安定性の確保は必須である．具体的にはハーフポールを使用した半歩前荷重や，段差を利用した後段動作練習を実施する．CKCにおいてはヒラメ筋の収縮による足関節の底屈運

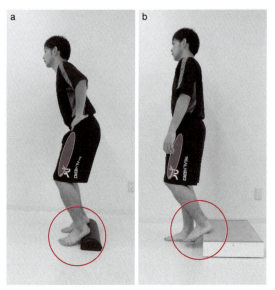

図13 CKCでの大腿四頭筋の遠心性収縮トレーニング
CKCにて大腿四頭筋の遠心性収縮を実施する．ハーフポールを使用したスクワット練習（a）．前足部を台より出し，後段動作練習を実施する（b）．

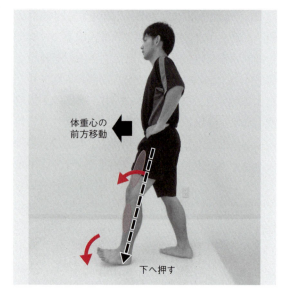

図14 荷重応答期の再構築
前脛骨筋 – 大腿四頭筋の協調運動を実施する．小さめの半歩前荷重肢位にて，前脚の足関節を背屈位とし，体重心の前方移動とともに踵部で地面を押圧する．

動は間接的に膝関節を伸展する．ハーフポールや段差から前足部を出すことにより，足関節による代償的な膝関節伸展を抑制し，大腿四頭筋を主体とした膝関節支持の練習を行う．円滑かつ十分な安定性を供給できる大腿四頭筋の遠心性収縮の獲得が目的である（図13）．

⑤ 荷重応答期の再構築

前脛骨筋 – 大腿四頭筋の協調運動を実施する．また，この際に股関節は20°程度の屈曲位で保持（等尺性収縮）する．小さめの半歩前荷重肢位にて，前脚の足関節を背屈位とし，体重心の前方移動とともに踵部で地面を押圧する．この時，ヒールロッカー作用にて他動的な足関節底屈運動が生じるが，これを前脛骨筋の遠心性収縮で足底が完全に接地しないようコントロールする．続いて他動的な膝関節屈曲運動が生じるが，これも大腿四頭筋の遠心性収縮でコントロールする．体重心の前方 – 後方移動とともにこの運動を繰り返す（図14）．

⑥ 水平面の運動連鎖と前額面アライメントの協調エクササイズ

左右，前後への体重心移動を利用し，片側へ荷重をかける．この際，踵部から荷重を開始し，踵骨外反（距骨下関節回内），距骨内転，脛骨内旋，そして大腿骨内旋の運動連鎖を再構築する．PTは適宜，その運動を誘導する．運動連鎖を強調する目的で，足底にバランスマットやハーフポールを設置し，踵骨外反（距骨下関節回内）の運動を大きめに誘発するのも促通手段の1つである．この運動に伴い，下肢および体幹の前額面アライメントをおおむね正中に保つこと，かつ股関節は軽度内転位にてコントロールすることもまた重要なポイントである（図15）．

⑦ 遊脚期の膝関節屈曲運動の獲得

開始肢位は，前足部にタオルなどを入れた立脚終期の足関節背屈，股関節伸展アライメントを作る．この際，下腿三頭筋（特に腓腹筋）と腸腰筋を十分に伸長することがポイントである（図16）．特に過度な骨盤前傾位により腸腰筋の十分な伸長

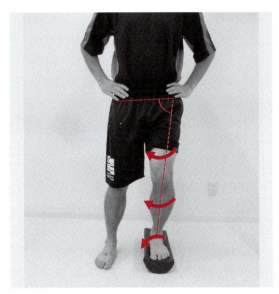

図15 水平面の運動連鎖と前額面アライメントの協調エクササイズ
左右,前後への体重心移動を利用し,片側へ荷重をかける.この際,踵部から荷重を開始し,踵骨外反(距骨下関節回内),距骨内転,脛骨内旋,そして大腿骨内旋の運動連鎖を再構築する.

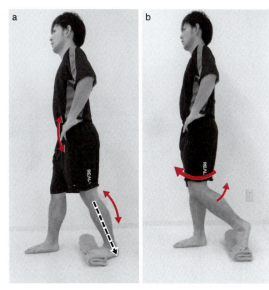

図16 遊脚期の膝関節屈曲運動の獲得①
開始肢位は,前足部にタオルなどを入れた立脚終期の足関節背屈,股関節伸展アライメントを作る.この際,下腿三頭筋(特に腓腹筋)と腸腰筋を十分に伸長することがポイントである(a).この肢位から,筋腱のストレッチショートニングサイクル(stretch-shortening cycle)を利用し,下肢の振り出し運動を行う(b).

位を作れない場合は,この肢位で骨盤の前後傾運動を実施し,過度な骨盤の前傾位を修正する(図17).この肢位から,筋のストレッチショートニングサイクル(stretch-shortening cycle)を利用し,下肢の振り出し運動を行う.膝関節は自動屈曲せず,慣性によって自然に屈曲するようにする.筋の伸長位からの弾性エネルギー解放を伴う,円滑にかつ素早く下肢を振り出す練習を繰り返す.

⑧ 荷重の受け継ぎ練習

両脚支持期の練習のため,前後,左右への荷重移動を実施する.まずは肩幅に両脚を開き,左右へ体重心を移動させる.この際,体幹および荷重側の下肢の前額面アライメントはおおむね正中位に保つ.⑥と同様のアライメントコントロールが重要であるが,特に荷重側の中殿筋の遠心性収縮を意識するとよい.次に,前後に両脚を開き(半歩前荷重肢位),前後へ体重心を移動させる.⑤および⑥と同様のアライメントコントロールが基

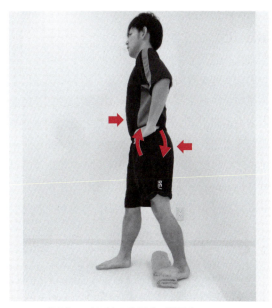

図17 遊脚期の膝関節屈曲運動の獲得②
骨盤前傾の強い症例は腸腰筋の十分な伸長位を作れない.そのような場合は,図のような肢位での骨盤の前後傾運動を実施し,過度な骨盤の前傾位を修正する.この時,腹部や殿筋の収縮を促すことがポイントである.

本となるが，ここでは特に，後側の下肢の蹴り出しと前側の下肢の荷重応答の連携を練習する．すなわち，後側の足関節底屈運動（下腿三頭筋の求心性収縮）と，前側の足関節底屈運動（前脛骨筋の遠心性収縮），そして膝関節屈曲運動（大腿四頭筋の遠心性収縮）の協調トレーニングが重要である（図18）．

⑨ 歩行スピードの向上

正常歩行における double knee action や，骨盤および体軸内回旋といったキーモーションは，速度に依存して大きくなることが示されている[45]．そのため，ある程度の正常な関節運動パターンおよび動的アライメントを獲得した後に，歩行スピードを上げることで上記の運動の活性化が期待できる．しかし，代償的な運動や歩行パターンが残存した状態で，歩行スピードを上げたり歩行距離を延ばしたりすると，それは代償運動の強化につながることにも注意が必要である．

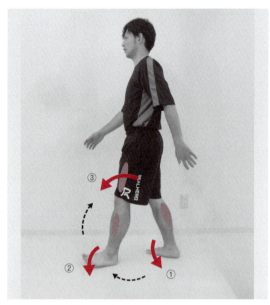

図18 荷重の受け継ぎ練習
前後に両脚を開き（半歩前荷重肢位にて）体重心を移動させる．後側の下肢の蹴り出しと前側の下肢の荷重応答の連携を練習する．①後側の足関節底屈運動（下腿三頭筋の求心性収縮）と，②前側の足関節底屈運動（前脛骨筋の遠心性収縮），そして③膝関節屈曲運動（大腿四頭筋の遠心性収縮）の協調トレーニングを実施する．

おわりに

TKAの達成目標である膝関節機能の再建と長期の耐久性を実現するため，歩行能力の改善は必要不可欠である．人工膝関節の機構は生体とは異なるものの，下肢全体としてみたときの運動連鎖や筋による制御は生体膝と同様に重要である．術前，手術侵襲，術後安静で低下した関節機能の再獲得は必須であるが，それらを歩行の正常メカニズムに基づいて使う練習も重視されるべき課題である．一般にこれは術後1〜2週での達成は難しく，おそらく数週間〜数ヵ月を要するが，定期的な外来理学療法およびホームエクササイズなどのフォローにより達成可能な目標であると考えられる．「患者が安全・快適にかつ末永く歩ける」ためにPTの専門性がまさに発揮されるべきテーマである．

文献

1) Bartel DL, et al：Performance of the tibial component in total knee replacement. J Bone Joint Surg Am 64：1026-1033, 1982
2) Berend ME, et al：Tibial component failure mechanisms in total knee arthroplasty. Clin Orthop Relat Res 428：26-34, 2004
3) Fang DM, et al：Coronal alignment in total knee arthroplasty：just how important is it? J Arthroplasty 24（6 Suppl）：39-43, 2009
4) Ritter MA, et al：The effect of alignment and BMI on failure of total knee replacement. J Bone Joint Surg Am 93：1588-1596, 2011
5) Ritter MA, et al：Preoperative malalignment increases risk of failure after total knee arthroplasty. J Bone Joint Surg Am 95：126-131, 2013
6) Komnik I, et al：Motion analysis of patients after knee arthroplasty during activities of daily living—a systematic review. Gait Posture 41：370-377, 2015
7) Sosdian L, et al：Longitudinal changes in knee kinematics and moments following knee arthroplasty：a

systematic review. Knee 21：994-1008，2014

8）Orishimo KF, et al：Does total knee arthroplasty change frontal plane knee biomechanics during gait? Clin Orthop Relat Res 470：1171-1176，2012

9）Riley PO, et al：Propulsive adaptation to changing gait speed. J Biomech 34：197-202，2001

10）井野拓実ほか：人工膝関節置換術後の歩行分析―機種によるキネマティクスの違い―．日人工関節会誌 43：55-56，2013

11）Perry J：Gait Analysis：Normal and Pathological Function, Slack Inc, Thorofare, 1992

12）Neumann KG：観察による歩行分析，月城慶一ほか訳，医学書院，東京，2005

13）Ino T, et al：Side-to-side differences of three-dimensional knee kinematics during walking by normal subjects. J Phys Ther Sci 27：1803-1807，2015

14）井野拓実ほか：健常膝関節における歩行時の回旋中心―medial pivot vs. lateral pivot―．北海道整災外会誌 56：38-44，2014

15）井野拓実ほか：膝関節内転モーメントに着目した変形性膝関節症の運動療法―姿勢・歩行トレーニングを中心に―．理学療法 32：1109-1120，2015

16）井野拓実ほか：エキスパート理学療法1　バイオメカニクスと動作分析，福井　勉ほか編，ヒューマン・プレス，神奈川，2016

17）Kuroyanagi Y, et al：A quantitative assessment of varus thrust in patients with medial knee osteoarthritis. Knee 19：130-134，2012

18）Koo S, et al：The knee joint center of rotation is predominantly on the lateral side during normal walking. J Biomech 41：1269-1273，2008

19）Banks SA, et al：Design and activity dependence of kinematics in fixed and mobile-bearing knee arthroplasties. J Arthroplasty 19：809-816，2004

20）Levens AS, et al：Transverse rotation of the segments of the lower extremity in locomotion. J Bone Joint Surg Am 30A：859-872，1948

21）Silder A, et al：Identification of passive elastic joint moment-angle relationships in the lower extremity. J Biomech 40：2628-2635，2007

22）Whittington B, et al：The contribution of passive-elastic mechanisms to lower extremity joint kinetics during human walking. Gait Posture 27：628-634，2008

23）Grood ES, et al：A joint coordinate system for the clinical description of three-dimensional motions：application to the knee. J Biomech Eng 105：136-144，1983

24）Foroughi N, et al：The association of external knee adduction moment with biomechanical variables in osteoarthritis：a systematic review. Knee 16：303-309，2009

25）Shelburne, KB et al：Contributions of muscles, ligaments, and the ground-reaction force to tibiofemoral joint loading during normal gait. J Orthop Res 24：1983-1990，2006

26）Hurwitz DE, et al：Knee pain and joint loading in subjects with osteoarthritis of the knee. J Orthop Res 18：572-579，2000

27）Wada M, et al：Relationships among bone mineral densities, static alignment and dynamic load in patients with medial compartment knee osteoarthritis. Rheumatology（Oxford）40：499-505，2001

28）Chang A, et al：Thrust during ambulation and the progression of knee osteoarthritis. Arthritis Rheum 50：3897-3903，2004

29）Enoka RM：Eccentric contractions require unique activation strategies by the nervous system. J Appl Physiol 81：2339-2346，1996

30）Goldberg SR, et al：Muscles that influence knee flexion velocity in double support：implications for stiff-knee gait. J Biomech 37：1189-1196，2004

31）Hernández A, et al：In vivo measurement of dynamic rectus femoris function at postures representative of early swing phase. J Biomech 41：137-144，2008

32）Hernández A, et al：Electrical stimulation of the rectus femoris during pre-swing diminishes hip and knee flexion during the swing phase of normal gait. IEEE Trans Neural Syst Rehabil Eng 18：523-530，2010

33）Stiehl JB, et al：Fluoroscopic analysis of kinematics after posterior-cruciate-retaining knee arthroplasty. J Bone Joint Surg Br 77：884-889，1995

34）Dennis DA, et al：In vivo anteroposterior femorotibial translation of total knee arthroplasty：a multicenter analysis. Clin Orthop Relat Res 356：47-57，1998

35）Condit MA, et al：The PCL significantly affects the functional outcome of total knee arthroplasty. J Arthroplasty 19（Suppl 2）：107-112，2004

36）井野拓実ほか：人工関節のバイオメカニクス．理学療法 33：971-980，2016

37）Henriksen M, et al：Gait changes in patients with knee osteoarthritis are replicated by experimental knee pain. Arthritis Care Res（Hoboken）62：501-509，2010

38）Astephen JL, et al：Biomechanical changes at the hip, knee, and ankle joints during gait are associated with knee osteoarthritis severity. J Orthop Res 26：332-341，2008

39）Novak AC, et al：Sagittal and frontal lower limb joint moments during stair ascent and descent in young and older adults. Gait Posture 33：54-60，2011

40）Mahoney OM, et al：The effect of total knee arthroplasty design on extensor mechanism function. J Arthroplasty 17：416-421，2002

41）Alkjaer T, et al：Evaluation of the walking pattern in two types of patients with anterior cruciate ligament deficiency：copers and non-copers. Eur J Appl Physiol 89：301-308，2003

42）Silva M, et al：Knee strength after total knee arthroplasty. J Arthroplasty 18：605-611，2003

43）Andriacchi TP, et al：A point cluster method for in vivo motion analysis：applied to a study of knee kinematics. J Biomech Eng 120：743-749，1998

44）Arnold AS, et al：Muscular contributions to hip and knee extension during the single limb stance phase of normal gait：a framework for investigating the causes of crouch gait. J Biomech 38：2181-2189，2005

45）西山　徹ほか：低速度歩行の運動学的動作分析．東北理療 26：26-30，2014

2-7 治療 日常生活動作

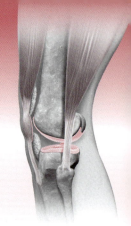

小池祐輔・家入 章

はじめに

人工膝関節全置換術(total knee arthroplasty：TKA)は，重度の変形性膝関節症や関節リウマチなどに行われる手術療法である．TKAの術後成績は疼痛の軽減[1, 2]，移動能力の向上[2]，QOLの向上[2]，精神面の改善[3]などが報告されている．

一方，ADLに関しては，多くの動作で改善が得られるが，床への移動や階段昇降，トイレ動作などは術後も困難であると報告されている[4, 5]．臨床においても，恐怖心から床への移動や階段昇降を過度に制限していることや誤った動作方法で実施し疼痛を増強させてしまっているケースを経験する．

そこで，本項ではTKA後のADLへの介入を術直後の関わりと退院後における床への移動や階段昇降，トイレ動作を中心に述べたいと思う．さらに臨床で質問されることの多い，入浴動作や家事動作についても紹介する．

1 起居動作の指導方法と注意点

1-1 術後早期のリスク管理

TKA後早期に介入する際は起立性低血圧，深部静脈血栓症，感染，腓骨神経麻痺，出血などのリスクを評価した上で介入する（表1, 2）．介入する際は，点滴，バルーンカテーテル，ドレーンチューブ，硬膜外麻酔などの位置を把握し，不用意な抜去に注意する（図1）．患者が自立して移動できた場合でも，これらの管理を要する時期はナースコールを押してから移動するように促す．特に認知症や術後せん妄を有する患者は，これらの管理不足から事故につながるだけではなく，転倒・転落の危険性も高い[6]ため，リハビリテーションで行った評価を看護師へ報告し情報を共有することが重要である．

1-2 起き上がり

起き上がり動作は多様性がある[7]が，安全性を考慮して背臥位より体幹を屈曲させて長座位に至る方法（図2）もしくは側臥位経由にて端座位に至る方法（図3）を指導する．いずれの場合もベッド端へ下肢を下ろす際の膝関節の過屈曲や疼痛増悪に注意する．

1-3 立ち上がり

術後早期では術側膝関節を伸展位とし，非術側優位に立ち上がる方法を指導する．疼痛やROMの回復に応じ，極力ベッドに近い位置へ足底を接地させた端座位から，体幹を前傾させて重心を前方移動し，離殿後に下肢や体幹を伸展させて立位へ至る方法を指導する（図4）．術後早期では膝関

表1 ◆ 術後早期のリスク管理

リスク	評価項目	詳細
起立性低血圧	血液データ	・ヘモグロビン 　男性：14.0～18.0g/dl 　女性：12.0～16.0g/dl
	出血量	・術中出血量，術後出血量
	バイタルサイン	・血圧低下，脈拍低下（上昇）[*1]，SpO$_2$（低下）
	顔色	・顔面蒼白
深部静脈血栓症	血液データ	・Dダイマー 　1.0μg/ml 以下
	浮腫	・下腿周径
	ホーマンズ徴候	検査内容：膝関節伸展位で足関節背屈 検査結果：下腿三頭筋の疼痛誘発で陽性 病　態：深部静脈血栓に伴う静脈炎
感染	血液データ	・白血球（WBC） 　3,300～9,000/μl ・CRP 　0.3mg/dl 以下
	体温	・体温上昇
腓骨神経麻痺	筋力	・足関節，足趾の筋出力低下（下垂足）
	感覚障害	・表在感覚鈍麻（消失）
出血	創部観察	・出血の有無

[*1] 土井アンダーソンの基準を参考にする．

表2 ◆ 土井アンダーソンの基準

Ⅰ 運動を行わないほうがよい場合
　安静時脈拍数 120/分以上
　拡張期血圧 120mmHg 以上
　収縮期血圧 200mmHg 以上
　労作狭心症を現在有するもの
　新鮮心筋梗塞1ヵ月以内のもの
　うっ血性心不全の所見の明らかなもの
　心房細動以外の著しい不整脈
　運動前，安静時にすでに動悸，息切れのあるもの

Ⅱ 途中で運動を中止する場合
　中等度の呼吸困難，めまい，嘔気，狭心痛などの出現
　脈拍数が 140/分を超えた場合
　1分間に10回以上の期外収縮が出現
　頻脈性不整脈の出現
　徐脈の出現
　収縮期血圧40mmHg以上または拡張期血圧が20mmHg以上上昇した場合

Ⅲ 運動を一時中止し，回復を待って再開する場合
　脈拍数が運動前の30%以上増加した場合
　　※ただし2分間の安静で10%以下にもどらぬ場合
　　　中止するか，極めて軽労作のものに切り替える
　脈拍数が 120/分を超えた場合
　1分間に10回以下の期外収縮の出現
　軽い動悸，息切れの出現

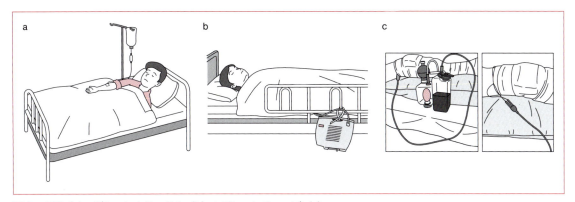

図1　点滴（a），バルーンカテーテル（b）とドレーンチューブ（c）
注意：起き上がりの際は各挿入部の観察を行う．起き上がる方向の確認，端座位の位置を想定し，動作前に安全な位置へ移動させる．尿道カテーテルは逆流を防ぐため，膀胱より低い位置に保つ．

節の過屈曲による疼痛や筋出力低下に伴う膝折れ（転倒）に注意する．歩行器を利用している場合は，歩行器を把持すると転倒の危険性があるため，手すりや座面を支持するように促す（図5）．

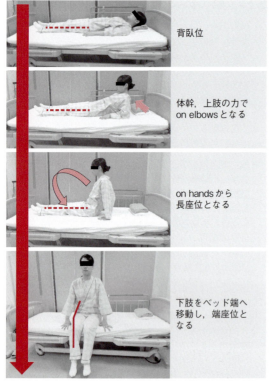

図2 起き上がり（背臥位⇒長座位⇒端座位）
注意：術後早期は術側下肢を介助する．
赤線：術側，点線：非術側

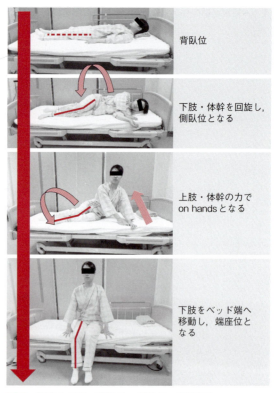

図3 起き上がり（背臥位⇒側臥位⇒端座位）
注意：術後早期は術側下肢を介助する．
赤線：術側，点線：非術側

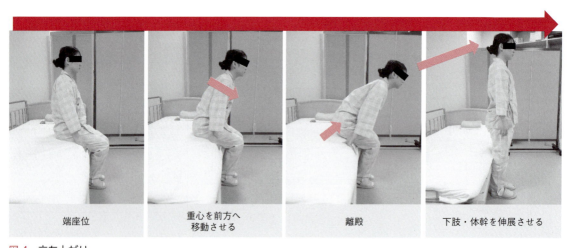

図4 立ち上がり
注意：離殿時や下肢・体幹伸展時の膝折れや転倒に注意する．

1-4 床への移動(退院後)

高這いもしくは安定した物を支持し，非術側下肢を支持脚にして床へ移動する方法（図6，7）を指導する．術創部の治癒が増殖期から成熟期へと移行する術後約3週間より医師の指示のもと四

図5 立ち上がりの注意点

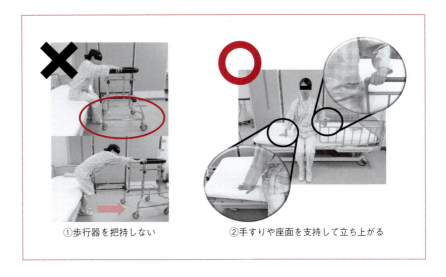

①歩行器を把持しない　②手すりや座面を支持して立ち上がる

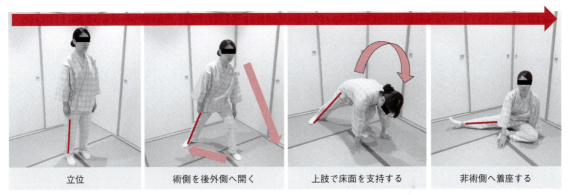

立位　術側を後外側へ開く　上肢で床面を支持する　非術側へ着座する

図6　床への移動（支持物なし）
注意：非術側の疼痛出現に注意する．履物（靴下・スリッパ）による転倒に注意する．
赤線：術側

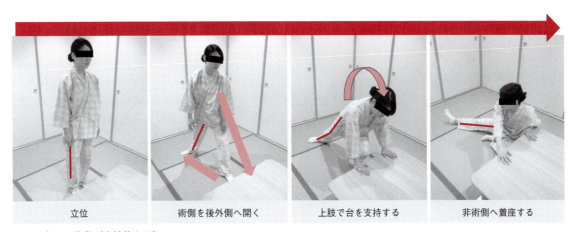

立位　術側を後外側へ開く　上肢で台を支持する　非術側へ着座する

図7　床への移動（支持物あり）
注意：支持物は安定性の高い物を選択する．履物（靴下・スリッパ）による転倒に注意する．
赤線：術側

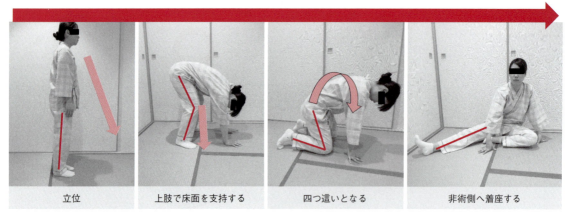

図8 床への移動（四つ這い）
注意：医師の了承を得てから行う．術後早期は術創部の影響を考慮して指導しない場合もある．膝をつく際に疼痛がある場合は他の方法（非術側のみ膝をつくなど）を選択する．履物（靴下・スリッパ）による転倒に注意する．
赤線：術側

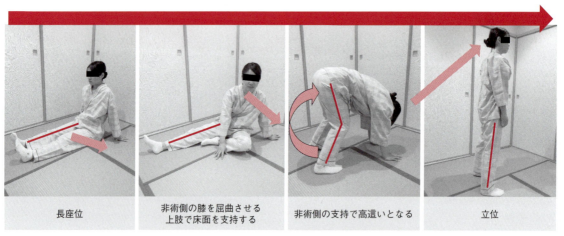

図9 床からの立ち上がり
注意：医師の了承を得てから行う．履物（靴下・スリッパ）による転倒に注意する．
赤線：術側

つ這いを経て行う方法（図8）を指導する場合もある．非術側の疼痛や術側膝関節の過屈曲や侵襲部への過負荷，膝折れによる転倒に注意する．また，支持物を利用する場合は，安定性の高いものを選択するよう配慮する．

1-5 床からの立ち上がり（退院後）

長座位から，高這いを経て立位へと移行する方法[7]を指導する（図9）．立位への移行が困難な場合は安定性の高い物を用意し，把持してもらう．

術創部の治癒後は四つ這いを経て行う方法[8]を指導する場合もある．このような床からの立ち上がり方法は膝関節の過屈曲や過剰な筋力を必要とせず，TKAに加わる負担も少ない動作方法[9,10]であるが，非術側の疼痛や転倒には十分配慮する．

1-6 環境設定

起居動作の指導は，事前に退院後の環境（ベッドの有無や配置）を聴取してから行う．非術側にも疼痛を呈している場合は，ベッドの利用を勧め

図10 ベッドの高さの違い
注意：入院中に退院後の環境を聴取する．
赤線：術側

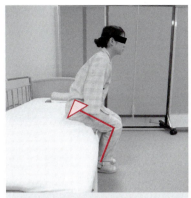
低いベッドは膝屈曲角度が大きい

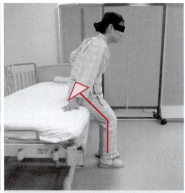
高いベッドは膝屈曲角度が小さい

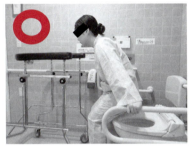

図11 トイレ動作（立ち上がり・着座）
注意：歩行器を把持して立ち上がりや着座は行わない．手すりがある場合は手すりを利用する．

図12 トイレ動作（更衣）
注意：転倒予防のため着座して行う．
立位で行う場合は，手すりを利用する．

る．ベッドを利用している場合は自宅ベッドの高さ（昇降機能の有無）や手すりの有無を評価した上で指導する（図10）．

2 トイレ動作の指導方法と注意点

2-1 トイレ内動作

トイレ環境は狭い空間であることが多く，方向転換の評価・指導が重要となる．術直後は歩行器を利用していることが多いため，着座（立ち上がり）時に歩行器ではなく手すりを把持するように指導する（図11）．便器によっては低いものも多く，着座時の膝関節過屈曲や非術側の疼痛に注意する．

2-2 更衣・清拭

トイレ動作における更衣や清拭は，特に疼痛や筋力低下を認めている時期では，転倒予防のために便座に着座した状態で行うよう指導する．立位で行う場合は転倒に注意し，片手は手すりを把持して行う（図12）．

2-3 環境設定

近年は和式トイレの数は減っているが，職場環境や古い家屋ではあることがある．そのため，トイレ様式を事前に確認する必要がある．和式トイレの場合は，ポータブル式トイレを用いる場合もある．また，洋式トイレであっても便器の高さを評価し，頻度は低いが高齢者には必要に応じて手すりや補高便座の設置を検討する（図13）．

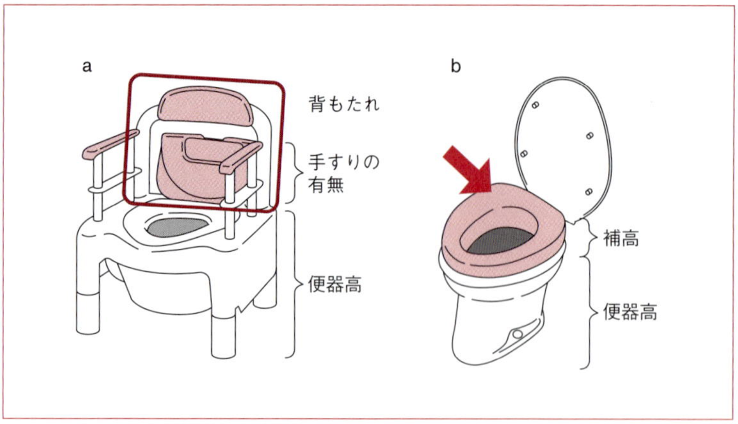

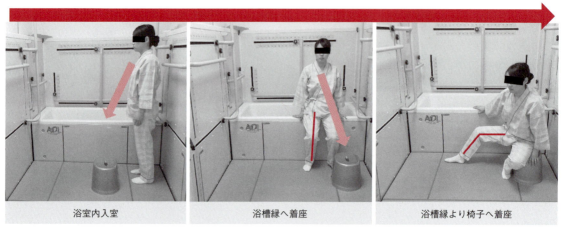

図13 ポータブルトイレ（a）と補高便座（b）
注意：立ち上がりや着座が可能な高さ，手すりや背もたれの必要性を評価する．

図14 浴室内出入り（脱衣所→浴槽縁→椅子）
注意：座位が不安定な場合や浴槽縁が狭い場合は指導しない．浴槽縁や椅子の高さを事前に評価する．
赤線：術側

3 入浴動作の指導方法と注意点

3-1 浴室内への出入り

　浴室内への出入り口には段差があることが多いため，階段昇降と同様に非術側からの昇段動作を指導する．椅子への着座は，浴槽縁を支持して行う方法や浴槽縁への着座を経て椅子へ着座する方法（図14）を指導する．入室後は床面が滑りやすいうえ，杖を使用できないため転倒に注意する．

3-2 洗体動作

　座位で行うように指導する．特に足先を洗う際は，過度な下腿回旋を防ぐため足を組まずに前方へリーチをして行う．シャワーチェアや市販の椅子がある場合は，事前に高さを評価し，同一の高さで指導する．低い椅子の場合は，着座時の膝関節過屈曲に注意する．非術側の疼痛など着座が困難な場合は，シャワーチェアの購入も検討する．

3-3 浴槽への出入り

　事前に浴槽の高さや手すりの位置を評価し，浴槽縁を跨ぐ方法（図15）もしくは浴槽縁へ着座して行う方法（図16）を指導する．浴槽を跨ぐ方法

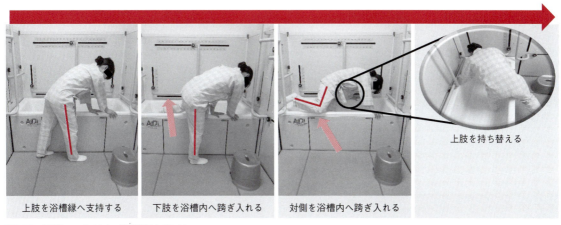

図15　浴槽への入り方（浴槽縁を跨ぐ）
注意：浴槽内に入れる順は膝関節の疼痛や支持性，自動ROMの評価を基に判断する．図のように疼痛や支持性の問題はないが，自動ROMが低値であった場合は，非術側から入れるように指導する．手すりがある環境では手すりの使用を勧める．
赤線：術側

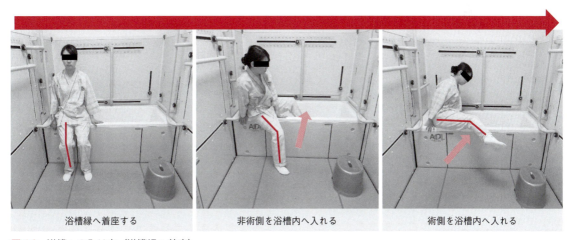

図16　浴槽への入り方（浴槽縁へ着座）
注意：浴槽縁の高さを事前に評価する．手すりがある環境では手すりの使用を勧める．座位保持姿勢が不安定な場合や浴槽縁が狭い場合は指導しない．
赤線：術側

は，術側膝関節の疼痛や支持性，自動ROMを評価したうえで跨ぐ順番を指示し，浴槽縁もしくは手すりを把持する方法を指導する．浴槽縁や手すりを持ち替える際の転倒に注意する．浴槽縁へ着座して行う方法は，座面の幅に配慮する．幅が狭い場合はシャワーチェアを浴槽高に合わせて利用する．

3-4 環境設定

退院後の浴室環境を想定して行う．特に浴室内の椅子は低いものであることが多く，必要に応じてシャワーチェアの購入を勧める．また非術側の疼痛がある場合はバスチェアや手すりの設置を検討する（図17）．

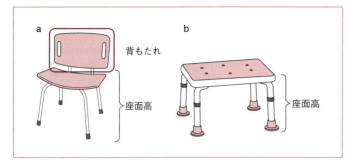

図17 シャワーチェア（a）と浴槽台（b）
注意：立ち上がりや着座が可能である座面の高さや背もたれの有無を評価する．

4 階段昇降の指導方法と注意点

4-1 昇　段

　術後早期は2足1段（健側から昇段）の方法を指導する（図18）．1足1段での昇段は主として支持脚における大腿四頭筋と下腿三頭筋の求心性収縮によって身体を押し上げる動作[11]であるため術後早期は行わない．TKA後の大腿四頭筋筋力は術後3ヵ月までに改善する[2,12]と報告されており，術後3ヵ月頃を目安に1足1段へと移行していく．術後早期や非術側に疼痛がある場合は杖や手すりの利用を勧める．

4-2 降　段

　術後早期は2足1段（術側から降段）の方法を指導する（図19）．1足1段での降段は，主として支持脚における大腿四頭筋と下腿三頭筋の遠心性収縮によって行われる[11]．したがって，昇段時と同様に術後3ヵ月頃を目安に1足1段へと移行していく．術後早期や非術側に疼痛がある場合は杖や手すりの利用を勧める．

4-3 環境設定

　退院後実際に使用する階段の高さや段数を確認したうえで指導・練習を行う．その際，非術側の疼痛が強い場合は，手すりの設置や生活空間を一時的に1階へ限定するなど生活空間の調整も行う．

5 家事動作の指導方法と注意点

5-1 炊事（準備・後片づけ）

　炊事動作における準備・後片づけはリーチ動作を要することが多いため，シンクなどの安定した物につかまりながら行うように指導する．下段の棚は，術側下肢を後外側へ引き，非術側を軸にリーチする方法（図20），または両側膝関節伸展位にて下方リーチする方法や椅子座位にてリーチする方法を提案する．上段の棚は，必要に応じて足台の使用を検討する（図20）．特にTKA後早期は疼痛や筋力の低下から転倒のリスクが高ま る[13]ため，日常的に行う動作のリスクには十分注意する．

5-2 炊事（調理）

　調理は，長時間の立位保持を要することが多いため，はじめは椅子の使用を提案する（図21a）．また，調理時は両上肢を同時に利用するため短距離の独歩や横歩き動作を評価し，リスクに合わせた移動方法を指導する（図21b）．長時間の立位保持による浮腫や腫脹の増悪には十分注意する．

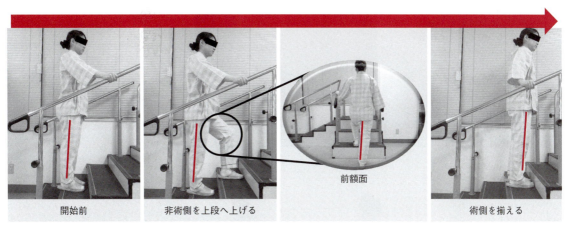

図18 昇段（2足1段）
注意：術後早期や非術側にも疼痛がある場合は手すりを使用する．
赤線：術側

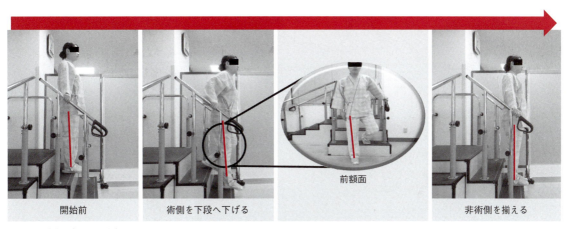

図19 降段（2足1段）
注意：術後早期や非術側にも疼痛がある場合は手すりを使用する．
赤線：術側

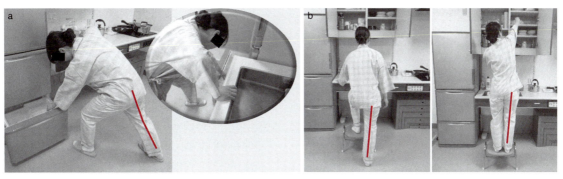

図20 台所でのリーチ動作
a：下方リーチ．術側下肢を後外側へ引き，シンクに掴まりながら実施する．
b：上方リーチ．必要に応じて足台を利用する．
注意：足台は踏面の面積が広く安定した物を選択する．
赤線：術側

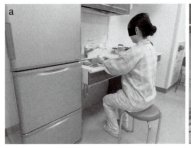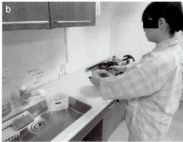

図21 炊事
a：座位にて作業を行う．
b：物を把持した状態（独歩）の移動動作を評価する．

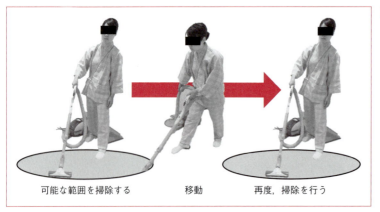

図22 掃除動作
注意：方向転換やコードの引っかかりによる転倒に注意する．

可能な範囲を掃除する　　移動　　再度，掃除を行う

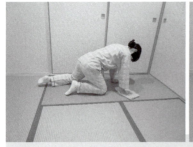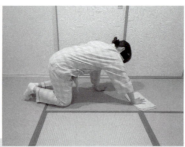

四つ這いで可能な範囲を掃除する

図23 床拭き動作
注意：術創部の治癒後に行う．ニーズに応じてモップの利用を検討する．

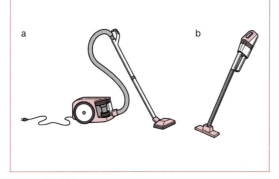

図24 掃除機
注意：コード付き掃除機（a）ではコードによる転倒に注意する．状況に応じてコードレス掃除機（b）を提案する．

5-3 炊事（環境設定）

　使用頻度の高い物品は手の届きやすい箇所へまとめるように提案する．特に冷蔵庫や食器棚は配置によって方向転換を行う頻度が変わるため配置変更も検討する．足台を利用する場合は，踏面の面積が広く，安定性の高いものを使用するように勧める．

5-4 掃除（掃除機）

　掃除機での清掃は，清掃可能な範囲の動作と移

動を分けて行うように指導する(図22).細かな方向転換や狭い場所への移動,コード類による転倒に注意する.

5-5 掃除(床拭き)

手術直後は創部の影響を考慮しモップの利用を提案する.創部の治癒後は,四つ這いでの方法を指導する(図23).長時間の四つ這い姿勢による皮膚トラブルに注意する.

5-6 掃除(環境設定)

近年は,コードレスの掃除機やモップなど片手で容易に操作できるものが多く出回っている[14]ため,そのような道具を提案する(図24).

おわりに

ここでは一般的な方法や注意点を述べたが,TKA後は手術侵襲,ROMや筋力などの機能回復,生活環境,生活習慣,職業などにより多様なADL指導が求められる.例えば,一般的にはベッド,食卓テーブル(椅子),洋式トイレなどの洋式生活を行うことが安全であるとされているが,ケースの生活スタイルや環境,趣味などによっては和式生活を獲得するための練習が必要になる.個々の背景や希望を聴取し,評価・介入する姿勢を忘れずにADL指導を進めていくことが我々に求められている関わりである.

ONE POINT ADVICE　私はこうする

TKA後のリハビリテーションを進めるうえでは膝関節のみならず,他関節(足関節,股関節,脊柱など)にも着目し評価・介入する必要がある.変形性膝関節症の身体アライメント[15]や術後の股関節[16,17],腰椎アライメントの変化[18]に対する介入の重要性は多数報告されているため,私は,特に足関節はROMや変形(アーチ)の程度,股関節はROMや骨形態,脊柱は筋力や弯曲変形の程度などの評価をしている.

症例
TKA後退院時におけるADLと環境調整
—起居動作と段差昇降に着目した考察—

本症例は腰部脊柱管狭窄症(腰椎後方椎体間固定術),変形性股関節症(人工股関節全置換術)を既往に持つTKA症例である.demandは段差昇降の獲得であり,退院先は自宅であり独居であった.自宅環境を詳しく聞くと,2階建て一軒家で寝室が2階(ベッド利用)にあり,蹴上げが18cmの階段には手すりが設置されていなかった.そのため,術前は1階に布団を敷き就寝していた.また,床への移動時に何度も転倒経験があった.さらに,玄関には高さ20cmの上がり框があったため,昇降には介助を要していた.

術前の生活状況や既往からTKA後は機能改善のみでは退院後のADLが困難になると考えられたため,早期からmedical social worker(MSW)と連携し,生活環境の調整を行う必要があった(図25).転倒歴があることやdemandを考慮し,階段昇降の自立により2階のベッドを利用することを目標に介入した.

動作面への介入は,起き上がりは背臥位より体幹を屈曲させて長座位に至る方法を指導・練習した.また,自宅ベッドの高さを家族へ計測依頼し,入院中から自宅ベッドの高さを想定し立ち上がりや着座の練習を行った.階段昇降は昇段2足1段(健側から昇段),降段2足1段(術側から降段)にて指導・練習を行った.環境面への介入は階段に手すりの設置を行い,上がり框に補高段を設置した.

結果,demandである階段昇降の獲得やベッド利用による安全な起居動作を獲得することができた.

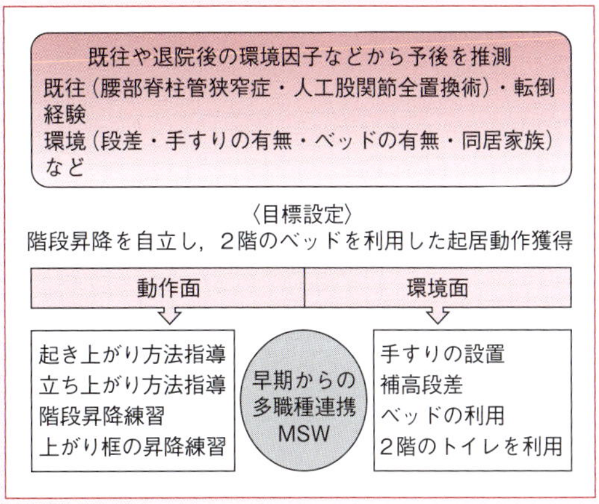

既往や退院後の環境因子などから予後を推測
既往(腰部脊柱管狭窄症・人工股関節全置換術)・転倒経験
環境(段差・手すりの有無・ベッドの有無・同居家族)など

〈目標設定〉
階段昇降を自立し,2階のベッドを利用した起居動作獲得

動作面	環境面
起き上がり方法指導 立ち上がり方法指導 階段昇降練習 上がり框の昇降練習	手すりの設置 補高段差 ベッドの利用 2階のトイレを利用

早期からの多職種連携 MSW

図25 症例の起居動作獲得

文 献

1) Ethgen O, et al：Health-related quality of life in total hip and total knee arthroplasty：A qualitative and systematic review of the literature. J Bone Joint Surg Am 86：963-964, 2004

2) 飛永敬志ほか：人工膝関節全置換術による身体機能および健康関連 QOL の回復過程．理療科 26：291-296, 2011

3) Helene M, et al：Effectiveness of intensive rehabilitation on functional ability and quality of life after first total knee arthroplasty. Arch Phys Med Rehabil 85：546-556, 2004

4) Jones CA, et al：Determinants of function after total knee arthroplasty．Phys Ther 83：696-706, 2003

5) 中村睦美ほか：人工膝関節置換術後患者の日常生活活動能力の経時的変化．理療科 26：221-224, 2011

6) 千葉　茂ほか：せん妄と睡眠障害．精神医学 49：511-518, 2007

7) 梁川和也ほか：背臥位から長坐位までの起き上がり動作における運動パターンと所要時間の分析．理学療法のあゆみ 25：29-33, 2014

8) 原口和史ほか：人工膝関節置換術後の生活様式．整外と災外 66：271-273, 2017

9) 井ノ上修一ほか：TKA 術後患者の床（畳）からの立ち上がり動作について．理学療法学 20：308-317, 1998

10) 岩瀬弘明ほか：床から立ち上がる動作の過程で四つ這いをとるか否かに影響を及ぼす因子．ヘルスプロモーション理療研 2：101-108, 2012

11) 中村隆一ほか：基礎運動学，第 6 版，医歯薬出版，東京，2012

12) 宮崎規行ほか：人工膝関節全置換術前後の筋力の推移．整外と災外 47：1254-1259, 1998

13) 大島富雄ほか：下肢関節疾患におけるバランス障害と理学療法．理療ジャーナル 48：25-32, 2014

14) 伊藤利之ほか：新版日常生活活動（ADL），医歯薬出版，東京，2014

15) 春田みどりほか：内側型変形性膝関節症患者における身体アライメントの分析．理療科 31：661-666, 2016

16) 南角　学ほか：人工膝関節置換術後における機能障害に対するリハビリテーション．リハ医 54：201-204, 2017

17) Piva SR, et al：Contribution of hip abductor strength to physical function in patients with total knee arthroplasty．Phys Ther 91：225-233, 2011

18) 志田義輝ほか：TKA 前後における腰椎・骨盤矢状面アライメントの変化について．整外と災外 63：455-458, 2014

人工膝関節全置換術 Q&A ― 患者からよく聞かれる質問と考え方 4

Q 人工膝関節は 10 年くらいもつと聞きましたが，実際のところどのくらいもつのでしょうか？

A 人工膝関節自体の材料加工技術やデザインの進歩，材質選択の進歩，手術手技の進歩などにより，耐用性は格段に進歩しており，約 15～20 年といわれている．

以下に systematic review から得た人工膝関節の生存率を示す．

- 人工膝関節全置換術（TKA）の 10 年生存率は 96.1 ％，20 年生存率は 89.7 ％であった．再置換率は，70 歳以上の男女とも約 5 ％であった一方，50 歳前半の男性は 35 ％，女性は 20 ％であり，手術時の年齢が低くなるにつれ再置換率が高くなる[1]．

- 5 年・10 年・15 年の生存率は，TKA 96.3 ％・93.3 ％・88.7 ％，UKA 89.4 ％・80.6 ％・69.6 ％であった（表1）[2]．

- 人工関節置換術の 10 年生存率は，UKA が 90 ％であるのに対して，TKA は 95 ％であった[3]．

- コホート研究にて，2 種類の TKA ともに 20 年後も優れたインプラントの生存率を示した[4]．

- TKA 術後，下肢アライメント異常がインプラントの生存率に影響し，さらに肥満の存在により再置換率が増加することが報告されている．特に，脛骨インプラントの内反設置，かつ BMI ＞ 40 kg/m² では再置換リスクが 18 倍に増加すると報告されている（表2）[5]．

表1 ▶ TKA と UKA の生存率

	TKA	UKA
5 年	96.3%	89.4%
10 年	93.3%	80.6%
15 年	88.7%	69.6%

- 再置換術を end point とした生存率

（文献 2）より引用）

表2 ▶ 脛骨アライメントと BMI による再置換術リスク

BMI (kg/m²)	脛骨アライメント	
	内反アライメント異常，＜90	中間もしくは外反アライメント
≧ 41	21.9%	0.0%
27 to 40	5.2%	0.4%
23 to 26	2.9%	0.3%
≦ 22	7.3%	0.6%

（文献 5）より引用）

文 献

1) Bayliss LE, et al：The effect of patient age at intervention on risk of implant revision after total replacement of the hip or knee：a population-based cohort study. Lancet 389：1424-1430, 2017

2) Niinimäki T, et al：Unicompartmental knee arthroplasty survivorship is lower than TKA survivorship：A 27-year Finnish Registry Study. Clin Orthop Relat Res 472：1496-1501, 2014

3) Lyons MC, et al：Unicompartmental versus total knee arthroplasty database analysis：is there a winner? Clin Orthop Relat Res 470：84-90, 2012

4) Callaghan JJ, et al：What can be learned from minimum 20-year follow up studies of knee arthroplasty? Clin Orthop Relat Res 473：94-100, 2015

5) Ritter MA, et al：The effect of alignment and BMI on failure of total knee replacement. J Bone Joint Surg Am 93：1588-1596, 2011

（片岡悠介）

人工膝関節全置換術 Q&A ― 患者からよく聞かれる質問と考え方 5

Q 手術後の日常生活動作において制限はありますか？
・歩行（ウォーキング）　・しゃがみ込みや正座　・床上動作　・自転車や自動車の運転　・入浴や温泉

A 基本的に制限はないが，人工膝関節に過度な負荷や衝撃が加わることによって，人工膝関節のゆるみ，摩耗，破損などの合併症を引き起こし，再置換術が必要となる場合があるため注意が必要である．また，患者の術前後の状態は個人差が大きいため，まずは主治医に相談し，患者にあった方法で行うことが大切である．

・歩行（ウォーキング）

厚生労働省の平成28年国民健康・栄養調査結果[1]によると，65歳以上の1日の歩数状況は男性5,744歩，女性4,856歩であったと報告している．一方，飛永ら[2]は，人工膝関節全置換術（TKA）後3ヵ月の平均歩数は2,809.7±1,999.2歩であったと報告しており，健常高齢者の歩数状況に比べ明らかに低値である．歩行は最も一般的に行われている身体活動の一つであるが，人工膝関節患者は手術による疼痛軽減が得られても身体活動量は低下したままである．Aoyagiら[3, 4]は，1日の平均歩数で4,000歩以下は閉じこもり，5,000歩以上でHRQOL（health related quality of life）低下の予防，7,000歩以上で下肢筋力などの体力予防，8,000歩以上で高血圧や高血糖の予防の目安になると報告しており，計画的・継続的に実施できるように生活習慣の中に取り入れていく必要性がある．しかし，何事にも限度があり，翌日に疲労や痛みを持ち越すようであれば過度な歩行と考え，調節して歩くように心がけることが大切である．

・しゃがみ込みや正座

術後の膝関節の屈曲角度は，術前の屈曲角度に相関する．したがって，術前にしゃがみ込みや正座が行えていなかった患者においては，術後それらを獲得するのは困難である．また，正座可能な膝関節の屈曲角度を獲得できたとしても，正座は亜脱臼位となるため，人工膝関節にかかる負担が大きいことを考えるとあまり勧めることはできない．また，人工膝関節のデザインや手術手技も影響するため，まずは主治医に相談することを勧める．

・床上動作

術後患者に無理のない長座位から立位までの動作順の例を示す（図1）．人工膝関節に加わる負荷を考慮し，術側での立て膝（kneeling）はできるだけ避けるよう指導する．特に，PS型のTKAを受けている患者は，post-cam機構の破綻を生じる可能性があるため注意が必要である．

・自転車や車の運転

まず，自転車を運転するためにはペダルを回転させる膝関節の可動性が必要であり，約110～120°必要とされている．また，サドルの高さは，またがった時に両足先が地面につく程度に調整する[5]とされている．いざという時にしっかり体を支え，転倒しないことが重要である．

車の運転は，危険を察知して素早くブレーキを使用できるかが問題になる．基本的に，患者本人の主観的な判断や主治医の判断により運転再開となることが多い．それでも不安であるという患者には，都道府県警察の運転適性相談窓口を利用することを勧める．実際に運転する際は乗り降りに注意が必要である．乗り込む際は，まず座席に腰を下ろしてから足を車内に入れるようにする．降りる際は，逆の動作順で行い，膝関節への過剰な負荷や捻りを避けるよう努める．

・自宅の浴槽や温泉の入浴

術後，最も注意すべき合併症は感染である．入浴は，痂皮（かさぶた）が剝がれた状態（図2）であれば可能である．しかし，温泉など不特定多数

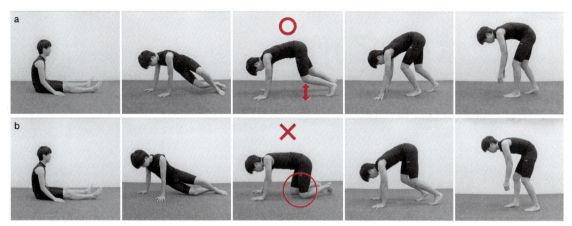

図1 人工膝関節置換術後の床からの立ち上がり動作
a 推奨する方法：長座位→回転→高這い→立位
高這い姿勢を行うことで人工膝関節に加わる負荷を考慮した方法である．
b 推奨しない方法：長座位→回転→四つ這い→立位
四つ這いや立て膝（kneeling）姿勢は人工膝関節に負荷が加わるため，できるだけ避けるよう指導する．

の人が入るところでは，細菌が繁殖している可能性が考えられるため，少し時期を遅らせてから入浴するほうが安全である．いずれにしても，入浴前には主治医に相談することを勧める．万が一，入浴後に局所の腫脹・熱感・疼痛・発赤などの所見に加え，可動時痛・歩行時痛などを認め，発熱などの症状を呈した場合は速やかに主治医の診察を受ける必要がある．また，感染の危険因子として，高齢・基礎疾患（関節リウマチ，SLE（全身性エリテマトーデス）など）・多数回関節手術・ステロイド投与・合併症（糖尿病など）などがあること，皮膚の創傷治癒過程（第一期：炎症反応期，第二期：増殖期，第三期：成熟期）も知っておく必要がある．

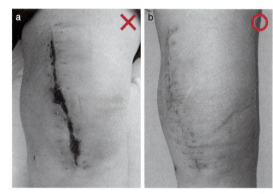

図2 術後の痂皮状態
a：痂皮あり
痂皮が剥がれておらず感染リスクが高い状態のためシャワー浴・入浴は行わない．もしくは，ドレッシング材で保護しシャワー浴のみに止めておく．
b：痂皮なし
痂皮が剥がれ，創傷治癒している状態のためシャワー浴・入浴ともに可能である．

文献

1) 厚生労働省：平成28年国民健康・栄養調査結果
2) 飛永敬志ほか：人工膝関節全置換術患者の身体活動量に関連する要因の検討．理療臨研教 24：43-47, 2017
3) Aoyagi Y, et al：Step per day：the road to senior health? Sports Medicine 39：423-438, 2009
4) Aoyagi Y, et al：Habitual physical activity and health in the elderly：the Nakanojo Study. Geriatr Gerontol Int 10（suppl 1）：236-243, 2010
5) 交通の方法に関する教則 第3章第1節2 自転車の点検(1)

（片岡悠介）

2-8 治療　スポーツ動作

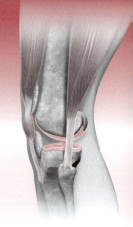

美﨑定也

はじめに

近年，人工膝関節全置換術（total knee arthroplasty：TKA）後にスポーツに参加する者が増加している[1]．手術によって，膝の痛みや日常生活動作の障害がなくなれば，これまで諦めざるを得なかった趣味や余暇活動を再開することは，自然な流れと思われる．術後患者満足度やQOLとスポーツへの参加が関連していること[2]を考えると，これからTKA後のリハビリテーションに携わる理学療法士（PT）は，スポーツへの参加を念頭に置き，患者と接する必要があろう．

本項では，まず，TKA後において推奨されるスポーツおよび参加状況について述べる．つぎに，TKA後のスポーツ動作に必要となる身体機能について述べる．そして最後に，TKA後のスポーツの指導と実際の症例について述べ，本項のまとめとしたい．

1　TKAとスポーツ

TKAは，若年の関節リウマチ患者など例外を除き，高齢者に適用される手術である．したがって，余暇活動として高齢者が参加することの多いウォーキングや各種体操（運動），ダンスなど[3]をスポーツととらえても違和感はない．本項では，それらを含めてスポーツと定義する．

さて，TKA後におけるスポーツは，Healyら[1]によって，許可する，経験があれば許可する，コンセンサスなし，そして推奨しない，の4つに分類されている（表1）．これらの分類は，運動の強度や膝関節にかかる衝撃などをもとにしており，海外の学会（the knee society：AAHKS）において合議的に作成されている．この分類の根拠は十分ではないとされるものの，METsを参考にした場合[4]，許可するスポーツは低・中強度（3～6未満），推奨しないスポーツは高強度（6以上）であり，患者に示すうえでは参考にできるだろう．実際の臨床場面では，患者がスポーツへの参加を希望した場合，医師から許可を得たのち，スポーツ特性に応じたトレーニングや指導をすることが想定される．

TKA後のスポーツへの参加に関する調査では，ウォーキング，ボウリング，サイクリングなど，低・中強度のスポーツが多いとされる[5～7]．高齢者が多いこと，手軽に行えることなどがその理由であろう．一方で，バスケットボールやジョギングなど，推奨しない高強度のスポーツの報告を散見する[5～7]．自験例でも，ソフトボール，バスケットボール，サッカーをしている患者が存在していた．これは，人工関節の寿命と患者の価値観，それぞれの観点では相反する，悩ましい問題である．

ところで，上記はスポーツに積極的に参加している，いわゆる高活動者の話題である．自験例における実際のスポーツへの参加状況（運動習慣）

表1 ● TKA術後に推奨されるスポーツ

許可する	経験があれば許可する	コンセンサスなし	推奨しない
・ウォーキング ・ボウリング ・固定自転車 ・サイクリング ・ダンス ・ゴルフ ・カヌー ・水泳 ・ハイキング	・ボート ・アイススケート ・スキー ・テニス(ダブルス) ・乗馬	・フェンシング ・ローラースケート ・重量挙げ ・器械体操 ・野球 ・ハンドボール ・ホッケー ・ロッククライミング ・スカッシュ ・テニス(シングルス) ・ウェイトマシントレーニング	・ジョギング ・サッカー ・バレーボール ・バスケットボール ・ラグビー

(文献1)を和訳して改変作成)

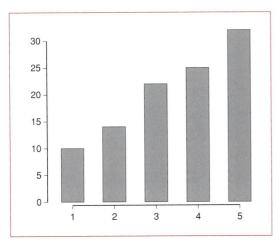

図1 TKA後における運動習慣
1:運動習慣なし(始める気なし),2:運動習慣なし(6ヵ月以内に始める),3:運動習慣あり(不定期),4:運動習慣あり(6ヵ月未満),5:運動習慣あり(6ヵ月以上継続),y軸は度数を表す.

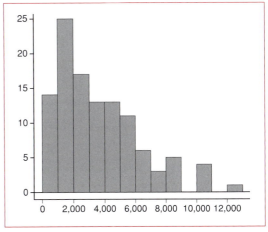

図2 TKA後における1日の歩数
x軸は1日の歩数の階級値,y軸は度数を表す.

をみると,6ヵ月以上にわたって,定期的にスポーツに参加している割合は31.3%であった(図1).ウォーキングに注目すると,1日の平均歩数は約3,600歩(中央値3,000歩)(図2)であった.

これらは,同世代の高齢者における定期的なスポーツの参加割合である,男性46.5%,女性38%[8],平均歩数,男性約5,700歩,女性約4,900歩[8]と比べると,低い値を示している.さらに,買い物や通院など,日常生活に必要なとき以外に外出しない者(低活動者)が13.8%存在していた.文献的にも,TKA後患者は,同世代の高齢者より身体活動量が低く,また,身体活動ガイドラインに達する割合が低いことが報告されている[9~12].TKAを受ける者は生活習慣病を有することが多いため[13],低活動者は,生活習慣病を悪化させるかもしれない.

このような背景を踏まえると,TKAとスポーツについて,PTとして心得なければならないことは,1)許可されるスポーツの知識を持つこと,2)スポーツ参加に積極的な者(高活動者)に対して,適切に指導すること,3)日常生活レベルでの低活動者に対して,スポーツへの参加を促すこと,であると筆者は考える.

2 TKA後のスポーツ動作に必要な身体機能

　TKAのインプラントは多種多様であり，生体の膝関節のバイオメカニクスに近づくように，デザインそのものにその役割を担わせたり，あるいは，可能な限り靱帯を温存したりするなど，コンセプトもまた多様である．しかし，どれだけ生体の膝関節のバイオメカニクスに近づいたとしても，インプラントは道具であって，許容される可動範囲において，患者が使いこなせなければ，その恩恵を受けることは難しい．ひるがえって考えると，患者が求めるスポーツのレベルに応じて使うことができれば，それがスポーツ動作に必要な身体機能といえるだろう．

　当然のことながら，ADLの困難さが残存していれば，スポーツへの参加もまた困難であることはいうまでもない．特に，階段昇降動作や床上動作といった，重心の上下移動を伴う動作や，障害物をまたぐ，遠方に手を伸ばすといった，バランスを要する動作の達成がキーポイントである．これらは，可動域（柔軟性），筋力，バランスなどの身体機能として表現することもできる．これらを押さえたうえで，さらに，敏捷性，持久性，パワーなど，患者が求めるスポーツのレベル，種目特性に応じた身体機能を備える必要がある．

　とはいえ，理学療法のゴールを設定するうえでは，参考となる数値が欲しいところである．さまざまなパフォーマンステストを包括したKnee Function Score[14]が報告されているが，single hop testおよびtriple hop testといった衝撃が高いテストが含まれているため，現状では適用をためらう．そのため，自験例において横断的に調査した，star-excursion balance test（SEBT）を用いたスポーツに快適に参加できる基準を紹介する．ここでの「快適に参加できる」とは，患者が参加しているスポーツについて，自覚的に達成できているスコアである（図3）．

　8点以上を快適に参加できるスコアと定義すると，SEBT前方のカットオフ値は身長比44％で

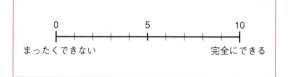

図3　参加しているスポーツの自覚的達成度の評価
参加しているスポーツを聴取し，その達成度を11段階で回答させた．0がまったくできないこと，10が完全にできることを示す．8点以上を快適に参加できるカットオフ値と定義した．

あった（ROC曲線の曲線下面積：0.78，95％信頼区間：0.64〜0.92，感度69％，特異度78％）．例えば，身長が155cmの患者の場合，SEBT前方のカットオフ値は68cmとなり，その値を超えれば，快適にスポーツに参加できる可能性が高いと判断する．先行研究における健常高齢者のSEBT前方が45％[15]であることをかんがみると，TKA後において快適にスポーツに参加するためには，健常高齢者と同等の身体機能が必要と推察する．

　ここで，SEBTについて解説を加えておきたい．SEBTは動的バランスを評価する目的で開発されたパフォーマンステストである[16]．近年の研究では，動的バランスの評価だけでなく，足関節スポーツ傷害の予測などにも用いられている[17,18]．

　SEBT前方の方法は，まず，起点に両足を揃えて立ち，片脚立位（支持脚）にてバランスを取りながら，対側下肢（遊脚）を指示方向（図4）[18]に可能な限りリーチする．リーチ動作中，体幹の側屈や膝の屈曲は許可する．可能な限りリーチしたのち，床に足底が接しないように起点に戻る．

　SEBT前方は他の方向と比較して内側広筋，外側広筋の筋活動が高いことが知られている[19]．また，大腿四頭筋の伸張性収縮を伴った片脚立位でのリーチ動作は，高度な動的バランスが要求される．さらに，スポーツ種目を運動強度（低・中・高強度）で群に分けると，運動強度が高まるにつれて，等尺性膝伸展筋力，30秒間椅子立ち上が

図4 SEBTの方法および指示方向

患者は図の起点（中央）に前方（anterior）を向いて立つ．片脚立位にて可能な限りリーチしたのち，起点（立位）に戻る．最大リーチ距離を測定する（写真は転倒予防のためにバーを把持している）．

（文献18）より引用）

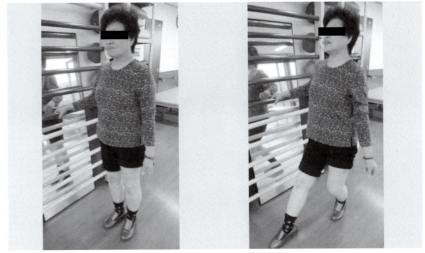

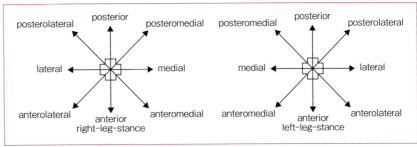

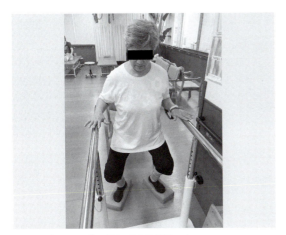

図5 バランスパッド上でのスクワット
膝と足の向きを合わせる．

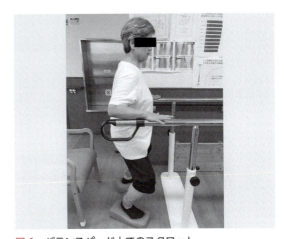

図6 バランスパッド上でのスクワット
膝が前方に出過ぎないように殿部を真下に落とすイメージ．

りテスト，40m最大歩行速度，階段昇降テストが優れていく傾向にあった．これらを踏まえると，TKA後のスポーツへの参加には，ADLの達成を前提として，柔軟性，敏捷性，動的バランス，パワーにおいて，より高い身体機能が必要であることをPTは認識しておかなければならない．

ではここで，われわれが臨床において実施しているトレーニング例を示す（図5〜11）．

2-8 スポーツ動作 ■ 235

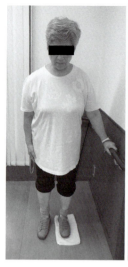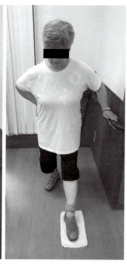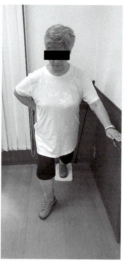

図7 タオルスライド
術側（右膝）の支持性向上を目的とする．支持脚側は可能な限り屈曲し，遊脚側は前後に大きく動かすと負荷が高まる．

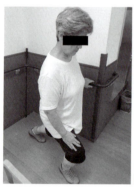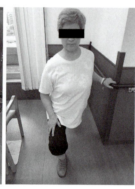

図8 フロントランジ
可能な限り，深屈曲する．このとき，knee-in しないように注意する．

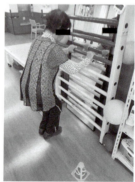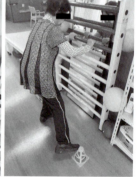

図9 SEBT 外側方を用いた動的バランストレーニング
支持脚側を屈曲しながら，遊脚側をリーチする．目標物を押して，リーチ距離を伸ばす．可能であれば上肢の支持をなくす．

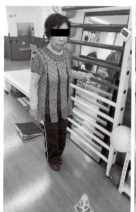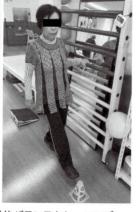

図10 SEBT 前方を用いた動的バランストレーニング

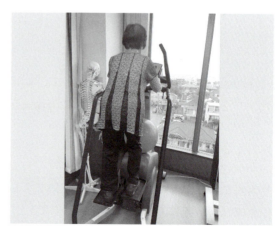

図11 ステアクライムマシンを用いたトレーニング
持久力を高めるトレーニングとして採用している．

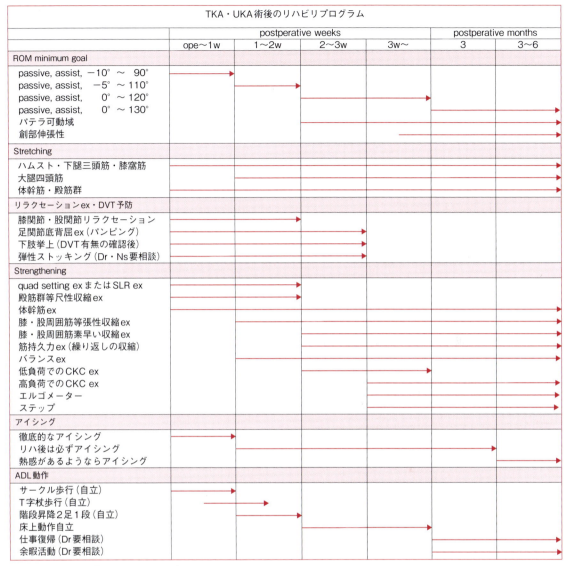

図12 術後リハビリテーションのプロトコル
当院におけるプロトコルを示す．術後3週（退院）以降に高負荷トレーニングを始める．最下部の余暇活動がスポーツへの参加に該当する．

3 TKA後のスポーツの指導

　TKA後のスポーツにおいて，高活動者と低活動者では指導するポイントが異なる．高活動者では，前述したトレーニングも含めて，スポーツの開始時期，頻度，強度，そして実施時間の設定などであるが，ここに明確な基準はない．スポーツの開始時期は医師の許可が必要であることはいうまでもなく，当院では，おおむね術後3〜6ヵ月以降に始めることが多い（図12）．頻度，強度，実施時間については，段階的に増やし，痛みや疲労感などを目安としている．ここでの痛みとは，筋や腱など関節外の組織を指しており，関節の不安定感，異音など，普段と異なる状況が生じた場合はすぐに受診させる．

　高活動者において，最も注意が必要なポイント

表2 ◆ 患者のスポーツ参加を促すための行動変容技法による介入例

経験的プロセス	行動的プロセス
スポーツに関する簡単な知識を与える，健康雑誌を勧める 運動不足によって病気になった人について考える 運動不足によって自身が将来どうなるか考える 自身の運動不足が周囲にどのような影響を与えるか考える 運動施設・サークルなどの紹介	エレベータの代わりに階段を利用する 一緒にスポーツに参加してくれる人を探す スポーツを継続した自分への報酬，スポーツを妨げるバリアの除去 家族や同僚に宣言する，目標を見える場所に掲示する 目立つところにウォーキングシューズを置く

症例
TKA後にスポーツに参加する症例への理学療法および指導例

最後に，症例に対して，スポーツへの参加にあたって指導した内容を紹介する．

1）グラウンドゴルフ愛好患者（両側TKA）

術前は痛みのために趣味であるグラウンドゴルフを諦めていた．術前の可動域制限が強く，術後膝可動域は0～90°であるが，術後4ヵ月において，グラウンドゴルフに復帰した．術後6ヵ月の時点では週に3回，痛みなく参加できている．グラウンドゴルフをするうえでは，現状の可動域でも問題ないが，1ゲームに40分程度かかるため，持久力を高めるトレーニングに加えて，実施前後のケアを指導した．

2）健康のためにアクアビクスをする患者（片側TKA）

これまで特にスポーツ歴はなかったが，術後4ヵ月において，健康のため水中ウォーキングを始めた．同時に開催されていたアクアビクスに興味をひかれ，術後6ヵ月の時点では，ほぼ毎日，通っている．アクアビクスは中強度のスポーツに分類されるが，浮力のため，インプラントに対する衝撃は少ない．ただし，膝をひねる動作はしないように，また，痛みや疲労に応じて，実施時間を制限するように指導した．

3）テニスに復帰した患者（片側TKA）

テニスにより，膝痛を生じた患者である．術後半年から段階的に復帰し，術後1年の時点では，試合に出るまでになった．術側の膝には痛みなく参加できているが，対側の膝に違和感を感じることがある．相手のあるスポーツのため，試合となると相手のレベルの影響を受ける．相手のレベルを把握し，走ったり，ジャンプしたりしないことが肝要である．テニスのあとはアイシング，マッサージなど，セルフケアするよう指導した．対側に負担がかかっている可能性があるため，術側への荷重の再確認が必要かもしれない．

は，過剰な活動による再置換のリスクである．特に若い患者において，高強度スポーツによる人工膝関節再置換の報告を散見する[20～22]．これは患者の価値観による部分もあるため，そのようなスポーツを禁止しても意味をなさないと筆者は考えている．しかし，将来起こり得るリスクについて，適切な情報を提供することはPTに求められる義務であるとも考えており，この点は果たさなければならない．

一方，低活動者では，とにかくスポーツに参加させることに尽きる．しかしながら，スポーツに参加するように伝えるだけでは，実際には患者が行動を起こさないことが普通であろう．このような場合，行動変容の技法[23]が有効かもしれない．気軽に始めやすいウォーキングを例に挙げると，目標歩数（歩数計がなければ時間）を設定したり，日々の歩数（時間）をカレンダーに記載して，セルフモニタリングしたりするとよい．その他の行動変容の技法例を表2に示す．スポーツへの参加を始めようとしている患者には行動的プロセス，始める気がない患者には経験的プロセスがよい．行動変容を促す際のPTの役割は，賞賛，励ましなど，患者のモチベーションを高めるようにサポートすることである．

退院後のウォーキングの目安にも，明確な根拠のある基準はない．当院では，退院後早期は1日3,000～4,000歩を一応の目安としており，膝の回復に応じて，徐々に歩数を増やすように指導している．健常高齢者の平均歩数（男性約5,700歩，女性4,900歩）を参考にすると，患者も受け入れやすいようである．

おわりに

今回，TKAとスポーツ動作について述べた．膝の痛みによって諦めざるを得なかったスポーツ（余暇活動）を再開でき，患者満足度およびQOLが向上するならば，手術を受けた患者だけでなく，PTにとっても至福の喜びであろう．

膝が変われば人生が変わることを患者とともに分かち合うために，TKA後のスポーツに関わる知識と技術とマインドを携えたいものである．

文　献

1) Healy WL, et al：Athletic activity after total joint arthroplasty. J Bone Joint Surg Am 90：2245-2252, 2008

2) Scuderi GR, et al：The new Knee Society Knee Scoring System. Clin Orthop Relat Res 470：3-19, 2012

3) 文部科学省：資料．スポーツの実施状況等に関する世論調査（平成28年11月）．http://www.mext.go.jp/sports/b_menu/toukei/chousa04/sports/1381922.htm（2018年2月14日閲覧）

4) 国立健康・栄養研究所．改訂版「身体活動のメッツ（METs）表」, 2012

5) Mayr HO, et al：Sports activity following total knee arthroplasty in patients older than 60 years. J Arthroplasty 30：46-49, 2015

6) Witjes S, et al：Return to sports and physical activity after total knee and unicondylar knee arthroplasty：A systematic review and meta-analysis. Sports Med 46：269-292, 2016

7) Jassim SS, et al：Athletic activity after lower limb arthroplasty. A systematic review of current evidence. Bone Joint J 96-B：923-927, 2014

8) 厚生労働省：平成28年国民健康・栄養調査の概要, 24-25, 2017（2018年10月30日閲覧）

9) Harding P, et al：Do activity levels increase after total hip and knee arthroplasty? Clin Orthop Relat Res 472：1502-1511, 2014

10) Lützner C, et al：Patient activity after TKA depends on patient-specific parameters. Clin Orthop Relat Res 472：3933-3940, 2014

11) Kersten RF, et al：Habitual physical activity after total knee replacement. Phys Ther 92：1109-1116, 2012

12) Brandes M, et al：Changes in physical activity and health-related quality of life during the first year after total knee arthroplasty. Arthritis Care Res（Hoboken）63：328-334, 2011

13) Odum SM, et al：National obesity trends in total knee arthroplasty. J Arthroplasty 28：148-151, 2013

14) Hossain FS, et al：A performance based patient outcome score for active patients following total knee arthroplasty. Osteoarthritis Cartilage 21：51-59, 2013

15) 佐々木理恵子ほか：Star excursion balance testを用いた中高齢者のバランス能力評価．理療科 24：827-831, 2009

16) Kinzey SJ, et al：The reliability of the star-excursion test in assessing dynamic balance. J Orthop Sports Phys Ther 27：356-360, 1998

17) Plisky PJ, et al：Star excursion balance test as a predictor of lower extremity injury in high school basketball players. J Orthop Sports Phys Ther 36：911-919, 2006

18) Gribble PA, et al：Using the star excursion balance test to assess dynamic postural-control deficits and outcomes in lower extremity injury：a literature and systematic review. J Athl Train 47：339-357, 2012

19) Earl JE, et al：Lower-extremity muscle activation during the star excursion balance tests. Sports Rehabil 10：93-104, 2001

20) Mont MA, et al：High-impact sports after total knee arthroplasty. J Arthroplasty 23：80-84, 2008

21) Julin J, et al：Younger age increases the risk of early prosthesis failure following primary total knee replacement for osteoarthritis. A follow-up study of 32,019 total knee replacements in the Finnish Arthroplasty Register. Acta Orthopaedica 81：413-419, 2010

22) Bayliss LE, et al：The effect of patient age at intervention on risk of implant revision after total replacement of the hip or knee：a population-based cohort study. Lancet 389：1424-1430, 2017

23) 竹中晃二訳：第3章トランスセオレティカル・モデルの概要．高齢者の運動と行動変容　トランスセオレティカル・モデルを用いた介入, Book House HD, 東京, 37-54, 2005

人工膝関節全置換術 Q&A ― 患者からよく聞かれる質問と考え方 **6**

Q 手術後，どのくらいのスポーツであれば行ってもよいのでしょうか？

A 非接触スポーツ，低衝撃スポーツは許可される傾向にあるが，まずは主治医への確認が必要である．

　近年のスポーツの普及に伴い，日常生活の中でジョギングやランニング，水泳，ゴルフなど意図的に体を動かしている人が年々増加傾向にある．総務省統計局の平成28年社会生活基本調査[1]によると，スポーツの行動者数は7,797万7千人で，行動者率は68.8％となっており，平成23年に比べ5.8ポイント増加している．また，年齢階層別にみても，すべての年齢階層において行動者率は増加しており，70歳以上の階層において著しい増加がみられ，高齢者も活発にスポーツ活動を行うようになってきている．特に，生活習慣病患者数の増加が叫ばれている今日，健康で文化的な生活を維持（健康寿命の延伸）するためには，高齢者にとってもスポーツ活動への参加は非常に重要である．

　一方で，高齢化に伴い，膝OA患者数も増加している．Yoshimuraら[2]は，国内にX線学的な膝OA患者は約2,590万人，症状のある患者に限っても約800万人いると報告している．重度になると疼痛が強くなり，歩行，立ち座り，階段昇降といった日常生活動作の制限が避けられない．このような膝OA患者に対して人工膝関節全置換術（TKA）は有用な方法であり，その数は年々増加し，10年前と比べおよそ1.8倍（約8万件）となっている[3]．

　近年，人工膝関節における研究が急速に進み，デザイン・材質・手術手技などの進歩により在院日数やリハビリテーションが短縮され早期社会復帰が可能となり患者満足度は高い．さらに満足度を高めるものとしてスポーツ活動への参加が挙げられる．しかし，サーフェイスの摩耗やコンポーネントの緩みを避けるため，スポーツ活動などの活動性が高い動きは制限されているのが現状である．

　人工膝関節置換術を受けた患者にスポーツ活動をどの程度許可するかについてはまだ結論が出ていない．王寺ら[4]は，TKA術後スポーツを行っていた症例は177例中44例（24.9％），人工膝関節単顆置換術（UKA）術後症例では106例中17例（16％）であり，ウォーキング，ゲートボール，グラウンドゴルフ，水泳が多かったと報告している．冨永ら[5]は，UKA術後スポーツを行っていた症例は145例中35例（24.1％）であり，ウォーキング，グラウンドゴルフ，水泳が多かったと報告しており，非接触スポーツ，低衝撃スポーツへの復帰が多い傾向にある．また，Knee Society SurveyによるTKA術後の活動性に関する分類[6]（表1）では，スポーツ種目をその衝撃の程度から3つに分類し，結論の出ていない種目をnot conclusion（結論なし）としている．しかし重要なことは，人工膝関節が正しい位置に設置されていること，良好な靱帯バランスであることなどが前提であり，術前のスポーツ実施状況も含めて議論する必要がある．

　本テーマについては，Ⅲ−2−8　スポーツ動作 p232もご参照いただきたい．

表 1 ◆ TKA 術後の活動性に関する分類

推奨あるいは許可	経験者のみ許可	推奨できない	結論なし
低衝撃エアロビクス	サイクリング(屋外)	ラケットボール	フェンシング
サイクリング(屋内固定型)	カヌー	スカッシュ	ローラーブレード
ボウリング	ハイキング	ロッククライミング	インラインスケート
ゴルフ	ボート漕ぎ(漕艇)	サッカー	ダウンヒルスキー
社交ダンス	クロスカントリースキー	テニス(シングル)	ウェイトリフティング
乗馬	ノルディックトラック	バレーボール	
クロケット	(トレーニングマシーン)	フットボール	
ウォーキング	早歩き	器械体操	
水泳	テニス(ダブルス)	ラクロス	
射撃	ウェイトマシーン	ホッケー	
シャッフルボード	アイススケート	バスケットボール	
ホースシューズ		ジョギング	
		ハンドボール	

(文献 6)より引用)

文　献

1）総務省統計局：平成 28 年社会生活基本調査
2）Yoshimura N, et al：Prevalence of knee osteoarthritis, lumbar spondylosis, and osteoporosis in Japanese men and women：the research on osteoarthritis/osteoporosis against disability study. J Bone Miner Metab 27：620-628, 2009
3）矢野経済研究：2016 年版メディカルバイオニクス（人工臓器）市場の中期予測と参入企業の徹底分析

4）王寺享弘：人工膝関節置換術後のスポーツ活動. 臨スポーツ医 28：1265-1271, 2011
5）富永冬樹：人工膝単顆置換術後のスポーツ活動. 整外と災外 61：627-630, 2012
6）Healy WL, et al：Athletic activity after total knee arthroplasty. Clin Orthop 380：65-71, 2000

（片岡悠介）

2-9 治療 徒手療法

加藤 巧

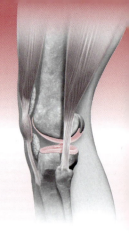

はじめに

人工膝関節全置換術（total knee arthroplasty：TKA）の術後リハビリテーションでは，腫脹と疼痛の管理，ROM の増加，大腿四頭筋の筋力増強プログラム，機能，歩行訓練などを主とした早期の運動が重要な治療課題である．徒手療法は，疼痛の緩和と ROM の増加を主な目的として，変形性膝関節症（knee osteoarthritis：膝 OA）に対する保存療法，TKA 術前，術後ともに一般的に用いられる理学療法的介入である．特に TKA 術後リハビリテーションにおける徒手療法は，他動的振幅運動（passive oscillatory movements）や持続的ストレッチによる疼痛緩和や ROM 増加の効果のみならず，皮質脊髄路興奮性（corticospinal excitability）による筋動員率の最適化を促し，術後早期リハビリテーションに必要な早期離床，早期運動の加速を助けると考えられる[1]．一方，TKA 術後リハビリテーションでは，持続的他動運動（continuous passive motion：CPM）の使用や，機能，歩行訓練の重要性から，徒手療法は必ずしも最重要とされる理学療法的介入ではなく TKA 術後に特化した徒手療法の使用や効果に関するエビデンスは多くない．本書のテーマにあるように，我々エビデンスに基づいた理学療法士（PT）はサイエンスとアートの両側面を考慮し理学療法的介入を選択する必要がある．すなわちその徒手療法に関する限られたエビデンスが目の前の患者に適用されうるかを自らが判断し，また PT の経験や患者の価値観にも基づいて，徒手療法をその他の理学療法的介入に補足することによりその患者にとってより良いアウトカムを得ることができるか否かを推察したうえで，PT は徒手療法の適用を考慮する必要がある．

本項における徒手療法の定義

徒手療法とは，軟部組織や関節のモビライゼーションもしくはマニピュレーションなどの技術的な治療手技や運動を指し，組織の伸展性，ROM の改善，痛みの緩和，組織の腫脹，炎症，制限の減少を目的としている[2]．本来，他動的 ROM 訓練やストレッチも徒手療法に包括されるが，それらの介入方法については他項を参照して頂き，本項では関節モビライゼーションおよび軟部組織モビライゼーションを主として議論することとする．また徒手療法には種々の治療理論や体系があるが，本項はエビデンスに基づく推奨がない限りある特定の徒手療法体系を推奨するものではない．加えて，本項における TKA 術後リハビリテーションでの徒手療法とは基本的に膝 OA に対して施行された TKA 術のみを対象としており，骨折やリウマチを原因とした TKA 術を対象とはしない．

1 膝OA保存療法に対する徒手療法に基づく考察

徒手療法は，TKA術後リハビリテーションに比べ，膝OAに対する理学療法的介入の一部としてより一般的に用いられ，なおかつ推奨されている．特筆すべきは，膝OAに対する徒手療法の効果が報告されているとはいえ，そのエビデンスや手技がTKA術後リハビリテーションにおいて必ずしも同様の効果をもたらすとは言えないということである．例えば，人工膝関節が脛骨大腿関節本来のいくつかのバイオメカニクスを模倣しているとはいえ，人工膝関節のデザインを維持するために関節モビライゼーションが必要であるということは確立されていない[3]．それを踏まえた上で，ここでは膝OAに対して用いられる徒手療法手技とそのメカニズムやエビデンスを紹介し，改めてTKA術後リハビリテーションにおける徒手療法の使用とその可能性および禁忌について議論する．

1-1 膝OAと徒手療法

2017年のシステマティックレビューおよびメタアナリシスでは，膝OA患者に対する徒手療法はThe Western Ontario and McMaster Universities Osteoarthritis Index（WOMAC）の疼痛，スティフネス，身体機能のすべての尺度そして総合スコアにおいて効果があると報告された[4]．同様に，別の研究グループによるバイアスのより少ない研究のみを選択したシステマティックレビューおよびメタアナリシスでも，徒手療法のみの介入は主観的機能評価において中〜高度の改善，また他の介入（例．運動療法）への徒手療法の追加はその介入のみと比べて，疼痛と主観的機能評価において高度の改善，客観的機能テストにおいて中等度の効果（統計的に優位ではない）を報告している[5]．

膝関節の動きに対する抵抗として，関節包の硬化，瘢痕，筋腱組織の伸張性の低下，骨や半月板による制限，不適合な人工関節の構成要素などが

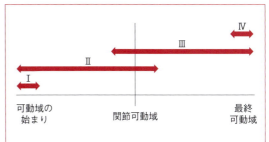

図1 Maitlandによる関節モビライゼーションのグレードとその効果

制限が感じられない位置での他動的振幅運動手技（Grade I〜II）は疼痛の緩和に効果があり，一方，関節包や副運動の制限に対して行われるモビライゼーション（Grade III〜IV）は関節運動の改善を助けると考えられる．
（文献6）より引用改変）

考えられる[3]．PTは最終域感（end feel）の評価によってROM制限因子を推察し，最適な介入方法を選択する必要がある．関節モビライゼーションは関節包内の副運動（accessary joint motion）の制限が疼痛や生理学的な運動への異常を引き起こしていると考えられる時に使用される[3]．他動的振幅運動手技（Grade I〜II）は関節運動における可動域の始まりから中間で用いられ主に疼痛の緩和を目的とするのに対し，関節運動の制限に対しより幅広い可動域で用いられるモビライゼーション（Grade III〜IV）は関節包の伸張性および副運動の改善を目的としている[3]（図1）[6]．

1-2 徒手療法と疼痛緩和

　他動的振幅運動手技は関節運動可動域の始まりから中間でのみ行われる手技であり人工膝関節の構成要素に影響を与えないこと，またTKA術後の症状として疼痛が重度な場合や長引くことは稀ではないため，TKA術後リハビリテーションにおいても有用な徒手療法手技と考えられる．他動的振幅運動手技の疼痛に対する効果として，中度から重度の膝OA患者（平均11.9年の罹患期間，Knee Outcome Survey ＞ 50 ％）に対して6分間の他動的振幅運動手技を用いた研究で加圧疼痛閾値 pressure pain threshold（PPT）の増加，すなわち疼痛感受性の低下，および罹患膝における振動覚閾値（vibration perception threshold）の低下（正確性の改善）が観察された[7]．また同様に，Maitlandの脛骨前後滑り glide 手技（大きな振幅）を10分間用いた研究でもPPTの増加およびWOMACや機能テストでの小さな改善がみられた[8]．過去の（足関節での）研究から，Mulligan Concept に基づく，運動に伴ったモビライゼーション（mobilization with movement：MWM）手技やストレッチなどの持続的運動では同様の鎮痛作用がみられないことが報告されており，振幅運動といった反復運動の徒手療法の疼痛緩和に対する特異的効果を示唆している[8]．In vitro（生体外）の研究ではあるが，このような反復運動は，特に関節痛に関与すると考えられているプロスタグランジン prostaglandin（PGE$_2$）などの炎症性メディエーターの濃度を減少させることが観察され，主に関節局部での細胞環境に影響を与えるのかもしれない[8]．一方，多くの（慢性的な）OA患者で（吻側延髄腹内側部や中脳水道周囲灰白質などを介する）内因性鎮痛機構の一つである Conditioned Pain Modulation の減弱が報告されているが，Courtney らの研究では関節モビライゼーションによる Conditioned Pain Modulation の効率化を通して，脊髄よりも上位 supra-spinal レベルでの中枢性鎮痛作用の可能性を報告している[7]．こ

れらの研究は膝OA患者に対するもので必ずしもTKA術後患者に適用されるものではないが，TKA術を受けた患者が慢性的膝OAを罹患していた背景を踏まえると，術後リハビリテーションにおいて疼痛が重度である患者，およびまた長期間続く患者に対して，他動的振幅運動手技が疼痛の緩和およびその後の運動やその他介入への耐性を向上する可能性を示唆するかもしれない．

1-3 脛骨大腿関節への徒手療法

　膝OAに対する膝関節屈曲もしくは伸展ROM改善を目的とする関節モビライゼーションとして，脛骨大腿関節への滑り手技が一般的に用いられる．ここでは膝OAに対する滑り手技の概要を説明するが，この手技はTKA術後において必ずしも推奨されるものではない．理由として，例えば後十字靭帯（posterior cruciate ligament：PCL）を切離したTKA術式の場合，脛骨後方滑り手技は人工関節のカム（cam）とポスト（post）に直接ストレスを加えてしまう可能性があるため禁忌とされている[3]．滑り手技は脛骨大腿関節の凹凸の法則（concave-convex rule，運動する関節面が凹構造の場合，滑りは骨の角運動と同じ方向に生じ，運動する関節面が凸構造の場合，滑りは骨の角運動と反対の方向に生じる）に基づき適用される．開放性運動連鎖（open kinetic chain：OKC）の下では凹構造である脛骨が凸構造である大腿骨の上を運動するため，膝関節伸展の際には脛骨の前方への滑り，膝関節屈曲の際には脛骨の後方への滑りが生じる[3]．同様に，脛骨大腿関節に対する関節モビライゼーションは伸展ROMの改善を目的とする場合には脛骨前方滑り，屈曲ROMの改善を目的とする場合には脛骨後方滑りの関節モビライゼーションを行う[9]．

　実際に膝OA患者に対して，1セッション（30分）の膝関節伸展ROM改善を目的とした関節モビライゼーションを用いた研究では，透視下における生理的な膝関節伸展ROMの改善（約3°）が観察された[10]．以上の生体力学的研究結果に加

え，同様に脛骨大腿関節に対する Grade Ⅱ の関節モビライゼーションを主に用いた研究で，階段降下中に 11.7％ の膝外側筋群の同時収縮の増加が見られた[11]．膝外側筋群の同時収縮の増加は外部膝関節内転モーメント（knee adduction moment：KAM）を減少しより均一な関節負荷をもたらすため，膝 OA および TKA 術後において重要な生体力学的変化と考えられる[12]（Ⅲ-2-6 歩行動作 p200 参照）.

膝 OA やその他膝関節疾患に対する徒手療法として先述の MWM 手技も臨床ではよく用いられ，最近の膝 OA に対する研究でも MWM 手技とテーピングの併用による痛みおよび客観的機能テスト（Timed Up & Go テストや 10m 歩行テストなど）の改善が報告された[13]．一方，Kaya Mutlu らの研究では膝 OA 患者に対して運動療法に加えて関節モビライゼーションもしくは MWM 手技を用い，どちらの介入群でも VAS スコア，WOMAC，膝関節 ROM，大腿四頭筋筋力，機能テスト（Aggregated Locomotor Function）で効果がみられたが，二つの徒手療法介入群の間に違いはみられなかった[14]．以上の膝関節屈曲および伸展 ROM 改善を目的とする矢状面上で行われる徒手療法に加えて，MWM 手技を含めた脛骨の内外旋の関節運動の制限に対する徒手療法も存在するが，人工膝関節で起こる関節運動はまだ明らかでなく，安全性および不明確性の観点から TKA 術後リハビリテーションにおける有用性が低いと考えられ本書では省略する.

以上のように脛骨大腿関節 OA に対する徒手療法は，膝 OA で最も研究されており臨床でも一般的に用いられるが，その一方，TKA 術後リハビリテーションにおける（他動的振幅運動手技を除く）脛骨大腿関節への徒手療法の効果や安全性には議論の余地があり最優先される介入方法とは考えにくい.

▶ 1-4 膝蓋大腿関節への徒手療法

膝蓋大腿関節の可動性は，正常で痛みのない脛骨大腿関節の可動性を生じるために必要不可欠である[3]．膝蓋骨の可動性の低下の原因として，膝蓋上包，膝蓋骨周囲の軟部組織，関節鏡術による膝蓋腱の短縮などの複数因子が報告されている[15]．膝蓋大腿関節の副運動は，膝関節伸展の際に膝蓋骨は上方に滑り，屈曲の際に膝蓋骨は下方に滑る[3]．そのため膝蓋大腿関節に対する関節モビライゼーションは，膝関節伸展 ROM の改善を目的とする場合には上方（頭側）滑り，屈曲 ROM の改善を目的とする場合には下方（尾側）滑りの関節モビライゼーションを行う．加えて膝蓋骨の内外方への滑りの制限や傾きも，膝蓋大腿関節の可動性制限の原因と考えられる[3].

膝蓋大腿関節への徒手療法に関する研究の多くは膝蓋大腿疼痛症候群（patellofemoral pain syndrome：PFPS）でなされており，膝 OA に対する研究は少ない，もしくは脛骨大腿関節への徒手療法と合わせて研究されている．Crossley らは膝蓋大腿関節 OA の患者に対して徒手療法および運動療法，テーピング，患者教育を総合的に行い，治療 3 ヵ月後のフォローアップで患者主観的評価および疼痛における改善を報告している[16]．しかしながら，長期的フォローアップ（9 ヵ月）では同様の効果はみられなかった[16]．以上のように膝蓋大腿関節への徒手療法のみに関する研究は限られているが，TKA 術後リハビリテーションに関していうと脛骨大腿関節に比べて膝蓋大腿関節への徒手療法は比較的安全かつ簡易的であり，施術中のみならずホームエクササイズとしても効果的である可能性がある.

▶ 1-5 股関節への徒手療法と膝関節への影響

膝 OA 患者では股関節の臨床検査で陽性所見がみられることが稀ではなく，実際に 30～40％ の膝 OA 患者で股 OA の罹患が報告されている[17]．また TKA 術前の時点で術側の膝関節以外の関節に症状があった場合，TKA 術後 12 ヵ月で WOMAC などの評価尺度で不良な結果が報告されてい

る[18]．以上の背景から，膝 OA を主訴とする患者に対する股関節への関節モビライゼーションの効果について研究されてきたが，必ずしもすべての膝 OA 患者に効果があるようではなく，続いてClinical Prediction Rule の研究が発展した．その研究では，実際に 68 ％の膝 OA 患者で股関節に対する関節モビライゼーションによる良好な結果（機能テスト中，Numeric Pain Rating Scale で30 ％以上の痛みの減少，もしくは Global Rating of Change Scale が 3 以上）が報告されている[17]．参考までに，結果として膝 OA 患者において，(1) 股関節・鼠径部の痛みもしくは感覚異常parasthesia，(2) 太もも前部の痛み，(3) 膝関節他動 ROM が 122°未満，(4) 股関節内旋他動ROM が 17°未満，(5) 股関節牽引による痛みの誘発，の 5 つの所見のうち 1 つが観察された場合の陽性尤度比（positive likelihood ratio）が 5.1で，2 つ観察された場合は 12.9 となり，(68 ％であった）股関節モビライゼーションの成功率がそれぞれ 92 ％，97 ％に改善すると考えられる[17]．繰り返し注意しなければならないのは，この研究は膝 OA 患者を対象としているものでありTKA 患者には適用されないということに加え，この Clinical Prediction Rule の研究は解析研究（derivation study）の段階にあり，すなわちすべての膝 OA 患者に対してこの結果を一般化することもできない．しかしながら，TKA 術後リハビリテーションにおいて股関節の機能不全がみられた場合に，股関節へ徒手療法を用いることは運動連鎖の観点および（脛骨大腿関節に関して議論されたような）人工関節へストレスを与えることがない点からも有用であるかもしれない．

2　TKA 術後リハビリテーションで推奨される徒手療法

　副運動や他動的振幅運動の概念を主に提唱したMaitland は TKA 術後リハビリテーションにおいて用いられるであろう関節モビライゼーションについて，"思慮深い治療選択 wise action"を前提とした軽度のモビライゼーションはその他の術後理学療法介入を補うであろう，と述べている[6]．例として以下のことを念頭に置き治療選択を行う必要がある[6]．

・副運動を主としたモビライゼーションの選択
・可能な限り joint line に近い位置でのモビライゼーションの適用
・可能な限り関節面に平行な位置でのモビライゼーションの適用
・人工膝関節面に対して，てこ作用を引き起こしてしまう手技（例．脛骨遠位部での尾側への長軸運動を促す手技）は避ける．

　TKA 術後早期では膝関節屈曲および伸展に伴う痛みおよび制限がよくみられ，軽度の他動的振幅運動はその運動の改善を促すと考えられる[6]．組織の治癒が完了する術後後期で，その時期に回復すべき可動性が得られていない場合も関節モビライゼーションが必要になると考えられる[6]．以上の提案にかかわらず，現在唯一報告されているTKA 術後リハビリテーションにおける徒手療法に関する研究では，TKA に加えて人工股関節全置換術（total hip arthroplasty：THA）も研究対象として選択している点や，介入方法も複数の徒手療法手技を用いている点など研究方法に制限はあるものの，膝 OA 罹患後の TKA 術後患者においてROM 訓練を主に行った sham 治療群に比べて同程度もしくはより低い FIM スコアの改善率や長い在院日数が報告されている[19]．これまで述べてきたようなこれら既存の研究および考えうる禁忌，注意事項，またそれに対する徒手療法手技の選択的な適用および修正を総合的に考慮に入れ，PT はリスク便益を分析し徒手療法を選択するかもしれない．以下では TKA 術後リハビリテーションで用いる可能性のある，また実際に現段階でい

くつかのTKA術後リハビリテーションガイドライン[20]に含まれている徒手療法手技について図を交えて紹介する．

2-1 脛骨大腿関節への他動的振幅運動（passive oscillatory movements）

上述したように他動的振幅運動手技は主に疼痛緩和を目的として使用され，関節運動における可動域の中間でのみ行われる手技であるため，TKA術後リハビリテーションにおいても特に疼痛が重度である患者，およびまた長期間続く患者に対して，運動療法などその他理学療法的介入への耐性を向上するために有効であると考えられる．

患者は背臥位とし，膝（大腿側）の下にタオルもしくは枕を置き，緩みの肢位（loose-packed position）である膝関節25〜35°屈曲位を保持する．PTは親指を脛骨前面（脛骨粗面），その他の指を脛骨後面からjoint lineに近い場所に位置する．PTは膝関節面と平行に前後方向への振幅運動を行う．

他動的振幅運動手技は痛みの緩和を目的としているため，TKA術後リハビリテーションにおいて痛みを訴えない場合，この手技は適用されない．ROM最終域での痛みの訴えがある場合は，PTの判断に基づいて漸進的にROM制限により近い肢位で振幅運動を行うこともあるが，その場合人工関節の構成要素にストレスを加えないよう小さな振幅でのみ行うこと，また振幅運動に次いでROM訓練や持続的ストレッチをより重点的に行うことに留意する（図2）．

2-2 膝蓋大腿関節への徒手療法

膝蓋大腿関節への徒手療法は，膝関節前部での痛みの訴えがある場合，もしくは膝蓋骨の可動性の低下がみられた場合に行われる．先に述べたように，膝蓋大腿関節への徒手療法は，膝関節伸展ROMの改善を目的とする場合には上方（頭側）滑り，屈曲ROMの改善を目的とする場合には下方（尾側）滑りの関節モビライゼーションを行う．

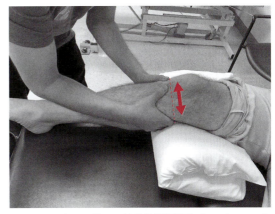

図2 脛骨大腿関節への他動的振幅運動（passive oscillatory movements）

疼痛緩和を目的とする他動的振幅運動手技は，loose-packed positionで前後方向への小さな振幅運動（GradeⅠ〜Ⅱ）を用いてモビライゼーションを行う．
点線：joint line．矢印：関節モビライゼーションの方向と振幅の大きさ．

膝蓋骨の可動性を改善するためのモビライゼーションを用いる際には，膝蓋骨可動性の評価の所見および介入後の「アスタリスク（介入により改善を期待する身体的要因）」の再評価に基づいて行われる[6]．例えば，膝関節屈曲ROM制限のあるTKA術後膝に対して，膝蓋骨の下方可動性の低下がみられること，またモビライゼーションの使用による膝関節屈曲ROMの改善（アスタリスク）が実際に得られることに基づいて，臨床的推論を行う．膝蓋骨可動性の評価は，実際のモビライゼーションと同様の方法で行うことができる．

① 尾側方向へのモビライゼーション

患者は背臥位とし，膝関節伸展位（loose-packed position）を保持する．PTは片方の手（主にモビライゼーションを行う方の手）の近位部（豆状骨）を膝蓋骨上縁に位置する．反対の手は膝蓋骨全体を覆うようにすることで，より安定した膝蓋骨の運動を提供する．両手を同時に動かし，尾側方向にモビライゼーションを行う（図3a）．

膝蓋骨の下方可動性および膝関節屈曲ROMの増加を目的とする場合，膝関節屈曲位でのモビライゼーションを行う．患者は膝立て背臥位もしく

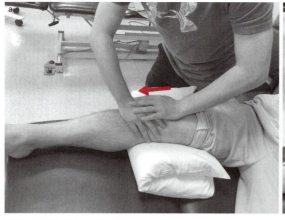 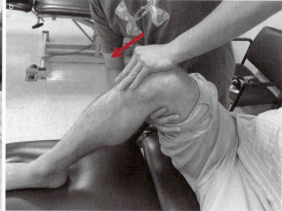

図3 膝蓋骨尾側方向へのモビライゼーション
a：loose-packed position でのモビライゼーション．loose-packed position で膝蓋骨に対し尾側方向（下方）へのモビライゼーションを行う．
b：膝関節屈曲位でのモビライゼーション[3]．ROM 制限や機能制限のみられる屈曲可動域において，尾側方向（下方）へのモビライゼーション（主に Grade Ⅲ～Ⅳ）を行う．
矢印：関節モビライゼーションの方向

は座位とし，PT は片方の手を先程と同様に，反対の手は大腿の下に位置する．その際，セラバンドを手の下に置くと手の滑りを防ぐことができる．片方の手で大腿を支持しながら，反対の手で尾側方向にモビライゼーションを行う（図 3b）．

② 頭側方向へのモビライゼーション

患者は背臥位とし，膝関節伸展位（loose-packed position）を保持する．PT は片方の手の近位部（豆状骨）を膝蓋骨上縁に位置し膝蓋骨全体を覆う．反対の手（主にモビライゼーションを行う方の手）の近位部を膝蓋骨下縁に位置し，もう一方の手を覆うようにする．両手を同時に動かし，頭側方向にモビライゼーションを行う（図 4）．

③ 内外側方向へのモビライゼーション

患者は背臥位とし，膝関節伸展位（loose-packed position）を保持する．内側方向へのモビライゼーションを行う場合は，両手の親指を膝蓋骨外側に，外側方向へのモビライゼーションを行う場合は親指を膝蓋骨内側に位置する．残りの指は大腿骨遠位部および脛骨近位部にそれぞれ位置する．指腹の全体が膝蓋骨に触れるよう指骨間関節を伸展し，内側もしくは外側方向にモビライゼーションを行う（図 5）．

2-3 股関節への徒手療法

先に紹介したように，複数関節における OA の罹患率や運動連鎖による局部関節以外での機能障害の可能性から，TKA 術後リハビリテーションにおいて股関節への徒手療法を考慮することもあるだろう．先ほどと同様に，股関節 ROM とその関節学的可動性の評価の所見および介入後の股関節 ROM や機能テスト，歩行中の運動パターンといったアスタリスクの変化を通して臨床推論を行う．また膝 OA に対する研究ではあるものの，先ほど紹介した Clinical Prediction Rule の所見を臨床推論の参考にするかもしれない．ここでは股関節に対して用いられる 5 つの関節モビライゼーションを紹介する．

① 外側方向へのモビライゼーション

寛骨臼が外方に向いていることから，外側方向へのモビライゼーションはしばしば離開（牽引

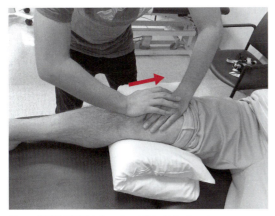

図4 膝蓋骨頭側方向へのモビライゼーション
loose-packed position で膝蓋骨に対し頭側方向（上方）へのモビライゼーションを行う．
矢印：関節モビライゼーションの方向

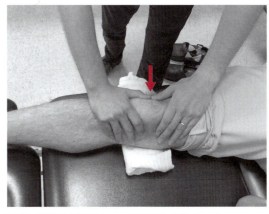

図5 膝蓋骨内外側方向へのモビライゼーション
loose-packed position で膝蓋骨に対し必要に応じて内側もしくは外側へのモビライゼーションを行う．
矢印：関節モビライゼーションの方向（写真は内側方向へのモビライゼーション）

の手技として用いられる．

　患者は背臥位とし，股関節90°屈曲位もしくは制限のみられる屈曲角度に，膝関節は患者の快適である屈曲位に位置する．PTはモビライゼーションを行う股関節と同側に立ち，両手の指を組み合わせ可能な限り大腿の近位部で股関節内側を保持する．PTは両手，両腕，上体を一体とし，体全体で前後に動くことで外側方向へのモビライゼーションを行う．その際，患者の大腿とPTの腰部にベルトを巻くことにより股関節に対して効率よく牽引力を与えることができる（図6）．

② 尾側方向へのモビライゼーション

　外側方向へのモビライゼーションに加えて，尾側方向へのモビライゼーションも一般的に離開（牽引）の手技として用いられる．また股関節の屈曲運動および外転運動では大腿骨頭の下方への滑りが生じることから，股関節屈曲ROMもしくは外転ROMの制限がみられる際には尾側方向へのモビライゼーションが用いられる．尾側方向へのモビライゼーションにはいくつかのバリエーションがあるが，膝関節伸展位における脛骨遠位部を保持した状態での尾側への長軸運動はTKA術後リハビリテーションでは禁忌である[6]．ここでは股関節，膝関節屈曲位で行われるモビライゼーションを紹介する．

　患者は背臥位とし，股関節90°屈曲位またはそれ以上の制限のある角度に位置し，患者の下腿をPTの肩の上に位置することで膝関節は患者の快適な肢位におく．PTはモビライゼーションを行う股関節と同側に立ち，両手の指を組み合わせ可能な限り大腿の近位部で股関節前部を保持する．PTは股関節に対し尾側方向にモビライゼーションを行い，同時に胸部で大腿遠位部を反対（頭側）方向に向かってわずかに抵抗を加える．その際，患者の大腿とPTの腰部にベルトを巻くことにより股関節に対して効率よくモビライゼーションを行うことができる（図7）．

③ 側臥位での前-後方および後-前方へのモビライゼーション

　股関節の屈曲運動および内旋運動では大腿骨頭の後方への滑りが生じることから，股関節屈曲

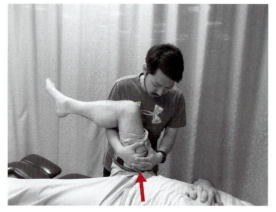

図6 股関節外側方向へのモビライゼーション
股関節および膝関節を適切な屈曲位とし，PTは体全体および腰部ベルトを通して股関節内側より牽引力を与えるようにモビライゼーションを行う．
矢印：関節モビライゼーションの方向

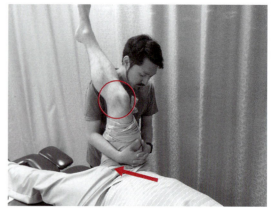

図7 股関節尾側方向へのモビライゼーション
股関節および膝関節を適切な屈曲位とし，PTは腰部ベルトと大腿遠位部での反対方向への抵抗を通して，股関節前部よりに牽引力を与えるようにモビライゼーションを行う．
矢印：関節モビライゼーションの方向，円：患者の快適な膝関節屈曲位

ROMもしくは内旋ROMの制限がみられる際には前-後方へのモビライゼーションが用いられる．反対に，股関節の伸展運動および外旋運動では大腿骨頭の前方への滑りが生じることから，股関節伸展ROMもしくは外旋ROMの制限がみられる際には後-前方へのモビライゼーションが用いられる．前-後方および後-前方へのモビライゼーションは後に紹介する肢位が理想的ではあるが，TKA術後では必ずしもその方法でモビライゼーションを行うことができないため，ここでは側臥位での方法を先に紹介する．

　患者は側臥位とし，股関節，膝関節ともに快適な肢位となるよう適度に屈曲し，両膝の間に枕を置く．PTは前-後方モビライゼーションの場合は患者の前方に立ち，両手の親指もしくは手の近位部を大腿骨顆の前方に位置し，後方に向かってモビライゼーションを行う（図8a）．反対に，後-前方モビライゼーションの場合は患者の後方に立ち，両手の親指もしくは手の近位部を大腿骨顆の後方に位置し，前方に向かってモビライゼーションを行う（図8b）．

④（膝立て）背臥位での前-後方へのモビライゼーション

　この方法は膝関節に対して直接の圧迫を加えるため，膝の痛みが強い場合，また手術創が治癒していない場合は用いない．例として，術後しばらく経過した外来リハビリテーションで用いられるかもしれない．

　患者を膝立て背臥位とし膝関節を適度に屈曲する．この際写真とは異なり，足部が反対の膝を跨ぐように位置することもある[17]．PTは両手で膝蓋骨を覆うように保持し，両肘を伸展する，もしくは両手に胸部が接するように適度に前屈する．PTは両手と体全体を使い股関節に向かって押し込み，患者の大腿骨を通して股関節への後方モビライゼーションを行う（図9）[17]．

⑤ 腹臥位での後-前方へのモビライゼーション

　この方法は，背臥位での方法に比べると膝関節に対する圧迫は少ないものの，膝関節の痛みが強い場合は用いることが不可能かもしれない．

　患者を腹臥位とし，枕を大腿の下に置くか，PTが大腿を保持することで股関節を伸展位に位置す

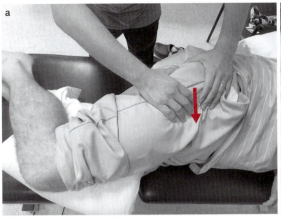 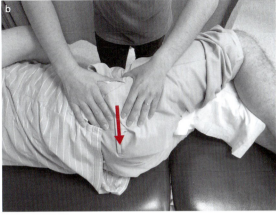

図8　側臥位での股関節前-後方および後-前方へのモビライゼーション
a：後-前方へのモビライゼーション．大腿骨近位部前方よりに後方に向かってモビライゼーションを行う．
b：前-後方へのモビライゼーション．大腿骨近位部後方よりに前方に向かってモビライゼーションを行う．
矢印：関節モビライゼーションの方向

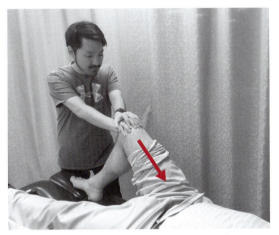

図9　背臥位での股関節前-後方へのモビライゼーション
股関節および膝関節を適度な屈曲位とし，膝関節前面を通して体全体を使い，後方に向かって押し込むようにモビライゼーションを行う．
矢印：関節モビライゼーションの方向
（文献17）より引用改変）

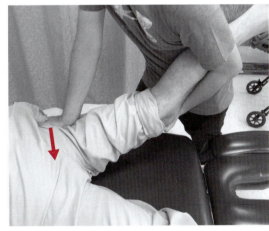

図10　腹臥位での股関節後-前方へのモビライゼーション
股関節を軽度伸展位とし，大腿後面近位部より前方に向かってモビライゼーションを行う．
矢印：関節モビライゼーションの方向
（文献17）より引用）

る．PTはモビライゼーションを行う股関節と同側に立ち，手全体で大腿の近位部および後面を覆い，股関節への前方モビライゼーションを行う（図10）[17]．

2-9　徒手療法　251

3　TKA術後リハビリテーションでの軟部組織モビライゼーション

3-1 TKAと関節線維症

　TKAを含む膝関節術後では，関節線維症（癒着）（arthrofibrosis）の合併症に注意を払う必要がある．関節線維症とは，関節内で過剰に線維性の瘢痕組織を生成することに特徴づけられ，長期間にわたる疼痛や腫脹，膝関節ROM制限や膝蓋骨可動性の制限，多くのADL動作の機能障害を引き起こしうる[21]．TKA術後における関節線維症の発生率は約1％から13％と報告されており，再入院や再置換術の原因の一つと考えられている[21]．術前の膝関節ROM悪化，不十分な術後リハビリテーション，複雑な術式や再置換術など多くのリスク因子は報告されているものの，予防的介入方法はまだ確立されていない[21, 22]．もしも関節線維症が疑われる場合は（一般的に重視されるべき大腿四頭筋の筋力強化に対し）ROMの維持および漸進的増加に最も重きを置く必要がある[21]．積極的な理学療法プログラムにもかかわらずROMが改善されない場合には，麻酔下マニピュレーション（manipulation under anesthesia：MUA），デブリードメント，再置換術などの対象となるが，その他の合併症リスクやコストの観点から必ずしも理想的な選択肢とはいえないだろう[21, 22]．

　関節線維症が疑われた場合，PTはRICEによる炎症，腫脹，疼痛の管理，積極的なROM訓練やCPMの使用に重きを置く必要があるが，加えて軟部組織モビライゼーションを考慮するかもしれない[21]．器具による軟部組織モビライゼーション（instrument assisted soft tissue mobilization：IASTM）は，瘢痕組織や癒着した筋膜組織の動きの改善や組織のリモデリングを通して，疼痛の緩和，ROMの改善，および機能の回復を助けると考えられている[23]．最近のIASTMに関する無作為化比較研究のみを選択したシステマティックレビューでは，研究対象の多様性から有効性を証明することは不可能であった[23]．しかしながら，例

として通常のTKA術後リハビリテーションに失敗した患者に対してIASTM（Astym療法）を用いた研究では，平均で35°の膝関節屈曲ROM改善および12°の膝関節屈曲拘縮改善がみられた[24]．またケーススタディではあるものの，膝蓋腱再建術後，関節線維症による過度の膝関節ROM制限がみられた患者に，IASTM（Graston）を介入の一部として用い，17°の膝関節屈曲ROM改善および19°の膝関節屈曲拘縮改善がみられた[25]．科学的根拠には乏しいものの，関節線維症が疑われるTKA術後膝に対する積極的な理学療法はしばしば重度の痛みを伴い，患者およびPTともに困難を極めることを踏まえると，PTはIASTMの使用を検討するかもしれない．

3-2 IASTMの実践

　徒手療法同様，IASTMにも種々の方法や器具があり，先ほど引用したシステマティックレビューでもプロトコルや治療時間の多様性が報告されている[23]．ここでは特定の器具や方法論に限定せず，TKA術後リハビリテーションにおいて考えうる基礎的な実践方法，特に膝関節屈曲ROM制限がみられた際に用いるであろう軟部組織モビライゼーションを紹介する．参考までに，本項では当院で使用しているHawkGrips®社製の器具（サージカルステンレス鋼製）のうち，筆者の任意の選択を下にScanner（HG 8）の使用例を以下の図で紹介している．HawkGrips®社はScannerが軟部組織の癒着の評価および介入に特に適しており，また広い凸面のため他の器具に比べ心地良い刺激で治療を行えると紹介している．IASTM器具として他にもGraston Technique®社製，Astym®社製，Edge Mobility Toolなどが広く臨床では用いられている．

　初めは患者を背臥位とし，タオルまたは枕を膝の下に置きモビライゼーションを行う組織を弛緩させた位置（膝関節軽度屈曲位もしくは伸展位）

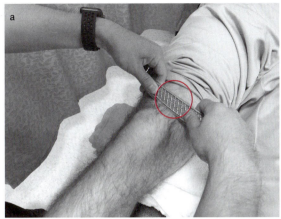
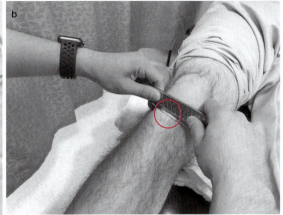
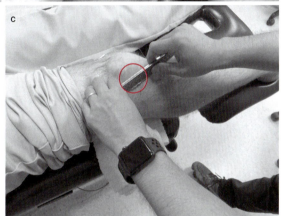

図 11 TKA 術後膝に対する軟部組織モビライゼーション
a：大腿四頭筋腱および大腿四頭筋遠位部，b：膝蓋腱，c：内外側膝蓋支帯
膝関節軽度屈曲位もしくは伸展位にてまずは表層部のみのストロークを用いそれぞれの組織内で質の違い（こわばりや圧痛）があるかを評価する．続いて，癒着の疑われる部位に対し深層部や，異なった方向へのストロークを用い，軟部組織に対するモビライゼーションを行う．
（文献 24）より引用改変）

におく．評価を行う部位に潤滑剤を塗布し，初めは表層部でのみストロークを行い癒着の疑われる部位を特定する[25]．TKA 術後膝では，以下の部位で軟部組織の癒着があるか評価を行い，モビライゼーションする部位を決定する．

① 大腿四頭筋腱および大腿四頭筋遠位部（図 11a）[24]
② 膝蓋腱（図 11b）[24]
③ 内外側膝蓋支帯（図 11c）[24]

　表層部のストロークでこわばりや圧痛など周囲の組織に比べ異常と感じられる部位を特定し，続いてより深層部に圧を加えながら，器具を約 20～30°に傾け 30～60 秒間ストロークを行う．また同様の部位で異なる方向へのストロークを繰り返す．膝関節 ROM および機能の改善に伴い，ROM 制限のある最終可動域（より組織が緊張する肢位），立位，閉鎖性運動連鎖の位置や運動に伴いながらモビライゼーションを行う．関節モビライゼーション同様，実際に膝関節 ROM や着目した機能（アスタリスク）に変化がみられたかを再評価し，軟部組織モビライゼーションの効果を改めて判定する．また軟部組織モビライゼーションに続いて，ROM 訓練や筋力訓練を行うことにより目的とする運動機能を長期的に獲得することがモビライゼーションを行う主たる目的であり，より効果的であると考えられる．
　TKA 術後膝において，深部静脈血栓症のリスクや抗凝固剤の使用，手術創の離開もしくは不完全な治癒，感染などがみられる場合には軟部組織モビライゼーションは禁忌である．

おわりに

　本項では，TKA 術後リハビリテーションにおいて重要な腫脹と疼痛の管理，ROM 訓練や大腿四頭筋の筋力増強プログラム，機能，歩行訓練などの運療療法の「補助」として考慮すべき徒手療法について紹介した．関節モビライゼーションは膝 OA の保存療法として広く研究され，臨床的にも用いられているが，それらのエビデンスや手技が TKA 術後リハビリテーションにおいて同様の効果および安全性をもたらすとは一概にいえず，本項では術後における禁忌事項を踏まえた上で有用かつ安全である手技の実践を紹介した．同様に，軟部組織モビライゼーションも TKA 術後リハビリテーションでの有用性や効果に関する研究はな

されておらず，現在のところ理論やケーススタディ，それぞれの PT の経験に基づいた臨床推論に限られる．PT は科学的根拠に基づいた介入方法を優先的に選択する必要があるが，それだけでは理想的な回復の得られない症例や長期間にわたり疼痛を訴える症例も稀ではなく，その際には限られたエビデンスの中で徒手療法を用いることにより良好な結果を生むこともあるだろう．またいずれの徒手療法の使用にかかわらず，徒手療法に続いて適切な運動療法や機能，歩行訓練を行うことでのみ最終的に目的とする運動機能の獲得を達成しうるということを必ず念頭に置く必要がある．

---

❶NE ❷OINT ❸DVICE　私はこうする

　本文でも紹介したように，TKA 術後リハビリテーションでは徒手療法は必要に応じてのみ用いられるべき理学療法介入である．そのため PT は徒手療法を選択することにより一般的な運動療法や機能訓練のみの介入に比べより良好な効果が得られるかどうかの臨床推論を行う必要がある．例として，術直後の早期離床，早期運動は重要ではあるもののすべての患者においてそれらが耐えうる痛みでないこともあり，筆者の経験として他動的振幅運動手技を用いた後の運動耐性が改善することは少なくない．そのために患者の痛みの程度や感受性 irritability，痛みの持続時間といった評価に基づいた治療法の選択は有効である．加えて，膝蓋骨の可動性は手術創の評価と並行して急性期の段階から評価しておくべきであり，膝蓋大腿関節へのモビライゼーションやそのホームエクサ

サイズプログラムが必要であるかは容易に判断できるだろう．

　本項では股関節へのモビライゼーションや軟部組織モビライゼーションはあくまで参考程度に紹介したが，これらは術後しばらく経った退院直前の段階や外来リハビリテーションで，必要とされる ROM や機能の獲得が遅れている場合や，また代償運動などにみられる誤った動作戦略の再教育の一部として用いられることが多いだろう．早期運動獲得および退院をなしえても，（本文で紹介した複数関節における OA の罹患率や人工関節置換術の多さから考察できるように）誤った動作戦略によるその他の関節への影響は否定できず，我々 PT は動作の質の改善を通して（将来的な手術を回避できるような）予防的アプローチを行うことも重要であると考える．

文　献

1) Xu J, et al：Effect of joint mobilization techniques for primary total knee arthroplasty：Study protocol for a randomized controlled trial. Medicine（Baltimore）96：e8827, 2017

2) Taylor AL, et al：Knee extension and stiffness in osteoarthritic and normal knees：a videofluoroscopic analysis of the effect of a single session of manual therapy. J Orthop Sports Phys Ther 44：273-282, 2014

3) Manal TJ, et al：The Knee：Physical therapy patient management using current evidence（Independent Study Course 26.2.11）. Current Concepts of Orthopaedic Physical Therapy, 4th ed, Orthopedic Section, APTA, 2016

4) Xu Q, et al：The effectiveness of manual therapy for

relieving pain, stiffness, and dysfunction in knee osteoarthritis：A systematic review and meta-analysis. Pain Physician 20：229-243, 2017

5) Salamh P, et al：Treatment effectiveness and fidelity of manual therapy to the knee：A systematic review and meta-analysis. Musculoskeletal Care 15：238-248, 2017

6) Bucher-Dollenz G, et al：Management of knee disorders. Maitland's Peripheral Manipulation, Butterworth-Heinemann, Boston, 450-512, 1991

7) Courtney CA, et al：Joint mobilization enhances mechanisms of conditioned pain modulation in individuals with osteoarthritis of the knee. J Orthop Sports Phys Ther 46：168-176, 2016

8）Moss P, et al：The initial effects of knee joint mobilization on osteoarthritic hyperalgesia. Man Ther 12：109-118, 2007

9）Deyle GD, et al：Physical therapy treatment effectiveness for osteoarthritis of the knee：a randomized comparison of supervised clinical exercise and manual therapy procedures versus a home exercise program. Phys Ther 85：1301-1317, 2005

10）Taylor AL, et al：Knee extension and stiffness in osteoarthritic and normal knees：a videofluoroscopic analysis of the effect of a single session of manual therapy. J Orthop Sports Phys Ther 44：273-282, 2014

11）Cruz-Montecinos C, et al：Changes in co-contraction during stair descent after manual therapy protocol in knee osteoarthritis：A pilot, single-blind, randomized study. J Bodyw Mov Ther 20：740-747, 2016

12）Hodges PW, et al：Increased duration of co-contraction of medial knee muscles is associated with greater progression of knee osteoarthritis. Man Ther 21：151-158, 2016

13）Altmış H, et al：Mobilization with movement and kinesio taping in knee arthritis-evaluation and outcomes. Int Orthop, 2018［Epub a head of print］

14）Kaya Mutlu E, et al：A comparison of two manual physical therapy approaches and electrotherapy modalities for patients with knee osteoarthritis：A randomized three arm clinical trial. Physiother Theory Pract 34：600-612, 2018

15）Ota S, et al：Is latero-medial patellar mobility related to the range of motion of the knee joint after total knee arthroplasty? Man Ther 15：574-578, 2010

16）Crossley KM, et al：Exercise, education, manual-therapy and taping compared to education for patellofemoral osteoarthritis：a blinded, randomised

clinical trial. Osteoarthritis Cartilage 23：1457-1464, 2015

17）Currier LL, et al：Development of a clinical prediction rule to identify patients with knee pain and clinical evidence of knee osteoarthritis who demonstrate a favorable short-term response to hip mobilization. Phys Ther 87：1106-1119, 2007

18）Perruccio AV, et al：Multiple joint involvement in total knee replacement for osteoarthritis：Effects on patient-reported outcomes. Arthritis Care Res（Hoboken）64：838-846, 2012

19）Licciardone JC, et al：A randomized controlled trial of osteopathic manipulative treatment following knee or hip arthroplasty. J Am Osteopath Assoc 104：193-202, 2004

20）Hudhes C, et al：Knee（Independent Study Course 27.1.2）. Postoperative Management of Orthopaedic Surgeries, Orthopedic Section, APTA, 2017

21）Cheuy VA, et al：Arthrofibrosis associated with total knee arthroplasty. J Arthroplasty 32：2604-2611, 2017

22）Abdul N, et al：Fibrosis is a common outcome following total knee arthroplasty. Sci Rep 5：16469, 2015

23）Cheatham SW, et al：The efficacy of instrument assisted soft tissue mobilization：a systematic review. J Can Chiropr Assoc 60：200-211, 2016

24）Chughtai M, et al：A novel, nonoperative treatment demonstrates success for stiff total knee arthroplasty after failure of conventional therapy. J Knee Surg 29：188-193, 2016

25）Black DW：Treatment of knee arthrofibrosis and quadriceps insufficiency after patellar tendon repair：a case report including use of the graston technique. Int J Ther Massage Bodywork 3：14-21, 2010

執筆協力

M. Alex Haddad・Theresa Meihofer

2 治療
10 物理療法

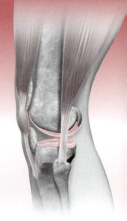

中尾聡志・西上智彦

はじめに

　人工膝関節全置換術（total knee arthroplasty：TKA）後の理学療法の進行度合を左右する要因として，痛みの有無が挙げられる．近年，手術手技の進歩により低侵襲手術が可能となり，痛みで難渋する症例は減ったものの，治療に難渋する症例も多い．

　TKA後の痛みをターゲットとしたアプローチ方法は多様であるが，その一つに物理療法による痛みのコントロールが挙げられる．しかし，画一されたTKA後の物理療法に関する報告は少なく，各症例に応じた痛みの調整方法が散見されるのみである．その要因はTKA後の痛みの要因がさまざまであり，各症例に応じた対応が求められるからであると考えられる．本項ではTKA後の痛みに対する物理療法をわれわれの経験も含め提示する．

1 TKA後の痛み

1-1 TKA後の痛みの種類

　国際疼痛学会は「痛みとは組織の実質的あるいは潜在的な障害に結びつくか，このような傷害を表す言葉を使って述べられる不快な感覚・情動体験である」と定義している．つまり，末梢組織器官の傷害の有無にかかわらず，痛いと訴えればそれを「痛み」とみなすこととなる[1]．

　痛みの種類としては急性痛と慢性痛に分類される．急性痛と慢性痛は痛みを感じてからの持続時間で判断されるものではなく，感じている・訴えている痛みが組織損傷の程度から想定されるものが急性痛であり，想定できないほどの痛みを感じる・訴えるものを慢性痛と定義する[1]．さらに詳細な痛みの分類を表1に示す．TKA後にかかわらず，難治性症例の痛みの要因はこれらの要因が複雑に組み合わさって，より治療を難渋させる．

　また，痛みは「感覚的側面」，「情動的側面」，「認知的側面」の3つの側面に分けられる．「感覚的側面」とは痛みの部位や強度，持続性などいわゆる身体的な痛み感覚である．「情動的側面」とは怒り，恐怖，悲しみなど痛みにより引き起こされる感情の変化である．「認知的側面」とは過去に経験した痛みの記憶，注意，予測などから身体にとってその痛みを分析，認識することである．難治性症例の場合，痛みの「情動」，「認知」的側面が強く現れていることが多い[1]．

　上記を踏まえ，TKA後の痛みを分類すると，① 軟部組織切開による術創部の痛み，② 炎症性の膝関節腫脹による痛み，③ 膝関節のアライメント矯正による軟部組織の痛み，④ 情動・認知的要因を含む痛み（表2）の4つに分類され，これらが混在して不快な刺激として痛みを訴えることが多い．

表1 ◆ 痛みの分類

○侵害受容性疼痛（炎症性疼痛）
　原因：組織の傷害が起こっているとき・傷害する可
　　　　能性を持った侵害刺激が生体に加わったとき
　　　　に生じる
○神経障害性疼痛
　原因：神経系の一次的な損傷やその機能異常が原因
　　　　となるもしくはそれによって惹起される痛み
　分類：末梢性→末梢神経の炎症や物理的な損傷
　　　　中枢性→脳出血・脳梗塞や脊髄損傷など
○機能性疼痛
　原因：・説明しうる損傷や炎症などの病変がないに
　　　　　もかかわらず感じる・訴える痛み
　　　　・損傷や炎症などの病変が認められていても
　　　　　訴える痛みを十分に説明することができな
　　　　　い痛み

表2 ◆ TKA後の予測される痛み

① 軟部組織切開による術創部の痛み
② 炎症性の膝関節腫脹による痛み
③ 膝関節のアライメント矯正による軟部組織の痛み
④ 情動・認知的要因を含む痛み

表3 ◆ 物理療法の種類

○温熱療法
　・表在熱⇒ホットパック・パラフィン・赤外線
　・深部熱⇒超短波・マイクロ波・超音波
○寒冷療法
　・アイスパック・アイスマッサージ・氷浴
○電気療法
　・TENS：transcutaneous electrical nerve stimulation
　・NMES：neuromuscular electrical stimulation
○力学的機器を用いた治療法
　・牽引
　・持続的他動運動（CPM：continuous passive motion）
　・光線療法（紫外線・レーザー）
　・ESWT：extracorporeal shock wave therapy
　　→アキレス腱炎や膝蓋腱炎
　・経頭蓋磁気刺激（transcranial magnetic stimulation）
　　→脳血管疾患の大脳刺激療法

2 TKA後の痛みに対する物理療法

2-1 物理療法の種類

　物理的エネルギーをさまざまな疾患に用いて治療を行うことは理学療法士の治療手段の一つである．時に，それは難治性の疾患に有効な治療手段となり得る．物理療法には，温熱療法として，表在熱（ホットパック，パラフィン，赤外線）と深部熱（超短波，マイクロ波，超音波），その他，寒冷療法（アイスパック，アイスマッサージ，氷浴），電気療法（transcutaneous electrical nerve stimulation：TENS，neuromuscular electrical stimulation：NMES），力学的機器を用いた治療法（牽引，持続的他動運動（continuous passive motion：CPM）），光線療法（紫外線，レーザー）などに加え[2]，腎臓結石の粉砕治療にて確立されている体外衝撃波療法（extracorporeal shock wave therapy：ESWT）がアキレス腱炎や膝蓋腱炎の治療に，経頭蓋磁気刺激（transcranial magnetic stimulation）が脳血管疾患の大脳刺激療

法[3]として用いられている（表3）．

　現在，物理療法を取り巻く環境は刻々と変化しており，治療効果の乏しいものは理学療法士養成校のカリキュラムより除外されつつあるが，その中でも寒冷療法・超音波療法は現在も根強く支持されている[3]．今回はTKA後における痛み管理の観点から，寒冷療法・TENSの効果をわれわれの臨床経験も含め報告する．加えて，TKA術後の筋力低下におけるNMESの近年の知見を紹介する．

2-2 寒冷療法（アイシング）

① TKA後の炎症症状

　TKA後に最も問題となるのは術直後の炎症であり，炎症に伴う痛みである．痛みの持続は離床・荷重・歩行を遅らせる要因となる可能性があり，結果として退院を遅らせる要因となり得る．炎症症状は，熱感・発赤・腫脹・痛み・機能制限から成り，組織の修復過程において正常な反応であるが，早期に炎症症状を改善すること，現状よ

2-10　物理療法　■　**257**

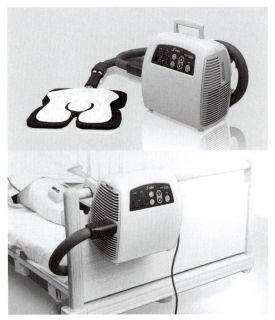

図1　アイシングシステム（CE4000　シグマックス社製）

り炎症症状を悪化させないことが術後経過において非常に重要である．

術後早期において，組織温度の低下がこの時期の化学反応速度を遅延させ前述の症状を減少させるため，早期に寒冷療法を導入することが望ましい．なお，本項における寒冷療法とはコールドパック・氷のうなどを用いたアイシング行為を指し，以下アイシングと明記する．

熱感は損傷個所の血流の増加により起こる．損傷により血液の流出を最小限に食い止めるために血管の収縮が生じる．その後，損傷組織から遊離した化学物質により血管の拡張と毛細血管の透過性が亢進し結果，血流が増加する．

発赤は前記の血管拡張により生じ，ヒスタミンやブラジキニンなどの化学物質によって誘導されるが，それらの物質は痛覚受容器を興奮させる作用があり，最小限に抑制する必要がある．

腫脹は，前記の血管透過性が亢進した結果，血管から流出する血漿成分が体液と血漿タンパクを増加させ，血管外腔と間質組織に貯留し浮腫を形成することで生じる．加えて，毛細血管にて損傷初期に起こる血管の収縮が生じると血管壁同士が癒着する．その結果，血漿成分が血管壁から流出することも腫脹の一要因として考えられている．

② アイシングの目的

上記の炎症症状を最小限に抑制することがアイシングの目的となる．アイシングの最も重要な目的は，代謝を低下させ組織の酸素需要を減少させることであり，その生理学的作用は身体組織温度や代謝の低下・血管収縮とその後の拡張・感覚受容器の閾値上昇・筋紡錘活動の低下など[4]が挙げられる．

アイシングの効果を痛み管理の点から考えると，アイシングは従来，深部Aδ線維の疼痛伝導を阻害し，皮膚温度受容器により生じる痛覚伝達のゲートコントロール作用[5]により痛みを抑制することが考えられている．加えて近年，痛みにカプサイシン受容体（TRPV1）というタンパク質分子の関与が報告されており，その活性化温度域値は43℃といわれている．しかし，いったん炎症が生じるとTRPV1機能が増強され，その閾値は30℃まで低下し，通常の皮膚温，約33℃の状況下でも受容体の活性化が生じ痛みを惹起することが明らかとなった[6]．TKA後72時間の膝関節表面温度は36〜37℃まで上昇するため[7]，上記の点を考慮してもTKA後のアイシングの必要性が考えられる．一点考慮すべき点は，TKA後急性期はコールドパックでは十分な皮膚温の低下は期待できず[7]，長時間のアイシングにはアイシングシステム（図1）を併用し，運動療法後にコールドパックを用いたアイシングを推奨する．

③ アイシングの方法

臨床においてコールドパックや氷嚢を用いることが多い．アイシング時間と寒冷深達度は比例しており，コールドパックは20分間で2cmの深部まで皮膚・組織の温度を下げる[8]．TKA後を考慮すると，更なる炎症症状の悪化の予防・痛みの予防のため，運動療法後に20〜30分のアイシングが必要と考えられる．また，臨床経験として，

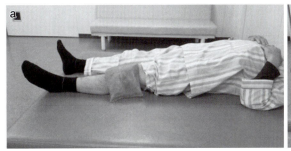 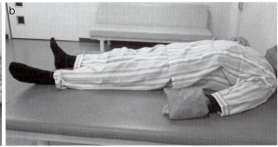

図2 アイシング
a：患部アイシング，b：手部アイシング

腫脹軽減を目的とした処置の場合，アイシングのみの対応では不十分であり，圧迫と挙上を組み合わせることでその効果が得られることが多い．

しかし，このような工夫をしたにもかかわらず，効果が不十分な症例も経験する．そこで，われわれは，さらなる工夫の必要性を感じ，健常者に対して手のアイシングを実施し，前脛骨筋の疼痛が軽減したという報告[9]を基に，疼痛コントロールに難渋した膝関節炎症例に対して手部アイシングを実施すると，痛みの改善が認められた（詳細は後述「症例」参照）．さらに，TKA後21症例に対して，ROMトレーニング時に患部のアイシングと手部のアイシングを連続した2日間でランダムに実施した（図2）．どちらの方が痛みの抑制効果が働くのかを比較し，手部のアイシングにおいて高い痛みの抑制効果が得られるという知見を得た．その中で，手部のアイシングで効果が得られた症例の特徴として，手部のアイシングにて『気持ちがいい』という快楽感を訴えていた．結果より，快刺激が疼痛の抑制に関与することから[10]，下行性疼痛調節系の関与を考察した．下行性疼痛調節系は疼痛の調節系機序として身体内に存在し，大脳皮質・扁桃体・視床下部の関与にて疼痛を増強，抑制系に調節することが明らかとなっている（図3）[11]．つまり，その症例にとって『気持ちがいい』という快楽感が得られると，痛みの抑制効果を認めるということである．結果を考慮すると，痛みの抑制効果として患部のアイシングのみに囚われず，多角的に痛みの抑制効果を考える必要が

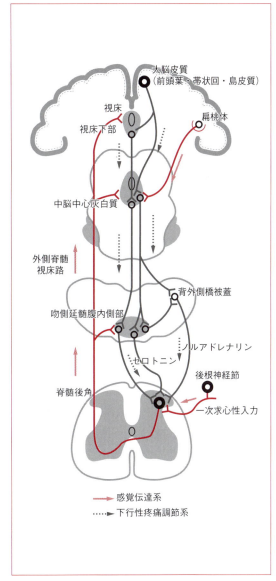

図3 下行性疼痛調節系
（文献11）を一部改変）

表 4 ◆ TKA 後の TENS 処方例

○波形：二相性パルス（干渉波電流）
○強度：ちくちくする感覚まで
○周波数：100～150Hz
○パルス持続時間：50～80 μsec
○電極配置：痛みの部位を挟むように
○変調：可能ならば使用
○治療時間：疼痛の持続する限り

（文献 18）を一部改変）

あることが明らかとなった．症例によっては，アイシングではなく，手部を温めることで快楽感が得られるのであれば，温熱の方が痛みを抑制でき，また，甘みや心地よい香りで快刺激を感じる場合，併用することで痛みを抑制することも期待できる．

2-3 経皮的末梢神経電気刺激療法 (transcutaneous electrical nerve stimulation：TENS)

① TENS の効果機序

TENS は鎮痛目的の非侵襲的電気治療を指す．TENS の効果機序として，従来ゲートコントロール理論が提唱されていたが，近年はその実験事実が否定的であり，効果機序としては不十分であると報告されている[12]．近年，明らかとなってきた鎮痛メカニズムには，内因性オピオイドの血中・脳脊髄液内の濃度上昇，下行性疼痛調整経路の賦活，脊髄レベルでの鎮痛作用，さまざまな神経化学物質への影響などが挙げられる．

② TENS の種類

TENS は感覚レベル TENS（50～100Hz・低強度・パルス幅 50～200 μsec・筋収縮と痛みを伴わない）と運動レベル TENS（2～4Hz・パルス幅 100～400 μsec・耐えられる最大強度で筋収縮を伴う）に分けられ[13]，治療目的によりその設定が変わる．

③ TENS の有効性と TKA 後の効果

近年の研究結果を参照すると，痛みが発症して 12 週以内の症例はプラセボ刺激と比較し，VAS にて平均 24.62mm 軽減[14]させ，その効果を，末梢レベルでの鎮痛・下行性疼痛調節系・抑制性介在ニューロンによる鎮痛と作用[15]と説明しており，急性期における TENS の有効性が明らかとなっている．対して慢性疼痛症例に対してその効果は否定的で，その理由として下行性疼痛調節系が正常に機能しないことが明らかとなっている[15]．実際に痛みに対する不安感や破局的思考が少ない症例の方が TENS の鎮痛効果が高いことも明らかとなっており[16]，下行性疼痛調節系の働きが重要となる．TKA 後の効果としても前述した要素が大きく関与しており，痛みの破局化傾向・不安感が少ない症例では鎮痛効果を認めるが，その要素が大きい症例は効果を認めない[17]．

④ TKA 後の処方

一般的に急性疼痛に使用される TENS のモードを表 4 に示す[18]．強度は症例に応じて変更する．また，経験上，変調を用いた方が同一刺激に対する耐性が得られにくく，長期間使用しても効果が得られる場合が多い．

われわれの経験した TENS が著効した症例を紹介する．TKA 後の症例ではないが，左大腿骨転子部骨折後に安静時・移乗動作時に左膝関節内側の痛みを訴え，Numercial Rating Scale（NRS）は 8，荷重が不可能な症例であった．不安感・破局的思考が強い状態であり，どのような運動療法を実施しても痛みが生じるという恐怖心が先行する理由で左下肢への荷重が不可能であった．この症例に対し，移乗動作練習時に痛みを訴える部位に TENS を用いて痛みを抑制しながら目的動作を反復する方法（図 4）に変更した．従来移乗動作時に，NRS 8 の痛みが生じていた症例であったが，初回の練習時に NRS 5 に痛みの訴えが軽減し，左下肢への荷重が可能であった．その後も移乗時に TENS を併用し，NRS 1～2 に軽減した時点で，恐怖心も軽減し移乗が自立した．

従来 TENS は安静時に使用し，痛みのコントロールの上に運動療法を実施するという概念で

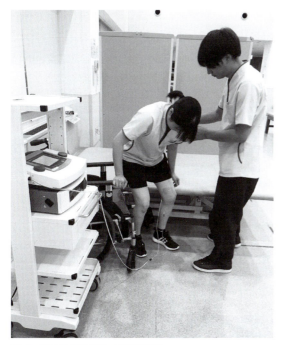

図4　TENSを施行した移乗練習

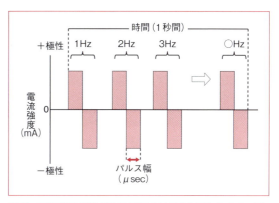

図5　対称性二相性パルス波におけるNMESのイメージ
（文献19）より引用，一部改変）

表5 ◆ 筋力増強を目的としたNMES処方

○刺激波形：対称性二相性パルス波（安定した筋収縮が得られる）
○刺激強度：運動強度→不快感のない耐えられる範囲の最大強度 感覚強度→筋収縮が生じる手前の強度
○周波数：50～100Hz（末梢性効果が得られやすい）
○パルス幅：運動強度→200～500μsec 感覚強度→1,000μsec（中枢性効果が得られやすい）
○電極サイズ：大きめの自着性電極（5×9cmなど）
○電極配置：支配神経幹上，モーターポイント ＊モーターポイントはペンシル型電極にて対象筋が最も収縮する部位を同定することが望ましい
○on-off時間：運動強度→1：1～5が多い（on：5～10秒/off：10～50秒） 感覚強度→連続的に刺激
○治療時間：20～60分/日

（文献19）より引用，一部改変）

あったが，痛みを有する動作時の痛みの抑制にも用いることが可能であり，その使用方法のバリエーションも考える余地がある．

2-4 神経筋電気刺激療法（neuromuscular electrical stimulation：NMES）

NMESは筋萎縮の予防や筋力増強を目的とした物理療法であり，臨床場面にてよく見受けられる．その効果は末梢性効果と中枢性効果に分別され，症例の病態により考慮する必要がある[19]．

電気刺激は，ある一定の強度に到達すると感覚神経と運動神経を脱分極させ，その際の神経の興奮は末梢と中枢の両方向に伝播する．運動神経の興奮が遠位に伝播すると他動的に筋収縮を誘発するがこれを末梢性効果という．対して上行性に感覚野に伝わった刺激は皮質間連絡線維を通じて運動野の興奮を高め，中枢神経系を促通し下行性入力を増加させる．これを中枢性効果という[19]．

臨床にて経験するが，TKA後早期は，術前の不活動による廃用，術前・直後の痛みによる筋出力の低下，腫脹による関節原性筋萎縮などさまざまな要因で大腿四頭筋に筋力低下を呈している．この時期の筋力低下は術後経過に大きく関与するため，早期に筋収縮パターンを学習する必要があるが，TKA後早期の筋力低下は中枢神経系の関与が優位であり[20]，中枢性効果を考慮したNMESの実施が望まれる．

NMES実施に当たり考慮すべき点は，波形・強度・周波数・パルス幅・電極サイズ・電極配置・on-off時間・治療時間であり，その考慮点を図5に示す[19]．また，筋力増強を目的としたNMES処方を表5に示す[19]．

2-10　物理療法　■　261

臨床応用としては，術後早期の神経性要因にて随意収縮が困難な症例には，可及的高強度・高頻度でNMESを随意的な運動に併用して実施し，随意収縮が可能となれば，強度を下げ，随意的な運動を主に実施するように移行することが推奨されている[21, 22]．また，近年は安静時のみならず，目的とする動作時に動作時の筋収縮を促す目的にてNMESを併用する方法も散見される．

症例 原因不明の膝関節痛に対し，手部アイシングが著効した症例

症例紹介
70歳代男性で，診断名は左膝関節炎．他院にて人工肛門造設術後より原因不明の左膝関節の腫脹を認めた．関節穿刺など繰り返すも，術後20日頃より痛み・腫脹・熱感が増悪し紹介入院となる．既往歴として40年前に左大腿骨果間部骨折あり．

経過
入院1週経過後より理学療法（PT）開始．PT開始時は膝関節ROMが伸展-40°・屈曲70°．膝関節周辺は触れるだけでも痛みがあり，また，膝関節屈曲時に「関節の中にズキンとする痛みが走る」と関節内に強い痛みを訴え，左下肢への荷重は困難であった．膝関節屈曲時の痛みはNRSにて9，炎症所見として，CRPは11.1mg/dlであった．PT開始2週後，CRPは1.0mg/dlに軽減していたが，局所の炎症症状は残存していた．膝関節ROMは伸展-10°・屈曲110°（NRS 7）まで改善するも，依然，関節内に強い痛みを訴えていた．コールドパック（Navis社製アクアゲルコールドパック）を用いて局所（膝関節部位）のアイシングを併用し，膝ROM運動を実施するも痛みは変化なく，PT開始4週後においても膝ROMは改善を認めなかった．

そこで，PT開始5週目より左手部へのアイシング[22]を併用し膝ROM運動を実施した．実施直後より「手が冷やされて気持ちがいい・気が楽になる」との発言があり，即時的に膝関節ROMが10〜15°改善し（図6），NRSが7から5に軽減した．以降，手部に対するアイシングを併用しながら膝ROMを行い，3週後にはNRSは2となり，膝関節ROMは伸展-5°・屈曲130°と改善し，松葉杖歩行も可能となった．

このように痛みの部位より遠隔部へのアイシングが痛みを軽減することもあり，ROM運動時に併用する物理療法の一手段としての可能性が示唆された．

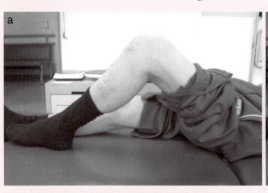
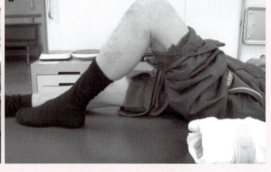

図6 手部アイシング前後の膝関節屈曲角度の変化
a：アイシング前，b：アイシング後

ONE POINT ADVICE　私の勧める著書

私の物理療法に関する考え方を大きく変えてくれた論文を紹介したい．Arendt-Nielsenらの報告している，「Experimental muscle pain impairs descending inhibition.」[9]である．本研究は健常人の手をアイシングすると膝関節の圧痛閾値が上がるという一見信じ難い報告をしている．私もこの報告を本項の共同著者の西上氏より紹介された時，にわかに信じがたい情報だと考えていたが，痛みに難渋する症例に同様の治療を実施し，痛みが軽減することを目の前で経験し，驚きと痛みに難渋していた症例の回復に二人で喜んだのを今でも鮮明に覚えている．この経験が私の「臨床において固定観念に捉われない」という価値観を大事にしようというきっかけとなった．皆さんも過去の固定観念に捉われず，最新の知識を理学療法に活用いただきたい．また，私にとっての西上氏のような臨床における仲間や先輩を大事にしていただきたい．

おわりに

TKA後における物理療法について解説した。TKA後の物理療法は確立されたものは少なく，個々の症例に応じて対応しているのが現状である。われわれの物理療法の知識は多くの場合，学生時代に授業で習った知識を臨床に応用していることが多く，臨床にて物理療法を治療として用いる機会が少ない場合，その知識がアップデートされることは少ない。その影響か，物理療法に苦手意識を持ち，職場に機器が存在するにも関わらず，利用しない場面も多く見受けられる。

痛みの改善・組織の修復など，今までは自己修復力を「待つ」ことが主流であった治療も，最新機器の開発により「促す」ことが可能となりつつある。物理療法の進歩により，守る理学療法から，攻める理学療法への転換が起こる日もそう遠くない。その進歩に遅れないよう，日々の知識のアップデートが重要である。それが患者さんの1日も早い目標達成につながると信じている。

文献

1) 西上智彦ほか：痛みに対する評価とリハビリテーション方略—臨床でのスタンダードを目指して—. 保健医療学雑誌 5：45-51, 2014
2) 木村貞治ほか：物理療法学テキスト. シンプル理学療法学シリーズ，第2版，南江堂，東京，6-11, 2013
3) GOH Ah Cheng ほか：寒冷療法・温熱療法の国際的動向. 理学療法 29：965-970, 2012
4) Michelle H ほか：温熱療法（寒冷と温熱）. EBM 物理療法，第3版，医歯薬出版，東京，139-144, 2010
5) Douglas WW, et al：The effect of localized cooling on cat nerves. J Physiol 130：53-71, 1955
6) 富永真琴：温度を感じるしくみ 受容体分子の発見. 総研大ジャーナル 10：40-45, 2006
7) 柴田幸子ほか：人工膝関節全置換術後におけるコールドパックを用いたクライオセラピーの有効性の検討. 日本看護技術学会誌 6：54-60, 2007
8) Enwemeka CS, et al：Soft tissue thermodynamics before, during, and after cold pack therapy. Med Sci Sports Exerc 34：45-50, 2002
9) Arendt-Nielsen L, et al：Experimental muscle pain impairs descending inhibition. Pain 140：465-471, 2008
10) 中尾聡志ほか：人工膝関節全置換術症例における手部アイシングの有効性—寒冷刺激の快・不快によるアイシング効果の検討—. 四国理学療法士会学会誌 (35)：142-143, 2013
11) 仙波恵美子：ストレスにより痛みが増強する脳メカニズム. 日本緩和医療薬学雑誌 3：73-84, 2010
12) 松原貴子ほか：痛みを制御するシステム—疼痛抑制系. ペインリハビリテーション，三輪書店，東京，35-36, 2013
13) 庄本康治：TENS の理学療法への応用. PT ジャーナル 50：245-253, 2016
14) Johnson MI, et al：Transcutaneous electrical nerve stimulation for acute pain. Cochrane Database Syst Rev 6：CD006142, 2015
15) 大住倫弘ほか：疼痛に対する物理療法の臨床実践—経皮的末梢神経電気刺激，経頭蓋直流電気刺激を中心に—. 理学療法 35：592-600, 2018
16) Sabut SK, et al：Functional electrical stimulation of dorsiflexor muscle：effects on dorsiflexor strength, plantarflexor spasticity, and motor recovery in stroke patients. Neuro Rehabilitation 29：393-400, 2011
17) Rakel BA, et al：Transcutaneous electrical nerve stimulation for the control of pain during rehabilitation after total knee arthroplasty：A randomized, blinded, placebo-controlled trial. Pain 155：2599-2611, 2014
18) Michelle H ほか：電気治療. EBM 物理療法，第3版，医歯薬出版，東京，443, 2010
19) 吉田陽亮：筋萎縮・筋力低下に対する物理療法の臨床実践—神経筋電気刺激療法を中心に—. 理学療法 35：611-619, 2018
20) Kittelson AJ, et al：Neuromuscular electrical stimulation after total joint arthroplasty：a critical review of recent controlled studies. J Phys Rehabil Med 49：909-920, 2013
21) Maffiuletti NA, et al：Clinical use of neuromuscular electrical stimulation for neuromuscular rehabilitation：what are we overlooking? Arch Phys Med Rehabil 99：806-812, 2018
22) Spector P, et al：Neuromuscular electrical stimulation therapy to restore quadriceps muscle function in patients after orthopaedic surgery：a novel structured approach. J Bone Joint Surg Am 98：2017-2024, 2016

執筆協力
和田文法・大森貴允・島原範芳

人工膝関節全置換術 Q&A — 患者からよく聞かれる質問と考え方 7

Q 手術後に病院や整骨院などで物理療法治療器を使用したいのですが，使用してよいものと使用できないものがわからないので教えてください．

A 一般的な電気刺激などは問題ないが，極端に周波数帯の高い電気刺激治療器や深部の組織を温めるときに用いられる極超短波（マイクロ波）治療器・超短波治療器・超音波（温熱）治療器は，金属にエネルギーが集まり，周囲の組織を加熱し，損傷を負う可能性があるために原則禁忌・禁止である．

人工膝関節全置換術（TKA）後に病院や整骨院で物理療法治療器を使用する機会は多い．しかし，「この機械にはどんな効果があるのか知らない」「手術後に使用してよい機械なのかわからない」など，このような状態で治療されている患者が多いのが現状である．また，提供する医療者側の問題として，疾患に対し，使用する治療器によっては賛否両論に分かれており，いまだに結論が出ていないものもある．症状や状態によっては，使用することで危険を生じる場合もあるが，適用の決定，効果判定は経験主義的に行われているのが現状である．したがって，提供する医療者側は，患者に適用されるさまざまな形式のエネルギーや物質，その適用手段に関する知識を持ち，安全に行うことが要求される．

臨床現場で最も使用されている治療機器は温熱治療器であり，代表的なものとしてホットパック・極超短波（マイクロ波）治療器，超音波治療器が挙げられる．これらは，治療目的に応じて選択しなければならない．例えば，対象とする組織が表層か深層かの違いで使用する治療器は変わってくる．治療器の深達度は諸説あるが，皮膚表面からホットパック約1cm，3MHzの超音波約1〜3cm，極超短波約3〜4cm，1MHzの超音波約

3〜5cmとされている．また，大渡ら[1]の研究によると，ファントム（疑似生体組織）に金属を挿入した状態で超音波を照射すると，金属付近で特異的な温度上昇がみられたと報告している．

これらを踏まえ，今回，簡単ではあるがTKA後の物理療法機器使用の可否を種類別，また臨床例をまとめたので，使用する際の一助にしていただきたい（表1，2）．

表1 ▶TKA後に使用できる物理療法

種類	臨床例	目的
温熱療法	表在熱：ホットパック，遠赤外線	疼痛の軽減，軟部組織の緊張状態の緩和，循環の改善
寒冷療法	アイスパック，コールドパック	疼痛の軽減，炎症反応の鎮静化，軟部組織の緊張状態の緩和，循環の改善
電気刺激療法	低周波：経皮的電気刺激（TENS）	疼痛を感じさせている神経を刺激することで神経ブロック効果により疼痛を軽減
	低周波：治療的電気刺激（TES）	神経筋接合部を刺激することで筋収縮を起こし，痙縮の改善や筋力増強
超音波療法	超音波（非温熱：パルスモード）	マイクロマッサージ作用による疼痛の軽減，循環の改善，組織の修復
牽引療法	頚椎・腰椎牽引	椎間孔を拡開し神経根を除圧，軟部組織を伸張し緊張を緩和
空気加圧式療法	メドマー	浮腫や腫脹の改善，静脈血栓症の予防，筋肉痛や神経痛の改善

表2 ▶TKA後に使用できない物理療法

種類	臨床例	禁忌・禁止の理由
温熱療法	深部熱：極超短波（マイクロ波），超短波，超音波（温熱）	金属にエネルギーが集まり，周囲の組織を加熱し，損傷を負う可能性がある

ONE POINT ADVICE

　日本の冬の生活に欠かせない暖房器具としてまず挙げられるのがこたつである．このこたつに関して，TKA後の患者に「金属が入っていてもこたつは大丈夫なのか？」と質問されることが多い．結論から述べると，術後こたつに入ることは問題ないが，ヒーターの種類に注意しなければならない．

　こたつのヒーターの種類は主に石英管ヒーターとハロゲンヒーターがあり，それぞれ遠赤外線と近赤外線であり，赤外線の種類が異なっている．これらの身体への影響として，遠赤外線は波長が長く，そのエネルギーは皮膚表面でほとんど吸収され熱に変わるため，深部へ浸透しない．また，金属物質にあたると反射する特性があるため，石英管ヒーターのこたつはTKA後の患者に使用可能である．一方，近赤外線は波長が短く，そのエネルギーは皮膚表面から数mmの深さまで浸透する．また，金属物質は可視光線～近赤外線域での吸収率が高く，加熱されやすい．したがって，ハロゲンヒーターのこたつは金属が加熱され，周囲の組織を損傷する可能性があるため使用の際は注意が必要である．また，スタンド型のハロゲンヒーターも同様の特性があり注意が必要である．近年，人気のフラットヒーターのこたつは，電熱線にて暖める仕組みになっており，ワット数も低く，TKA後の患者に使用可能である．

文　献

1）大渡昭彦ほか：超音波照射時の骨及び金属周辺の温度変化の検証―ファントム（擬似生体組織）を使用して―．理学療法学 28：307-312, 2001

（片岡悠介）

2 治療
11 装具療法

昆　恵介・佐藤健斗

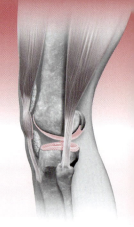

はじめに

　全人工膝関節全置換術（total knee arthroplasty：TKA）は，変形性膝関節症（knee osteoarthritis：膝OA）や関節リウマチなどにより変形した関節を，金属やセラミック，ポリエチレンなどでできた人工膝関節で入れ替えることで痛みがなくなり，歩行能力の改善を見込むものである．しかしながらTKA術後において懸念しなければならない要素としては，置換した人工膝関節材料の摩耗を抑制し，緩みのない安定した人工膝を継続使用することである．

　TKAの達成目標は第一義的には膝関節機能の再建であり，第二義的なものとして長期の耐久性が要求される．長期の耐久性の課題として，人工膝関節材料に対するイレギュラーな繰り返し負荷により，対象材料は摩耗していく．特に正常な膝関節運動が逸脱したマルアライメントによって，荷重面に対する偏った負荷は人工膝関節材料への過負荷となり長期的な予後を悪化させる可能性があることも示唆されている[1〜3]．

　本項では，人工膝関節材料への負荷となりそうな，膝OAでしばしばみられる膝関節の横ぶれ（lateral thrust：スラスト膝）の運動連鎖[4]動態について正常歩行と比較しながら解説し，TKA術前後に利用される装具の機能的な役割について解説していく．

1　正常歩行とスラスト膝の運動連鎖動態の違い

　歩行中のスラスト膝は，荷重応答期完成直後に最大となり，鉛直方向床反力ピーク値と一致し，図1のように膝にかかる前額面上の内部モーメントは最大となる（図1の20％近傍：荷重応答期終了直後）．その大きさは変形の度合いによっても異なるが，健常者の2倍以上に達する．

　一方で図2a〜cの矢状面における下肢関節運動に着目すると，若年健常者とスラスト膝では身長の違いがあるために極大値に差異がみられるが，波形パターンやタイミングに違いはみられない．しかしながら水平面上の波形パターン（図2d〜g）に差異がみられるのが特徴である．

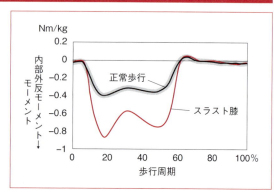

図1　膝関節内外反モーメントの比較
黒実線：健常者14名の平均 ±SE
赤実線：スラスト膝（55歳男性：体重56kg, FTA：185°）

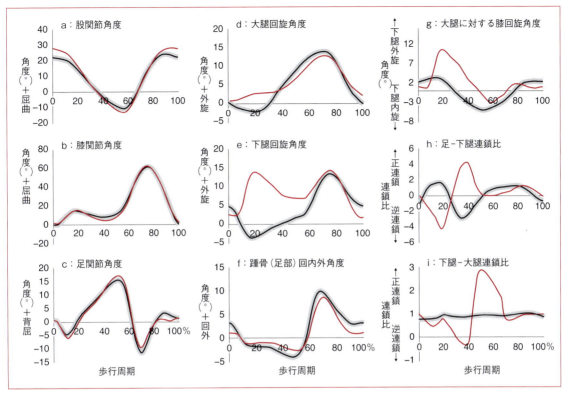

図2　正常歩行とスラスト膝の比較（100steps/min の規定歩行）
黒実線：21 歳の健常成人 14 名の平均 ±SE（身長 172±4cm，体重 64±5kg），赤：スラスト膝（55 歳男性，156cm，56kg）
踵骨回内外，下腿回旋，大腿回旋角度は絶対座標系における床基準の床とセグメント座標とのクォータニオン角度
大腿に対する膝回旋角度は，大腿に対する下腿の相対的なクォータニオン角度

　一般的に専門用語として認知されるようになった歩行中の運動連鎖[4]とは水平面上の運動において基本的には足部の回内外運動と下腿および大腿の回旋運動が連動するというものである．例えば，足部の回内に伴って，下腿は内旋し，大腿も内旋するという回旋運動の連動のことをいう．この運動連鎖の原型は 1953 年に Hicks ら[5]による足部距踵舟関節（talocalcaneonavicular joint）の仕組みを知るための研究の中で，屍体骨モデルから生成した疑似的な骨モデルから動作を単純化し，回内外運動と脛骨の動きが連動することを示していた．このころは運動連鎖という表現は用いられていなかったが，その後 1961 年にカルフォルニア州立大学のバイオメカニクス研究室が小児整形用足装具製作レポート[6]を発表し，UCBL（University of California Biomechanics Laboratory）理論として足部と下腿部の運動連鎖の原型として確立された．UCBL 理論は，距骨下関節軸が下腿長軸に対して斜軸になっていることから，外反扁平足のような回内足部に対しては，下腿部を外旋させた状態で採型を実施し，足底装具を製作することによって正常な足部アライメントに矯正できるというものであり，UCBL shoe insert[7]として小児扁平足の矯正用装具として定着した．

　このように運動連鎖に関する装具の興味深い先行研究は多数存在するが，限定的な環境で検証されたものばかりである．運動連鎖は前述したように，基本的には回旋方向の動きは同方向に連動して起こる動態を示すが，歩行動作中における運動連鎖は，正常歩行であったとしても必ずしも同方

向に連鎖（正連鎖）しているわけではない．以下から歩行周期ごとの運動連鎖動態について説明する．

1-1 正常歩行の運動連鎖動態

① 荷重応答期間（0〜12％近傍）

正常歩行では初期接地を踵外側から着床し，足底接地にかけて踵骨は回内していく（図2f：0〜12％区間）．この際に足部の回内に伴って下腿部は内旋する（図2e：0〜12％区間）という正連鎖を生じ，荷重応答期完成時における足部回内と下腿内旋との関係を示す連鎖比は平均で1.6である（図2h：12％近傍）．連鎖比[8, 9]は足部回内外と下腿回旋との散布図を取った時に両者が線形となった際の傾きを示したものであり，連鎖比が1.6とは，すなわち足部が10°回内したときに，下腿が16°内旋していることを示す．

また，下腿部と大腿部の運動連鎖に着目すると，下腿内旋に伴って大腿部も内旋しているが，大腿に対する脛骨回旋との相対的角度をみると，初期接地時では，大腿回旋角度はニュートラル位置であるのに対して，下腿回旋は約5°の外旋位で初期接地を迎える．そのため大腿に対して相対的にみれば下腿部（脛骨）は外旋位を示していることになる（図2g：0〜12％区間）．

また荷重応答期間では，足関節は底屈，膝関節は屈曲，股関節は屈曲をしながら（図2a〜c：0〜12％区間），初期接地の衝撃を吸収している時期で，反対側から観察肢へ荷重を受け継ぐ重要な時期である．いずれにしても，荷重応答期間は遠位から近位へ運動連鎖が伝播していく形態となり（変曲点に着目すると，足部回内の変曲点は12％，下腿内旋変曲点は18％，大腿内旋変曲点は22％），遠位の動きが主導となり，近位節の運動が生じている運動連鎖を示す．

② 単脚支持期間（12〜50％近傍）

単脚支持期間での足部回内外運動は，足底接地時にやや回内位となるが，単脚支持で荷重をする

につれて，さらに回内が大きくなる．しかも立脚終期（terminal stance）で最大背屈かつ踵離床（50％近傍）してもなお，回内していき，反対側の初期接地で荷重が解放される前遊脚期（pre swing）まで続く（図2f：12〜50％区間）．

この時，下腿部は最大内旋位から外旋方向に運動している時期であり，運動連鎖は足部が回内しているのに対して下腿部は外旋しているので逆連鎖となる（図2g：12〜50％区間）．単脚支持期間では身体の合成重心は支持脚側（外側）に変位している時期と重複していることもあり，下腿部は外旋しながら外側に移動している時期となる．

一方で下腿部と大腿部は正連鎖の運動連鎖動態を示すが，骨盤回旋と反対脚への歩幅を出すために大腿外旋が下腿外旋に先行して動くのが特徴であり，この時期は近位の動きが主導となり，遠位節の運動が生じる運動連鎖となる．また，大腿部が先行して外旋していくのに対して，脛骨の外旋量が相対的に少ないので，単脚支持期間は終始，大腿に対して脛骨は内旋位の関係となる（図2g：12〜50％区間）．これは前遊脚期に入るまで大腿に対して脛骨は内旋運動をしていく．

興味深いのが専門書に示される膝の終末強制回旋（screw home movement）は単脚支持期間では確認できないことである．screw home movementは膝の最終伸展時に大腿骨に対して脛骨が外旋するというものであるが，実際のデータを観察すると単脚支持期間は，荷重応答期で膝の屈曲位から立脚終期にかけて膝関節は伸展していく（図2b：12〜50％区間）時期に，大腿骨に対して脛骨は内旋方向に運動（図2g：12〜50％区間）しており，一般的にいわゆるscrew home movementの観察はみられないことである．

一方で遊脚相に着目すると，遊脚後期（80〜100％区間）では膝が伸展していくが，この時は，大腿骨に対して脛骨が外旋しており，screw home movementの観察ができる（図2g：80〜100％区間）．すなわち，screw home movementは立脚相で生じる閉鎖性運動連鎖（closed kinetic chain：CKC）では生じないが，遊脚相で生じる開放性運動連鎖（open kinetic chain：OKC）でのみ生じるということがわかる．大橋ら[10]もOKCよりもCKCのほうが脛骨の外旋運動が少ないことも報告していることからも遊脚相のほうがscrew home movementが生じやすいと推察できる．

③ 前遊脚期～次の初期接地（50～100％）

立脚終期が終わり反対脚の初期接地を迎えると前遊脚期が始まる．この時期の足部は最大回内しているところから，急激に回外に方向転換し，遊脚前期の終わりまで回外が続いていく（図2f：50～75％区間）．下腿部もこの期間は外旋方向に運動しているため正連鎖をしている時期である（図2h：50～75％区間）．

また，運動連鎖の親子関係をみていくと，この時期は膝に対しては，足部の運動が先行し，追従する形で下腿回旋運動が生じていることになり，足部優位の運動連鎖にもみえるが，一方で膝に対してみれば，大腿の回旋運動も先行して運動しているのがわかる．すなわち，この期間は近位から伝播する運動連鎖と，遠位から伝播する運動連鎖が膝関節で相殺される特殊な時期であり，遊脚相における膝の回旋動態を決定づけている．そのため大腿回旋優位で運動連鎖をしている対象者と足部優位で運動連鎖をしている対象者では，膝関節の回旋動態がタイミングや波形パターンに違いが生じやすい期間であるといえる．結果的に遊脚相における大腿に対する脛骨の回旋動態は不安定であり，対象者によってバラツキが最も生じるところと推察される．先行研究[11～14]をみてみると，バラツキが大きいことが報告されていたり，研究者ごとに計測された結果の一致度は低い期間でもある．

1-2 スラスト膝歩行の運動連鎖動態

正常歩行と比較した際にスラスト膝歩行の最も著明な違いは，荷重応答期間に出現する．図2の赤線はスラスト膝歩行を示す．スラスト膝歩行における足部回内外運動は正常歩行と大きく逸脱した波形パターンは示さないが（図2f），下腿回旋角度に着目すると荷重応答期間に下腿は外旋し（図2e：0～20％区間），足部と下腿の連鎖は逆連鎖となっている（図2h：0～20％区間）．このため荷重応答期間には衝撃吸収のために膝関節は緩やかに屈曲する（図2b：0～20％区間）とともに，下腿は外旋（図2e：0～20％区間）しながら膝は外側変位していき，膝関節の最初の小屈曲が完成する時点で膝の内部モーメントは最大となる（図1）．膝関節のlateral thrust現象が確認できるのは，この時期であり正常歩行から大きく逸脱した逆運動連鎖動態を示す．

一方で下腿と大腿の関係は正連鎖を示すため，下腿の外旋運動に伴って，大腿も外旋することになる．図2gの大腿に対する下腿（脛骨）の回旋に着目すると，波形パターンは正常歩行と似ているようにもみえるが，変曲点のタイミングが違うのがわかる．荷重応答期間に下腿が外旋しているため，膝の回旋運動も荷重応答期間では，大腿に対してみれば外旋位となっている．荷重応答期以降では運動の方向は内旋方向に向かっているが立脚終期まで相対的な関係は外旋を示している．また，遊脚相では正常歩行とほとんど，かわらないような回旋動態である（図2g：60～100％区間）．

したがって，スラスト膝はOKCよりはCKCでの回旋動態が問題である．特に着目すべきポイントは，立脚相前半であり，足部回内外が先行して下腿外旋を生じる運動連鎖ではなく，大腿回旋が先行して下腿外旋を発生させていることが窺える．

2　連鎖比の定量化の方法

回旋動態異常を示すスラスト膝のような異常歩行に対して，装具がどのように回旋動態に対して，

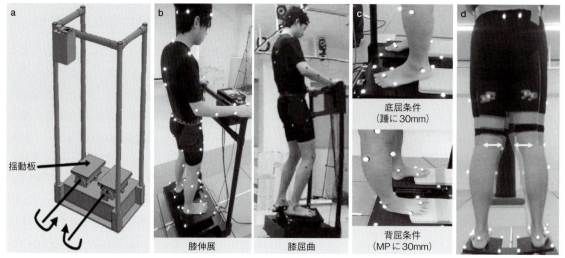

図3 連鎖比算出のための計測
a：揺動板機器．足載せ台が軸回りに回転し他動的に回内外をさせる．
b：計測の様子
c：底背屈条件
d：前額面の膝移動幅の計測

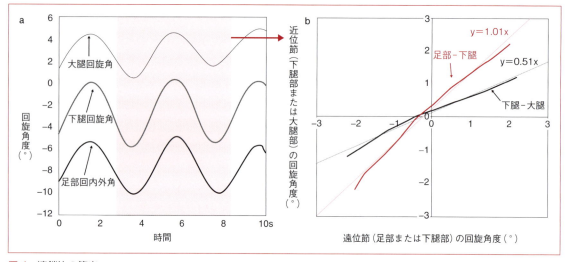

図4 連鎖比の算出
a：回旋角度の時系列データ．揺動板機上での計測から得られた回旋角度は運動連鎖により動きは連動している．
b：連鎖比を示す散布図．遠位節と近位節の散布図を作成し，aの□領域から抜粋し，傾きを求め連鎖比を算出．
（例：bは膝伸展位，底背屈0°の裸足条件で計測した健常者1名のグラフを示す．足部と下腿部の連鎖比（傾き）は1.01であることから，10°回内したときに，下腿は10°内旋していることを示す．）

機能的役割があるかを知るためには，運動連鎖を定量化する必要がある．本項では江戸ら[8, 9]が実施している連鎖比の算出方法を参考に，図3に示すような揺動板機器を用いて，対象者の足部に対して他動的な回内外運動を行い，その際の下腿部，大腿部の回旋運動を図4aのように計測した．

実際の歩行では，足関節の底背屈運動と膝関節の屈伸運動が混在しているので，それらを分離す

るために，計測条件として，膝関節屈伸の有無（図3b）と足関節底背屈の有無（図3c）などを設定し，これらを組み合わせて計測を行い，図4bのように遠位節（足部または下腿部）と近位節（下腿部または大腿部）の傾きを求め連鎖比とした．連鎖比は足関節と膝関節が同肢位で制限されている場合は，図4のように線形関係となることから，定量的に運動連鎖の指標を示す固有の連鎖比を算出することが可能となる．

図5は足部回内外した際の膝の前額面上での左右移動幅の計測を示す．左右移動幅は足関節および膝関節の状態によって変化するが，これも装具の効果をみる1指標となる．

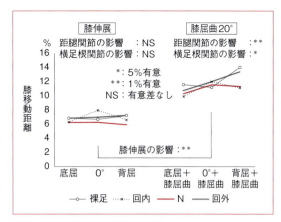

図5　足底装具の膝左右移動距離

3　足底装具の機能

膝OAに対してしばしば用いられる足底装具は外側ウェッジインソールが主流である．外側ウェッジインソールは図6のように前額面からみたときに，内側から外側に向かって平均7°の傾斜を楔状につけたインソールであり（7°に根拠はない），足底面を回内（外反）させることで，足底圧中心を足底外側に移動させる．膝OAは膝関節が内反しているために，荷重線は膝関節の内側を通過するが，外側ウェッジでは荷重線を外側に移動させた結果として，膝関節の近傍を荷重線が通過するため，膝を内反させる外部モーメントは減少することを狙ったものである．

変形性膝関節症ガイドライン[15〜17]によれば，外側ウェッジインソールを用いることに対しては推奨グレードB（科学的根拠があり足底装具を用いることを勧められる）とあり，エビデンスレベルは1（Systematic Review and Meta-Analysis）と最もエビデンスレベルが高いとされる．

Systematic ReviewとMeta分析は2016年にJohnら[18]によってまとめられている．結論から述べると，外側ウェッジインソールの装着によっての効果は疼痛スコアを有意に減少させる効果であり，結果的に日常生活の活動度が高まることも報告されている．一方でkinematicsの観点からみると，関節モーメントの変化は短期的な即時効果はなく，長期的な観察でも，極わずかな減少（平均で0.03Nm/kg）で，標準化平均差（standardized mean difference：SMD）は0.19（一般的に<0.4は小さい効果，0.4〜0.7は中等度効果，>0.7は高い効果）である．膝関節の内反角の減少（SMD：0.14）もわずかである．

図1を見てもらえばわかるが，健常者の関節モーメントにおけるファーストピークは0.4Nm/kgであるが，FTAが185°あるスラスト膝では，0.9Nm/kgである．外側ウェッジインソールによって0.03Nm/kgの減少を満たしたとしても健常者の関節モーメントまで減弱させることは困難であることが窺える．このようなことから，外側ウェッジインソールの効果はエビデンスレベルが高く，外的妥当性は高いものの臨床的な効果に関しては懐疑的である見方が強いのが現状である．

これまでの外側ウェッジインソールに関する研究報告の多くは疼痛スコアの変化と前額面上の効果については言及されているが，運動連鎖に対しての効果に関して言及されている論文は皆無である．

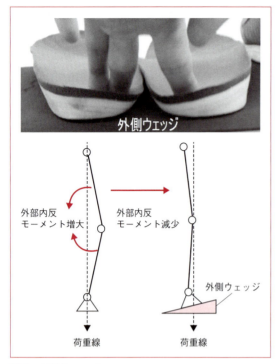

図6　外側ウェッジ

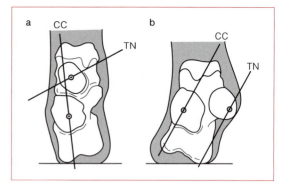

図7　横足根関節軸の運動軸交叉（左足後方から）
a：回外
b：回内

Jhon[18]らによるシステマティックレビューから，WOMACによる評価結果をみると，改善傾向はみられるが，まったく疼痛軽減効果がみられない対象者もいることが報告されており，統計的有意差はなく，外側ウェッジの効果はないとしている．これらの報告された論文を吟味していくと，外側ウェッジインソールによって効果を得られたとするデータと効果がなかったとするデータが混在しているために，平均化された結果として効果が少ないものになっている．

清水らの報告[19]では，後足部回外患者に対する外側ウェッジでは，疼痛軽減効果がみられたものの，後足部回内患者では，疼痛軽減効果がみられないことを報告している．後足部回外位では距骨下関節の動きに伴って，横足根関節の運動軸は，図7aのように踵立方関節軸（calcaneocuboid joint axis：CC）と距舟関節軸（talonavicular joint axis：TN）の運動軸が交差し足部は剛体になることが知られている．結果的に足部の回内外の動きが下腿回旋へと運動連鎖が働きやすく，逆に回内位では，図7bのようにCCとTNが平行となり，足部の剛性は失われた結果として運動連鎖が働きにくくなり，後足部回内になっている膝OA患者に対する外側ウェッジの効果が得られなかったと推察できる．つまり，単に外側ウェッジをつけて傾斜をつけるだけでは運動連鎖が機能しない可能性があることを示唆するものである．

坂本[20]は足底板の治療についてこれまでの研究について後方視点的観点から論文をまとめている．坂本らの文献レビューの結果としては，ギプスによる中立位での非荷重採型手技が再現性のある足部形態を捉え，陽性モデルから製作された足底板は，三次元動作を効果的に改善し，快適性を向上させるといえる[21]．このことから近年ではマルアライメントに対しては，採型手技によって後足部アライメントを中立位にするいわゆるニュートラルポジション理論が推奨され，特に足部潰瘍などが問題となる糖尿病治療[22,23]ではニュートラルポジションが基本となってきている．

3-1 外側ウェッジインソールの利用による運動連鎖への影響

外側ウェッジを効果的に機能させるためには，足部アライメントをニュートラルポジションにした足部に対して，インソールを作成し，そのイン

ソール底面に傾斜をつけることで，UCBL 理論[7]が適切に働き運動連鎖を生じさせやすいのではないかという推論に達する．しかしながら，これらに言及した論文はないので，本項では外側ウェッジ足底装具の機能を定量的に評価していくこととした．

① 検証方法

対象者は健常者 14 名 28 脚，膝内反変形を有する高齢者 6 名 12 脚を対象に図 3 に示す揺動板上で他動的に足部を回内外させ，その際の連鎖比[8]と膝移動幅について計測を実施した．

製作したインソールは横足根関節レベルのアライメントが平行となり，柔軟な足部にするために，最大回内させた状態でギプス採型を行いポリプロピレン製の硬いインソールによって製作されたインソール（回内）と，ニュートラルポジションに矯正し，ギプス採型した同様の素材で製作されたインソール（N：ニュートラル）と最大回外させ，横足根関節レベルのアライメントを交叉させ足部を剛体にした状態で製作されたインソール（回外）の 3 種類とした．

② 外側ウェッジインソールの運動連鎖への影響

図 5 は揺動板によるウェッジ効果による膝関節左右移動距離を下腿長で正規化したものであり，数値が大きいほどウェッジによる膝左右方向変位に寄与するものである．結果として，膝の左右方向変位に影響を及ぼしていたのは膝関節角度であり，距腿関節の肢位による影響を受けないことを示唆した．また膝伸展時ではニュートラルポジションに矯正するような横足根関節レベルのアライメント矯正による影響は小さかったが，膝屈曲時では回内インソールよりも，回外インソールが膝の左右移動量が大きかった．

図 8 は揺動板によるウェッジ効果による連鎖比を示しており，数値が大きいほど，足部回内外運動をした時に下腿回旋が大きいことを示し，足部から下腿部への運動連鎖への影響が大きいこと

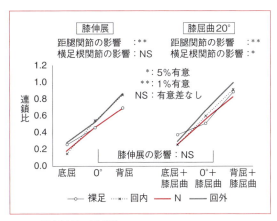

図 8　足底装具の連鎖比

を示す．結果として，連鎖比に最も影響を及ぼしていたのは，距腿関節の影響であり，特に背屈位になるほど，運動連鎖が働きやすくなっており，江戸ら[8,9]の報告を裏づけるものとなった．

一方で回外位矯正位にて採型したインソールが CC-TN 軸を交叉させて，足部剛性を高めることにより運動連鎖が働きやすくなるという仮説を立てていたが，今回，定量的に計測した結果からは，足部アライメントを矯正したインソールが運動連鎖を高めることについては，明確に仮説を肯定することはできなかった．また，膝の左右方向変位への影響とは違い，膝屈曲角度の影響は受けず，距腿関節の影響を受けることが明らかになった．

図 9 は歩行時の膝関節内部モーメントの最大値（ファーストピーク）の平均値を比較した結果である．結果としてみれば，足部アライメントがどうであれ，外側ウェッジインソール装着により前額面上の膝関節モーメントを減少させる効果があることがわかる．これは先行研究[18]で示される結果と一致するものである．しかしながら，ニュートラルポジションに矯正したインソールに対してウェッジをつけた条件と，回内条件で統計学的有意差はないことがわかった．

これらの結果から，外側ウェッジインソールは，横足根関節レベルや距骨下関節のアライメントの影響は受けず，ニュートラルポジションに矯正し

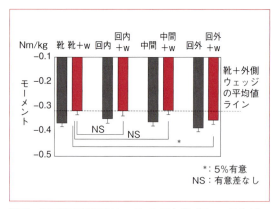

図9 歩行時内部関節モーメント最大値（ファーストピーク時）
w：ウェッジの略

たインソールにウェッジを追加することは，水平面状の回旋に伴う運動連鎖には影響を与えず，単純に前額面上の傾斜角が関節モーメントを減少させただけであることを示唆した．

したがって踵骨を垂直に保つことによるニュートラルポジション理論によって，下腿部への回旋誘導を促し，膝のアライメントが改善するかのように，足底装具の意義が広く信じられてきたが，今回の結果からは，運動連鎖に対する影響はなく，図6に示すような単純な仕組みで関節モーメントを減少させたといえる．

そのため，スラスト膝のように，荷重応答期に下腿が外旋しながら，外方へ膝移動していく場合では，外側ウェッジインソールは運動連鎖に対して寄与することがないことから，運動連鎖の改善を目的とするならその役割を果たすことはできない．したがってlateral thrust現象を生じていない対象者に対しては，外側ウェッジインソールは機能的に効果を発揮すると思われるが，スラスト膝の対象者には効果を期待できないと考えられる．

4 短下肢装具の機能

TKA術前後に対する短下肢装具はもとより，OA膝に対する短下肢装具に関する報告は1986年に発表された首藤ら[24]の論文があるが，基本的にエビデンスは皆無である．変形性膝関節症ガイドライン[16,17]には，足底装具や膝装具に関する記述はあるが，短下肢装具の記載は膝装具の文献レビュー[25]の中で一部に記述があるだけで（2018年現在），これまでは膝の変形に対するアプローチとして短下肢装具を用いるという発想自体がなかったのである．

2016年には国内で初めて図10に示すようなオットーボック社製のAgilium FreeStep（AFS）の販売が開始された．このAFSは質量が約350gあり，下腿部外側に位置するφ5mmのステンレス製の支柱が，図10右のように前額面上で内外転方向に無段階で15°の調整が可能である．しかしながら矯正力は非常に小さく，歩行周期中の荷重応答期間で最大となり，図11のように平均で3Nmと小さい力が作用するのが特徴である．

AFSの欧米人での研究成果は報告[26~32]されており，立脚相における膝関節モーメント減少および疼痛スコアの改善が認められている．国内では2018年現在では普及に至っておらず，臨床研究も少ないのが現状である．

4-1 AFSの運動連鎖への影響

図13は健常者14名28脚，膝内反変形を有する高齢者6名12脚を対象に計測した結果である．図13aは，AFS装着時の膝左右方向の移動距離を示し，数値が大きいほど，前額面上で移動幅が大きくAFSおよびインソールによる影響の大きさを示す．結果として，膝伸展時ではインソールつきAFSよりもAFSのみのほうが，前額面上での移動幅は大きかったが，膝屈曲時では，逆にインソールつきAFSの影響が大きかった．また，角度の矯正については，膝伸展位では前額面上の矯正力を強くしても変化はなく，膝屈曲位の際に，5°内転設定の振れ幅が一番小さかった．

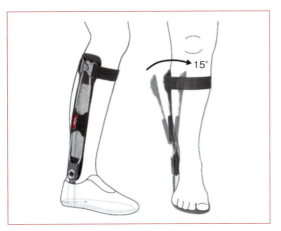

図10 Agilium Freestep

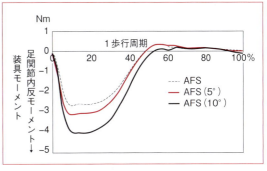

図11 AFS歪モーメント
AFS：下腿傾斜角に合わせた状態
5°：AFS初期角度から5°内転設定
10°：AFS初期角度から10°内転設定

 症例

KLグレードⅡの膝OA患者に対するAFSの効果

三次元動作解析装置：赤外線カメラ14台，床反力計10枚，計測周波数100Hz

マーカセットおよび解析方法：プラグインゲイトマーカセットに加えて回旋計測が可能なように追加マーカをした55個のオリジナルマーカセットを用いた．

関節モーメント：VICON社製Bodybuilderソフトウェアを用いた逆動力学計算．

本症例の対象者は68歳女性，身長155cm，体重59kg，8年前に左膝OAと診断され，左膝のKL-GradeはⅡ，左膝伸展のMMT（manual muscle test）は4であった．右膝は内側半月板損傷に伴い疼痛があり，MMTは3であった．下肢の関節可動域は正常範囲であり，計測日当日に腫れや関節症状，外観上の跛行などはなかった．

AFSを装着する前の膝関節モーメントファーストピーク値は0.4Nm/kgであった．AFSを前額面上の下腿部傾斜角度に沿わせた状態をニュートラル（N）とした際に，そこから15°内転させた過矯正の状態（15°内転）をしたのが即時効果となるが，図12に示すように，わずかなモーメントの減少しか確認できなかった．

対象者にはAFSの初期角度から5°内転させた設定条件で1ヵ月継続的に使用してもらい，再度，計測してみると，ファーストピークの値は50％低減していることを確認した．しかも装具を外した条件（1ヵ月後NB：non-brace）においてもファーストピークは減少したままであった．

AFSは図10に示すように立脚相前半に作用する装具である．つまり，ファーストピークを減少させる効果があるといえる．しかしながら，即時効果はなく，継続的な使用により効果が発揮されることから適切な運動連鎖を無意識に行うことができる運動学習効果があることを示唆していた．

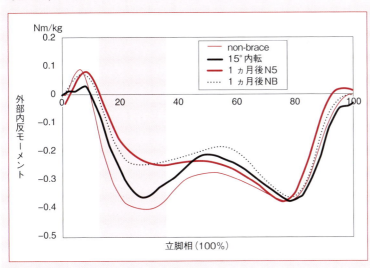

図12 AFS装着経過の膝関節モーメント
non-brace：装具なし
15°内転：AFSを対象者の下腿傾斜角に沿わせた状態から15°内転させた過矯正条件（即時効果）
1ヵ月後N5：AFS初期角度から5°内転条件において，1ヵ月間，日常生活で装着してもらい，1ヵ月後に再計測した結果．
1ヵ月後NB：AFS装着1ヵ月後に装具を装着せずに裸足で計測した結果

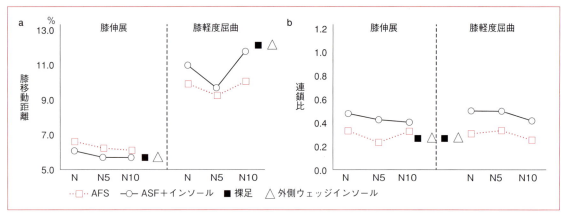

図13 AFSの膝移動距離および連鎖比の結果

裸足や外側ウェッジインソールと比較した場合では，AFS装着により移動幅は小さくなる傾向にあった．

図13bは，連鎖比を示し，数値が大きいほど，足部の回内外に対する下腿の内外旋角度が大きいことを示す．結果として，前額面上のAFSによる角度矯正の影響はなかったが，AFSのみや，裸足および外側ウェッジインソールと比較してインソールつきのAFSが総じて連鎖比が高くなっていた．

基本的にAFSは，前額面上の矯正力によって膝の外部内反モーメントを小さくするわけではなく，歩行中の荷重応答期に膝が屈曲していく際に適切な運動連鎖を機能させることで，間接的に膝の外部内反モーメントを小さくすることができることを示唆する．特にインソールを装着することで，距舟関節軸と踵立方関節軸が交叉し足部剛性を高めたことで，足部回内外の動きが下腿部に連鎖しやすくなったと考える．

このことは図12で示した症例報告の結果を説明するものである．筆者らはAFSが及ぼす運動連鎖への影響について考察して報告[33,34]してきた．AFSは足部と下腿部が連結しているために足部の回内外の運動を副次的に下腿回旋へと連動するものである．特に荷重応答期にAFSが作用することから，感覚的には下腿部後方から押されたような感じとなり，膝屈曲とともに，下腿部は内旋方向に誘導されながら単脚支持を迎える．しかしながら，即時効果はわずかであり，これらの運動学習を継続することにより1ヵ月後には疼痛スコアの改善とともに，装具離脱が可能となる．

これらのことから，AFSの機能は，初期接地から荷重応答期間に足部回内に伴って下腿を内旋方向に誘導させる装具であり，継続利用することで運動学習効果を高め，副次的効果として疼痛スコアの減少と関節モーメントの低下を行う装具であるといえる．結果的には足底圧中心を外側に変位させ[30]床反力作用線が外側に移動[27]することで，関節モーメントを減少させているものである．

今後は国内で臨床報告例も増えていくと思われるが，膝装具のように装具のずれ落ちもなく，永続的な装具装着をしなくてもよいことから，積極的な利用が望まれる．

唯一の欠点としては装具底面に位置する足板に厚みがあり，挿入するための靴が限定的であることである．これにインソールとの併用を考えると，元から入っているインソールはかなり，厚めのものである必要があり，改善を期待する．また屋内との併用を考えるとAFSの改造が必要となり，担当する義肢装具士の協力が不可欠となる．

5 膝装具の機能

変形性膝関節症ガイドライン[15～17]によれば，膝装具を用いることに対しては推奨グレードBとあり，エビデンスレベルは1と最もエビデンスレベルが高いとされる．Meta分析は2015年にMoyerら[35]によるMeta分析によってまとめられ，OAの治療に関するSystematic ReviewはZhangら[36～38]によってまとめられている．結論から述べると，膝装具の効果はわずかな疼痛軽減効果（SMD：0.33）があるだけであり，関節モーメントの効果については個別の症例報告はあるもののランダム化比較実験（randomized controlled trial：RCT）がないためにメタ分析がされていなかった．

また，外反矯正された膝装具の装着は12ヵ月後には治療効果はあるものの，およそ42％の対象者が装具装着を離脱していることが報告[39]されており，継続利用するコンプライアンスは低いのが現状である．

本項では国内でこれまでに流通してきた膝装具の代表的ものとして，CBブレース（佐喜真義肢社製），OAファンタジー（啓愛義肢材料販売所），アンローダーワン（OSSUR社製：国内代理店：パシフィックサプライ）などを取り合上げ，装具の機能について言及していく．

5-1 代表的な膝装具

① CBブレース

図14に示すCBブレースは膝継手間を橋渡しするCB（Center Bridge）が装具の支持性・剛性を高める装具であり，前額面上の3点支持の原理による矯正を行っている．質量はCarBonee（商品名）でおよそ150gと軽量であり，一般的な膝装具では存在する半月支持部が基本的になく（半月つきのタイプもある），ネオプレン素材だけで下腿部と大腿部を支持する．側方支柱はカーボン製であり強度と軽量化をもった装具である．

RCTについてパブリッシュされたものは存在しないが（2018年現在），症例報告はいくつか存在[40, 41]し，疼痛軽減効果があることが示唆されることからメディアなどでも頻繁に取り上げられ数々のAwardを受賞している装具である．

この装具はCB（Center Bridge）が特徴的な装具であるが，図14dのように屈伸動作中において，CBは最終伸展域において装具が広がろうとする外力に抵抗するようにCBが働いており，この波形パターンと連動して，CBブレースの内外反モーメントも変化するようである．

② OAファンタジー

一般的な膝装具にある膝継手は，単軸であれ，多軸であれ内外側の継手間が平行となっていなければ摩擦を生じて可動しない．しかしながら図15に示すOAファンタジー[42]は，左右継手間の軸が意図的にハの字状にずらされており，平行とされていない．また継手軸から大腿半月取り付け部までの半径に左右差があるため，大腿半月は変形して捻じれ，左右差の半径を埋めようとする．結果的に屈曲位から伸展する際には7.5°の外反と大腿部の内旋（大腿に対して下腿部外旋）が10°するような機構を有する．そのためscrew home movementを誘導する装具ともいわれる．完全伸展した際には，膝関節を側方から支持し，3点支持による矯正が働くようになっている．質量は約350gである．

OAファンタジーに関してのRCT研究はみられないが，自社の臨床評価（106名）では疼痛軽減効果があることを報告[42]するとともに，いくつかの臨床研究も報告[43, 44]されている．

筆者らがOAファンタジーの回旋力を計測してみると図14dのように膝関節最終伸展域で外旋方向に10Nmと比較的大きな回旋力を生じていた．

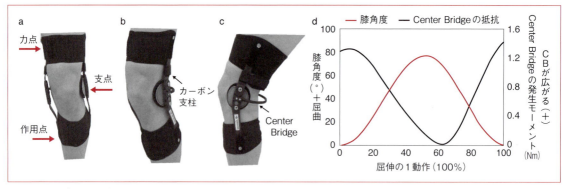

図14 CBブレース（左膝）
a：力学的三点支持，b：全体図，c：Center Bridge，d：Center Bridgeの特性

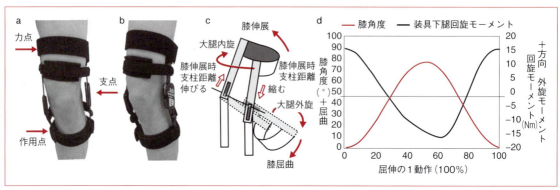

図15 OAファンタジー（左膝）
a：力学的三点支持，b：全体図，c：機構，d：OAファンタジーの回旋モーメント

③ アンローダーワン（UNLOADER ONE）

図16に示すアンローダーワンは，質量が475gあり，内側部のみに継手がある装具で，DFS（dual dynamic force strap）と呼ばれる2本のストラップが大腿外側と下腿外側に取り付けられ，3点支持の原理が働く．

生体皮膚と装具の間にはシリコーンパッドがあり，装具のズレを防止する．装着の際は膝屈曲位でスマート調整ダイヤル（図16c）を回し，適度な張力（目安のガイドがある）に設定することで，膝伸展位の際に，DFSが引っ張られ，外反矯正するとともに，大腿部は内旋方向に誘導されるという装具である．

2018年現在において，アンローダーワンの医学的な効果を示すものは確立されていない．

Petersenら[25]は24件の文献からレビューを実施していた．結果として，一部の研究論文では膝関節外部内反モーメントの低下が示唆されていたが，多くの研究論文では内反モーメントは増加することが報告されていた．また歩行中の膝関節可動範囲を低下させ，特に膝伸展の減少が顕著であった．しかしながら疼痛軽減効果とともに，歩行速度が増加することについて統計学的に有意であることも報告されている．

これらの矛盾した結果は，RCTが実施されておらず，研究デザイン，患者の特性に偏重がみられたことが原因と思われる．今後はRCTの積み上げによるMeta分析をしていくことでアンローダーワンの効果が明らかになると思われる．

筆者らはアンローダーワンの特徴的なDFSの

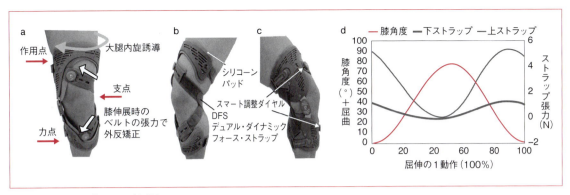

図16 アンローダーワン（左膝）
a：力学的三点支持，b：全体図，c：内側部継手，d：デュアル・フォース・ストラップの張力

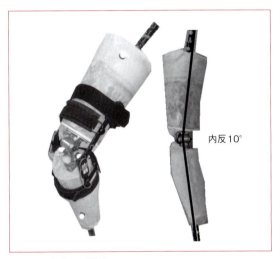

図17 計測用の模型
同一条件で装具の特性を計測するために，義足用の膝継手（3R15）を人工の膝にみたて，前額面上で10°内反するようにした状態で，屈伸のみができるようにした．各装具にはひずみデータを貼付して，計測を実施した．

張力を計測した結果，図16dのように膝屈曲位から最終伸展域にかけて，下部に位置するストラップはおよそ2Nの張力を発生し，上部に位置するストラップは最終伸展直前で最大となり，およそ6Nの張力を有し，逆に屈曲時では張力が減じるようであった．

5-2 各装具の運動中に発生する外力

各種装具を同一条件で計測するために，図17のように模型を用いて比較すると，図18のよう

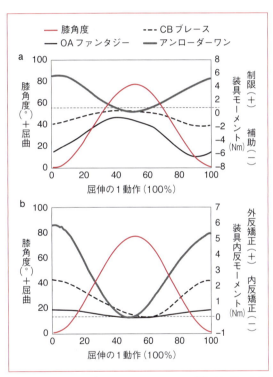

図18 各種装具が発生するモーメント（模型を用いた計測結果）
a：膝装具屈伸抵抗，b：膝装具内外反矯正力

な特性を得た．

装具の屈伸抵抗をみると，CBブレースは膝伸展に伴ってわずかな伸展制限があるが，可動域範囲内は安定した波形パターンを示し屈伸の制限がない装具であった．

OAファンタジーは膝屈曲から伸展において特

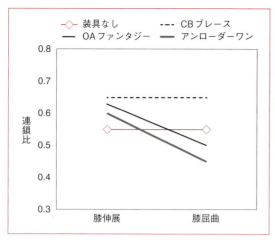

図 19　下腿-大腿の連鎖比
下腿回旋1としたときの大腿回旋との比.

に最終伸展に向かう段階で伸展補助が行われ，伸展しやすい装具であることがわかった．一方でアンローダーワンは膝伸展時にDFSの張力による伸展制限があり，特に最終伸展域においては比較的大きな伸展制限があることがわかる（図18a）．これは先行した臨床研究でも報告[25]されている通り，膝を伸ばしにくいことから膝の可動域が減少することを裏づける結果であるといえる．

　また，装具による内外反モーメント特性では，各装具共に同じような波形パターンを示し，最終伸展域においては内反している膝関節に対してすべての装具において3点支持の原理が働き，外反矯正力があることがわかる．これらの装具の中で最も大きな値を示したのがアンローダーワンであり，最大伸展時に5Nm近い矯正力があった．

　しかしながら健常者歩行とスラスト膝との膝関節外部内反モーメントの値の差は，平均で0.4Nm/kg程度あるため，例えば体重が50kgの対象者では健常者並みに内反モーメントを減弱させようとすると，20Nmの外部外反モーメントによる矯正が必要である．したがって数値上からはアンローダーワンが外反方向への矯正力を一番生じていたが，5Nm前後の装具の矯正力は極めて小さく，各装具ともに3点支持の原理で達成されるであろうはずの外力は機械的計測による

データからは効果が発揮しているとは思えない結果であった．

5-3　各装具の運動連鎖への影響

　各種膝装具を対象者に装着させ，図3に示した揺動板機器上で，足部を内外反させた際の，下腿部と大腿部の回旋角度を計測し，下腿部の回旋に対する大腿回旋との連鎖比を計測した結果を図19に示す．

　装具なしでは屈曲伸展の有無にかかわらず，連鎖比はおよそ0.55であり，下腿部が10°外旋したときに大腿が5.5°外旋していることを示していた．

　膝伸展時に着目すると，すべての装具において，連鎖比が上昇していたことから，装具装着により下腿回旋の動きに大腿回旋が追従しやすくなったといえる．一方で膝屈曲時では，CBブレースは連鎖比を維持していたが，OAファンタジーとアンローダーワンは膝屈曲に伴って連鎖比が低下していた．

　これは装具の機構的特性の影響があると考えられる．OAファンタジーは膝屈伸に伴って回旋する機構があるため，大腿と下腿はそもそも逆連鎖するような仕組みの装具であることが影響している．またアンローダーワンも同様に，膝屈曲位では装具に付加されるFDSの張力は緩んでいるが，膝伸展に伴ってFDS張力が増加し，大腿は下腿に対して内旋方向に誘導されることから，これも逆連鎖の外力がかかっていることが影響していると思われる．

　これらの結果から，一般的な支柱つき膝装具は膝関節をまたいで下肢に装着されているため，基本的には下腿と大腿を連動させる効果があり，連鎖比を上昇させるが，OAファンタジーとアンローダーワンは逆連鎖が装具の機能的特徴であることから連鎖比を減少させる装具であるといえる．

5-4　各装具の機能的な役割

　スラスト膝のように荷重応答期間に遠位（足部）

から始動する運動連鎖によって下腿が外旋していていき，大腿に対する下腿部の相対的外旋角度も増加するようなケース（図2g）に対しては，OAファンタジーは理論上，膝屈曲に際して，下腿部が内旋するような動きをするので，荷重応答期間に膝関節が屈曲していく際に下腿部を内旋誘導することは意義あると思われる（ただし，皮膚も伸張するので，矯正力は見込めず，運動のきっかけを作っていると思われる）．一方でアンローダーワンは，装具の機構上膝屈曲時にはFDSの張力が緩んでいるため，立脚相前半のlateral thrustを抑制することはできないと思われる．また，CBブレースは，単純に連鎖比を高め，下腿と大腿を連動させる効果があると思われるが，遠位からの始動で運動連鎖を生じるlateral thrustに対しては効果が期待できないと思われる．

立脚相後半に膝関節が伸展していく際に正常歩行では逆連鎖，スラスト膝では正連鎖をしていくが（図2h），OAファンタジーとアンローダーワンは，膝伸展時に大腿に対して下腿部を外旋させる正連鎖を誘導させる装具であり，バイオメカニクス的には逆の動きを誘導させることに留意が必要である．

遊脚相では，正常歩行およびOA膝は，基本的にOKC（開放性運動連鎖）が働き，運動連鎖は正連鎖を示す．OAファンタジーおよびアンローダーワンは正連鎖を誘導する装具であることから，遊脚相の膝の動きを適正化すると考えられる．また，CBブレースは単純に連鎖比を向上させ，下腿と大腿の動きを追従させる．前述したように遊脚相の回旋動態は不安定であることから．連鎖比を高める機能は意義があるといえる．

これらのことから膝装具は基本的には遊脚相の回旋動態を正常化あるいは連鎖比を高めることによって初期接地直前に膝が伸展していく際のscrew home movementを正常に近づけることが機能的役割であるといえる．

装具が発生する前額面上の矯正力も極めて小さく，立脚相においては3点支持の原理が機能的に働いているとは考えられないことからも，初期接地直前の回旋動態にアプローチしていると思われる．そのため前額面上で著明にみられる内反変形やスラスト膝に対して前額面上で矯正をかけるというアプローチは対象者の負担になるだけで，機能的な役割は小さいと考える．

矯正力の小さいCBブレースが臨床では患者受けが良いのは，軽いというのが重要であると思われるが，遊脚相で連鎖比を高めた結果として初期接地からの正しい運動連鎖へのきっかけを作っているからと考える．

おわりに

TKA術前後に利用される装具の役割について，本項では運動連鎖に焦点を当てて解説をしてきた．これまでのことを簡単にまとめると，膝装具は主に遊脚相の回旋動態にアプローチし，着床直前のscrew home movementの正常化を狙う場合には有利と考えられる．初期接地後の立脚相前半に対するアプローチはAFSが効果的であると思われ，スラスト膝には有効であるといえる．また足底装具は立脚相全体を通して，膝に対してはわずかな内反モーメントの減少に寄与するが，スラスト膝には効果がないと思われた．

装具に関しての情報は，まだまだ，科学的根拠は少なく，特に装具単体で機能するわけではない．あくまでも装具は正しい運動学習をするためのきっかけを作っているに過ぎないと思っている．そのため運動療法との併用が重要であり，さらに装具の正しい役割を認識していないと逆効果であることもありえる．

今後は，今回，取り上げた装具の機能的役割を理解していただき，読者の方々には，臨床評価の指標に連鎖比を取り入れていただき，臨床データをたくさん得て頂くことを願う．

ⓄNE Ⓟ OINT Ⓐ DVICE　私はこうする

　膝装具はCBブレースを代表とするように装着直後に劇的な疼痛緩和を認めるケースがあるのも事実であり，メディア戦略の影響もあるかもしれないが，膝装具のありがたみを訴える患者が多数いる．しかしながら，前額面上における膝外反への過矯正は，ネガティブな意味で装具を離脱するケース（痛いから装着継続を断念）が全体の42％あると報告[39]されていることや，装具のズレ落ちなどを考えると個人的には積極的な活用に対して躊躇してしまう．

　膝の内反変形およびlateral thrustがみられる症例に対しては，利益相反関係にあることを承知の上であるが，オットボック社製のAgilium FreeStep（AFS）をお勧めする．lateral thrustが改善される効果は抜群であり，対象者によっては即時効果も確認でき，患者がびっくりするということをしばしば経験する．

　装着直後に効果を感じられない対象者であっても1ヵ月ほど装着を継続すると，初期接地直後の正しい運動連鎖の学習効果によって，lateral thrustの減少および疼痛軽減が確認できる．誇大評価と思うかもしれないが，外側ウェッジつきインソールよりは確実に効果があり，2ヵ月程度でポジティブな意味で装具の離脱を可能とする（症状が改善することで装具が不要となる）と筆者は考えている．

文　献

1) Berend ME, et al：The Chetranjan Ranawat Award：Tibial component failure mechanisms in total knee arthroplasty. Clin Orthopaedics Relat Res 428：26-34, 2004

2) Fang DM, et al：Coronal alignment in total knee arthroplasty：just how important is it? J Arthroplasty 24（6）：39-43, 2009

3) Ritter MA, et al：Preoperative malalignment increases risk of failure after total knee arthroplasty. J Bone Joint Surg Am 95：126-131, 2013

4) 山岸茂則：運動連鎖 リンクする身体，実践MOOK・理学療法プラクティス，文光堂，東京，2-7, 2011

5) Hicks J：The mechanics of the foot：I. The joints. J Anat 87：345-357, 1953

6) Desai S, et al：Engineering Design of an Orthopedic Brace. Biomechanics Laboratory, University of California, San Francisco and Berkeley. Technical Report 45. San Francisco, The Laboratory, 1961

7) Henderson W：UC-BL shoe insert casting and fabrication. Bull Brosthetics Res 10：215-235, 1969

8) 江戸優裕ほか：踵骨－下腿の運動連鎖の動態特性．理療科27：661-664, 2012

9) Edo M, et al：Characteristics of the kinematic coupling behavior of the calcaneus and shank. Rigakuryoho Kagaku 27：661-664, 2012

10) 大橋俊介ほか：OKCとCKCでの膝関節の副運動について．第42回日本理学療法学会．理学療法学34：C0872-C0872, 2007

11) 井野拓実：変形性膝関節症の病態運動学的理解と機能評価のポイント．理学療法26：1078-1087, 2009

12) 石井慎一郎ほか：非荷重時の膝関節自動伸展運動におけるスクリューホームムーブメントの動態解析．理療科23：11-16, 2008

13) 石井慎一郎ほか：前額面内関節モーメントによる変形性膝関節症の歩行解析と理学療法．第33回日本理学療法士学会誌 第25巻学会特別号 No. 2：演題抄録集．19（公益社団法人 日本理学療法士協会）．理学療法学 Supplement 25 Suppl. No. 2, 1998

14) 長谷部清貴ほか：荷重位でのスクリューホームムーブメントと大腿骨及び脛骨回旋運動の三次元動作解析．第47回日本理学療法学術大会 抄録集．Ab0704-Ab0704（公益社団法人 日本理学療法士協会）．理学療法学 Supplement 39 Suppl. No. 2, 2012

15) 津村　弘：変形性膝関節症の管理に関するOARSI勧告 OARSIによるエビデンスに基づくエキスパートコンセンサスガイドライン．日内会誌106：75-83, 2017

16) 木藤伸宏ほか：変形性膝関節症 理学療法診療ガイドライン．理学療法学43：204-209, 2016

17) 川口　浩：変形性膝関節症の治療ガイドライン．Geriatric Medicine 48：307-314, 2010

18) John B, et al：Lateral wedge insoles for reducing biomechanical risk factors for medical knee osteoarthritis progression：A systematic review and meta-analysis. Arthritis Care Res 68：936-951, 2016

19) 清水新悟ほか：変形性膝関節症の後足部アライメントが膝関節に与える影響．バイオメカニズム23：119-127, 2016

20) 坂本明信：現在の足底板治療の傾向．日義肢装具会誌24：154-160, 2008

21) McClay, I：The evolution of the study of the mechanics of running. Relationship to injury. J Am Podiatr Med Assoc 90：133-148, 2000

22) 大平吉夫ほか：iii）フットウェアの基礎知識．日下肢救済足病会誌1：83-87, 2009

23) 大平吉夫ほか：糖尿病性足病変に対するフットウェアの総論――一次予防から二次予防まで―（前編）．日下肢救済足病会誌6：89-99, 2014

24) 首藤　貴ほか：変形性膝関節症に対する装具療法．日義肢装具会誌2：193-201, 1986

25) Petersen W, et al：Biomechanical effect of unloader braces for medial osteoarthritis of the knee：a systematic review（CRD 42015026136）. Arch Orthop Trauma Surg 136：649-656, 2016

26) Menger B, et al：Effects of a novel foot-ankle orthosis in the non-operative treatment of unicompartmental

knee osteoarthritis. Arch Orthop Trauma Surg 136：1281-1287, 2016

27) Fantini Pagani CH, et al：Effect of an ankle-foot orthosis on knee joint mechanics：A novel conservative treatment for knee osteoarthritis. Prosthet Orthot Int 38：481-491, 2014

28) Schmalz T, et al：The effect of orthoses on biomechanical gait parameters in medial knee compartment osteoarthritis：Comparison of KO and AFO principles. Gait Posture 57（Suppl）：128, 2017

29) Petersen W, et al：Konservative Optionen zur Beeinflussung der Beinachse bei medialer Gonarthrose：Was bringen Einlagen und Orthesen? OUP 4：620-628, 2015

30) Schmalz T, et al：The influence of sole wedges on frontal plane knee kinetics, in isolation and in combination with representative rigid and semi-rigid ankle-foot-orthoses. Clin Biomech 21：631-639, 2006

31) Brouwer RW, et al：Braces and orthoses for treating osteoarthritis of the knee. Cochrane Database Syst Rev（1）：CD004020, 2005

32) Birch S, et al：Controlled trial of Japanese acupuncture for chronic myofascial neck pain：assessment of specific and nonspecific effects of treatment. Clin J Pain 14：248-255, 1998

33) 昆 恵介ほか：変形性膝関節症用装具 Agilium フリーステップの力学的作用. 第 38 回臨床歩行分析研究会定例会, 抄録集, 24-25, 2016

34) 昆 恵介：アジリウムフリーステップの力学的効果. 第 32 回日本義肢装具学会学術大会講演集, 142, 2016

35) Moyer RF, et al：Valgus bracing for knee osteoarthritis：a meta-analysis of randomized trials. Arthritis Care Res 67：493-501, 2015

36) Zhang W, et al：OARSI recommendations for the management of hip and knee osteoarthritis, Part Ⅱ：OARSI evidence-based, expert consensus guidelines. Osteoarthritis Cartilage 16：137-162, 2008

37) Zhang W, et al：OARSI recommendations for the management of hip and knee osteoarthritis：part Ⅲ：Changes in evidence following systematic cumulative update of research published through January 2009. Osteoarthritis Cartilage 18：476-499, 2010

38) Zhang W, et al：OARSI recommendations for the management of hip and knee osteoarthritis, part Ⅰ：Critical appraisal of existing treatment guidelines and systematic review of current research evidence. Osteoarthritis Cartilage 15：981-1000, 2007

39) Brouwer R, et al：Brace treatment for osteoarthritis of the knee：a prospective randomized multi-centre trial. Osteoarthritis Cartilage 14：777-783, 2006

40) 嶺也守寛：変形性膝関節症のための膝装具の歩行時の変形評価に関する研究. ライフサポート 29（2）：63-68, 2017

41) 白田祥子ほか：装具装着により立位アライメントと歩行機能が改善した例. 第 39 回日本理学療法学術大会 抄録集. C0283-C0283（公益社団法人 日本理学療法士協会）. 理学療法学 Supplement 31 Suppl. No. 2, 2004

42) 高橋一史：OA ファンタジー膝装具の機能. 日義肢装具会誌 24：16-19, 2008

43) 嶋田誠一郎ほか：下肢荷重関節痛患者の移動動作. 理療ジャーナル 38：640-648, 2004

44) 清水新悟ほか：変形性膝関節症内側型に対する装具療法の効果：OA ファンタジーと足底装具を用いて長期介入を実施した 1 症例（骨・関節系理学療法 28, 第 42 回日本理学療法学術大会）. 理療学 34：502, 2007

執筆協力

オットーボック・ジャパン株式会社

岩間赳臣・石橋　翔・辻　智悠・福士幹太

2 治 療
12 患者満足度

池田　崇

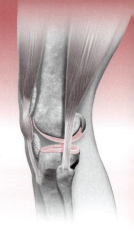

はじめに

　人工膝関節全置換術（total knee arthroplasty：TKA）は，変形性膝関節症および関節リウマチに対する優れた治療方法であり，本邦でも広く受け入れられている．関節痛および関節可動域を改善するだけでなく，患者のADLや社会活動にもポジティブな変化をもたらしうる手術療法である．

　2005年頃から本邦でも低侵襲性のTKAが普及するとともに，クリニカルパスも導入され，入院期間中のリハビリテーションはこの10年間で短縮し，2018年の日本人工関節学会学術集会の術後早期の痛みに関する演題のセッション[1]では平均して2〜3週間程度の在院期間である．クリニカルパスに準じた治療介入の実施は，経験の少ない医療チームでも患者に対して均質な医療サービスを提供できるメリットがある一方で，併存症や合併症がある患者に適応しづらいこと，患者の個別性に応じた介入がしづらいといったデメリットがある[2]．

　患者は何を求めて手術に伴ったリスクや医療コストを払って手術療法，TKAを選択するのだろうか．当然，除痛や機能改善，ひいては生活の質（QOL）の改善を期待してTKAを選択しているが，手術の結果が患者の期待している水準に届かなければ，患者満足度は低下する．患者満足度はどの水準に達すれば満たされるといったものでなく，患者が何を期待して手術に臨んでいるかを把握することが重要である．

1 患者が期待すること，優先していることは何か？

　患者が求めていることは，当然のことながら個人個人で違っている．TKA患者の年齢層は人工股関節全置換術よりも高く，70歳台が最多で，続いて80歳台であり後期高齢者の年齢に相当する[3]．TKAに限ったことでないが，患者の多くは治療方法とそれを実施する医療機関の2つを選択して手術に臨んでいる．現在，TKAの術後在院日数は医療機関ごとの差異が大きく，人工膝単顆置換術であれば1週間未満[4]の医療機関が存在する一方，回復期病棟を経由する場合は3ヵ月間が上限となる．両側同時TKAでは片側のみの手術と比べて，在院期間は長くなりやすい．

　患者に膝以外に併存症がなく，早期に社会復帰（仕事・在宅介護など）をすることを希望する場合は，早期退院が可能な低侵襲の術式とクリニカルパスが患者の期待に沿うことになる．一方で術前から要介護状態，あるいは複数の併存症を有する患者であれば，回復期病棟で濃厚なリハビリテーション介入と介護保険サービスなどの準備を行ってから退院する方が患者の期待に応えることになるかもしれない．TKA後の在院期間の短縮をめぐってさまざまな意見があるが，患者満足度

を考える場合，日数の長短を物差しにするのではなく，患者の個別性に応じた対応を取らなければ

患者の期待を満たすことは難しいと思われる.

2 患者満足度に影響する要因は何か？

2-1 患者満足度に関する先行研究を活用するにあたって

患者満足度に関する研究は，本邦に比べると海外での報告が多い．しかし，手術自体の方法や術後の機能回復と比べると，患者満足度は文字通り「患者が期待したものを満たし，患者が満足しているかどうか」なので，患者の考え方やそれに根差した社会文化の影響が考えられる．そのため，海外の報告がそのまま本邦の患者に当てはまらない可能性もあるので注意する必要がある.

2-2 海外における患者満足度に関する報告

表1に2017年より5年以内の患者満足度に関する論文を示す[5〜14]．患者満足が得られている割合は術後1年以上では53〜92％，患者満足度に関連している要因は，① 術後の痛み，② 術後の機能改善の程度，③ 術前の強い痛みと低いQOL，④ 術前の患者の期待，⑤ 術後の機能回復などについての患者教育と術前説明が報告されている．術後の痛みと機能改善については，術後リハビリテーションのアウトカムとして重要な部分であり，我々が日々の臨床で改善に取り組んでいる部分である．一方で，③〜⑤の項目が意味することは何であろうか．痛みが解消し，機能改善が得られていても患者満足が得られないケースがあることを意味している.

③ については，術前に痛みが強く，生活に強い困難があるためにQOLが低い患者は，手術による痛みと下肢機能の改善の度合いが大きく，患者自身も改善を強く自覚することから患者満足が得られやすい．逆に術前に痛みが少なく，QOLが高かった患者の満足を得るには術後の痛みと機

能改善だけでは不十分であるということであろう.

患者の期待した状態に達するように最善の努力をすることは医療専門職の責務であるが，患者自身にもTKAの特性や術前状態の影響，術後の機能回復のプロセスや時期によって可能となる活動やスポーツなどについて理解してもらう必要がある．術後の状態や実施可能な活動について過剰な期待や誤認がある場合，TKA後の経過として良好な状態と医療者側が思っていても，それに対して患者が不満感を感じるということが起きてしまう[6]．Starkら[8]は患者が満足できるだけの十分な術前説明を受けた割合は23％に過ぎないと報告している．術前説明と術後の患者教育は，患者に適切な術後の回復経過を理解することを促し，ひいては患者満足度を高めることにつながるため重要である.

2-3 本邦における患者満足度に関する報告

表2に近年の本邦の患者満足度に関する論文を示す[15〜22]．術前の痛みなどの症状が重篤であったケースや，術後に要求される活動が限定される超高齢者では，術後の満足度が得られやすいという点は海外の報告と矛盾しない．また，本邦の生活文化様式に関連することとして，和式の生活様式や農作業が実施可能かどうかも，患者満足度に影響している．特に正座は130°以上の深屈曲が要求されるため，posterior-stabilized（PS）タイプなどの深屈曲を目標とすることが可能な機種と設置[23, 24]であるかどうかを確認する必要がある．月村ら[24]はPSタイプの深屈曲型デザインと非深屈曲型デザインを比較して，患者満足度に差がなかったと報告しているが，正座などの和式動作が生活上の目標として掲げることに無理がないか，

2-12 患者満足度 ■ **285**

表1 ◆ 海外における患者満足度に関する報告

	国名	満足度(%)	術後年数	関連因子
Culliton SE, et al(2012)	イギリス (Systematic review)	N/A	0.5〜2	術前の患者の期待は相関しない 術後の機能回復に関する患者教育
Harris IA, et al(2013)	オーストラリア	90	1	術前に患者が期待していた成績 術後合併症
Cale AJ, et al(2014)	アメリカ	89	2〜5	術後の痛み 機能改善の程度
Stark JA, et al(2014)	スウェーデン フィンランド アイスランド	23	退院時	術前の手術と機能予後，社会的・経済的な情報に関する説明
Maratt JD, et al(2015)	アメリカ	91 (QOL の改善)	2	術前の強い痛みと機能障害 術前の QOL が低い
Onsem VS, et al(2016)	ベルギー	88	2	術前の症状(ROM 制限など) 術前の強い痛み 術前の QOL が低い
Tilbury C, et al(2016)	オランダ	60	1	術後の機能回復に関する患者教育 跪くことができる(礼拝) スクワットができる
Shannak O, et al(2017)	イギリス	53	9	術後の痛み 再置換術の実施
Dhurve K, et al(2017)	オーストラリア	92	3	痛みに対する破局的思考 抑うつ 機能改善の程度 術前の膝 OA スケールの重症度
Gunaratne R, et al(2017)	オーストラリア (Systematic review)	N/A	1〜3.5	術前に患者が期待していた成績 機能改善の程度 術後の痛み

N/A：記述なし

表2 ◆ 本邦における患者満足度に関する報告

	満足度(%)	術後年数	関連因子
藤川ら(2014)	81〜87	1	破局的思考の有無は身体機能・痛み・患者満足度に影響を与えない
王寺ら(2014)	>90 (UKA 30/TKA 0)	3〜5	術後満足度は UKA/TKA で差がない ROM の「期待以上」の割合は UKA で 30%
Nakahara et al(2015)	57	2〜13	基本動作，階段昇降，自動車の乗降 スクワットができる
湊ら(2015)	86〜96	1〜2	膝屈曲可動域が 130° 以上で満足度が高い 日常生活の自己効力感も高い
山本ら(2015)	N/A	1ヵ月	術前の強い痛み 術前の膝 OA スケールの重症度
Furu et al(2015)	52	1	術後の膝伸展筋力 術後の膝関節機能
前田ら(2016)	93	N/A	超高齢者は満足度が高い傾向
藤川ら(2016)	91〜86	1	男女で満足度に差はない

N/A：記述なし

症例
機能改善は良好であったが，患者満足度が著しく低かった症例

本症例（表3）は内側広筋を切離しない Under Vastus 法で TKA を行い，10日間のクリニカルパスを適用され術後の疼痛も少なく，術後5日目で杖歩行は院内自立し，バリアンスなく自宅退院に至った．コンポーネントは PS 型非深屈曲対応タイプで，術後2ヵ月の時点で，ROM は目標可動域に到達していた．術後2ヵ月の定期検診時に PT 介入を行ったが「思っていたのと違う」と術後の状態に関して強い不満感を訴えた．

表3 症例提示（術後2ヵ月）

年齢	60歳
性別	女性
BMI	25.3
ROM：患側膝時伸展	0°
患側膝時屈曲	120°
患側膝伸展筋力（kgf/kg）	0.6
FIM 運動項目（点：91点満点）	89

患者に痛みはなく，ROM は目標可動域に達しており，膝伸展筋力も歩行自立に十分な値を獲得していた．ADL は長距離歩行で杖の使用と階段で手すりを使用していたため2点の減点があったものの，全般的には自立していた．術前に目立った ADL の制限はなく，関節痛はあったものの，高度な ROM 制限は有していなかった．患者は「術前に友人から何でもできるようになり，スポーツもできると言われて手術を勧められた．痛みはないけれど違和感があり，長い距離は杖が必要で聞いていたのと違う．来月には登山の約束をしている．」と訴えていた．

術前および入院中のカルテを確認すると術前の医師による説明の際も落ち着かない様子があり，入院中の PT と看護師による生活指導の際も「私は必要ない」などの発言があった．再度，医師によるインフォームドコンセントがなされたが，その後も不満を訴えていた．

医療者側が術前および入院中に十分な患者指導を行い，時期に見合った機能回復が得られ良好な経過と思っていても，医療者と患者との間に理解と共有がなされていなければ，患者満足を得ることは難しいと考えさせられた症例である．

患者の希望とのすり合わせをすることが必要である．

また，農業への従事率の高い地域での調査では，術後の農業従事の継続率は TKA 44％[25]と約半数が術後に農作業に復帰しており，家庭内での動作だけでなく，地域に特有の要求を考慮して事前の説明をしていくことが必要である．

3　患者満足度をどのように評価するか？

患者満足度の調査は，医療機関が自己点検の一環として，質的な評価のためにアンケート調査を中心に行っているのが実際である．TKA の患者満足度を捉えるのに特化した評価スケールとして，アメリカ整形外科学会の Knee Society がライセンス制で公開している 2011 Knee Society Knee Scoring System（2011 KSS）[26]があり，国際的に広く使用され，日本語版[27]も提供されている．2011 KSS の英語版を参考に示す（表4）[17]．

日本語版で膝に関連して満足度に特化した評価スケールは現在のところ他に確立されたものはないが，患者の満足度と関連する心の健康度合いを包括した健康関連 QOL の評価には，SF-36v2®の日本語版が広く用いられている．こちらも 2011 KSS と同様にライセンス制のため使用目的ごとに使用登録と使用料の支払いが必要[28]となる．

おわりに

患者満足度は，患者が何を期待して TKA を受けるに至っているか，また，術前および術後に TKA 後の機能回復や生活に関する説明をどの程度受けているかに強く影響される．PT の役目は，患者が満足できるだけの機能回復を目指して介入を行うことであるが，TKA 術後の患者満足度を

表4 ◆Patient questionnaire：2011 Knee Society Scoring System© (2012)

Symptoms (25)
  1. Pain with level walking [10＝none to severe (10 grades)]
  2. Pain with stairs or inclines (10)
  3. Does this knee feel "normal" to you? (5＝always/sometimes/never)
Patient satisfaction (40)
  1. Currently, how satisfied are you with the pain level of your knee while sitting? (8＝very satisfied/satisfied/neutral/dissatisfied/very dissatisfied)
  2. Currently, how satisfied are you with the pain level of your knee while lying in bed? (8)
  3. Currently, how satisfied are you with your knee function while getting out of bed? (8)
  4. Currently, how satisfied are you with your knee function while performing light household duties? (8)
  5. Currently, how satisfied are you with your knee function while performing leisure recreational activities? (8)
Patient expectation (15)
  1. My expectations for pain relief were... (5＝too high/just right/too low)
  2. My expectations for being able to do my normal activities of daily living were... (5)
  3. My expectations for being able to do my leisure, recreational or sports activities were... (5)
Functional activities (100)
Walking and standing (30)
  1. Can you walk without any aids (such as a cane, crutches, or wheelchair)？ (0＝yes/no)
  2. If no, which of the following aid (s) do you use? (_10)
  3. Do you use these aid (s) because of your knees? (0＝yes/no) (15＝cannot stand/0-5 min/6-15 min/16-30 min/31-60 min/more than 1 h)
  4. For how long can you stand (with or without aid) before sitting as a result of knee discomfort?
  5. For how long can you walk (with or without aid) before stopping as a result of knee discomfort? (15)
Standard activities (30)
How much does your knee bother you during each of the following activities?
  1. Walking on an uneven surface (5＝no bother/slight/moderate/severe/very severe/cannot do)
  2. Turning or pivoting on your leg (5)
  3. Climbing up or down a flight of stairs (5)
  4. Getting up from a low couch or a chair without arms (5)
  5. Getting into or out of a car (5)
  6. Moving laterally (stepping to the side) (5)
Advanced activities (25)
How much does your knee bother you during each of the following activities?
  1. Climbing a ladder or step stool (5)
  2. Carrying a shopping bag for a block (5)
  3. Squatting (5)
  4. Kneeling (5)
  5. Running (5)
Discretionary activities (15)
Please check 3 of the activities below that you consider most important to you. [9 recreational activities (swimming, etc.) and 8 workout and gym activities (weightlifting, etc.)]
How much does your knee bother you during each of these activities?
  1. Activity A (5)
  2. Activity B (5)
  3. Activity C (5)

(文献 17) より引用)

高めるためには，職人的な関わりだけでは不十分である．医師や他職種とともにチームとして，患者が期待している内容とその充足度合いを把握して生活目標を立てていくことが重要であろう．

文　献

1 ）第 48 回日本人工関節学会学術集会抄録集：389-392,
2018

2 ）天野徹哉ほか：人工膝関節全置換術適用患者のバリ
アンス発生に対する背景因子と術後早期の機能回復
の違い．Jpn J Rehabil Med 53：723-731, 2016

3 ）日本人工関節学会編：TKA/UKA/PFA 人工関節登録
調査集計（2006.2-2017.3）．http://jsra.info/pdf/TKA
20170331.pdf（閲覧日 2018 年 3 月 19 日）

4 ）池田　崇ほか：近年の人工膝関節置換術のトピック
ス．理学療法 技術と研究 45：11-18, 2017

5 ）Culliton SE, et al：The relationship between expecta-
tions and satisfaction in patients undergoing primary
total knee arthroplasty. J Arthroplasty 27：490-492,
2012

6 ）Harris IA, et al：Discordance between patient and sur-
geon satisfaction after total joint arthroplasty. J
Arthroplasty 28：722-727, 2013

7 ）Cale AJ, et al：Factors influencing patient satisfaction
two to five years after primary total knee arthroplasty.
J Arthroplasty 29：1189-1191, 2014

8 ）Stark JA, et al：Fulfilment of knowledge expectations
and emotional state among people undergoing hip
replacement：A multi-national survey. Int J Nurs Stud
51：1491-1499, 2014

9 ）Maratt JD, et al：Predictors of satisfaction following
total knee arthroplasty. J Arthroplasty 30：1142-1145,
2015

10）Onsem VS, et al：A new prediction model for patient
satisfaction after total knee arthroplasty. J Arthroplasty
31：2660-2667, 2016

11）Tilbury C, et al：Unfulfilled expectations after total
hip and knee arthroplasty surgery：There is a need
for better preoperative patient information and educa-
tion. J Arthroplasty 31：2139-2145, 2016

12）Shannak O, et al：A regional registry study of 216
patients investigating if patient satisfaction after total
knee arthroplasty changes over a time period of five to
20 years. Knee 24：824-828, 2017

13）Dhurve K, et al：Multifactorial analysis of dissatisfac-
tion after primary total knee replacement. Knee 24：
856-862, 2017

14）Gunaratne R, et al：Patient dissatisfaction following
total knee arthroplasty：A systematic review of the lit-
erature. J Arthroplasty 32：3854-3860, 2017

15）藤川ひとみほか：破局的思考が TKA 術後成績に及ぼ
す影響についての検討．日人工関節会誌 44：739-
740, 2014

16）王寺享弘ほか：人工膝関節置換術後の患者満足度向
上のために　UKA の満足度は TKA より高いのか？
日人工関節会誌 44：19-20, 2014

17）Nakahara H, et al：Correlations between patient satis-
faction and ability to perform daily activities after total
knee arthroplasty：why aren't patients satisfied? J
Orthop Sci 20：87-92, 2015

18）湊 しおり ほか：後十字靱帯温存型人工膝関節置換術
（CR-TKA）術前後の膝関節可動域（ROM）と満足
度の調査．日人工関節会誌 45：465-466, 2015

19）山本　遼ほか：人工膝関節全置換術後 1 ヵ月におけ
る患者満足度に関連する術前因子の検討　日本版膝
関節症機能評価尺度（JKOM）を用いた評価．日人
工関節会誌 45：747-748, 2015

20）Furu M, et al：Quadriceps strength affects patient sat-
isfaction after total knee arthroplasty. J Orthop Sci 21：
38-43, 2016

21）前田　勉ほか：85 歳以上の超高齢者における人工膝
関節全置換術の術後機能回復と患者満足度．日人工
関節会誌 46：59-60, 2016

22）藤川ひとみほか：人工膝関節全置換術々後患者満足
度に影響する術前因子についての検討．日人工関節
会誌 46：53-54, 2016

23）Niki Y, et al：Factors affecting the achievement of
Japanese-style deep knee flexion after total knee
arthroplasty using posterior-stabilized prosthesis with
high-flex knee design. J Orthop Sci 20：1012-1018,
2015

24）月村泰規ほか：PS 型 TKA，深屈曲型機種と非深屈
曲型機種のアンケート評価の比較．JOSKAS 39：
366-367, 2014

25）堀内博志：農村地域における下肢人工関節置換術後
農業従事の実態調査．共済エグザミナー通信 40：
1-8, 2017

26）AAOS Knee Society, the 2011 Knee Society Knee
Scoring System®. http://kneesociety.org/the-knee-so-
ciety-score/（2018 年 4 月 6 日閲覧）

27）Hamamoto Y, et al：Cross-cultural adaptation and vali-
dation of the Japanese version of the new Knee Society
Scoring System for osteoarthritic knee with total knee
arthroplasty. J Orthop Sci 20：849-853, 2015

28）iHope International 株 式 会 社： 健 康 関 連 QOL
SF-36® 尺度（調査票）の使用手続きに関して．
https://www.sf-36.jp/qol/sf36.html（2018 年 4 月 6 日
閲覧）

2 治療
13 外来での理学療法・ホームエクササイズ

川上翔平

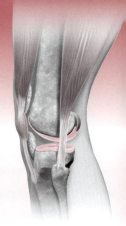

はじめに

人工膝関節全置換術(total knee arthroplasty：TKA)は変形性膝関節症(knee osteoarthritis：膝OA)患者に対する安定した長期成績を獲得できる観血的治療として確立されている．その施行数は年間80,000件以上とされており[1]，多くのTKAを行われた患者が理学療法の適応となる．しかし，術後理学療法のクリニカルパスは，入院期間中を対象としたものが多く，外来理学療法の標準的なプロトコールは確立されていない．また診療報酬制度により認められている理学療法の期間は術後5ヵ月程度であり，外来通院のための交通手段や時間的な制約も加わり，継続して通院することが困難な患者が多く存在するのも事実である．よって外来理学療法におけるポイントとして，個々の症例に応じた適切なゴール設定およびホームエクササイズの指導が重要になってくると考えられる．本項では外来理学療法においてゴール設定に必要な知識および決定するための評価指標，ホームエクササイズの方法および指導について述べる．

1 外来理学療法のゴール設定に必要な知識と決定するための評価指標

1-1 TKAの術後成績や予後に関する報告

TKAの術後成績に関する報告は多く，短期および長期成績，また機種別の成績も報告されている[2,3]．良好な長期成績が多いが，術後，屈曲拘縮が残存する症例や関節可動域が減少したとする報告[4]もある．よって外来での理学療法において，術後経過に応じた個別的な介入が必要である．まず術前の関節可動域，日常生活動作(ADL)の程度やTKAの使用機種，術後関節可動域の推移についての情報収集が必要である．術前の関節可動域が術後の関節可動域に影響を及ぼすという報告が多くされており[5]，術前の可動域の把握が重要である．TKA後5～6週の患者に対する退院後の聞き取り調査[6]では，痛みやリハビリテーションでの不安，ADLの制限があげられており，症例によって問題点は多様である．術前のADLのレベルなどによって目標が異なるため，外来理学療法開始時に情報収集，問診および理学療法評価を実施し，ゴール設定を行う．運動機能の予後予測においては術後早期の炎症管理も重要であり，炎症に起因する症状の経過も情報収集しておく．

1-2 TKAに関する力学的負荷と関節動態の影響

実際の外来理学療法を行うにあたって，TKAのバイオメカニクスについて知っておく必要がある．特徴については他項を参考にしていただきたい．

1-3 身体評価

効果判定は非常に重要であり，関節可動域，筋力，歩行およびADLなどさまざまな指標があるが，その中でもTKA後における身体評価について述べる．また当院における術前患者のデータを，身体評価データの例として提示する．入院設備がない施設の参考になれば幸いである．なお，当院におけるTKAの手術適応は，KL分類IV以上，内外側とも関節裂隙が消失していることであり，内側単独で年齢が若年者で活動性が高い症例に関しては高位脛骨骨切り術，年齢が高齢で活動性が低い症例に関しては人工膝単顆関節置換術（unicompartmental knee arthroplasty：UKA）を行っている．

① 関節可動域

まずは問診にて，何を目的に関節可動域（ROM）練習を行うかを明確にすることが必要である．例えば，目標角度はどのくらいなのか，達成したい動作にどのくらいの可動域が必要なのかなどである．また，術前のROMや術中のROMなどを確認しておく必要がある．実際にはX線所見やMRI所見を確認したのち，ROMを測定する．最初に自動運動で測定し，次に自動介助運動および他動運動の順に測定を行う．自動運動では筋力，筋の協調性や拮抗筋の影響を把握しやすく，他動運動では関節の構造学的異常や筋緊張，関節周囲軟部組織の柔軟性や伸張性の状態を把握しやすい．また，人工膝関節術後のROMは麻酔下ROMと相関があるという報告[7]もあり，当院では術前および術前麻酔下のROM測定を実施している（図1）．そこで，当院の術前および術中の屈曲関節可動域差を調査した．対象はTKAおよびUKA施行患者88例（TKA 30例，UKA 58例）であり，術前ROM測定を行ったのちに術中全身麻酔下ROMを測定し，差を求めた（図2）．術前可動域は平均119±15°であったのに対し，麻酔下可動域は135±14°であり，約15°の差を認めた．こ

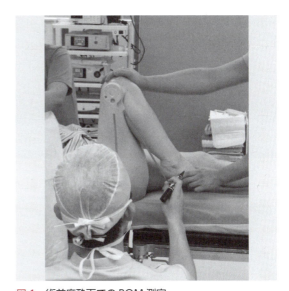

図1　術前麻酔下でのROM測定
全身麻酔後にROMを基本軸および移動軸をマーキングし測定している．

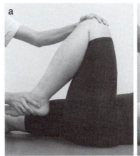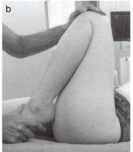

図2　術前麻酔下および術前ROMの差
a：術前可動域測定
b：術前麻酔下でのROM測定
術前麻酔下可動域から術前ROMの差を抽出した．

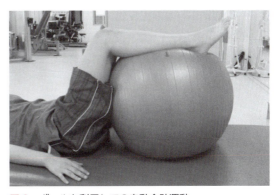

図3　ボールを利用しての自動介助運動
ボールを利用し自動介助運動を行う．ホームエクササイズとしても有効である．

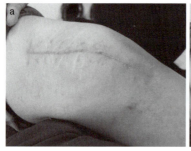
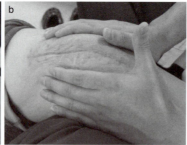

図4 創部周囲の皮膚へのアプローチ（伸展位）
a：創部・周囲の状態を視診にて確認する．創部の色や皮膚の伸張具合を確認しながら実施する．
b：創部に過度な伸張ストレスが加わらないように皮膚および周囲の軟部組織に対しダイレクトストレッチを行う．屈曲位と伸展位の違いも確認しておく．

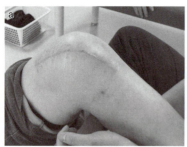
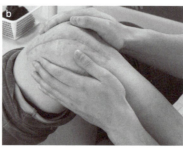

図5 創部周囲の皮膚へのアプローチ（屈曲位）
創部の色や皮膚の伸長具合を確認しながら実施する．創部に過度な伸長ストレスが加わらないように皮膚および周囲の軟部組織に対しダイレクトストレッチを行う．屈曲位と伸展位の違いも確認しておく．伸展位から実施したのち屈曲位を行う．
a：伸展位に比べ皮膚が伸張されている．
b：伸展位に比べしわがよりにくいことが多い．

の結果から，TKAおよびUKA術前におけるROM制限の因子として，軟部組織や疼痛の影響による筋緊張亢進などの収縮要素の影響が大きいことが示唆された．術後のROMの改善方法としては，自動介助運動が有効とする報告[8]も多く，退院直後には運動量の急激な増加による，炎症および疼痛に注意して実施していく．外来理学療法においてまずは疼痛や腫脹の確認を行い，他動運動ではなくボールなどを使用した自動介助運動から実施していく方法も有効である（図3）．さらに，機種特性や創部周囲の皮膚の可動性を考慮し（図4, 5），屈曲角度に応じて自転車エルゴメーターなどを使用して有酸素運動およびROM拡大を図る（図6）．術前より伸展制限がある症例に関しては牽引を行い，持続伸長を促していく（図7）．しかし，組織治癒過程においては術後早期には適応が難しいことが考えられ，時期においては検討する必要があると考えられる．また，不安定性の強い関節や拘束型人工関節についての適応は難しいと考えられるため，術後の経過日数および使用している人工関節の機種にも注意が必要であると考える．

② 筋 力

筋力に関しては術後の時期によってトレーニングを調節する必要がある．術後早期であれば筋肥大を目的にした筋力増強ではなく，筋出力を意識したトレーニングが必要であると考えられる[9]．当院の術前患者55例（平均年齢71.4歳，男性8例，女性47例，平均BMI27.3）の膝関節伸展筋力の体重比は，患側0.55，健側0.72であり，膝関節屈曲筋力は患側0.37，健側0.27であった．基本的な考えとしては，手術侵襲の影響を考慮しながら広筋群の機能向上を目的として筋力トレーニングを行っていく．具体的な方法としてはセッティングが有効である．膝窩部を床に押さえつける方法が簡便であるが，この方法で効果を得るためには，膝蓋骨が大腿四頭筋によって十分に引き上げられていることが重要である（図8）．別の方法として，伏臥位の方法もあるが，膝関節の

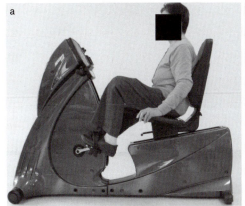
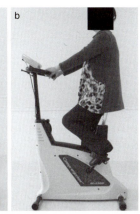

図6 自転車エルゴメーター
a：リカンベント型自転車エルゴメーター（膝屈曲約90°で可能）
b：一般的な自転車エルゴメーター（膝屈曲約120°で可能）

屈曲拘縮に合わせて腹部に枕を挿入する必要がある場合もある．また，筋電気刺激（EMS）などの併用も考慮しながら実施していく（図9）．Changら[10]の報告以来，膝OAに対する股関節外転筋の筋力トレーニングが着目されてきたが，大腿四頭筋の筋力トレーニングと同様に疼痛の軽減効果は認められるが，そのメカニズムは不明な部分も多い．側臥位にて外転運動を行う場合が多いが，TKA後患者では下肢の重量のみでも過負荷となっている場合が多く，代償に注意しながら等尺性収縮や狭い可動範囲で開始する（図10）．

③ 歩行（歩行速度）

TKA後患者の歩行に関する報告は多く，術後の歩行解析も進んでいる[11]．当院における術前の5m最大歩行速度は4.7秒であった．われわれは多施設共同研究への参加協力が得られた全国6施設において，TKAおよびUKAの適用となった患者174名を調査し，術後2週時の歩行速度に影響を与える因子を抽出した．結果として，術側膝関節伸展筋力と術側股関節伸展可動域が，交絡因子では年齢が抽出された．この結果から歩行速度の向上において膝関節伸展筋力も必要であるが，股関節伸展可動域の確保も重要であると考えられ，積極的に股関節伸展可動域の拡大を図る（図11）．

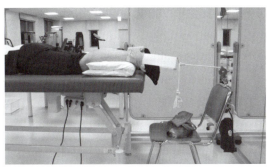

図7 牽引
持続伸長を目的に牽引を行う．物理療法を併用すると有効である．不安定性の強い関節や拘束型人工関節についての適応は難しいと考えられるため，術後の経過日数および使用している人工関節の機種に注意が必要であると考える．

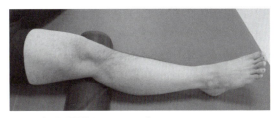

図8 大腿四頭筋セッティング
TKA後患者は屈曲拘縮を呈していることも多いため，当初は枕などを使用して実施していく．

④ 荷重量

術後早期のみでなく，退院後も，患側への十分な荷重が困難で，荷重量の均等化が難しい症例も多い．荷重量の確認は平行棒内にて体重計を用いて実施する．まずは静止立位にて荷重量を確認したのちに，荷重の左右移動がスムーズに可能か，

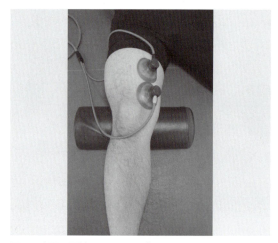

図9 大腿四頭筋セッティング
低周波などの物理療法も併用して実施すると効果的である.

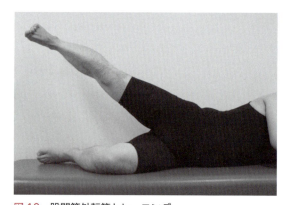

図10 股関節外転筋トレーニング
代償動作に注意して実施する. まずは患者自身の下肢での負荷から実施していく.

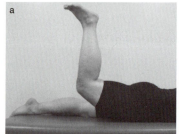
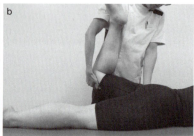

図11 股関節伸展 ROM
a：自動運動での股関節伸展 ROM 練習
b：他動での股関節伸展 ROM 練習

また体幹の代償も同時に確認する（図12）. その後, 軽いスクワット動作を行い, 膝関節屈曲位においても荷重の左右差を確認する（図13）. 荷重に左右差が著明な症例においては, 膝伸展位での立位の荷重練習を開始し, 体重計を確認しながら視覚的フィードバックを利用する. 膝伸展位での立位では十分に荷重が可能な症例も膝屈曲位時に荷重量が減少する症例もあるため, 起立練習も体重計を用いて行う. 荷重量が均等になるまで, ホームエクササイズとして立位での荷重の確認を取り入れていく.

⑤ Timed up & go test (TUG)

予後予測の指標として TUG は多く用いられており, 高齢者におけるカットオフ値も報告されている[12]. TKA 後の歩行能力の指標としても用いられることも多く[13,14], ADL の指標の一つとして有用である. 当院における術前の TUG は平均 11.5 秒であった.

⑥ Life-Space Assessment (LSA)

日本理学療法士協会が運動機能および高齢者のイキイキした地域生活づくりを目指して開発したアセスメントセット（E-SAS）の評価指標の一つであり, 個人の生活の空間的な広がりにおける移動を評価する指標である[15]. 目的としては評価実施前の 1 ヵ月間における個人の通常の移動パターンを調べることである. 生活空間とは, ある期間において活動を実施するために日常的に外出した距離によって規定される. そのため, 個人が自分の住居から出かけた距離および頻度, そして自立の程度の調査が必要となる. また, TKA 後に身体

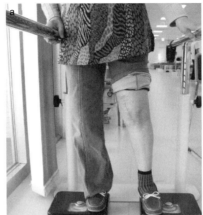
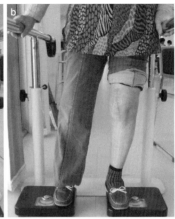

図12 平行棒内での立位における荷重左右移動
症例は左TKA術後1ヵ月の症例である.
a：右方向に体重移動を行うと荷重は45kg程度可能.
b：左方向に体重移動を行うと荷重は30kg程度であった.

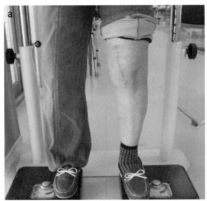
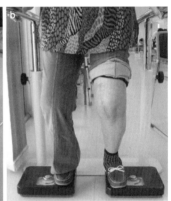

図13 平行棒内での立位における屈曲伸展における荷重変化
症例は左TKA術後1ヵ月の症例である.
a：伸展位にて荷重を行うと55kg程度可能.
b：屈曲位にて荷重を行うと25kg程度であった.

活動量は増加するものの，健常者と比較すると身体活動量は低いという報告[16]や退院後の身体活動量はきわめて低いという報告[17]がある．よって，術前からの移動能力指標を把握することで，術後TKA患者におけるゴール設定に有効であると考えられる．

⑦ 自己効力感（self efficacy）

自己効力感とは，自分自身が能力を発揮し目標達成できると信じている程度や強さ[18]といわれており，近年注目されている評価指標である．自己効力感について内田ら[14]が人工関節用の自己効力感の日本語版（Self-Efficacy for Rehabilitation Outcome Scale：SER）を用いてTKA，UKA後早期を対象とした報告をしており，自己効力感が高い症例は術後2週時のTUGに要する時間が少なかったと報告している．当院における術前患者55名の平均SERは92.7点であった．また，われわれはUKA術後6ヵ月時の関節可動域の影響を及ぼす因子を検討した結果，術前の自己効力感が影響していた．これはTKA後にも同様であると考えられ，術前からの関節可動域練習が必要である．また，実際の術前介入の際には患者からの入院や手術に対しての期待や不安を聴取することが多い．よって関節可動域改善の際に手術後に関しての理学療法の説明を行うことによって本人の自己効力感向上につながるのではないかと考えられる．

⑧ 患者満足度（KOOS, JFJS-12）

Knee injury osteoarthritis outcome score（KOOS）はスポーツ外傷から変形性膝関節症まで

幅広く用いられている膝関節に関する患者立脚型評価表で[19]，日本語版KOOSもcross cultural adaptationが行われており[20]，さらに年齢および標準値の報告[21]もあり，標準値との比較も可能である．また，TKA後の究極のゴールとしては，健常者と同様に手術した関節を意識しないこととされており，その指標としてはForgotten joint score（FJS-12）が開発されており[22]，患者満足度の評価として用いることもできる．

⑨ 破局的思考

TKA後においては疼痛のみではなく心理的な影響も大きいことを考慮する必要がある．疼痛の時期や部位で原因が異なる場合が多く，プログラムを修正していく．心理的な影響としては破局的思考があり，Pain Catastrophizing Scale（PCS）を用いて評価する[23]．破局的思考のタイプ分類[24]によって，対処法を指導することも重要ではないかと考える．

⑩ 体重管理

膝OA患者の肥満に関する報告は多い[25]．動作中の大腿脛骨関節に加わる荷重量は，平地歩行では体重の約3倍，階段昇降や下り坂では約6〜8倍，膝蓋大腿関節には平地歩行では体重の約1倍，階段下降で約6倍，下り坂やジョギングで

は約7〜8倍の荷重がかかっていると報告されている[26]．よって，日常生活の中で，疼痛を起こしやすい動作を確認し，必要があれば手すりの取りつけや段差の解消など環境を整備することも重要である．有酸素運動のみでなく，栄養管理などで体重減少に向けての取り組みも重要である．一般的に入院中は体重の一時的な減少がみられるが，外来理学療法実施時には体重が増加する例が多く，根気強く食事のコントロールや有酸素運動の指導を実施していく必要がある．

⑪ 転 倒

TKA後の転倒による大腿骨顆上骨折や脛骨近位部骨折および膝蓋骨骨折の発生頻度は0.1〜2.5％と報告されており，注意が必要である．実際にTKA患者の転倒リスクは高いとする報告[27]が多く，高齢者の転倒要因に関する報告の中では，躓くことが転倒の原因の中で最も多い．その要因として，高齢者の歩行の特徴である下肢筋力低下や歩幅の減少，下肢関節角度の低下などが考えられる．これに膝OA患者の症状が加味され，反対側の膝OAの存在や関節位置覚の低下[28]，バランス能力の低下[29]なども関連しているのではないかと考えられる．よって，反対側の状態確認やバランス能力関連の評価も必要ではないかと考えられる．

2 外来理学療法の重要性

筆者が考える外来理学療法の重要性について述べる．

海外の報告では，外来通院による理学療法とセルフエクササイズの効果は長期的には差がないことが報告されている[30]．しかし，一概に日本の医療環境にこの結果を適応するのには注意が必要である．海外に比べ，日本の環境的な特徴としては，日本と海外の手術適応の違い（海外に比べ日本は高齢患者が多い），和式生活が必要であり深屈曲などの膝機能への要求が高いこと，海外に比べ病

院やクリニック以外の施設が少なく，入院期間が長いなどの患者の医療への依存度が高いなどが挙げられる．また，入院期間が施設ごとにも差があることによって外来理学療法における時期も異なることによって着目する部分も変わってくると考える．治療段階に関しては井野らの報告[31]を参考にしていただきたい．

筆者の経験からも入院時に術後の機能回復が遅延していた症例も外来理学療法を実施しながら次第に運動機能および歩行パターンの改善が認めら

れた症例も多く，筋力向上や歩容改善など運動機能再建はむしろ外来理学療法の時期にこそ介入し得るテーマであると考えている．さらに，日本理学療法士協会による膝 OA 理学療法診療ガイドラインでは，術前理学療法と患者教育は推奨グレード A（行うように勧められる強い科学的根拠があ

る）でエビデンスレベル 1 であり[32]，外来で実施できる有効な介入のひとつとなり得ると考えられる．よって術前，術後に介入でき，日本の医療環境にも適し，理学療法介入できる重要な場面であると考えている．

3 ホームエクササイズ

3-1 ホームエクササイズの目的

患者教育とは病因・経過はもとより症状改善・悪化に関する事項，治療法とその期待される効果などを治療者から説明し，理解してもらうことであり，その中でホームエクササイズは主に障害関節の機能維持・改善を目的に行う[33]．2014 年のOARSI による膝 OA 非外科的治療ガイドライン[34]におけるコア治療の中にも，陸上での運動，水中運動，体重管理，自己管理と患者教育，筋力強化運動が示されている．また，日本理学療法士協会による膝 OA 理学療法診療ガイドラインでは，患者指導と生活指導はグレード A，エビデンスレベル 2 である[32]．ホームエクササイズを効果的に行うためには，改善を目的とする機能障害について詳細な評価を行い，原因を明確にし，継続性を考慮して指導内容を決定することが重要である．さらに，指導後は，受診時などに定期的に再評価を行い，ホームエクササイズの修正や継続を妨げている因子に対する対応が必要である．ガイドラインをもとに，画像所見，理学療法評価を考慮し，患者の意向も十分に踏まえたうえで，最も適切で

あると考えられるホームエクササイズを具体的に作成する必要がある．当院では上記のような指標を用いながら各症例に応じたホームエクササイズを立案し，指導している．その際には指導および書面を用いる．TKA 後患者においては高齢の症例も多く，可能であれば家族などにも確認および指導を行い，継続して実施してもらう．

3-2 ホームエクササイズ実施時の注意点

ホームエクササイズの継続を確認することが最も重要であり，開始前に目的を十分に説明し，能動的な姿勢を引き出す工夫が必要である．また，ホームエクササイズの種目や数についても考慮する必要がある．実際にはホームエクササイズは 3種類程度にしており，継続して実現可能な項目に絞ることも重要である．ホームエクササイズと重症度との関連性について，膝 OA の保存療法は軽症例に対する有効性は高いが，末期例では訓練開始後 3 年以内で 64 ％が手術に移行したとの報告がある[35]．よって，ホームエクササイズの効果の限界も十分に考慮し，症状の変化に注意していく必要がある．

おわりに

外来理学療法は各症例によって生活環境および時期によって治療方針が変わってくることが多い．実際の目標とするゴール設定を明確にして短期から長期目標に向かう筋道を患者と協力しながら実

施していくことが成績向上の近道ではないかと考える．その一つのツールとしてホームエクササイズは非常に重要な因子であると考えている．

2-13 外来での理学療法・ホームエクササイズ ■ **297**

症　例

外来通院後体重管理に難渋した症例

　53歳女性．37歳時にA病院にて左膝関節内側軟骨移植術を施行された．その後52歳時より右膝痛増悪し，B整形外科を受診しX線写真にて膝OAを指摘され関節穿刺とヒアルロン酸加療を受けていた．しかし，症状の改善がなく当院紹介され，左TKA（Nexgen LPS flex-CR型）を施行された．仕事は缶詰の工場勤めで8時間の立ち仕事，身長153.5cm，体重90kg，BMIは37.8の高度肥満であった．術前の関節可動域は膝関節屈曲85°，伸展−15°であり，歩行形態は独歩で5m歩行：4.22秒，TUG：11.66秒であった．入院時は1,600kcalの常食で栄養管理となり，術後経過は良好で術後約1ヵ月で退院し，外来理学療法開始となった．退院前体重測定は85.20kgであり，約4kgの減量に成功していた．外来理学療法の内容は，自動介助運動による関節可動域練習，筋力増強練習，リカンベント型自転車エルゴ30〜40分を週1〜2回の頻度で実施した．関節可動域の経過は良好であり，術前85°から術後95°と術前以上に改善したが，体重は93kgに増加，仕事は約4ヵ月で完全復帰となり，ホームエクササイズとして，当初はバランスボールを用いての自動介助運動を1日10分程度，筋力増強は大腿四頭筋セッティングを1日5秒3セット以上，体重計を確認しながらの左右移動での荷重練習を指導し，術後3ヵ月目より大腿四頭筋セッティングを大腿四頭筋の抵抗運動に，左右移動の荷重練習を屈曲位での荷重練習に変更した．体重増加は外来理学療法期間になり栄養管理が不十分になったことが要因ではないかと考えられた．対応策としてはホームエクササイズの徹底と栄養管理の重要性を再度通知すること，人工膝関節の耐久性の説明を再度実施していった．結果，術後5ヵ月時体重は90kg，膝関節屈曲95°，伸展−5°であり，歩行形態は独歩で5m歩行：3.6秒，TUG：9.75秒と改善傾向を認めているが，術前と同じく高度肥満であり，今後も減量の重要性を説明し理学療法終了となった．今後は高度肥満症例においては運動療法に加え具体的な栄養指導が必要である．

Ｏ ＮＥ　Ｐ ＯＩＮＴ　Ａ ＤＶＩＣＥ　　私の勧める一冊

極める変形性膝関節症の理学療法─保存的および術後理学療法の評価とそのアプローチ

外来理学療法に必要な術式の知識や多方面からのアプローチが豊富に掲載されている．外来理学療法を行ううえでの有用なヒントになる．

文　献

1）山本慶太郎ほか：現在の人工膝関節市場．Bone Joint Nerve 5：11-18, 2015
2）月村奏規ほか：NEXGEN LPS-Flex mobile の10年以上長期成績．JOSKAS 41：870-875, 2015
3）斎藤謙一郎ほか：EVOLUTION Medial-pivot knee system TKA のCR型とPS型のQOL評価の比較検討．JOSKAS 42：276-277, 2017
4）Debette C, et al：Total knee arthroplasty of the stiff knee：three hundred and four cases. Int Orthop 38：285-289, 2014
5）Bade MJ, et al：Predicting functional performance and range of motion outcomes after total knee arthroplasty. Am J Phys Med Rehabil 93：579-585, 2014
6）高橋すなおほか：人工膝関節全置換術後患者における生活上の困難の把握．整外看 14：1153-1159, 2009
7）Lee DC, et al：Intraoperative flexion against gravity as an indication of ultimate range of motion in individual cases after total knee arthroplasty. J Arthroplasty 13：500-503, 1998
8）福島浩史ほか：人工膝関節置換術後の可動域練習方法の違いが膝関節可動性と疼痛に及ぼす影響．理療科 25：245-259, 2010
9）山田英司ほか：膝関節術後早期の筋力回復に伴う運動単位の活動様式の変化．理療科 25：317-321, 2010
10）Chang A, et al：Hip abduction moment and protection against medial tibiofemoral osteoarthritis progression. Arthritis Rheum 52：3515-3519, 2005
11）Yoshida Y, et al：Do patients achieve normal gait patterns 3 years after total knee arthroplasty? J Orthop Sports Phys Ther 42：1039-1049, 2012
12）島田裕之ほか：高齢者を対象とした地域保健活動における Timed Up & Go Test の有用性．理学療法学 33：105-111, 2016
13）Dere D, et al：Effect of body mass index on functional recovery after total knee arthroplasty in ambulatory overweight or obese women with osteoarthritis. Acta Orthop Traumatol Turc 48：117-121, 2014
14）内田茂博ほか：人工膝関節置換術後早期における運動機能予測因子の検討─術前身体・精神機能と退院前運動機能との関係─．理学療法学 38：442-448, 2011
15）E-SAS ホームページ（日本理学療法士協会）：http://jspt.japanpt.or.jp/esas/pdf/e-sas-reaf.pdf
16）Harding P, et al：Do activity levels increase after total hip and knee arthroplasty? Clin Orthop Relat Res 472：1502-1511, 2014

17) 飛永敬志ほか：人工膝関節全置換術後患者の身体活動量に関連する要因の検討．理学療法—臨床・研究・教育 24：43-47, 2017

18) Bandura A, et al：Self-evaluative and self-efficacy mechanisms governing the motivational effects of goal systems. J Personal Soc Psychol 45：1017-1028, 1983

19) Collins NJ, et al：Measures of knee function：International Knee Documentation Committee（IKDC）Subjective Knee Evaluation Form, Knee Injury and Osteoarthritis Outcome Score（KOOS）, Knee Injury and Osteoarthritis Outcome Score Physical Function Short Form（KOOS-PS）, Knee Outcome Survey Activities of Daily Living Scale（KOS-ADL）, Lysholm Knee Scoring Scale, Oxford Knee Score（OKS）, Western Ontario and McMaster Universities Osteoarthritis Index（WOMAC）, Activity Rating Scale（ARS）, and Tegner Activity Score（TAS）. Arthritis Care Res（Hoboken）63：208-228, 2011

20) Nakamura N, et al：Cross-cultural adaptation and validation of the Japanese Knee Injury and Osteoarthritis Outcome Score（KOOS）. J Orthop Sci 16：516-523, 2011

21) 佐々木英嗣ほか：日本語版 KOOS の標準値．JOSKAS 41：1007-1014, 2016

22) Behrend H, et al：The "forgotten joint" as the ultimate goal in joint arthroplasty：validation of a new patient-reported outcome measure. J Arthroplasty 27：430-436, 2012

23) 松岡紘史ほか：痛みの認知面の評価：Pain Catastrophizing Scale 日本語版の作成と信頼性および妥当性の検討．心身医 47：95-102, 2009

24) 西上智彦：慢性疼痛疾患として捉えた評価と治療戦略．臨床思考を踏まえる理学療法プラクティス　極める変形性膝関節症の理学療法，斉藤秀之ほか編，文光堂，東京，167-176, 2014

25) 戸田佳孝：肥満と変形性膝関節症の諸症状との関連性について．整形外科 49：621-627, 1998

26) 宗田　大：膝痛を知る．膝痛　知る診る治す，メジカルビュー社，東京，2-29, 2007

27) Matsumoto H, et al：Incidence and risk factors for falling in patients after total knee arthroplasty compared to healthy elderly individuals.Yonago Acta Med 57：137-145, 2014

28) 青木　修ほか：重度変形性膝関節症患者の膝関節位置覚に対する装具療法の効果．理療科 23：491-494, 2008

29) Masui T, et al：Increasing posturalsway in rural-community-dwelling elderly persons with knee osteoarthritis. J Orthop Sci 11：353-358, 2006

30) Madsen M, et al：Late groupbased rehabilitation has no advantages compared with supervised home-exercises after total knee arthroplasty. Dan Med J 60：A4607, 2013

31) 井野拓実ほか：TKA 後における膝から捉えた評価と治療戦略．臨床思考を踏まえる理学療法プラクティス　極める変形性膝関節症の理学療法，斉藤秀之ほか編，文光堂，東京，197-209, 2014

32) 理学療法診療ガイドライン部会編：理学療法診療ガイドライン　第 1 版，日本理学療法士学会ホームページ，2011

33) 対馬栄輝：日常生活動作に注目した生活指導の実際．実践 MOOK 理学療法プラクティス　変形性膝関節症　何を考え，どう対処するか，嶋田智明ほか編，文光堂，東京，148-155, 2008

34) McAlindon TE, et al：OARSI guidelines for the non-surgical management of knee osteoarthritis. Osteoarthritis Cartilage 22：363-388, 2014

35) 池田　浩：変形性膝関節症の治療適応の選択の考え方—ADL と QOL への影響をふまえて—．Jpn J Rehabil Med 45：89-93, 2008

2 治 療
14 IT技術の応用

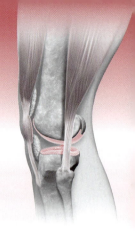

山口英典

はじめに

ITの急速な進歩に代表されるスマートフォンやタブレット端末の普及は、われわれのライフスタイルの幅広い場面において変化をもたらしている。医療分野においては、これらの情報通信機器を医師の診療に活用した「遠隔診療」が普及しつつあるが、リハビリテーションに活用した報告は少ない。本項では、当院で試験的に行っている「身体活動量遠隔モニタリング」と「遠隔リハビリテーション」について紹介する。

1 身体活動量遠隔モニタリング

人工膝関節全置換術（total knee arthroplasty：TKA）後患者は身体活動量（physical activity：PA）が少なく[1]、これにより、肥満や再置換率が増加することが報告されている[2,3]。そのため、退院後のPAを把握し、適切にコントロールすることが必要である。近年、PAを測定する機器が進歩している。fitbit身体活動量計（fitbit）は、スマートフォンと同期して歩数などの情報を自動的にサーバーにアップロードすることができる。さらに、専用のアプリケーションを用いて、その情報をグループ間で閲覧することが可能である（図1）。Losinaら[4]は、fitbitを用いてTKA後患者のPAを遠隔環境でモニタリングし、電話で患者教育を行うことでPAが改善することを報告した。

当院でも退院後の患者に対してfitbitを貸し出し、PA遠隔モニタリングを試験的に行っている。さらに、患者の前日の歩数を確認して患者間の歩数ランキングを算出し、このランキングと術後ケアに関するコメントを毎日メール送信している。これまで、30名の患者に実施し、脱落者なく行えた。毎日のモニタリングについて、同期もれや電池切れから起こる失敗は、10％以下であった。fitbit着用3週時の歩数は1週時より改善していた。

2 遠隔リハビリテーション

近年の欧米では、TKA患者に対する遠隔リハビリテーション telerehabilitation（TRH）の効果を示す研究[5]が散見されるようになってきた。Moffetら[6]は、TKA後患者に対してビデオ通話環境でTRHを行い、その効果が通常の訪問リハビリテーションに劣らないことを報告した。

当院は遠方から手術を受けに来られる人が多いため、TRHを試験的に導入している。TRHは、自宅にいる患者に対して、病院にいるPTがビデオ通話環境下で行っている。患者が使用する機器

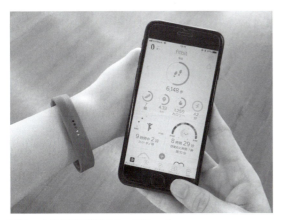

図1 身体活動量遠隔モニタリング
デバイスは fitbit flex2．スマートフォンと Bluetooth® 接続でペアリングする．水泳時にも着用可能．

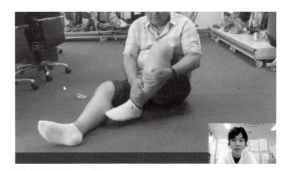

図2 遠隔リハビリテーション
Skype® を用いて行うビデオ通話．ベトナムの自宅に退院した患者との接続状況も良好であった．

は，無料通話アプリの Skype® がインストールされているスマートフォンやタブレット端末である．TRH の内容は，当院の外来リハビリテーションクリニカルパスに基づいた運動（可動域，筋力，動作，バランス），患者教育である．運動は，転倒などのリスクが少ない課題を選択し，PT が運動課題を実際に行っている映像を提示して説明している．患者教育は，術部のケアや禁忌動作の確認，生活指導などを行っている．これまで，海外の自宅に退院した1名を含む8名の TKA 患者に TRH を実施した（図2）．対象者の機器操作や通話の接続状況は良好で技術的な問題は認めなかった．また，術後3ヵ月時における WOMAC Pain，WOMAC Function，膝伸展トルク，膝可動域は，当院で通常の外来リハビリテーションを行っている患者と同程度の回復傾向であった．

おわりに

最新の fitbit では，運動強度や消費カロリー，睡眠時間に加えて移動距離や心拍数を測定できるようになり，ライフログデータの種類が拡がった．TKA 患者は，他の疾患の患者と比較して TRH との相性が良く[7]，分野全体の発展を牽引していくものと考える．今後は端末の所持率が増加するにつれ対象者も増加すると考えている．さらなる IT 技術の進歩に伴い，その他の業務現場においても情報検索，蓄積，円滑なコミュニケーションといったさまざまな活用が期待されるところである．

文献

1) Taniguchi M, et al：Physical activity promotes gait improvement in patients with total knee arthroplasty. J Arthroplasty 31：984-988, 2015
2) Inacio MC, et al：Do patients lose weight after joint arthroplasty surgery? A systematic review. Clin Orthop Relat Res 471：291-298, 2013
3) Kerkhoffs GM, et al：The influence of obesity on the complication rate and outcome of total knee arthroplasty：a meta-analysis and systematic literature review. J Bone Joint Surg Am 94：1839-1844, 2012
4) Losina E, et al：Financial incentives and health coaching to improve physical activity following total knee replacement：a randomized controlled trial. Arthritis Care Res 70：732-740, 2018
5) Shukla H, et al：Role of telerehabilitation in patients following total knee arthroplasty：Evidence from a systematic literature review and meta-analysis. J Telemed Telecare 23：339-346, 2017
6) Moffet H, et al：In-home telerehabilitation compared with face-to-face rehabilitation after total knee arthroplasty：a noninferiority randomized controlled trial. J Bone Joint Surg Am 97：1129-1141, 2015
7) Agostini M, et al：Telerehabilitation and recovery of motor function：a systematic review and meta-analysis. J Telemed Telecare 21：202-213, 2015

3 症例

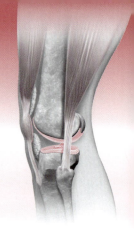

前田健太郎

1 症例1　UKA術後にanterior knee painを呈した一例

はじめに

健常者の矢状面歩行パターンは，ほぼ完全伸展位で踵接地した後，軽く屈伸して単脚支持期へ移行する．その後，足部の蹴りだし，股関節屈曲の推進力によって膝が自然に曲がりながら振り出され，再び伸展位で接地する．いわゆるdouble knee actionの運動パターンを示す．一方，人工膝関節全置換術（total knee arthroplasty：TKA）術後の矢状面歩行パターンは必ずしも正常ではなく，double knee actionの消失，遊脚期に膝屈曲が不足するstiff knee gait，立脚期の膝屈曲角度が大きい「膝曲がり歩行」が報告されている．矢状面歩行パターンの異常は，脛骨コンポーネントのルーズニングリスク[1]，膝前部痛（anterior knee pain：AKP）[2]，身体活動量[3]，膝関連QOL[4]との関連が指摘されており，症例の状況によっては修正を求められることがある．本セクションでは，このような異常な矢状面歩行パターン症例の理学療法について紹介する．

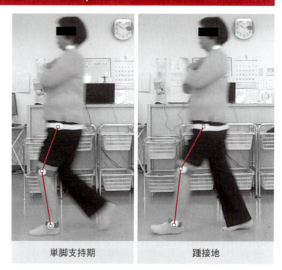

図1　介入前の立脚期膝関節屈曲角度

1-1 症例紹介

78歳女性．身長155.5cm，体重60.8kg，BMI 25.1kg/m²．左膝OA（knee osteoarthritis：変形性膝関節症）の診断で人工膝関節単顆置換術（uni-compartmental knee arthroplasty：UKA）施行し，約3週間で退院．経過良好であったが，術後約1年半経過したところで膝前面部痛を訴えた．所見では膝蓋腱部に圧痛を認め，歩行立脚期の膝屈曲角度が大きかった（図1）．膝曲がり歩行が膝伸展機構への過負荷の原因と推測し，その修正を目的に理学療法を再開した．合併症として第4腰椎すべり症の診断を受けていた．

1-2 初回介入

疼痛は痛みの評価スケール（visual analogue scale：VAS）で56mm，膝前面部のほか膝外側部にも神経根症状を思われる疼痛を訴えていた．膝ROMは伸展0°，屈曲125°で，Ober testは陽性．

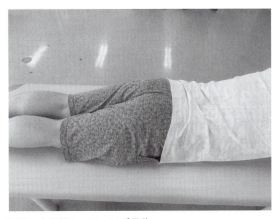

図2　大殿筋セッティング運動
腹臥位で大殿筋の最大随意収縮を5〜10秒間，10〜20回実施．股関節内転運動を同時収縮することで大殿筋の収縮を得られやすい．大殿筋の収縮が得られにくい症例に対する予備練習として有効と思われる．

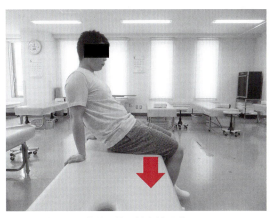

図3　端座位股関節伸展等尺性収縮運動
大腿遠位部後面にゴムボールなどを挿入し，それをつぶすように股関節伸展等尺性運動を実施．骨盤は最大後傾位とし，立脚初期の股関節屈曲角度に近づけた．

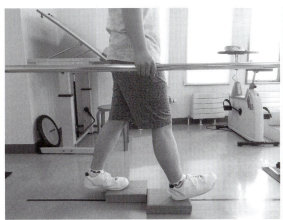

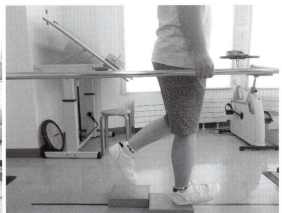

図4　立脚初期を想定した荷重練習
患側を一歩前で踵接地させ，反対側下肢を離床する練習．患側膝関節は伸展位とし，慣れてきたら徐々に上肢の介助量を減らし，さらに，患側下肢挙上位から開始した．また，ハムストリングスが優位に活動しやすかったため，股関節の伸展を徒手的に介助したり，力を抜いても支持できることを実感させた．

ハムストリングスも短縮していた．筋力検査では大殿筋，特に下部線維と内転筋群の筋力不足を認めた．脚長差はなかった．

　理学療法では①ハムストリングスのストレッチング，②腹臥位大殿筋セッティング，③端座位股関節伸展等尺性運動，④膝伸展位での立脚初期を想定した反復荷重練習を指導した（図2〜4）．運動療法直後，矢状面歩行パターンの改善を認め，症状の緩和も認めた（図5）．

1-3　その後の経過

　理学療法は初回介入も含めて月1回，計4回実施した．介入から1ヵ月後，疼痛はVASで26mmまで改善した．しかし，股関節伸展MMT（manual muscle testing：徒手筋力検査）では股関節伸展域での抗重力保持が困難で，腰椎の代償も強く出ていた．歩容も元に戻ってしまっていたことから，大殿筋の機能不全などはまだ改善され

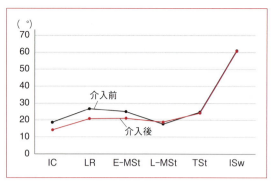

図5 症例1における初回介入前後の歩行時膝関節屈曲角度

普通歩行をデジタルカメラ（最大広角，1,280×720，30fps）で撮影し，フリーソフト Image J を用いて膝関節角度を計測．マーカーは大転子，膝関節中央，外果に設置した．

膝関節屈曲角度は IC ～ E-MSt にかけて 4.0～5.8°の減少を認め，疼痛の緩和を認めた．
IC：18.7→14.2°，LR：26.6→20.8°，E-MSt：25.0→21.0°（介入前→介入後）

ていないと判断した．そこで腰椎安定化に伴う大殿筋機能の効率化，さらには神経根症状の緩和も期待して，drawing-in を追加指導した．そのほか，立位場面ではハムストリングスを過度に収縮させないよう意識させた．その後，大殿筋筋力は向上し始め歩行時の膝屈曲も減少した．介入から3ヵ月後に膝痛が消失し，外来理学療法を終了した．

1-4 考　察

AKP は，TKA 術後患者の 8.0～41.5％の割合で発生し，最も一般的な術後疼痛の一つとして報告されている[2,5]．AKP の原因は不明であるが，臨床では外的膝関節屈曲モーメントの増大や膝蓋骨トラッキング異常によって，膝周囲組織の伸張や圧迫などのメカニカルストレスを惹起して発症するといわれている．

本症例では膝曲がり歩行と大殿筋の機能不全を認めた．大殿筋の筋力不足は，立脚期における過度な膝屈曲の原因として挙げられており，Neumann[6] は「大殿筋と大内転筋が筋力低下している場合，代わりとしてハムストリングスが股関節を伸展する．その際これらは下腿に付着しているために立脚期で約15°の膝関節屈曲が生じる．」と述べている．また，大殿筋は歩行時の股関節伸展だけでなく，大腿広筋群とともに膝関節の内的伸展モーメントにも寄与していることが報告されている[7]．つまり，大殿筋と大腿広筋群は歩行時における膝伸展の共同筋であり，大殿筋の機能不全は大腿広筋群の負荷を増大させる可能性がある．以上のことから，大殿筋の機能不全が膝関節伸展機構に対して直接的および間接的に負荷を増加させ，AKP の原因になったことが推察された．

本症例では大殿筋の筋力トレーニングに腹横筋の活性化とハムストリングスの抑制を目的とした介入を併せて行うことで効果を認めた．Kim ら[8] は腰椎過前弯例において drawing-in を行うことで腹臥位股関節伸展運動時の大殿筋筋活動量が有意に増加し，脊柱起立筋の活動が有意に減少したことを報告した．また，腹筋群は骨盤後傾作用においてハムストリングスの共同筋であり，腹筋群の弱化はハムストリングスの優位性を高めることが指摘されている[9]．よって，drawing-in は大殿筋を促通し脊柱起立筋とハムストリングスの優位性を抑制する効果があると推察され，腰椎疾患を合併していた本症例にとって特に有効であったと考えられた．

以上より，術後 AKP の理学療法では，腰椎骨盤アライメント，体幹筋と大殿筋の筋機能，ハムストリングスの優位性，そして矢状面歩行パターンの評価と治療が有効である可能性が示唆された．TKA は膝蓋下脂肪体の一部またはすべてを切除するため，膝蓋腱が血行不良となり脆弱化する恐れがある[10]．そのため，同部位へのメカニカルストレスや炎症症状には特に注意する必要があり，本症例のように術後後期であっても AKP が発生する可能性を念頭に置き，できる限り早期から対応できるようフォローアップに努めることが大切である．

2 症例2　stiff knee gait に対して歩行支援ロボットを活用した一例

2-1 症例紹介

76歳女性．身長143.4cm，体重49.1kg，BMI 23.9kg/m²．両膝OA（北大分類Ⅳ）のため同日両TKA施行．術前FTAは左右とも191°，ROMは伸展−5，屈曲125°であった．人工関節はAttune CSが使用され，Midvastus法にて展開，PCLは温存し，膝蓋骨は置換された．術後2日目にサークル歩行自立，5日目に2本杖歩行自立，2週目には2本杖を使用して約1,000mの連続歩行が可能となった．疼痛はほぼ消失したが，大腿前面の重だるさを訴え，膝関節屈曲ROMは左右とも90°とやや不良であった．歩行では遊脚期の膝の曲がりが少なく，軽度のstiff knee gaitを認めた．遊脚期に必要な機能として，大腿四頭筋の十分な弛緩および腸腰筋と下腿三頭筋の筋力が挙げられているが，本症例のMMTは股関節屈曲3+，足関節底屈4レベルであった．よって，腸腰筋の機能不全が主な原因でstiff knee gaitを引き起こし，さらには屈曲可動域の回復を妨げていると推測し，それらを課題に設定した．

2-2 介入内容

術後2週目からの理学療法は，① 膝関節可動域運動，② drawing-in，③ 端座位膝伸展運動，④ 座位股関節屈曲運動，⑤ 壁スクワット，⑥ カーフレイズ，⑦ 立位荷重練習（図4），⑧ HONDA歩行アシストつき歩行運動とした．HONDA歩行アシスト（図6）[11]とは，本田技研工業が京都大学の大畑光司氏と共同開発した歩行支援ロボットである．歩行リズムに合わせて大腿骨の屈伸運動をアシストすることができ，歩行時の股関節モーメントの増加や左右対称性に対する学習効果が報告されている[12]．本症例には2Nmの力で股関節屈伸をアシストするよう設定し，約200mの歩行を3セット，週5回，退院まで計9回実施した．

2-3 結　果

歩行時膝関節屈曲角度の経過を図7に示す．ISw時の膝屈曲角度は術後2週目（介入前）43°から術後3週目（介入中）52°に改善し，大腿前面の重だるさは消失し，膝屈曲ROMは左右とも120°まで改善した．術後24日目に退院した後は，歩行アシスト以外の外来理学療法を週1回実施し，術後3ヵ月目で終了した．術後6ヵ月目の術後成績は非常に良好であり（表1），ほぼ正常な矢状面歩行パターンを獲得できた．

2-4 考　察

stiff knee gaitは，つまずきによる転倒リスクの増大，歩行速度や歩行エネルギー効率の低下を招くことが報告されている[13]．TKA術後の最大膝関節屈曲角度は，術後ROMの改善に伴い術前よりも改善するという限定的なエビデンスが存在する[14]が，コントロール群との比較では術後1年以上経過しても健常者より歩行中の最大膝関節屈曲角度が小さいことが報告されている[4, 15, 16]．本症例では術後早期からの介入により歩行時後の重だるさや術後ROMが改善し，術後6ヵ月時点で良好な歩行パターンを獲得できた．

Akalanら[17]は股関節屈曲筋力を筋疲労によって一時的に低下させて歩行を観察した結果，遊脚期の膝屈曲角度が通常時55.3°から筋力低下後44.4°まで減少したことを報告した．その他，stiff knee gaitの原因として大腿直筋の過活動や足の蹴りだし不足が挙げられている．本症例においても，腸腰筋の機能不全，大腿直筋の過緊張，下腿三頭筋の筋力不足が認められ，これらの改善が課題となった．主な対策として，股関節屈曲筋群と足関節底屈筋群の筋力増強運動，そしてロボットを利用した歩行トレーニングを実施した．大畑[12]は脳卒中片麻痺患者にHonda歩行アシストを1ヵ月間装着させ，立脚初期の股関節伸展

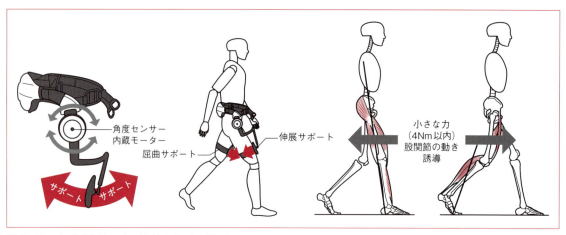

図6 Honda 歩行アシスト（文献11）より引用

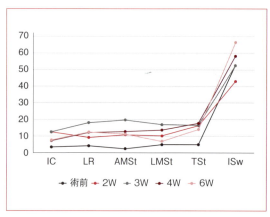

図7 症例2の歩行時膝関節屈曲角度経過

表1 ◆ 症例2の術後アウトカム

項目	単位	術前	術後4週	術後6ヵ月
疼痛(VAS)	(mm)	50	6	0
歩行速度	(m/s)	1.52	1.39	1.85
SS-5	(s)	11.75	9.22	10.13
SCT	(s)	12.19	18.53	10.81
KOOS (pain)	(点)	72	81	100
KOOS (symptom)	(点)	68	71	93
KOOS (ADL)	(点)	90	79	100
KOOS (QOL)	(点)	38	19	100

モーメントが増加したこと、さらにその効果は使用をやめた後も aftereffect（事後学習効果）として残存したことを報告した．本症例は遊脚期の効果であり大畑の報告とは異なるが、装着中に「あしが軽く振り出せる」と患者が述べていたことから、腸腰筋の機能不全がある中で他の代償活動を増悪させることなく歩行練習を行えていたと推測した．代償活動が高まると本来の機能が抑制されてしまいそこからの脱却がなかなか難しくなるため、臨床では温熱療法やリラクセーション手技などで過度な緊張を取り除いてから動作練習に臨むことが多い．本症例においては、ロボットが股関節運動をアシストすることで、大腿直筋の過度な代償活動を抑制し、そのパターンを学習することで stiff knee gait の改善につながったと考えられた．

今回はロボットを使用したが、齊木ら[13]はボールを利用した膝関節の自動屈曲運動を段階的に行うことで大腿直筋の過緊張と stiff knee gait が改善したことを報告している．本症例においても歩行部分練習時にわずかな力で股関節運動を徒手操作することで過度な代償筋活動のない感覚を入力することが可能だったかもしれない．ただし、実際の歩行中にそれを行うことは難しく、そこに歩行支援ロボットの利点があると思われた．

以上より、股関節屈曲筋力低下を有したTKA術後患者の軽度 stiff knee gait に対して、腸腰筋

の筋力増強運動と歩行時の股関節屈曲運動アシストが有効である可能性が示唆された．本症例の歩行パターンが改善したその他の要因としては，疼痛がなかったことや術前より身体機能が比較的良好であったこと，そして患者のモチベーションがきわめて高かったことも考えられた．

TKA術後のstiff knee gaitに対して一般的にど

こまで介入すべきかについては更なる検討が必要である．一方で，本症例の術後成績は当院トップクラスであり，歩行パターンの改善が良好な成績の一因となった可能性は否定できない．歩行パターンの修正は，特に高い活動性を求める症例に必要かもしれない．

3 症例3　stiffness kneeを呈した腰椎後弯女性に対する理学療法経験

はじめに

TKAは疼痛を除去することで膝関節をスムーズに動かし快適に移動するために施行される手術である．そのため，術後は術前と同様かそれ以上の膝ROMを得ることが目標となるが，まれに疼痛やROMの回復に難渋することがある．stiffness kneeの定義はさまざまであるが，10～20°以上の伸展制限と45～90°未満の屈曲可動域を有する状態を指し，その発生率は1.3～5.3％と報告されている[18]．今回，軽度のstiffness kneeともいうべき症例を経験したので報告する．

3-1 症例紹介

77歳女性．BMI 18.5kg/m²．左膝OAでTKA施行後2ヵ月経過．ROM不良のため術後約4週時に麻酔下マニピュレーションが実施された．その後もROMの回復は芳しくなく，たとえ治療直後にROMの拡大が得られても効果が持続しなかった．退院後に理学療法の頻度が減ると，ROMはますます低下した．痛みは膝前面部痛やハムストリングスの短縮時痛を訴えていた．

3-2 人工関節に関する情報

使用機器はAttune CS，展開はMidvastus，PCL（posterior cruciate ligaments：後十字靱帯）は温存，膝蓋骨置換あり．術後FTA（femorotibial

表2 ◆ 症例3の人工関節アライメント

大腿骨正面 α 角	97°
下腿骨正面 β 角	89°
大腿骨側面 γ 角	3°
下腿骨側面 δ 角	85°
膝蓋骨傾斜角	1°
大腿骨コンポーネント回旋角	2° 内旋
下腿骨コンポーネント回旋角	7° 外旋

angle：大腿脛骨角）は173°で，各コンポーネントの術後単純X線[19, 20]，CT評価は表2の通りである．人工関節アライメントに特記すべき問題はなかった（図8, 9）．

3-3 触診と姿勢・動作観察

ハムストリングスと縫工筋の過緊張を認めた．Ober testは陰性であった．立位では左骨盤が後方回旋し，股関節内旋位，大腿骨外旋位，膝関節内旋位，距骨下関節回内位，足部アーチ低下，前足部外転位で，矢状面では骨盤後傾・腰椎後弯アライメントであった（図10）．骨盤を正中位に修正すると上部体幹は右を向いた姿勢となり，端座位体幹自動運動[21]では体幹の左回旋に制限を認めた（図11）．歩行では，立脚期の膝関節伸展不足，遊脚期の屈曲不足，蹴り出し不足，前額面ではわずかであるがlateral thrustを認めた．

症例3 ■ **307**

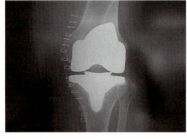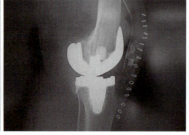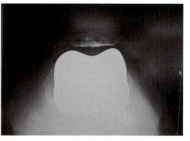

図8 症例3のTKA術後単純X線画像

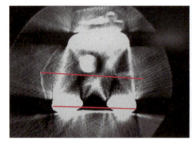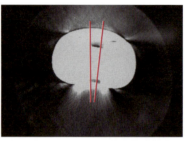

図9 症例3の術後CT画像

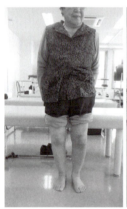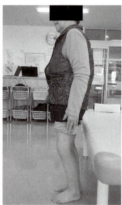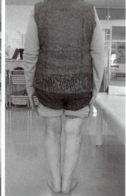

図10 介入前の立位姿勢

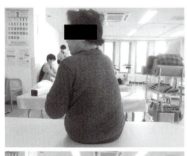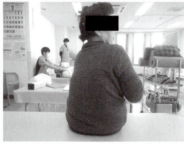
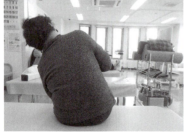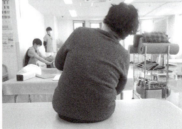

図11 体幹自動運動テスト

表3 ◆症例3の股関節可動域

ROM	右（非術側）	左（術側）
屈曲	120°	125°
伸展	20°	20°
内転	15°	15°
外転	45°	45°
内旋（屈曲 0°）	30°	30°
内旋（屈曲 90°）	40°	40°
外旋（屈曲 0°）	55°	55°
外旋（屈曲 90°）	30°	20°

表4 ◆症例3の股関節周囲筋の筋力テスト結果

徒手筋力テスト	右（非術側）	左（術側）
屈曲	5	4
伸展	5	5
内転	5	4
外転（股屈曲位）	5	3＋
外転（中間位）	5	4
外転（股伸展位）	5	4
外転（最大外転位）	5	3＋
内旋（屈曲 0°）	5	4
内旋（屈曲 90°）	5	4
外旋（屈曲 0°）	5	4
外旋（屈曲 90°）	5	4

3-4 ROM と筋機能

膝関節 ROM は自動屈曲80°，他動屈曲90°，自動伸展−15°，他動伸展−15°であった．ハムストリングスの治療によって一時的に他動伸展0°まで改善した場合でも，自動伸展は困難であった．股関節周囲筋の ROM と筋力テストの結果を表3，4に示す．股関節周囲筋は全体的に筋力低下を認め，特に中殿筋後部線維，小殿筋の機能不全が著しいと推測された．また，背臥位からまっすぐ起き上がることができず，腹筋群の筋力低下を認めた．

3-5 症例3の課題

本症例の課題はハムストリングスと縫工筋の異常な過緊張とした．本症例の膝前部痛は膝蓋腱の圧痛も軽度認めるが，伏在神経領域の痺れ感の方が強かった．縫工筋の過緊張は内転筋管を出たあとの伏在神経を絞扼する可能性があり[22]，背臥位で股関節を屈曲するときに縫工筋が緊張することで神経絞扼性疼痛が加わり自動的な膝屈曲が制限されたと推測した．また，それが一時的に改善されたとしても，次はハムストリングスの短縮痛が発生し制限因子となった．動作時には，これら膝屈筋群の緊張亢進に伴いそれに抗する大腿四頭筋の緊張も高められ悪循環に陥っていると推測した．

3-6 課題の原因についての仮説

筋の過緊張の原因として，共同筋の機能不全[9]，滑走不全[23]，筋短縮が考えられたが，評価および試験介入の反応からハムストリングスや縫工筋の滑走不全や筋短縮の可能性は低かった．

共同筋の機能不全に関しては，筋力テストの結果から多くの体幹・股関節周囲筋に機能不全が疑われた．腹臥位股関節伸展自動運動では大転子の前方（腹側）変位を認め，ハムストリングスの優位性と股関節伸展・外旋筋群の機能不全が疑われた．ハムストリングスと縫工筋の作用は，股関節内転と外転，伸展と屈曲で拮抗しているものの，外旋では共通している可能性がある．なぜなら，内側ハムストリングスは外旋位では内旋作用を，内旋位では外旋作用を有するという報告[24]があり，本症例は骨盤後方回旋することで股関節は相対的に内旋位になっていたためである．

以上のことから，股関節周囲筋の機能不全がハムストリングスと縫工筋の過緊張の原因と仮定し，特に外旋作用のある腸腰筋，大内転筋，中殿筋・小殿筋後部線維，深層外旋6筋に着目した．

症例3 ■ **309**

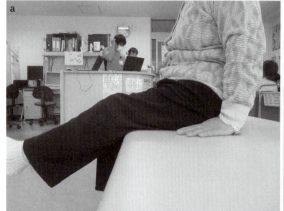
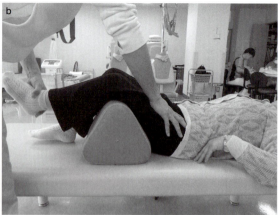
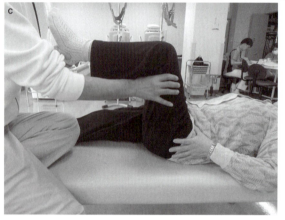

図12 股・膝関節屈伸自動介助運動
a：端座位では骨盤後傾を制御するために股関節屈筋作用のある縫工筋が過剰に活動．
b：背臥位三角枕を使用することで縫工筋の過度な活動を抑制．
c：股関節屈曲運動時の骨盤代償，ハムストリングスの過活動が起こらないよう自動介助運動で運動パターンを再学習．

表5 ◆ 症例3の自主トレーニング内容

項目	目的
① トランクカール	腹筋群の筋力増強
② 背臥位股関節最大外転運動	小殿筋の筋力増強
③ 側臥位股関節外転運動	中殿筋の筋力増強
④ 側臥位股関節外旋運動	外旋筋の筋力増強
⑤ 端座位股関節内旋等尺性運動	外旋筋の筋力増強
⑥ 端座位股関節深屈曲運動	腸腰筋の筋力増強
⑦ 端座位体幹左回旋運動	体幹回旋可動域の改善
⑧ ハーフスクワット	下肢筋力の増強
⑨ 体幹前傾位での片脚立位	外転筋の筋力増強

3-7 介入方法

来院時は，自主トレーニング方法の確認（表5），膝周囲組織のモビライゼーション，背筋群と大内転筋の筋力増強運動，股・膝関節運動パターンの修正を実施した．端座位膝関節伸展運動では縫工筋の同時収縮が認められたため，背臥位三角台使用での膝関節伸展運動を自動介助運動から段階的に実施した（図12）．股関節運動では背臥位屈曲運動や腹臥位伸展運動時に大転子が動かないよう意識させた．特に背臥位股関節屈曲運動では骨盤後傾や股関節内旋の運動が起こらないよう運動パターンの再学習を促した（図12）．そのほか，骨盤中間位で運動を行うために，本人が思っているよりも大げさなくらい体幹前傾位で立位歩行運動を行うこと（図13），骨盤回旋に注意すること，側臥位で寝るときは膝の間に枕を入れ左股関節内旋位にならないよう指導した．

3-8 結　果

術後2ヵ月目から5ヵ月目までの間に週2〜3

図13 運動療法時の骨盤アライメントの注意点

通常立位では骨盤後傾位となり大転子より後方の股関節周囲筋が短縮位となるため，十分に体幹を前傾した状態で術側下肢への荷重練習，片脚立位練習を実施した．ハーフスクワット運動も同様に体幹前傾を強調して指導した．

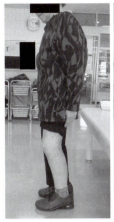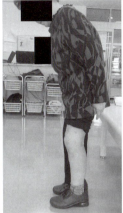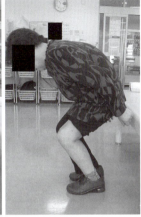

図14 介入後の立位姿勢

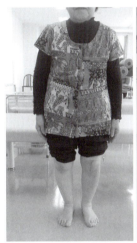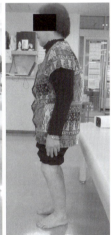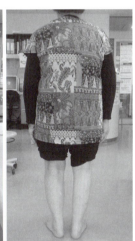

回の外来理学療法を計23回実施した．股関節周囲筋はすべてMMT 5に改善し，立位時の骨盤回旋アライメントもおおむね正中位に修正された（図14）．股関節周囲筋の筋力向上と立位時の股関節アライメント改善に伴い，膝関節運動はスムーズになり疼痛も改善した．しかし，膝関節拘縮の解消までには至らず，関節可動域制限は残存した（表6）．

アウトカムの最小可検変化量は，日本語版KOOS（膝外傷と変形性関節症評価点数）[25]においてPain 15.83，Symptom 18.94，ADL 15.22，QOL 17.23，そして，TUG（Time Up and GO：アップアンドゴーテスト）[26]は2.49秒と報告さ

表6 ◆ 症例3の術後アウトカム

項目	単位	術前	術後2ヵ月目（介入前）	術後5ヵ月目（介入後）
屈曲ROM	(°)	140	80	85
伸展ROM	(°)	-15	-20	-15
疼痛（VAS）	(mm)	85	38	0
歩行速度	(m/s)	0.68	0.80	0.86
Timed up and go test	(s)	未測定	17.59	13.28
KOOS（pain）	(点)	36	47	69
KOOS（symptom）	(点)	61	61	43
KOOS（ADL）	(点)	62	62	74
KOOS（QOL）	(点)	31	31	56

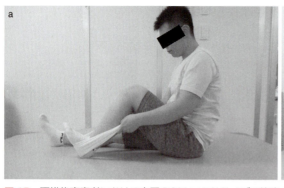 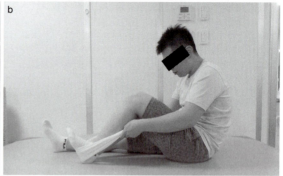

図15 腰椎後弯患者における自己ROMエクササイズの注意点
a：正常例のROMエクササイズ
b：ハムストリングスの過剰努力により腰椎後弯，骨盤後傾し，ハムストリングスが短縮した状態．短縮しながら収縮することで疼痛が起こりやすい．

れている．本症例は，可動域制限によって膝の動き易さを表すSymptomが術前より低下したものの，疼痛，膝関連QOL，そして移動能力が向上したと判断した．

3-9 考 察

一般的にTKA後の膝ROMは術後3ヵ月目までが回復期間とされている．また，関節可動域制限について，沖田は軟部組織の器質的変化に筋収縮の影響が加味された状態と述べている[27]．本症例は，術後2ヵ月目から介入方法を見直し，疼痛の原因となる二関節筋の過緊張をある程度改善できたが，その間に器質的変化が定着し可動域制限が残存した．

本症例の治療が難渋した理由には，縫工筋やハムストリングスの過緊張が考えられた．縫工筋の収縮が伏在神経を圧迫し膝前面に疼痛を発生させ，そしてハムストリングスの過緊張が短縮痛を発生させたことで，膝関節可動域運動時では軟部組織の器質的な変化を予防するほどの運動域を得ることができなかったと考えられた．また，ROMはたとえ即時的な改善が得られたとしてもすぐに元に戻ってしまった．これは，介入内容見直しまでの理学療法が股・膝関節の運動パターンにおける縫工筋やハムストリングスの優位性を修正できな

かったためであり，体幹・股関節周囲筋の筋力不足と脊椎後弯変形の影響が考えられた．

縫工筋は，骨盤後傾と体幹重心の後方化で伸長位におかれ，さらには共同筋である中殿筋後部線維の機能不全によって優位性が高まりやすい状態にあったと推測された．また，骨盤後傾作用のあるハムストリングスも腹筋群の機能不全によって優位となりやすく，長座位膝屈曲運動では膝屈曲に伴い骨盤後傾が起こり，筋はますます短縮位となり緊張を高めていったと推測された（図15）．これらの異常な運動パターンを早期に修正できなかったことがROM制限残存の原因と考えられ，少なくとも1～2ヵ月以内に修正することが望ましいと思われた．

2ヵ月目以降の介入では，上記のような異常パターンの修正と外旋筋群などの筋力増強運動を実施した．そして，骨盤回旋中間位への意識づけ，骨盤中間位での荷重位トレーニング，側臥位枕の使用を指導した．筋の過緊張の原因として，Sahrmann[9]は共同筋の機能不全を挙げている．本症例においては，外旋筋群を中心とした股関節周囲筋群の機能回復が縫工筋とハムストリングスの緊張緩和につながったと考えられた．また，山田[28]はTKA後の過緊張の原因について中枢神経系の問題を挙げ，運動療法では上位中枢の賦活を

目的として単関節運動の再学習や知覚フィード
バックの有効性を述べている．本症例においても
運動パターンや姿勢への意識づけが中枢神経系へ
作用して過緊張が緩和された可能性が推察され
た．

その他，日常生活では「トイレで座るときがつ
らい」と訴えていた．本人は気づいていなかったが，
本症例は膝屈曲不足を代償するため座るときに座
面へ先に手をついていた．トイレでは座面の面積
が少ないため手をついていなかったらしく，先に
手をつくと楽であることを改めて指導した．膝屈
曲拘縮は，症例1のような膝前面部痛のほか，
歩行時のエネルギーコストや対側膝関節剪断力の
増加をもたらすことが報告されている[18]．今後は
通所リハビリテーションへの移行も検討しながら，
膝ROM制限に伴う障害予防にも努めていく．

本症例のように脊椎が変形し全身的に筋力が弱
い高齢女性は少なくない．膝関節周囲筋には股関
節をまたぐ二関節筋が多く，今回はそれらの筋の
過緊張が疼痛を惹起し防御性の筋収縮を発生させ
膝ROMの回復を阻害した可能性が示唆された．
stiffness kneeの予防のためには，股・膝関節の
運動パターンを評価し，二関節筋の優位性とそれ
に伴う疼痛を早期から修正することが重要と思わ
れた．

まとめ

anterior knee pain, stiff knee gait, そしてstiffness
kneeの3例について紹介した．特に，最後の症
例は紹介することにためらいがあったが，整形外
科医の学会では成績不良例の報告が多く，勇気を
いただいた．また，理学療法士は機能回復も専門
とするが，障害を有する中でも最適なQOLを追
求するリハビリテーションの専門家でもある．期
待する機能回復が得られなかったとしても支え続
けることが理学療法士の務めであり，今回のよう
な成績不良例の紹介も必要と判断した．膝関節と
体幹・股関節機能の関連性に偏った内容となって
しまったが，膝OA患者は足部・足関節の機能障
害を合併していることも多い．また，踵の外側が
すり減った靴や術前に処方された外側楔状足底板
をそのまま使い続ける人もいるため注意が必要で
ある．本報告が少しでもお役に立てれば幸いであ
る．

文献

1）Hilding MB, et al：Knee joint loading and tibial component loosening. RSA and gait analysis in 45 osteoarthritic patients before and after TKA. J Bone Joint Surg Br 78：66-73, 1996

2）Smith AJ, et al：Pre-surgery knee joint loading patterns during walking predict the presence and severity of anterior knee pain after total knee arthroplasty. J Orthop Res 22：260-266, 2004

3）Arnold JB, et al：Improvement in knee biomechanics during walking are associated with increased physical activity after total knee arthroplasty. J Orthop Res 33：1818-1825, 2015

4）Naili JE, et al：Improvement knee biomechanics among patients reporting a good outcome in knee-related quality of life one year after total knee arthroplasty. BMC Musculoskelet Disord 18：122, 2017

5）Petersen W, et al：Anterior knee pain after knee arthroplasty. Int Orthop（SICOT）38：319-328, 2014

6）Kirsten Götz-Neumann 著，月城慶一ほか訳：観察に
よる歩行分析，医学書院，東京，130-131, 2005

7）Arnold AS, et al：Muscular cotributions to hip and knee extension during the single limb stace phase of normal gait：a framework for investigating the causes of crouch gait. J Biomech 38：2181-2189, 2005

8）Kim TW, et al：Effects of abdominal drawing-in during prone hip extension on the muscle activities of the hamstring, gluteus maximus, and lumbar erector spinae in subjects with lumbar hyperlordosis. J Phys Ther Sci 27：383-386, 2015

9）Sahrmann SA 著，竹井　仁ほか監訳：運動機能障害症候群のマネジメント，医歯薬出版，東京，34-38, 2005

10）村瀬修平ほか：人工膝関節置換術後に生じた膝蓋腱断裂に対しTeros人工靱帯による再建術を行った一例．整外と災外60：548-551, 2011

11）HONDAホームページ http://www.honda.co.jp/walking-assist/（2018年5月3日閲覧）

12）大畑光司：脳卒中生活期— Honda歩行アシスト—．

MB Med Reha 194：39-46, 2016

13）齊木理友ほか：人工関節置換術後の Stiff-knee gait の改善に難渋した一症例．理学療法福井 20：57-59, 2016

14）Sosdian L, et al：Longitudinal changes in knee kinematics and moments following knee arthroplasty：A systematic review. Knee 21：994-1008, 2014

15）Myles CM, et al：Knee joint functional range of movement prior to and following total knee arthroplasty measured using flexible electrogoniometry. Gait Posture 16：46-54, 2002

16）Rahman J, et al：Gait assessment as a functional outcome measure in total knee arthroplasty：a cross-sectional study. BMC Musculoskelet Disord 16：66, 2015

17）Akalan NE, et al：Weakening iliopsoas muscle in healthy adults may induce stiff knee pattern. Acta Orthop Traumatol Turc 50：642-648, 2016

18）Manrique J, et al：Stiffness after total knee arthroplasty. J Knee Surg 28：119-126, 2015

19）Ewald FC：The Knee Society total knee arthroplasty roentgenographic evaluation and scoring system. Clin Orthop Relat Res 248：9-12, 1989

20）Brindelglass DF, et al：Patellar tilt and subluxation following subvastus and parapatellar approach in total knee arthroplasty. Implication for surgical technique. J Arthroplasty 11：507-511, 1996

21）対馬栄輝：股関節の運動機能と変形性股関節症の新たな評価．PT ジャーナル 48：577-584, 2014

22）松永和剛ほか：伏在神経膝蓋下枝の走行について．整外と災外 46：838-840, 1997

23）蒲田和芳：股関節鼠径部拘縮症候群（2）．Sports Medicine 40：43-46, 2002

24）建内宏重：股関節の臨床的評価方法．PT ジャーナル 48：593-601, 2014

25）Goldhahn S, et al：Responsiveness of the knee injury and osteoarthritis outcome score（KOOS）and the Oxford knee score（OKS）in Japanese patients with high tibial osteotomy. J Orthop Sci 22：862-867, 2017

26）Tails VL, et al：Asymmetric leg loading during sit-to-stand, walking and quiet standing in patients after unilateral total hip replacement surgery. Clin Biomech 23：424-433, 2008

27）沖田　実：関節可動域制限―病態の理解と治療の考え方，三輪書店，東京，11-19, 2008

28）山田英司：極める変形性膝関節症の理学療法，文光堂，東京，251-258, 2014

付　録

付　録
ホームエクササイズのパンフレット

井野拓実

1　体幹のエクササイズ

1. ドローイン

　仰向け膝立て位で行います．息をフーッと強くはきながら，へそを中心にお腹を思い切りへこませます．ウエストを限界まで細くするような感じです．息を止めないこと，肩があがらないことがポイントです．

　5秒保持から始め，慣れたら10秒保持へ．腹筋の最も深層の筋（腹横筋）に刺激を入れることが目的です．お腹の横を触ってみて硬くなっていればOKです．

5〜10秒×10回

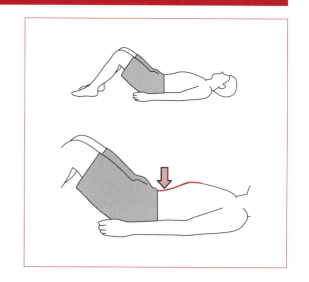

2. 腹筋エクササイズ

　仰向け膝立て位で行います．1. ドローインの状態からへそをのぞきこむように肩を床から離します．両手は膝の上へ向かってまっすぐ伸ばすようにしましょう．お腹の上においても可．5秒保持から始め慣れたら10秒保持へ．

5〜10秒×10回

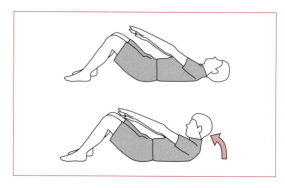

3. ブリッジ（お尻の筋と背筋）

　仰向け膝立て位で行います．1. ドローインの状態からお尻の穴をしめるように腰をうえへ持ち上げます．この時，背中が反らないようにしっかりと腹筋をしめておくこと（ドローイン）が大切です．体幹と太ももが一直線になるまであげましょう．5秒保持から始め慣れたら10秒保持へ．

5〜10秒×10回

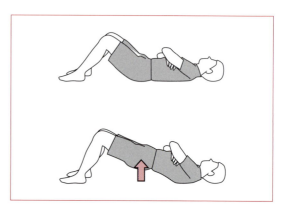

2　膝のエクササイズ

1．パンピング体操

両あしをまっすぐに伸ばし仰向けになります．
ゆっくりと大きく足首を上下に動かします．

10回×3〜5セット

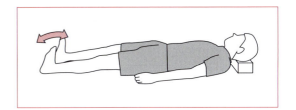

2．足趾の握り開き

両あしをまっすぐに伸ばし仰向けになります．
足の指を握ったり（グー）開いたり（パー）を繰り返します．

10回×3〜5セット

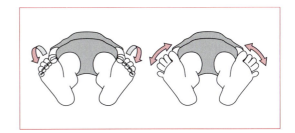

3．大腿四頭筋・セッティング

両あしをまっすぐに伸ばし仰向けになります．
太ももの筋肉に力を入れ，膝裏を真下（ベッド）に押し付け6秒間保持します．この時，太ももの筋肉がしっかりと硬くなり膝のお皿が手前に引き寄せられるようにしましょう．6秒間保持した後に力を抜きます．

6秒間保持×10回×3〜5セット

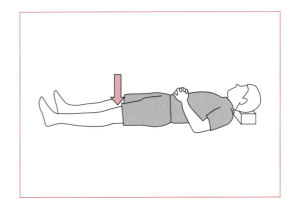

4．下肢伸展挙上

仰向けになり，片方の膝を立て，もう片方のあしはまっすぐに伸ばします．伸ばした側のあしの膝をしっかりと伸ばしたままベッドから40cmほど持ち上げ，下ろします．

この時，お腹の筋肉にもしっかりと力を入れながら行いましょう．

10回×3〜5セット

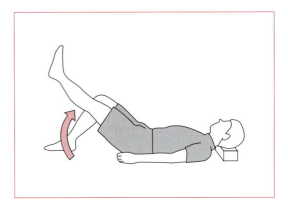

5. 股関節外転運動 ①

　両あしをまっすぐに伸ばし仰向けになります．
　両あしをゆっくりと外側に開き，次にゆっくりと閉じて元の姿勢へと戻します．この時，つま先は常に天井へ向け外側を向かないようにしましょう．また慣れてきたら膝の少し上に輪状のゴムバンドを付けて行いましょう．

10回×3〜5セット

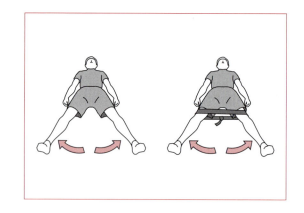

6. 股関節外転運動 ②

　上から見ると体幹から両あしが一直線になるよう横向きになります．上側のあしを外側へ開くように持ち上げ，次にゆっくりと元の位置へと下ろします．あしを上げる時は，腰がぐらぐら揺れたりつま先が天井を向いたり体が「くの字」になったりしないように注意しましょう．うまくできない場合は下側のあしを曲げて行いましょう．

10回×3〜5セット

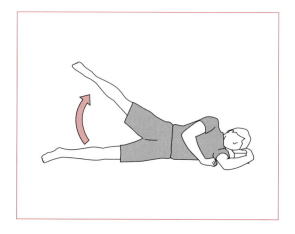

7. 股関節内転運動

　両膝を立て仰向けになります．両膝の間にボール（クッション）を軽く挟みます．
　そのボールを挟み込むように力を入れ6秒間保持します．

6秒間保持×10回×3〜5セット

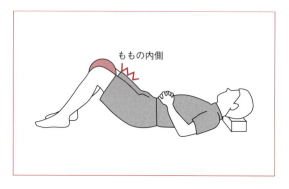

ももの内側

8. 大殿筋セッティング

　両あしをまっすぐに伸ばし仰向けになります．
　お尻の穴をしめるようにお尻の筋肉に力を入れます．6秒間その状態を保持し，力を抜きます．

6秒間保持×10回×3〜5セット

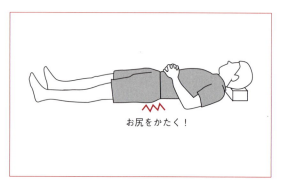

お尻をかたく！

9. 膝関節完全伸展

　両膝の下に枕（クッション）を入れ仰向けになります．あしが一直線になるように片方の膝をまっすぐに伸ばします．次にゆっくりとあしを下ろし元の姿勢へと戻します．

10回×3〜5セット

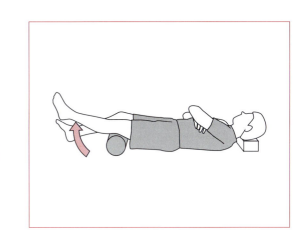

10. 膝関節伸展運動(椅子座位)

　椅子またはベッドに腰かけます．あしが一直線になるように片方の膝をまっすぐに伸ばします．
　ゆっくりとあしを下ろし元の姿勢へと戻します．

10回×3〜5セット

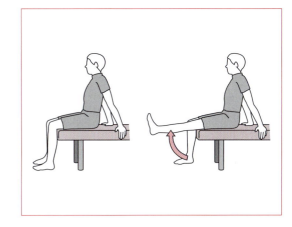

11. タオルギャザー

　椅子またはベッドに腰かけます．床に置いたタオルの上に足をのせ，足の指を握ったり開いたりしてタオルをたぐり寄せます．

10回

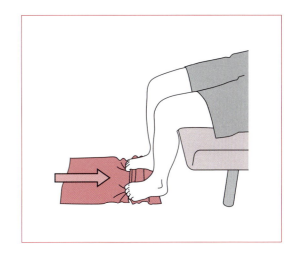

3 立位のエクササイズ

1. ミニスクワット

　足を肩幅に開き，つま先を正面へ向けます．
　膝を正面へゆっくりと曲げて腰を少し落とします．次にゆっくりと膝を完全に伸ばし元の姿勢へと戻ります．この時，背筋をピンと伸ばし，上半身をやや前傾させましょう．
　また，テーブルやいすの背もたれに手を触れながら行ってもよいでしょう．

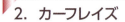

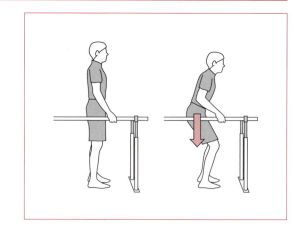

2. カーフレイズ

　足を肩幅に開き，つま先を正面へ向けます．この時，テーブルやいすの背もたれに手を触れていてもよいでしょう．両方のかかとをゆっくりと持ち上げつま先立ちになり，次にゆっくりとかかとを下ろします．

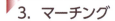

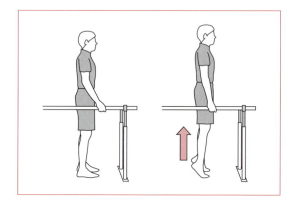

3. マーチング

　壁や手すりなどを支えに立ちます．体幹の直立姿勢を崩さないようにその場でゆっくりと足踏みをします．慣れてきたら腕も前後に振りましょう．

20 回 × 3〜5 セット

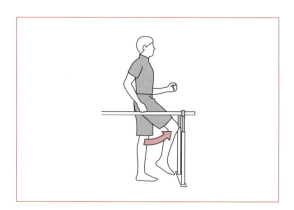

4. 片脚立位

片方の足を持ち上げ片足立ちになり 10〜30 秒間保持します．この時，体幹の直立を保持し，体が左右へ傾いたり捻じれたりしないように注意しましょう．

10〜30 秒間保持 × 3〜5 セット

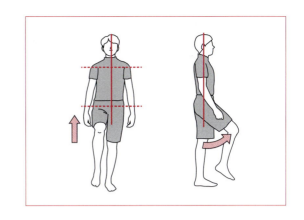

5. 立位あし振り(前，後，外)

片方のあしを前(後，外)へとゆっくり振り上げます．次にゆっくりと足を下ろします．

この時，体幹の直立を保持し，体が左右へ傾いたり捻じれたりしないように注意しましょう．

10 回 × 3〜5 セット

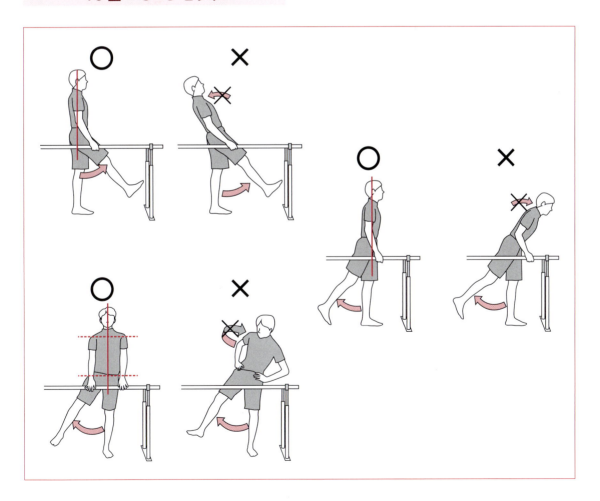

4 ストレッチ

1. ヒールスライド

あしを伸ばして座ります．痛みの出ない範囲でかかとを滑らすようにゆっくりと膝を曲げます．このとき，タオルや自分の手で介助してもよい．曲げられるところまで曲げ，そこで10秒保持します．その後ゆっくりと伸ばします．

10秒×3〜5セット

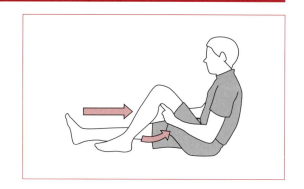

2. 膝伸展ストレッチ

あしを伸ばして座ります．膝の上に手を置き，膝の下にすきまがなくなるように少し押して，完全に膝を伸ばします．伸ばしきったところで10秒保持します．

10秒×3〜5セット

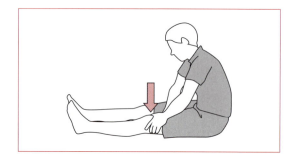

3. ハムストリング①

椅子またはベッドに腰掛けます．片足を台の上などにおき，膝を伸ばします．伸ばしたあしのももの裏側が伸びるように，背すじをしっかりと伸ばした状態で上体を前に倒し，膝が曲がってこないように手で膝を固定します．そこで10秒保持します．

10秒×3〜5セット

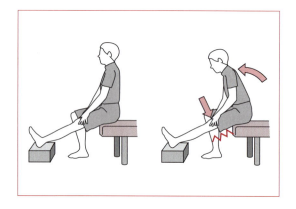

4. ハムストリング②

仰向けになり，一方の膝を曲げたままあしを持ちあげます．このとき，反対のあしの膝は伸ばしたまま床から浮かないようにします．

持ち上げた方の膝を両手で把持し，ゆっくりと膝を伸ばします．伸ばしたあしのももの裏側が伸びているのを確認しながら10秒保持します．

10秒×3〜5セット

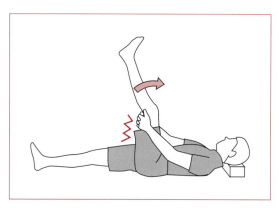

5. ふくらはぎ ①

あしを伸ばして座ります．つま先を起こし，できるだけ手前に向けます．このとき，ふくらはぎが伸びているのを確認します．タオルがあればタオルをつま先にかけて引っ張ります．そこで10秒保持します．

10秒×3〜5セット

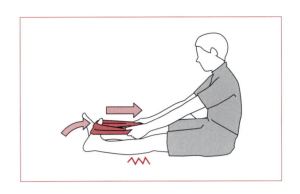

6. ふくらはぎ ②

壁などを支えにして立ち，あしを前後に開きます．そのまま，前あしの膝を曲げるように体重を前に移動させます．後ろあしのふくらはぎ・アキレス腱が伸びていることを確認し，10秒保持します．このときに，床からかかとが離れないようにしましょう．

10秒×3〜5セット

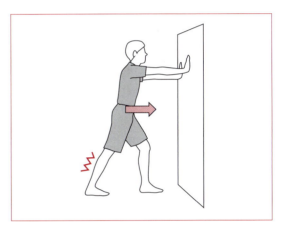

7. 股関節ワイパー

仰向けになりつま先を天井へ向けます．そこから，車のワイパーが動くように股関節からあし全体をころがすようにして，つま先をできる限り内側と外側へ向けます．これを10回くり返します．

10回×3〜5セット

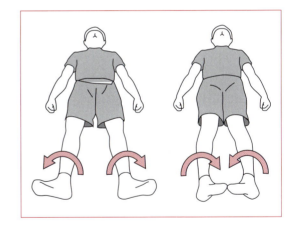

（井野拓実）

和文索引

アイシング　257
アーチファクト　97
圧痛閾値　189
圧縮応力　85
圧迫　122
アップアンドゴーテスト　311
アライメント制御　204
アンローダーワン　277, 278, 279

異常歩容　83
痛みの多面性　179
一次性関節症　2
一次体性感覚野　184
一過性神経伝導障害　123
一期的再置換術　132
1足1段　224
インソールつきのAFS　276
インピーダンス　96, 97
インフォームドコンセント　287
インプラントの緩み　11

う

ウォーキング　238
うつ　179, 185
運転　230
運動学習効果　276
運動強度　301
運動恐怖心　185, 192
運動習慣　194
運動主体感　186
運動単位　96, 163
運動に対する自己効力感　194
運動に伴ったモビライゼーション
　　244
運動療法　9
運動連鎖　74, 202, 212, 213, 267, 268,
　　269, 282

X線　44

遠隔リハビリテーション　300
炎症管理　144
炎症性サイトカイン　180
遠心性収縮トレーニング　212
遠心性トレーニング　210
遠赤外線　265

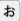

凹凸の法則　244
起き上がり　216, 218
温熱治療器　264
温熱療法　306

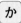

加圧疼痛閾値　244
回旋アライメント　67, 90
回旋軸　202
回旋動態　269
回旋ミスマッチ　20
外側ウェッジ　271, 273
　　——インソール　271
外側楔状型足底板　9
外側楔状閉鎖型HTO　10
階段昇降　224, 227
灰白質　187
外反ストレス試験　76
外反母趾　182
外部膝関節屈曲モーメント　172
外部膝関節内転モーメント　138, 205
外部膝関節内反モーメント　182
外部モーメント　204
開放性運動連鎖　90, 269, 281
学習効果　282
下行性運動連鎖　183
下行性疼痛調節系　259
下行性疼痛抑制　185
下肢架台　128
下肢機能軸　50
下肢静脈エコー　112
下肢静脈造影　112
家事動作　224
荷重応答　281
　　——期間　212, 268, 274
荷重の受け継ぎ　213
荷重量　293

下垂足　126, 127
下腿外旋位　180
価値観　42
滑走不全　309
活動性　240, 241
活動電位　96
活動日記　192
活動量　190, 194
滑膜炎　180
痂皮　231
カーフレイズ　305
壁スクワット　305
感覚的側面　178
環境　227
　　——設定　220
間欠的空気圧迫法　114
観血的治療　128
感作　189
患者教育　185, 191, 193, 194, 300
患者の期待　285
患者満足度　178, 232
冠状面アライメント　23
慣性センサ　93
関節位置覚　186
関節運動　94
関節角度　94
関節可動域　66, 291
　　——制限　67
　　——練習　168
関節機能　60
関節原性筋抑制　161, 164
関節周囲浸潤麻酔　30
関節線維症　252
関節内進入　16
関節パワー　205
関節不安定性　75
関節モビライゼーション　242, 244,
　　245, 246, 247, 248, 249, 250, 251, 254
関節モーメント　204, 205, 271
　　——の効果　277
関節リウマチ　8
感染　130, 217, 231
寒冷療法　147, 257

起炎菌　131

索　引　■　325

起居動作　220, 227
危険因子　231
義肢装具士　276
キネマティクス　201
機能的改善　90
機能的自立度評価　103
機能的制限　165
急性区画症候群　116
　　——の初発症状　117
協調性　60, 73
共同収縮　169
距骨下関節のアライメント　273
距腿関節　273
起立性低血圧　117, 217
起立台　126
筋萎縮　163
筋活性化　167
筋活動のタイミング　100
筋活動量　99
筋機能　162
　　——障害　162
　　——低下　165
　　——トレーニング　162, 168
筋緊張異常　105
筋緊張亢進　64, 145
筋緊張コントロール　152
筋スパズム　64, 151
近赤外線　265
金属　27
　　——探知機　27
筋短縮　309
緊張性システム　105
筋電図　96
筋のこわばり　165
筋ポンプ作用　109
筋力　292
　　——強化トレーニング　171
　　——増強運動　126
　　——低下　67, 161
筋リラクゼーション　169

区画（コンパートメント）　116
クリニカルパス　3, 301
クーリング　150
クロストーク　97
　　——現象　96

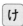

脛骨アライメント　229
脛骨インサート　53
脛骨回旋パターン　208
脛骨高位骨切り術　8
脛骨の後方傾斜　19
脛骨ベースプレート　52
形態計測　65
経皮的末梢神経電気刺激療法　260
鶏歩　124
外科的減圧術　128
血友病　11
血流障害　122
牽引　292
健康関連 QOL　167
健康寿命　190, 194, 240
　　——延伸　191

更衣　221
高位脛骨骨切り術　291
抗凝固薬　115
後傾角　55
抗血小板薬　28
膠原線維　35
後十字靱帯温存型　148
後十字靱帯切除型　148
光電効果　45
後頭頂葉　186
行動変容　238
後方安定性　13
後方引き出しテスト　76
硬膜外麻酔　29
股関節外転運動　168
股関節外転筋　293
股関節屈曲　171
　　——運動　152
股関節屈筋群の筋長テスト　77
国民生活基礎調査　190
骨盤前傾　143
固定制御　208, 209
固有知覚　127
　　——運動学習　126
ゴール設定　290, 297
根拠に基づく理学療法　5
コントラスト　45
コンパートメント症候群　116
コンプトン散乱　45

コンプライアンス　277

在院日数の短縮化　2
最大随意収縮　68
再置換　238
　　——率　229, 300
再地図化　186
坐骨神経ブロック　32
サーフェイス　13
　　——の摩耗　11
サルコペニア　163
三次元動作解析　209
サンプリング周波数　96

軸索断裂　123
自己管理能力　195
自己記入式質問紙票　80
自己効力感　102, 134, 179, 190, 192, 295
視床　184
矢状面アライメント　23
持続伸長　292
膝蓋骨骨折　89
膝蓋骨のトラッキング　19
湿潤環境下療法　39
質的介入　139
自動運動　144
自動介助運動　144
ジャイロセンサ　93
しゃがみ込み　230
シャワーチェア　222
重症度　124
周波数解析　98
手術部位感染　39
出血リスク　115
術後活動量　191
術後管理　60
術後疼痛　62, 178
術前理学療法　102
受動的要素　204
　　——の貢献度　205
瞬間回旋中心　202
上行性運動連鎖　182
情動的側面　178
消費カロリー　301
静脈還流　109
静脈血栓塞栓症　108

尻上がり現象 152
侵害受容性疼痛 161
神経筋制御機構 98
神経筋電気刺激 169
　——療法 261
神経絞扼性疼痛 309
神経遮断 123
神経障害性疼痛 190
人工膝関節全置換術 2, 121, 290
人工膝単顆関節置換術 291
身体イメージ 187
身体活動量 80, 82, 190, 233, 300, 302
　——遠隔モニタリング 300
身体所有感 186
伸展モーメント 90
振動刺激療法 40
深腓骨神経障害 123
深部静脈血栓症 62, 103, 108, 217

髄外ガイド 23
炊事 224
髄内ガイド 23
髄内ロッド 23
水疱形成 118
ストレッチショートニングサイクル 213
スポーツ 232, 240
　——活動 240
　——動作 240
スムージング 97

生活環境 227
生活習慣 227
正規化 97
清潔 131
制限因子 145
成功体験 185
正座 230
生存率 229
制動放射 44
生物学的製剤 12
整流 97
積分値 97
セッティング 292
セメントスペーサー 133
セメントビーズ 133
セラミック 27

セルフエクササイズ 65
セルフチェックシート 147
線維芽細胞 35
前脛骨筋症候群 116
前帯状回 184
選択的脛骨神経ブロック 32
剪断応力 85
前頭前野 184
浅腓骨神経 123
前方ノッチ形成 18
せん妄 62

造影CT 112
早期感染 130
早期離床 113
掃除 226
創傷治癒過程 231
相動性システム 105
相反抑制 171
総腓骨神経 122
創面環境調整 39
足関節自動運動 117
足関節痛 182
側坐核 184
足底装具 271

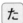

ダイアル試験 76
体軸内回旋 214
体重管理 296
体重支持指数 70
代償運動 136, 171, 209
代償筋活動 306
代償動作 59
対処能力 191
大腿骨インプラント 52
大腿骨遠位骨切り術 8
大腿骨コンポーネントの回旋設置 19
大腿三角ブロック 31
大腿四頭筋強化 168
大腿四頭筋セッティング 210
大腿四頭筋の遠心性収縮 206
大腿神経ブロック 30
大腿直筋 207
タイトネステスト 77
耐用性 229
耐用年数 42
多関節運動 60, 73

　——連鎖 136
立ち上がり 216, 218
　——テスト 70
　——動作 231
他動運動 144
他動的振幅運動 242, 246, 247
　——手技 243, 244, 247, 254
単顆型人工関節 8
短下肢装具 274
短縮痛 312
単純X線 146
弾性エネルギー 207
弾性ストッキング 114
弾性包帯 114
暖房器具 265

チネル徴候 125
遅発性感染 130
中間周波数 98
中枢性感作 189
中脳中心灰白質 185
超音波療法 40
蝶番型 148

つま先接地 124

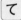

Dダイマー 112
T杖歩行 158
低衝撃スポーツ 240
展開 34
電気刺激療法 40, 126
電子対生成 45
転倒 128, 296

トイレ 221
同時収縮 99
疼痛 67
　——管理 158
　——コントロール 146, 147
糖尿病 11
島皮質 184
読影 48
特定課題分析型動作分析 91

特発性大腿骨壊死症　8

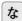

内側楔状開大型 HTO　10
内側広筋神経　31
内側リリース　23
内転筋管ブロック　31
内反ストレス試験　76
内部膝関節伸展モーメント　204, 208
軟部組織モビライゼーション　242, 252, 253, 254

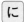

二期的再置換術　132
二次性の関節症　2
二次体性感覚野　184
2足1段　224
日常生活動作　216, 230
　──分析　91
日常動作分析型動作分析　91
2点識別覚　186
日本語版 KOOS（膝外傷と変形性関節症評価点数）　311
日本理学療法士協会による膝 OA 理学療法診療ガイドライン　297
入浴　222, 230
ニュートラルポジション　272
認知行動療法　192
認知的側面　178

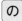

能動的要素　204
能力評価　80
ノッチ　55

肺血栓塞栓症　108
廃用性筋萎縮　67, 164
廃用性症候群　64
破局的思考　102, 179, 286, 296
パドル式バランサー　23
パフォーマンステスト　80, 82
ハムストリングス　304
パラダイムシフト　190
パワースペクトル　98
ハンドヘルドダイナモメーター　68
半歩前荷重肢位　212

ヒアルロン酸ナトリウム　9
光核反応　45
腓骨神経　121
　──麻痺　63, 121, 126, 217
膝 OA　2
　──患者機能評価尺度　81
膝関節 ROM　145
膝関節運動機能　172
膝関節屈曲運動　74, 152, 157, 158, 172
膝関節伸展位付近での膝伸展動作　70
膝関節内部モーメント　273
膝関連 QOL　302
膝装具　277
膝立て位からの膝伸展動作　70
膝内反変形　274
皮切　34
非接触スポーツ　240
非対称性動作　82
肥満　180, 300
評価指標　82
表面電極　96
ヒラメ筋静脈　109
ヒールスライド　172
ヒールロッカー　202, 204, 206

ファーストピーク　271
不安　185
　──感　179
フィブリン網　37
フォワードランジ　172
副運動　243, 245, 246
伏在神経　31
不使用の学習　186
物理療法　264
ブレイクテスト　68, 70
フレイル　194

平滑化　97
平均周波数　98
平均振幅　97
平均余命　42
閉鎖運動連鎖　172
閉鎖神経ブロック　32
閉鎖性運動連鎖　90, 268

ベッド　221
ヘモグロビン A1c　40
変形性膝関節症　2
扁桃体　184
弁別課題　187

保安検査場　27
ポイントクラスター法　209
報酬系　185
歩行　127, 230
　──スピード　214, 293
　──制御　201
　──パターン　60
ポストカム　15, 55, 59, 87
保存療法　125
補高便座　221, 222
ポータブルトイレ　222
ホームエクササイズ　294, 297
ポリエチレン摩耗　19, 85, 88

末梢神経障害　121
　──の分類　125
末梢神経テスト　63
末梢神経伝導速度　125
末梢性感作　189
マニピュレーション　242
麻痺　122
摩耗損傷　89
慢性炎症性疾患　12

ミクリッツ線　50

メカニカルストレス　179

目標設定　192, 194
モーションアーチファクト　96

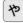

薬物予防法　115

床上動作　230
床からの立ち上がり　220
床拭き　227
床への移動　218, 219
緩みの肢位　247

腰神経叢ブロック　29

腰椎骨盤アライメント　304
腰椎伸展　143
腰椎のアライメント　138
浴室　222
浴槽　222
四つ這い　220

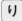

理学療法介入　158
力学的 loosening　85, 88, 139
リスク管理　216, 217

リラクゼーション　210
臨床動作分析　91
隣接関節障害　138

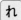

連鎖比　270, 276, 280

欧文索引

accessary joint motion　243
ACL 不全膝　58, 88
activity pacing　191, 192
ADL　216
AFS　281
Agilium FreeStep　274, 282
Akagi line　20, 23
anterior knee pain　302, 304, 313
anterior lateral straight incision　16
anterior straight midline incision　16, 34
anterolateral approach（ALA）　35
arthrofibrosis　252
arthrogenic muscle inhabitation（AMI）　67, 164

bi-cruciate retaining（BCR）型人工膝関節　15
bi-cruciate stabilized（BCS）型人工膝関節　15
BMI　128, 229
burst superimposition　166

Canadian Occupational Performance Measure（COPM）　192
catheter-over-needle（CON）　31
catheter-through-needle（CTN）　31
CB ブレース　277, 279
center of rotation（COR）　202
central activation ratio（CAR）　166
Central Sensitization Inventory（CSI）　189
Charcot 関節　11
Clayton 法　23
clinical epicondylar axis（CEA）　19
closed kinetic chain（CKC）　73, 211, 268
cognitive behavior therapy（CBT）　192
cognitive neglect　187

complex regional pain syndrome（CRPS）　186
concave-convex rule　244
Conditioned Pain Modulation　244
constitutional varus　18
constrained 型人工膝関節　58
continue passive movement（CPM）装置　147
coping 能力　191, 193
crook lying leg extension　70
cruciate retaining（CR）型人工膝関節　13, 58, 86
cruciate substituting（CS）型人工膝関節　13, 58, 86

deep vein thrombosis（DVT）　62, 103, 108, 217
　——発症率　110
　——予防　113
　——リスク因子　111
double knee action　175, 201, 214
drawing-in　305
drop foot　124

electromyogram（EMG）　96
epicondylar axis　19
E-SAS　294
extension lag　71, 72, 175

Forgotten Joint Score　81
frailty　194
Fremantle Knee Awareness Questionnaire（FreKAQ）　187
FTA　50
functional independent measure（FIM）　103

High-Activity Arthroplasty Score　81

HKA 角　50
Homans 徴候　111
Hospital Anxiety and Depression Score（HADS）　185

independent cut 法　21
Insall-Salvati 法　50
instrument assisted soft tissue mobilization　252
intermittent pneumatic compression（IPC）　114
IV-PCA　28

Japanese Knee Osteoarthritis Measure（JKOM）　183, 103
JFJS-12　295
joint line　52

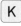

Kellgren-Lawrence（KL）分類　9, 48
KFM　55
kinematically alignment　18
knee adduction moment（KAM）　54, 138, 206
Knee injury and Osteoarthritis Outcome Score（KOOS）　183, 295
knee osteoarthritis　2
Knee Society Clinical Rating System（KSS）　103

lateral approach　18
lateral curved incision　34
lateral lean gait　210
lateral parapatellar incision　16
lateral pivot pattern　202
lateral thrust　182, 266
lateral trunk lean gait　138
learned-non use　186
leg extension　210
Life-Space Assessment（LSA）　294

lift off　202, 209
loose-packed position　247, 248, 249
loosening　53
Lowenberg 徴候　111
lower extremity activity scale　81

Maitland 手技　243, 244, 246
measured resection technique　15, 19, 21
medial curved incision　34
medial parapatellar approach（MPA）　18, 22, 35
medial parapatellar incision　16
medial pivot　148
　——pattern　202
median parapatellar incision　16
medical social worker（MSW）　227
midvastus approach（MVA）　18, 35, 61, 305
Mikulicz line　18
MMT　68, 70, 303
mobile bearing　15, 20
Mobile 型人工膝関節　58, 86
mobilization with movement（MWM）　244, 245
modified gap balancing technique　15, 21
motor control　143
motor neglect　187
MRI　112
MSW　227
Mulligan Concept　244

neglect-like symptoms（NLS）　186
　——score　187
neuromuscular electrical stimulation（NMES）　169, 261
neuropathic pain（NP）　190
New Knee Society score（KSS）　81
Numerical Rating Scale（NRS）　183

OA ファンタジー　277, 279
OARSI による膝 OA 非外科的治療ガイドライン　297
Ober テスト　153

——変法　77
O.G.I.G　91
open kinetic chain（OKC）　269, 281
OT　192
Oxford Knee Score（OKS）　183

pain catastrophizing　185, 189, 192
　——scale（PCS）　103, 185, 296
pain DETECT　190
pain SE　192
paradoxical motion　13
passive oscillatory movements　242, 247
Patient questionnaire：2011 Knee Society Scoring System©（2012）　288
PCL 温存型人工膝関節　86
PCL 代償型人工膝関節　86
periaqueductal gray（PAG）　185
PJI　130
post-cam 機構　15, 55, 59, 87
posterior condylar axis（PCA）　19
posterior condylar offset（PCO）　52
posterior drawer test（PDT）　76
posterior parietal cortex（PPC）　186
posterior stabilized（PS）型人工膝関節　13, 58, 86
pressure pain threshold（PPT）　244
propreoception　13
pulmonary thromboembolism（PTE）　108

QOL　232, 313
quadriceps sparing approach（QSA）　35

RA　12
radiolucent line　53
RCT　278
remapping　186
rollback　87, 148
　——機能　13
ROM　144
　——制限　164, 312
Röntgen 線　44

screw home movement　268, 269, 277, 281
self efficacy（SE）　190, 295
Self-Leeds Assessment of Neuropathic Symptoms and Sign（S-LANSS）　190
sense of agency　186
sense of ownership　186
short arc leg extension　70
SONK　11
stand-up test　70
star-excursion balance test　234
State Trait Anxiety Index（STAI）　185
steppage gait　124
stiffening strategy　56
stiff knee gait　106, 173, 174, 302, 313
stiffness　72, 165
　——knee　307, 312
straight leg raising（SLR）　168
　——テスト　77
stretch-shortening cycle　213
subvastus approach（SVA）　18, 35, 61
surgical epicondylar axis（SEA）　19

T＋5P 症状　117
Tampa Scale for Kinesiophobia（TSK）　185
TENS　260
TIME　39
Timed up & go test（TUG）　103, 294, 311
Tinel sign　125
toe out gait　138, 210
total knee arthroplasty（TKA）　34, 290
　——術前後　281
TRPV1　258
twitch interpolation　166

UCBL shoe insert　267
UCBL 理論　273
unicompartmental knee arthroplasty

索引　■　331

（UKA） 34, 291
University of California Biomechanics Laboratory（UCBL）理論　267
UNLOADER ONE　278

venous foot pump（VFP）　114
venous thromboembolism（VTE）　108

Virchow の 3 徴候　109
Visual Analogue Scale（VAS）　149, 183, 303

WBI　70
Western Ontario and McMaster Universities Osteoarthritis index（WOMAC）　82, 183, 103, 301
Whiteside line　19

検印省略

人工膝関節全置換術の理学療法
明日の臨床を変える Art & Science

定価（本体 5,800円＋税）

2018年12月13日　第1版　第1刷発行
2021年 7 月 4 日　　同　　第2刷発行

編　者　山田　英司・井野　拓実
発行者　浅井　麻紀
発行所　株式会社 文 光 堂
　　　　〒113-0033　東京都文京区本郷7-2-7
　　　　TEL（03）3813-5478（営業）
　　　　　　（03）3813-5411（編集）

© 山田英司・井野拓実，2018　　　　　　　　印刷・製本：広研印刷

ISBN978-4-8306-4574-7　　　　　　　　　　Printed in Japan

・本書の複製権，翻訳権・翻案権，上映権，譲渡権，公衆送信権（送信可能化権
　を含む），二次的著作物の利用に関する原著作者の権利は，株式会社文光堂が
　保有します．
・本書を無断で複製する行為（コピー，スキャン，デジタルデータ化など）は，
　私的使用のための複製など著作権法上の限られた例外を除き禁じられています．
　大学，病院，企業などにおいて，業務上使用する目的で上記の行為を行うことは，
　使用範囲が内部に限られるものであっても私的使用には該当せず，違法です．
　また私的使用に該当する場合であっても，代行業者等の第三者に依頼して上記
　の行為を行うことは違法となります．
・JCOPY〈出版者著作権管理機構　委託出版物〉
　本書を複製される場合は，そのつど事前に出版者著作権管理機構（電話 03-
　5244-5088，FAX 03-5244-5089，e-mail：info@jcopy.or.jp）の許諾を得てください．